英汉中医药检验学词典

U0389922

主　编　张绍轩　张绍辉　朱　姝　王尔佳

主　审　张　本　宋柏林

副主编　刘新瑞　范敬军　李　莹　董玉洁　张红岩　门　英

编　委（按姓氏笔画排序）

门　英　王尔佳　王晓燕　朱　姝　刘立威　刘新瑞

杜皁辰　李　莹　李玉春　李秀玲　张　锛　张　晔

张广智　张红岩　张绍轩　张绍辉　张舒春　宋　悦

陈美言　范敬军　崔天蔚　崔明华　董　芳　董玉洁

人民卫生出版社

图书在版编目（CIP）数据

英汉中医药检验学词典 / 张绍轩等主编 . —北京：人民卫生
出版社，2017

ISBN 978-7-117-24739-9

Ⅰ. ①英… Ⅱ. ①张… Ⅲ. ①中药材 – 中药鉴定学 – 词典 –
英、汉 Ⅳ. ①R282.5-61

中国版本图书馆 CIP 数据核字（2017）第 180256 号

人卫智网	www.ipmph.com	医学教育、学术、考试、健康，
		购书智慧智能综合服务平台
人卫官网	www.pmph.com	人卫官方资讯发布平台

英汉中医药检验学词典

主　　编：张绍轩　张绍辉　朱　姝　王尔佳
出版发行：人民卫生出版社（中继线 010-59780011）
地　　址：北京市朝阳区潘家园南里 19 号
邮　　编：100021
E - mail：pmph @ pmph.com
购书热线：010-59787592　010-59787584　010-65264830
印　　刷：北京铭成印刷有限公司
经　　销：新华书店
开　　本：710×1000　1/16　印张：22
字　　数：532 千字
版　　次：2018 年 3 月第 1 版　2018 年 3 月第 1 版第 1 次印刷
标准书号：ISBN 978-7-117-24739-9/R · 24740
定　　价：65.00 元

打击盗版举报电话：010-59787491　E-mail：WQ @ pmph.com
（凡属印装质量问题请与本社市场营销中心联系退换）

前言

我国中药应用有数千年历史。当前,与世界交流和合作更加密切,新的中药研究成果与日俱增。为了满足医药院校、药厂、科研单位、药品检验及管理部门的需要,我们用九年时间收集了相关词汇,编写了这部词典。

鉴于国内使用英语交流的多数科技人员在中学、大学学习了多年的日用英语单词、音标、词组及常用句型,对日常用语表述能力较强;而在专业方面,除了查阅文献之外,对专业用语涉及偏少,我们在编写词典时,主要收集了专业词汇,还尽量收集了音标、词组及例句,以方便专业交流。

由于我们水平有限,经验不足,本书尚存在很多缺点和错误,诚请有关专家和读者批评指正。

编者

2017 年 10 月

编写说明

1. 英文单词按字母顺序排列。拼写相同但有大小写之分时,则将小写排在前面。

2. 有些词组如药名、化学名、冠名名词(如:Soxhlet's apparatus)等立为词条,无论有无"-"连接,后面的单词均按字母顺序排列。组成药名的各个单词首字母一律大写。化合物前有阿拉伯数字者,前面的阿拉伯数字不参加排序,如:2,3-acetate alisol B 只按 acetate alisol 排序;代表左旋或右旋的英文字母不参加排序,如:DL-alanine 只按 alanine 排序。

3. 缩写词、字母、符号等立为词条,注明来源及释义。

4. 单词后面注有国际音标,加于〔   〕之内,主重音标于左上方;次重音标于左下方。由名词 + 名词或形容词 + 名词组成的专业词组,只要参与组合的单词已分别注音,为避免重复,不再注音。如:由 accessory〔æk'sesəri〕和 cell〔sel〕组成的 accessory cell 不再注音。

5. 词性:名词、形容词、副词、动词、前置词分别以 *n.*、*a.*、*ad.*、*v.*、*prep.* 表示。

6. 同一英文单词有多个汉文释义时,主要收载与药品质量检验有关的释义,不同释义之间以";"分隔;同一释义的多个汉语词汇间,用","分隔,较常用的释义放于前面。

7. 词典分别收集了中药材的英文和拉丁文学名名称。其来源主要是《中华人民共和国药典》2005,2010,2015 年中文版和 2005,2010 年英文版一部的正文"药材和饮片""植物油脂和提取物",以及附录Ⅲ"成方制剂中本版药典未收载的药材及饮片"部分。其余少数药材名称来源于《日本药局方》第 15 版英文版,《中国药材学》1996 年版,《新英汉科学技术词典》2009 年版,《英汉医学词典》1995 年版。其中,拉丁名词汇后面用(拉)表示;选自《日本药局方》的词汇在后面注有(日)字;选自《中国药材学》的词汇用(药材学)表示;选自《新英汉科学技术词典》的词汇,用(新)表示;选自《英汉医学词典》的词汇,用(医)表示。选自《药品注册的国际技术要求》的单词组成的词组或例句,如 acceptance criteria,后用(ICH)表示。

8. 中药材拉丁名的排列顺序:《中华人民共和国药典》2005 版之前的版本及《中国药材学》排列顺序为药用部位加词在先,属名或属名 + 种名在后(如车前子为 Semen Plantaginis;白术为 Rhizioma Atractylodis Macrocephalae);在《中华人民共和国药典》2010 年版之后的排列顺序为药用部位加词在后)。为便于读者查阅,我们将两种排列方法均收录于词典,并按字母顺序排列。

9. 固定词组前用·作为起始符,表示·后面为固定词组。两个以上固定词组间用 / 分开。

10. 为了说明药品检验用语的特殊性,尽量加以例句。例句用 * 与前面词义分开,两个以上固定例句间用 / 分开。

目录

Abalone Shell [ˌæbəˈləuniʃel] *n.* 石决明

abate [əˈbeit] *v.* 减轻,减少;消除 * The color abates gradually after heating. 加热时颜色逐渐退去。

abaxial [æbˈæksiəl] *a.* 远轴的,离轴的

abaxial hilum [ˈhailəm] 远轴脐点

Abbe refractometer [ˈæbi riːfrækˈtɔmitə] *n.* 阿贝折光计

abbreviate [əˈbriːvieit] *v.* 将…缩短,简略,缩写;约分·abbreviated application (ICH) 简略申请

aberration [ˌæbəˈreiʃən] *n.* 脱离常规;色差;畸变

Abelmoschi Corrola (拉) 黄蜀葵花

Abelmoschus (拉) *n.* 秋葵属

abelmosk [ˈeibəlmɔsk] (新) *n.* 黄蜀葵,秋葵

aberration [ˌæbəˈreiʃən] *n.* 失常,色差,偏差

abluent [ˈæbljuənt] *n.* 洗涤剂,清洗剂 *a.* 洗涤的,清洗的

abnormal [æbˈnɔːml] *a.* 不规则的,反常的,变态的,变形的,异形的,异常的

abnormal karyology [ˌkæriˈɔlədʒi] (ICH) 异常核形学

abnormal odour [ˈəudə] 异味

abnormal package [ˈpækidʒ] 异常包件

abnormal shape tablet [ʃeip] 异形片

abnormal sign [sain] 异常体征

abnormal toxicity [tɔkˈsisiti] 异常毒性

abnormal vascular bundles [ˈvæskjuləˈbʌndlz] 异形维管束

abnormality [æbnɔːˈmæliti] *n.* 异常性,反常,畸形 (in)

abolish [əˈbɔliʃ] *v.* 废止,废除 * Previous pharmacopoeia,issued in 2000,shall be abolished in 2005. 2000 年颁发的前版药典将在 2005 年废止。

above [əˈbʌv] *prep.* 在…正上方;超越… *ad.* 在…之上,前述·above 6 ingredients (制法项下第一句话)以上六味

abrade [əˈbreid] *v.* 刮擦(表面东西),磨(材料);清除

abrasion [əˈbreiʒən] *n.* 摩擦,磨损

abrasive [əˈbreisiv] *n.* 研磨材料,研磨器具 *a.* 磨料的,研磨的

abrasive cloth 砂布(纸)

abridge [əˈbridʒ] *v.* 删节;缩短,简化·abridged drawing 略图 /abridged general view 示意图

abridged application (ICH) 简略申请

abrine [ˈeibriːn] *n.* 相思豆碱,红豆碱

Abrus [ˈeibrəs] (拉) *n.* 相思子属

Abrus Herb (药材学) 鸡骨草

abscissa [æbˈsisə] *n.* 横坐标·use x as abscissa 以 x 为横坐标

absence [ˈæbsəns] *n.* 缺少;没有 (of);未达到·absence in 1g or 1ml 每 1g 或 1ml 不得检出·in the absence of 在没有…的情况下

absinth (e) [ˈæbsinθ] (新) *n.* 苦艾

absinthe *n.* 蒿属植物

absinthin [æbˈsinθin] *n.* 苦艾素,苦艾苷

absolute [ˈæbsəluːt] *a.* 完全的,绝对的·absolute alcohol 无水乙醇 /absolute error 绝对误差 /absolute magnitude 绝对值 /absolute numerical value 绝对值 /absolute temperature 绝对温度 /absolute value 绝对值

absorb [əbˈsɔːb] *v.* 吸收,吸引 * It absorbs moisture slowly on standing in air to lose its solidifying property. 久置空气中缓慢

吸湿,失去固态特性。

absorbability [əbˌsɔːbəˈbiliti] *n.* 吸收能力,吸收性

absorbance [əbˈsɔːbəns], absorbancy [əbˈsɔːbənsi] *n.* 吸收系数,光密度,吸光度·absorbance level 吸收值 /absorbance unit 吸收单位,吸光度单位 * The absorbance is proportional to concentration of substance and thickness of solution. 吸光度与物质浓度和溶液厚度成正比。/The light absorbance of the test solution exhibits a maximum at 358nm. 试液在波长 358nm 处有最大吸收。

absorbed [əbˈsɔːbd] *a.*(被)吸收的·absorbed dose(辐射灭菌)吸收剂量 /absorbed water 吸附水

absorbent [əbˈsɔːbənt] *a.* 有吸收能力的,吸收的 *n.* 吸收剂·absorbent cotton 脱脂棉

absorbing [əbˈsɔːbiŋ] *n.* 吸收 *a.* 吸收的·absorbing liquid 吸收液

absorptiometer [əbˌsɔːpʃiˈɔːmitə] *n.* 吸收比色计,(光电比色用)吸光测定仪

absorption [əbˈsɔːpʃən] *n.* 吸收,吸水,黏着·absorption band 吸收带 /absorption cell 吸收池 /absorption coefficient 吸收系数 /absorption peak 吸收峰 * The absorption exhibits a maximum at 298nm. 在波长 298nm 处有最大吸收。

absorptive [əbˈsɔːptiv] *a.* 吸收的·absorptive solution 吸收溶液

abundance [əˈbʌndəns] *n.* 丰度;丰富·abundance of ion 离子丰度 /abundance of isotope 同位素丰度 /abundance ratio 丰度比·relative abundance 相对丰度

abundant [əˈbʌndənt] *a.* 丰富的

abundantly [əˈbʌndəntli] *ad.* 丰富地,充分地

abuse [əˈbjuːz] *v. n.* 滥用

Abutili Semen(拉)苘麻子

abutilon [əˈbjuːtilən](新)*n.* 苘麻

Abutilon [əˈbjuːtilən](拉)*n.* 苘麻属

AC voltage(alternative current voltage)交流电压

Acacia [əˈkeiʃiə](拉)*n.* 金合欢属

acacia [əˈkeiʃə] *n.* 阿拉伯胶

Acanthopanacis Senticosi Radix et Rhizoma seu Caulis(拉)刺五加

Acanthopanax(拉)*n.* 五加属

Acanthopanax Extract 刺五加浸膏

acarian [əˈkɛəriən] *a.* 螨的

acaricide [əˈkæriˌsaid] *n.* 杀螨剂 *a.* 杀螨的

acarid [ˈækərid] *n.* 螨

acarine [ˈækərain] *n.* 螨类

acarinosis [əˌkæriˈnəusis] *n.* 螨病

acaroid [ˈækərɔid] *n.* 螨样的

acarology [ˌækəˈrɔlədʒi] *n.* 螨类学

acarus [ˈækərəs](*pl.*acari [ˈækərai]) *n.* 螨

acaulescent [ˌeikɔːˈlesnt] *a.* 无茎(梗)的,短茎的

Acaulescent Pegaeophyton Root and Rhizome 高山辣根菜

accelerate [ækˈseləreit, əkˈseləreit] *v.* 加速

accelerated [ækˈseləreitid] *a.* 加速的·accelerated stability studies 加速稳定性研究(ICH)/accelerated testing 加速稳定性试验

accelerator [əkˈseləreitə] *n.* 加速器

acceptable [əkˈseptəbl] *a.* 可接受的,容许的;验收(合格)的,满意的,受欢迎的·acceptable daily intake 可接受的日摄入量 /acceptable level 验收标准 /acceptable quality level(AQL)合格质量标准 /acceptable test 验收试验 /acceptable value 容许值,合格量

acceptability [əkˌseptəˈbiləti] *n.* 可接受性,合格(率)

acceptance [əkˈseptəns] *n.* 接受,验收,承认,认可·acceptance criteria 认可标准(ICH),可接受标准

access [ˈækses] *n.* 入口 *v.* 进入,接进·access the N mode 进入计算机 N 模式(状态)

accessible [əkˈsesəbl] *n.* 接进,可达性 *a.* 易接近的,进入的

accessory [ækˈsesəri] *n.* 附件,辅助设备 *a.* 附属的,附带的·accessory cell 副卫

细胞 /accessory pack 附件包装,包装盒 / accessory substances 副产物

accidental [ˌæksiˈdentl] *n.* 偶然事件 *a.* 偶然的,意外的·accidental error 偶然误差,随机误差

accommodate [əˈkɔmədeit] *v.* 调节,(使)适应,提供

accord [əˈkɔːd] *n. v.* 符合,一致·accord with... 与···一致·be in accord with... 与···一致·bring M into accord with N 使 M 与 N 一致

accordance [əˈkɔːdəns] *n.* 协调,一致,相适应·in accordance with... 与···一致,与···符合,按照,根据

according [əˈkɔːdiŋ] *a. ad.* 相符的,一致的,视···而定的·according to 按照,根据·according to the dosage of each formula 按各处方量用药 /according to the quantities specified in the recipe 按照处方中规定量

accordingly [əˈkɔːdiŋli] *ad.* 因此,于是,相应地,照着

account [əˈkaunt] *n.* 计算,考虑;理由·take into account... 考虑到···

accreditation [əˌkrediˈteiʃən] *n.* 甄别(公认)合格(机构)

accrete [æˈkriːt] *v.* 增大,(使)合生 *a.* 合生的

accretion [æˈkriːʃən] *n.* 合生,增大,添加物

accumulation [əˌkjuːmjuˈleiʃən] *n.* 累积(过程),累加·accumulation of static electricity 静电储存

accumulative [əˈkjuːmjulətiv] *a.* 积累的,累加的,累计的·accumulative account 累计计数

accuracy [ˈækjurəsi] *n.* 准确度·accuracy of absorbance 吸光度的准确度·to (within) accuracies (an accuracy) of... 准确到···,精度达··· *The accuracy of analytical procedure expresses the closeness agreement between the value which is accepted either as a conventional true value or an accepted reference value and the value found. 准确度系指分析方法测得结果与接受的约定真

值或参考值的接近程度。/An accuracy of sampling quantity and precision of testing are defined in the edition. 本版规定了取样量的准确度和试验的精密度。/Accuracy should be assessed using a minimum of 9 determinations over a minimum of 3 concentration levels covering the specified range (e.g.3 concentrations/3 replicates each of the total analytical procedure). 用至少涵盖规定范围的 3 个不同浓度、9 次测定来评估准确性(如每一个完整分析步骤中 3 个浓度,每个浓度重复 3 次测定)(ICH)。

accurate [ˈækjurit] *a.* 准确的,精确的·be accurate within 0.001g 精度达到 0.001g

accurately [ˈækjuritli] *ad.* 精确地,准确地·accurately diluting 精密稀释 /accurately measuring 精密量取 /accurately weighing 精密称量

acephate *n.* 高灭磷,杀虫灵,乙酰甲胺磷

acephatemet *n.* 甲胺磷

acerb (ic) [əˈsəːb (ik)] *a.* 酸(味)的,涩的

acerbity [əˈsəːbiti] *n.* 酸涩,涩度

acerose [ˈæsərəus] *a.* 针叶的,针状的

acescence [əˈsesns] *n.* 酸度;变酸

acescent [əˈsesənt] *a.* 变酸的,微酸的

acesodyne [əˈsesədain] *n.* 止痛药

acetaldehyde [æsiˈtældihaid] *n.* 乙醛

acetate [ˈæsitit] *n.* 乙酸盐,乙酸酯

23-acetate alisol B *n.* 乙酰泽泻醇 B(酯)

acetic [əˈsiːtik] *a.* 醋酸的

acetic acid 醋酸,乙酸

acetic acid glacial 冰醋酸

acetic anhydride 醋酐

acetone [ˈæsitəun] *n.* 丙酮

acetonitrile [æsitəuˈnaitril] *n.* 乙腈

acetophenone [ˌæsitəˈfenəun] *n.* 苯乙酮,乙酰苯,甲基苯基甲酮

acetyl [ˈæsitil] *n.* 乙酰(基)

23-acetyl alisol B (=23-acetate alisol) *n.* 23-乙酰泽泻醇 B

acevaltrate *n.* 乙酰缬草三酯

acetyl acetate [ˌæsitiˈlæsiteit] *n.* 乙酸乙酯

acetyl asperulosidic acid methyl ester 乙酰车叶草酸甲酯

acetylacetone [ˌæsitiˈlæsitə(u)n] n. 乙酰丙酮

acetylase [ˌæsitiˈleis] n. 乙酰基转移酶

acetylate [ˌæsitiˈleit] n. 乙酰化

acetylation [əˌsetiˈleiʃən] n. 乙酰化(作用)·acetylation agent (乙)酰化剂

acetylchloride [ˌæsitilˈklɔːraid] n. 乙酰氯

acetylene [əˈsetiliːn] n. 乙炔

acetylharpagide n. 乙酰哈巴苷

8-O-acetyl shanzhiside methyl ester 8-O-乙酰山栀苷甲酯

achene [æˈkiːn, eiˈkiːn, eˈkin] (pl. achenia [æˈkiːniə] n. 瘦果

achenial a. 瘦果的

achenocarp [æˈkinəukaːp] n. 不裂干果

achenodium [æki'nəudiəm] n. 双瘦果

Achillea n. 蓍属

Achilleae Herba (拉)蓍草

achillein(e) [ˈækilein] n. 蓍草碱

achilletin [əˈkilitin] n. 蓍草素

achiral [əˈkairəl] a. 非手性的

achiral assay 非手性含量测定

achlamydeous [ˌæklə'midiəs] a. 裸花的,无花被的·achlamydeous flower 无被花

achromatic [ˌækrəuˈmætik] a. 无(消,单)色的

Achyranthes [ˌækə'rænθiːz] (拉) n. 牛膝属

Achyranthes Root 牛膝

Achyranthis Asperae Radix et Rhizoma (拉)土牛膝

acicular [ə'sikjulə] a. 针状的·acicular crystal 针晶

aciculum [ə'sikjuləm] n. 足刺,针毛

acid [ˈæsid] n. 酸性 a. 酸性的·acid -fast 耐酸的,抗酸的 /acid-free 无酸的 /acid insoluble ash 酸不溶性灰分 /acid-proof 耐酸的 * The solution is acid. 溶液呈酸性。

acidic [ə'sidik] a. 酸性的,酸式·acidic aluminium oxide 酸性氧化铝

acidification [əˌsidifiˈkeiʃən] n. 酸化(作用),酸败,发酸

acidified [ə'sidifaid] a. 酸化的·acidified with... 用…酸化的

acidifier [ə'sidifaiə] n. 酸化剂,制酸剂

acidify [ə'sidifai] v. 酸化(with)

acidimeter [ˌæsiˈdimitə] n. 酸度计,pH 计

acidimetric [əˌsidiˈmetrik] a. 酸定量的

acidimetry [æsiˈdimitri] n. 酸性滴定(法)

acidity [ə'siditi] n. 酸度

acidless [ˈæsidlis] n. 无酸的

acidulate [ə'sidjuleit] v. 酸化,(使)带来酸味

acidulous [ə'sidjuləs] a. 微酸的,带酸味的

aciduric [ˌæsi'djuərik] a. 耐酸的

acidyl [ˈæsidil] n. 酸基,酰基

aciliate [ei'sili(e)it] a. 无纤毛的

acinaceous [ˌæsi'neiʃəs] a. 多果核的,多籽的

acondylose [ə'kɔndiləus] a. 无节的

aconine [ˈækənin] n. 乌头原碱

aconitase [ə'kɔniteis] n. 乌头酸酶

aconite [ˈækəˌnait] (新) n. 乌头属植物

Aconiti Brachypodi Radix (拉)雪上一枝蒿

Aconiti Kusnezoffii Folium (拉)草乌叶

Aconiti Kusnezoffii Radix (拉)草乌

Aconiti Kusnezoffii Radix Praeparata (拉)制草乌

Aconiti Lateralis Radix Praeparata (拉)附子

Aconiti Radix (拉)川乌

Aconiti Radix Praeparata (拉)制川乌

aconitine [ə'kɔnitiːn] n. 乌头碱

Aconitum [ˌækə'naitəm] (拉) n. 乌头属

Acori Calami Rhizoma (拉)藏菖蒲

Acori Tatarinowii Rhizoma (拉)石菖蒲

Acorus (拉) n. 菖蒲属

acquire [ə'kwaiə] v. 取得,获得,带来

acquired [ə'kwaiəd] a. 已获得的,后天的
* Clove oil acquires a brown color upon ageing or by air. 丁香油久置或遇空气变成棕色。

acquisition [ækwi'ziʃən] n. 获得,收(采)集,捕获·data acquisition system 数据处理系统

acrid [ˈækrid] a. 辛辣的,腐蚀性的,苛性的·acrid feeling 辛辣感

acridine [æˈkridin] n. 吖啶

acrogenous [ə'krɔdʒənəs] *a.* 顶生的,头端形成的

acrophyll *n.* 顶生叶

acryl ['ækril] *n.* 丙烯酰基

acrylaldehyde [,ækri'lældəhaid] *n.* 丙烯醛

acrylamide [,ækri'læmaid] *n.* 丙烯酰胺

acrylate ['ækrilit] *n.* 丙烯酸盐

acrylic [ə'krilik] *a.* 丙烯酸的

acrylic acid 丙烯酸

act [ækt] *n.* 行为,动作,作用;法规,法令,条例·act of reception 验收条例·get one's act together 协调起来,消除分歧 *v.* 行动,起作用·act against 违反 / act as... 起…作用

actinenchyma [,ækti'neŋkəmə] *n.* 星状组织,放射状组织

actinide ['æktinaid] *n.* 锕系元素

actinium [æk'tiniəm] *n.* (Az)锕

actinocytic type [,æktinəu'saitik] *n.* (气孔)环式,辐射型

Actinolite [æk'tinəlait] *n.* 阳起石

Actinolitum (拉) *n.* 阳起石

actinometer [ækti'nɔmitə] *n.* 感光计,光能测定器

actinometric [,æktinəu'metrik] *a.* 光测定的

actinometry [ækti'nɔmitri] *n.* 光能测定学,光量测定

actinostele [æk'tinə,sti:l] *n.* 星状中柱

action ['ækʃən] *n.* 作用,功能·come into action 开始运行 /take action in 开始,着手

action limits (ICH) *n.* 内控限值

action principle 作用原理

actions and indications 功能与主治

actions and uses 作用与用途

activate ['æktiveit] *v.* 致活,使激活,活化·activate...program 激活…的程序 /activate setting of flow rate 激活设定的流速 * The plates should be activated at 110℃ for 30min, prior to the time of use. 薄板临用前先于 110℃活化 30 分钟。

activated ['æktiveitid] *a.* 激活了的,活化了的·activated carbon 活性炭 /activated charcoal 活性炭

activation [ækti'veiʃən] *n.* 活化,活性,致活

active ['æktiv] *a.* 活性的,有效的·active carbon 活性炭 /active comparative treatment 阳性对照治疗 /active component 活性成分 /active compound 活性成分 /active dose 有效剂量 /active group 活性基团 / active ingredient 活性成(组)分(ICH)/active placebo treatment 阳性安慰剂治疗 /active principle 主成分 /active substance 活性物质 /active treatment concurrent control 阳性药物并行治疗 /active unit of thrombin 凝血酶活性单位 * Active ingredient is unformulated drug substance which may be subsequently formulated with excipients to produce the drug product. 活性成分是而后能与辅料配方制成制剂的尚未组方的原料药。

actual ['æktjuəl] *a.* 实际的,真实的·actual flow rate 实际流速 /actual plate of column 实际塔板数 /actual time 实际时间 /actual tint 实际色调

actuate ['æktjueit] *v.* 使活动,按动·actuate valve for seconds 按动阀门达数秒钟

actuation [,æktju'eiʃən] *n.* 开动,传动

acuminate [ə'kju:minit] *a.* (叶) 渐尖的,尖锐的 *v.* 使渐尖

acupuncture ['ækjupʌŋktʃə] *n.* [ækju'pʌŋktʃə] *v.* 针灸·acupuncture point 穴位

acutangular *a.* 锐角的

acute [ə'kju:t] *a.* (叶)急尖的,剧烈的,尖锐的,锐角的·acute angle 锐角

acute adverse reaction 急性不良反应

Acute Turpinia Leaf 山香圆叶

adapt [ə'dæpt] *v.* 使适应,使适合,改写,改编·adapt to... 适应于…

adaptability [ədæptə'biliti] *n.* 适用性,顺应性

adaptable [ə'dæptəbl] *a.* 适应性强的,能适应的

adaptation [ædæp'teiʃən] *n.* 适应,适合;改编(本)·adaptation character 适应特性

adaption [ə'dæpʃən] *n.* 适应性

adapter [ə'dæptə] *n.* 连接器,接合器,组件,接头

add [æd] *n. v.* 加到,增加,加法·add an excess of...ml 多 加 …ml/add a quantity of...加···适量 /add a small quantity of... 加少量···/add dropwise 逐滴加入,滴加 /add ethanol to a content of N% 加入乙醇使含醇量达 N%/add excess of TS 加过量试液 /add successively... g(ml) ... 然后加入···g(ml) ···/add up 把···加起来 /add up to 合计达 *Add a quantity of solvent to adjust the content of N complying with the requirement. 加溶剂适量使 N 含量符合规定。/Add ethanol gently and stir constantly to a content of N% ethanol. 搅拌下缓缓加入乙醇,使醇含量达到 N%。/Add five folds(w/w) of water. 加水 5 倍量(w/w)。/Add in N times quantity of plaster base made from (of) rubber and rosin additionally. 另加 N 倍由橡胶和松香制成的贴膏剂基质。/Add N times quantity of ethanol. 加乙醇 N 倍量。/Add 1% solution of sodium hydrochloride in water in dropwise. 滴加 1% 氢氧化钠溶液。

added ['ædid] *a.* 加入了的·the added amount of reference substance 对照品加入量

addend [ə'dend] *n.* 加数

addendum [ə'dendəm] *n.* 附录;补遗

addict ['ædikt] *n.* 嗜好者,成瘾者 [ə'dikt] *v.* 沉溺于,成瘾·to be addicted to... 沉溺于····addict oneself to... 沉溺于···,对···有瘾

addiction [ə'dikʃən] *n.* 成瘾,耽溺,嗜好

adding ['ædiŋ] *n.* 附加剂

addition [ə'diʃən] *n.* 增加,加法 ·in addition 此外,还有 /in addition to... 除···之外还有 /with the addition to... 外加···

additional [ə'diʃənəl] *a.* 附加的,另外的,补充的·additional points 另外几点

additionally [ə'diʃnəli] *ad.* 另外,又,加之

additive ['æditiv] *n.* 添加剂,附加剂 *The additives should comply with the requirements of national standard. 附加剂应符合国家规定。

adenine ['ædəni:n] *n.* 腺嘌呤

Adenophora (拉) *n.* 沙参属

adenosine [ə'denəsi(:)n] *n.* 腺苷

adept ['ædept] *a.* 熟练的,内行的(at, in) *n.* 专家,能手(at, in)

adequacy ['ædikwəsi] *n.* 可行性,适当,充足

adequate ['ædikwit] *a.* 适当的,足够的·adequate space 足够的空间 /adequate sample 足够样本 /be adequate to... 适应···,充分满足···;胜任···

adhere [əd'hiə] *v.* 黏附于(to);坚持;遵守(to)·adhere to assigned limits (严格)遵守规定的限度(范围) *Adheres to teeth on chewing. 嚼之粘牙。

adherence [əd'hiərəns] *n.* 黏着,吸附·electrostatic adherence 静电附着

adherent [əd'hiərənt] *n.* 黏合物 *a.* 黏合的;附着的·adherent label (粘贴的)标签

adhering *a.* 黏着的,黏附的

adhesion [əd'hi:ʒən] *n.* 黏着·determination of cataplasms adhesion 黏着力测定

adhesive [əd'hi:siv] *a.* 黏着的,胶黏的·adhesive matter (贴膏剂等)涂料 /adhesive property 黏附性 /adhesive tape 胶带

adhesive plasters 橡胶膏剂·adhesive plaster with small holes on the clothing surface 布面带孔的橡胶膏

adhesive tape plaster 橡胶膏

adhibit [æd'hibit] *v.* 贴,粘;施用(药等)

adhibit criterion 执行标准

ad-hoc ['æd hɔk] (拉)特别,特定

adiabatic(al) [ˌædiə'bætik(əl)] *a.* 绝热的

adiactinic [əˌdaiæk'tinik] *a.* 不透光的,绝光性的

adjacent [ə'dʒeisənt] *a.* 邻位的·adjacent peaks 相邻的两峰

adjoin [ə'dʒɔin] *n.* 毗连,邻接 *Adjoined unicellular layer containing red-brown tannin. 连接含有红棕色鞣质的单细胞层。

adjudge [əˈdʒʌdʒ] v. 宣判，判定，认为·adjudge to be pyrogenic 判定为热原不符合规定，判定为致热

adjust [əˈdʒʌst] v. 调节，校准，（使）适合·adjust dosage 调整剂量 /adjust the instrument to zero/ 把仪器调节至零点 / adjust the pH to ... using ... 用···调节 pH（值）至··· * Adjust acidity with dilute hydrochloric acid solution. 加稀盐酸溶液使成酸性。/Adjust alkaline with N% solution of potassiun hydroxide in methanol. 加 N% 氢氧化钾甲醇溶液使成碱性。/Adjust the content of N to meet the requirement. 调节 N 含量至符合规定。/Adjust the content to comply with the requirement. 调节含量使符合规定。/Adjust the equilibrating screw until the beam is horizontal. 调节螺丝使天平平衡。/Adjust the flow rate so that the retention time of barbaloin is about 12 minutes. 调节流速使芦荟苷的保留时间在 12 分钟左右。

adjuster，adjustor [əˈdʒʌstə] n. 调节剂，调节器，校准（正）器·zero adjuster 零点调节器

adjustment [əˈdʒʌstmənt] n. 调节

adjuvant [ˈædʒuvənt] n. 佐剂，佐药，辅料 a. 辅助的，使用佐剂的

administer [ədˈmɒnistə] v. 管理，支配，执行；给予，用药

administration [ədˌminisˈtreiʃən] n. 管理，施行；给予（药的）用法·administration frequency 给药次数 / administration instruction 用药指南 / administration route 给药途径

administrative [ədˈministrətiv] a. 给药的，行政的，管理的·administrative criterion 用药标准

administrator [ədˈministreitə] n. 管理人员，行政官员

admission [ədˈmiʃən] n. 允许进入·gain (obtain) admission to 获准进入 /grant sb.

admission 准许进入

admit [ədˈmit] v. 允许，进入

admitted [ədˈmitid] a. 公认的，无可否认的

adonifoline n. 阿多尼弗林碱

Adonis [əˈdəunis] (新) n. 福寿草属，侧金盏花属

adonitol [əˈdəunitəl] n. 侧金盏花醇，核糖醇

adopt [əˈdɒpt] v. 采用，采纳

adoption [əˈdɒpʃən] n. 采用，采纳；选定

ADRS（Remote address） n.（HPLC）设定，外部控制地址

adsorb [ædˈsɔːb] v. 吸附

adsorbate [ædˈsɔːbit] n. 被吸附物

adsorbent [ædˈsɔːbənt] n. 吸附剂 a. 吸附的

adsorption [ædˈsɔːpʃən] n. 吸附作用

adsorption chromatographic method 吸附色谱法

adsorptive [ædˈsɔːptiv] n. 被吸附物 a. 吸附的·adsorptive capacity 吸附容量，吸附能力

adult [ˈædʌlt] n. 成人；成熟·adult male 成熟雄体 /adult mouse 成年小鼠

adulterant [əˈdʌltərənt] n. 掺假物，假药，伪造品

adulterate [əˈdʌltəreit] v. 兑，掺假·adulterate M with N 把 N 掺到 M 里

adulterated [əˈdʌltəreitid] a. 掺假的，品质低劣的，伪造的

adulteration [ədʌltəˈreiʃən] n. 劣货，掺假，伪造

advance [əˈdvɑːns] n. v. 前进，使增进，（工作进展）提前·in advance 预先 * He finished his preliminary test in advance. 他事先完成了试验。

advantage [ədˈvɑːntidʒ] n. 优点

adventitious [ˌædvənˈtiʃəs] a. 偶发的，不定的·adventitious bud 不定芽 /adventitious root 不定根，人参的芋 /adventitious virus 外源病毒

adverse [ˈædvəːs] a. 相反的；(叶) 对生的·adverse consequence 不良后果 /adverse effect 不良影响，负面效应 /adverse (drug) events(药物)不良事件 /adverse reaction 不良反应

advertent [əd'və:tənt] *a.* 注意的,小心的

advertise ['ædvətaiz] *v.* 为…做广告,大肆宣传

advertisement [əd'və:tismənt] *n.* 广告,启事,宣传

advice [əd'vais] *n.* 忠告,建议,通知·advice-note 通知单

advisable [əd'vaizəbl] *a.* 可取的,适当的·It is advisable that... 采用…的方法是可取的

aer ['eiə,εə] *n.* 气压单位

aeration [εə'reiʃən] *n.* 通气,通风,气化·aeration cooling 通风降温 /aeration drying 通风干燥

aerenchyma [ˌeiəreŋ'kaimə] *n.* 通气组织

aerial ['εeriəl] *a.* 空气的,气生的,空中的,高空的·aerial part 地上部分 /aerial transmission 空气传染 /aerial wire 天线 /aerial work 高空作业

aerobe ['εərəub] *n.* 需氧菌

aerobic [εə'rəubik] *a.* 需氧的·aerobic bacteria 需氧菌 /aerobic microorganisms 需氧微生物

aerogen ['εərə(u)dʒən] *n.* 产气菌

aerogenesis [ˌεərə'dʒenisis] *n.* 产气

aerogenic [ˌεərəu'dʒenik] *a.* 产气的

aerosol ['εərəsɔl] *n.* 气溶胶

aerosols ['εərəsɔls] *n.* 气雾剂·a aerosol with non-metered–dose valve system 非定量阀(门)的气雾剂

aescin(e)A、B、C、D *n.* 七叶皂苷 A、B、C、D

aesculetin [i:skju'letin] *n.* 秦皮乙素,七叶亭(内酯)

Aesculi Semen (拉) 娑罗子

aesculin ['eskjulin] *n.* 秦皮甲素

Aesculus ['eskjuləs] *n.* 七叶树属

affect [ə'fekt] *v.* 影响,对…起作用

affinity [ə'finiti] *n.* 亲和力·affinity chromatography 亲和层析 /affinity column 亲和柱 /affinity to the absorbent 对吸附剂的亲和力

affix ['æfiks] *n.* 附加物,附件[ə'fiks] *v.* 使固定,贴上

aflatoxin [ˌæflə'tɔksin] *n.* 黄曲霉毒素

after ['a:ftə] *ad. prep.* 以后,后来,跟着,相继·after- care 售后服务,病后调养 /after-drying 二次干燥 /after sales service 售后服务 /after the manner of... 按照…方法

aftertaste 后味觉,回味,余香 * It has a sweet taste and a bitter aftertaste. 味先甜而后苦。

against [ə'geinst] *n.* 反对,抵抗,迎着,对着·against light 对光 * Draw a curve of concentration against time. 绘制浓度对时间的曲线。

agar ['a:ga:,'eiga:] *n.* 琼脂·agar mediums 琼脂培养基

Agaric ['eigərik,ə'gærik] (药材学) *n.* 猪苓

agarose [ə'gərəus] *n.* 琼脂糖

agarotetrol *n.* 沉香四醇

agate ['ægit] *n.* 玛瑙 *a.* 玛瑙的·agate mortar 玛瑙乳钵

age [eidʒ] *n.* 年龄

aged ['eidʒid] *a.* 成熟的,老年的

ageing,aging ['eidʒiŋ] *n.* 老化,陈化,随时间变质

agent ['eidʒent] *n.* 试剂,媒介物,代理商,代理人·active agent 活化(有效)剂 /carrying agent 载体 /infectious agent 致病因子(源),感染源·agent of dilution 稀释剂

agglomerate [ə'glɔmər(e)it] *v.* 结块,使成团

agglomeratic [ə,glɔmə'rætik] *a.* 凝结成团的

agglomeration [ə,glɔmə'reiʃən] *n.* 结块,凝聚·without agglomeration because of moisture absorption 无吸潮结块

agglutinate [ə'glu:tineit] *n. a.* 胶结(的),凝集(的),附着(的) *v.* 使粘结(凝集),烧结

agglutination [əluti'neiʃən] *n.* 凝集作用

aggregation [ægri'geiʃən] *n.* 聚集(体,作用),聚合(体,作用)

agitate ['ædʒiteit] *v.* 搅拌

agitating ['ædʒiteitiŋ] *n. a.* 搅拌(的)·with

agitating to make an emulsion 搅拌成乳剂

agitation [ædʒiˈteiʃən] *n.* 搅拌

agitator [ˈædʒiteitə] *n.* 搅拌器

Agkistrodon (拉)*n.* 蝮蛇属,蕲蛇

aglet [ˈæglit] *n.* 冠毛,柔荑花;服装的金属尖头

aglycone [əˈglaikəun] *n.* 配糖基,糖苷配基,苷元

agonist [ˈægənist] *n.* 显效药,激动剂

agree [əˈgri:] *v.* 一致,相符,同意(with) * The results should agree within 5 percent. 各次结果相差不超过 5%。

agreeable [əˈgriəbl] *a.* 可同意的,适合的 ·agreeable to 依从,按照 /be agreeable to 赞同,同意

agreement [əˈgri:mənt] *n.* 符合,一致,相同,接近程度 * The precision of an analytical method is the agreement among individual test results. 分析方法的精密度是各份样品测定结果的接近程度。

agrimol *n.* 仙鹤草酚·agrimol B 仙鹤草酚 B

agrimolide *n.* 仙鹤草内酯

Agrimonia (拉)*n.* 龙芽草属,仙鹤草属

Agrimoniae Herba (拉)仙鹤草

agrimony [ˈægriməni] (新)*n.* 仙鹤草,龙芽草

agrimophol *n.* 鹤草酚

aid [eid] *n.* 帮助,救护,辅助器件,器具·by (with) the aid of... 借助于…,用…

aiglet [ˈeiglit] *n.* =aglet 冠毛,柔荑花;服装的金属尖头

Ailanthi Cortex (拉)*n.* 椿皮

Ailanthus (拉)*n.* 臭椿属

air [εə] *n.* 空气

air bladder 气囊,鳔

air(-)borne [ˈεəbɔ:n] *a.* 空气传播的,附在空气中的·airborne microbe 浮游菌 / airbone particles 悬浮粒子

air-bubble *n.* 气泡

air-cleaning *a.* 空气净化的

air-conditioned *a.* 空调的

air-conditioning equipment *n.* 空调设备,空调器

air current *n.* 气流 * Air current striking equipment could adversely affect data reproducibility. 气流直吹仪器时对重现性产生不良影响。

air-dried *a.* 自然干燥的,风干的,空气干燥的

air duct 通风管道,空气管道

air entrainment 加气处理,夹杂空气

air exhaust system 抽风系统

air exhauster 排风机

airflow [ˈεəfləu] *n.* 气流

air input 进气量

air oven 空气烘箱,烤箱

air sac 气囊,肺泡

airtight [ˈεətait] *a.* 不透气的,气密的 ·airtight nature 气密性,密封性 /airtight test 气密性试验

airtightly [ˈεətaitli] *ad.* 不透气地

airtightness [ˈεətaitnis] *n.* 气密性

Ajuga (拉)*n.* 筋骨草属

Ajugae Herba (拉)筋骨草

ajugalactone *n.* 筋骨草内酯

Akebia (拉)*n.* 木通属

akebigenin *n.* 木通苷元

Akebia Fruit 预知子

Akebia Stem 木通

Akebiae Caulis (拉)木通

akebine *n.* 木通苷

akeboside *n.* 木通糖苷

DL-alanine [ˈæləni:n] *n.* 丙氨酸,氨基丙酸

alantolactone *n.* 土木香内酯

alarm [əˈla:m] *n. v.* 报警,警铃·alarm sound 报警声

alba [ˈælbə] *a.* 白色的 *n.* 对苄氧酚

Albiz(z)ia (拉)*n.* 合欢(木)属

Albizia Flower 合欢花

Albiziae Cortex (拉)合欢皮

Albiziae Flos (拉)合欢花

Albomycin [ˌælbəˈmaisin] *n.* 白霉素

albumin [ælˈbju:min] *n.* 白蛋白,鸡蛋清,(植)胚乳·albumin tannate 鞣酸蛋白

alcohol [ˈælkəhɔl] *n.* 乙醇·primary alcohol 伯醇 /secondary alcohol 仲醇 /tertiary alcohol 叔醇

alcohol(blast)burner 酒精(喷)灯

alcoholic [ælkəˈhɔlik] *a.* 乙醇的·alcoholic ammonia TS 乙醇制氨试液 /alcoholic dinitrophenylhydrazine TS 乙醇制二硝基苯肼试液 /alcoholic mercuric bromide TS 乙醇制溴化汞试液 /alcoholic number 醇值 /alcoholic potassium hydroxide TS 乙醇制氢氧化钾试液 /alcoholic silver nitrate TS 乙醇制硝酸银试液 /alcoholic sodium nitrate TS 乙醇制硝酸钠试液 /alcoholic sulfuric acid TS 乙醇制硫酸试液

alcoholimeter [ˌælkəhɔˈlimitə] *n.* 乙醇比重计

alcoholometer [ælkəhɔˈlɔmitə] *n.* 乙醇比重计

alcoholysis [ˌælkəˈhɔlisis] *n.* 醇解(作用)

aldehyde [ˈældihaid] *n.* 醛

aldo- (词头)醛的

aldohexose [ˌældəuˈheksəus] *n.* 己醛糖

aldopentose [ˌældəuˈpentəus] *n.* 戊醛糖

aldose [ˈældəus] *n.* 醛糖

aldoside [ˈældəsaid] *n.* 醛糖苷

Aleppo Arens Herb 蓝布正

alert [əˈləːt] *a.* 警觉的,警告的·alert event (ICH)警告事件

aleuritopsin *n.* 粉背蕨素 A

aleurone [əˈljuərɔn, əˈljuərəun] *n.* 糊粉(粒)·aleurone grain 糊粉粒

alfatox *n.* 二嗪农(杀虫杀螨剂)

alga [ˈælgə] (*pl.* algae [ˈældʒiː]) *n.* 海藻,藻类

alginate [ˈældʒineit] *n.* 海藻酸盐

align [əˈlain] *n. v.* 使成一直线,校直,找平 * Keeping the pump heat aligned with the plunger at all times. 始终保持泵头和柱塞杆对准一致。

alignment [əˈlainmənt] *n.* 对准,调整,校准,找平,成直线·alignment error 安装误差

aliquant [ˈælikwənt] *a. n.* 除不尽的(数)·an aliquant number 不能整除的数 * 3 is an aliquant part of 10. 3 不能整除 10。

aliquot [ˈælikwɔt] *n.* 除得尽的数 *a.* 除得尽的,*v.* 等分,把…分成相等的几部分·an aliquot number 能整除的数 * 3 is aliquot part of 15. 3 可除尽 15。

Alisma [əˈliːsmə] (拉)*n.* 泽泻属

Alisma Rhizome (日)泽泻

Alismatis Rhizoma (拉)泽泻

alisol *n.* 泽泻醇

alizarin [əˈlizərin] *n.* 茜素

alizarin fluorine blue 茜素氟蓝

alizarin red 茜素红

alizarin yellow 茜素黄

alkali [ˈælkəlai] *n.* 碱性,碱·alkali metal 碱金属 /alkali-proof 耐碱的

alkalify [ˈælkəlifai] *v.* (使)碱化,加碱于…

alkaline [ˈælkəlain] *n.* 碱性,碱度 *a.* 碱性的,强碱的·alkaline cupric tartrate TS 碱性酒石酸铜试液 /alkaline earth metal 碱土金属 /alkaline hydroxylamine hydrochloride TS 碱性盐酸羟胺试液 /alkaline mercuric potassium iodide TS 碱性碘化汞钾试液 /alkaline β-naphthol TS 碱性 β- 萘酚试液 /alkaline trinitrophenol TS 碱性三硝基苯酚试液 * Make the solution alkaline with ammonia. 溶液用氨使成碱性。

alkalinity [ˌælkəˈliniti] *n.* 碱度,含碱量

alkalinization [ˌælkəˌliniˈzeiʃən] *n.* 碱化作用

alkalinize [ˈælkəlinaiz] *v.* 碱化,用…碱化

alkalion [ælˈkæliən] *n.* 氢氧离子

alkalization [ˌælkəlaiˈzeiʃən] *n.* 碱化作用,使成碱性

alkalize [ˈælkəlaiz] *v.* 碱化,使成碱性,加碱

alkaloid [ˈælkəlɔid] *n.* 生物碱·alkaloid reagent 生物碱试剂

alkalometry [ˌælkəˈlɔmitri] *n.* 生物碱测定法

alkametric *a.* 碱滴定的

alkane [ˈælkein] *n.* 烷烃,烃类,链烷

alkannin *n.* 紫草素

alkaryl [ˈælkəˌril] *n.* 烷芳基

alkene [ˈælkiːn] *n.* 烯烃,链烯

alkenyl *n.* 烯烃基

alkine [ˈælkain] *n.* 炔烃,链炔

alkone [ˈælkəun] *n.* 酮

alkoxy [ælˈkɔksi] *n.* 烷氧基

alkoxyl *n.* 烷氧基

alkyl [ˈælkil] *n.* 烷(烃)基·alkali alkyl 烷基碱金属 /alkyl compound 烷基化合物 /alkyl group 烷(烃)基 /alkyl phenyl 烷基(代)苯基

alkylaryl *n.* 烷基芳香基

alkylatable *a.* 可烷基化的

alkylate [ˈælkileit] *n. v.* 烷基化(产物),烃基化(产物)

alkylated [ˈælkileitid] *a.* 烷(烃)基化了的

alkylation [ˌælkiˈleiʃən] *n.* 烷(烃)基取代作用

alkylbenzene [ˌælkilˈbenziːn] *n.* 烷基苯

alkyle *n.* 链烃基化合物

alkylic *a.* 烷基的

alkylide [ˈælkilaid] *n.* (链)烃基化物,烷基化物

alkylidene [ˈælkiləˌdiːn] *n.* 烷叉

alkylogen [ælˈkilədʒin] *n.* 卤代烷

alkylol *n.* 烷基醇

alkyne [ˈælkain] *n.* (链)炔烃

alkynol [ˈælkənɔl] *n.* 炔醇

alkynyl [ˈælkəˌnil] *n.* 炔基

all [ɔːl] *a.* 全部的,总的,所有的·all around 多方面的 /all automatic 全自动的 /all-purpose 通用的

allen [ˈælən] *a.* 六角形的·allen screw 六角形固定螺丝 /allen wrench 内六角扳手

allergen [ˈælədʒən] *n.* 过敏原,变态原

allergenic [ˌæləˈdʒenik] *a.* 过敏原的,变态原的·allergenic possibility 致敏可能性

allergic [əˈləːdʒik] *a.* 变应性的,过敏性的·allergic response 过敏反应

allergy [ˈæləːdʒi] *n.* 变(态反)应性,过敏性

allethrin [ˈæliθrin] *n.* 丙烯除虫菊酯(杀虫药)

alleviate [əˈliːvieit] *v.* 减轻痛苦,缓和

alleviation [əˌliːviˈeiʃən] *n.* 减轻痛苦,缓和

alliaceous [ˌæliˈeiʃəs] *a.* 葱(蒜)(样)的,有葱(蒜)味的

allicin [ˈæləsin] *n.* 蒜(辣)素,蒜素

allied [əˈlaid] *a.* 同类的,有亲缘关系的,相近的·allied compound 有关化合物 /allied substances 同类物质

allied drug 同类药

Allihn condenser 阿林冷凝器,球形冷凝器

Allii Macrostemonis Bulbus (拉)薤白

Allii Sativi Bulbus (拉)大蒜

Allii Tuberosi Semen (拉)韭菜子

alliin [ˈæliin] *n.* 蒜氨酸,蒜素原

alliinase [ˈæliineis] *n.* 蒜氨酸酶

allimin *n.* 大蒜素

allin [ˈælin] *n.* 蒜氨酸,蒜素原,蒜苷

Allium [ˈæliəm] (拉) *n.* 葱属

allow [əˈlau] *v.* 允许,接受·allow acceptable 予以采纳 /allow of 允许(有)/allow of no... 不允许(有)/ allow the pressure to fall 使压力降低 /allow to cool 放冷 /allow to stand for N hours (minutes) 静置 N 小时(分钟)/ allow to stand overnight 放置过夜 /allow to stand until two layers separated 静置分层

allowable [əˈlauəbl] *a.* 允许的,许可的·allowable error 允许误差 /no mildewing allowable 不得有霉变

allowance [əˈlauəns] *n.* 允许误差,公差,余量·allowance pressure 允许压力 /allowance value 允许值

almond [ˈaːmənd] (新) *n.* 杏(仁,核)

almost [ˈɔːlməust] *ad.* 几乎,差不多

almost ripe seed 近成熟种子

alnustone [ˈælnəˌstəun] *n.* 桤木酮

Aloe [ˈæləu] (拉) *n.* 芦荟属

aloe(s) *n.* 芦荟 * Aloe is the dried concentrated matter obtained from the juice of leaves of Aloe barbadensis Miller, Aloe ferax Miller or other species of the same genus. 芦荟是库拉索芦荟,好望角芦荟或同属其他种植物叶汁浓缩的干燥物。

aloe-emodin [ˈæləuˈemədin] *n.* 芦荟大黄素

aloin [ˈæləuin] (=barbaloin) *n.* 芦荟苷

along [əˈlɒŋ] *prep. ad.* 沿着,依照,根据,在…过程中·along the inner wall of the flask 沿着烧瓶内壁/along the tube wall 沿管壁·all along 始终/the distance along a line 直线距离

alongside [əˈlɒŋsaid] *prep.* 靠(在…旁),并靠 *ad.* 在旁边,并排地

alpha [ˈælfə] *n.* 希腊字母的第一个字母(Α α)·alpha and beta anomer α,β- 端基异构体

alphabetic(al) [ˌælfəˈbetik(əl)] *a.* 按字母顺序的

alpine [ˈælpain] *a.* 高山的 *n.* 高山植物

Alpine *a.* 阿尔卑斯山的

Alpine Yellow Herb 菁草

alpinetin *n.* 山姜素,良姜素

Alpinia (拉)*n.* 良姜属

Alpiniae Katsumadai Semen (拉)草豆蔻

Alpiniae Officinarum Rhizoma (拉)高良姜

Alpiniae Oxyphyllae Fructus (拉)益智(仁)

alter [ˈɔːltə] *v.* 改变,变更,修改·alter polarity 改变极性 * Such plastics should not alter the efficacy,safety or stability of the pharmaceutical products. 其塑料应不改变药品有效性、安全性或稳定性。

alteration [ɔːltəˈreiʃən] *n.* 改变,变换,修改

alterative [ˈɔːltəreitiv] *a.* 引起改变的

alternate [ɔːlˈtəːneit] *a.* 互生的,交替的 *v.* 交迭,相间·alternate leaflets 互生小叶/alternate leaves 互生叶

alternately [ɔːlˈtəːneitli] *ad.* 交替地,相间地,轮流地,另一方面·alternately with yellow and white piebald striations 黄白相间的花斑纹

alternating [ˈɔːktəːneitin] *n.* 交迭,相间,交错·in A and B alternating A 和 B 相互交错·alternating current(AC)交流电

alternation [ɔːltəˈneiʃən] *n.* 交替

alternative [ɔːlˈtəːnətiv] *a.* 选择的,二者择一的,交叉的·alternative current 交流电/alternative current voltage 交流电压

alternatively [ɔːlˈtəːnətivli] *ad.* 二者择一地,交替地,交互地,另一方面,换言之·alternatively opposite 交互对生 * The test solution and the reference solution should be applied alternatively on the same TLC plate. 供试品溶液与对照品溶液应交叉点于同一薄层板上。

altitude [ˈæltitjuːd] *n.* 高度,高空,极点

altofrequency [æltəuˈfriːkwensi] *n.* 高频率

alum [ˈæləm] *n.* 明(白)矾·burnt alum 煅(干燥)明矾/exsiccated alum 煅(干燥)明矾

Alumen (拉)*n.* 矾,白矾

Alumen(calcined) (拉)*n.* 白矾(煅)

alumina [əljuːminə] *n.* 矾土,氧化铝

alumin(i)um [æljuːˈmin(i)əm] *n.* 铝(Al)

aluminium chloride TS 三氯化铝试液

aluminium cover 铝盖

aluminium foil 铝箔

aluminium hydroxide 氢氧化铝

aluminium nitrate 硝酸铝

aluminium oxide 氧化铝 * Aluminium oxide dissolves slowly in aqueous sodium hydroxide solution with the formation hydroxide. 氧化铝在氢氧化钠水溶液中缓慢溶解,生成氢氧化物。

aluminium oxide acidic 酸性氧化铝

aluminium oxide basic 碱性氧化铝

aluminium oxide neutral 中性氧化铝

aluminium potassium sulfate 硫酸钾铝,硫酸铝钾,明矾

aluminium silicate 硅酸铝

aluminium soap 铝皂

aluminium substrate plate 铝基片薄层板

aluminium trichloride 三氯化铝 * Aluminium trichloride anhydrous is fuming on exposure to air,liberation of much heat,or even explosion occurs in contact with water. 无水三氯化铝在空气中发烟,遇水发热,甚至爆炸。

alveolar [ælˈviələ,ælviˈəulə] *n.* 齿槽 *a.* 齿槽状的,蜂窝状的

alveolus [ˈælviələs] (*pl.* alveoli [ˈælviəlai]) *n.* 小窝,毛窝

amalgam [əˈmælɡəm] *n.* 汞齐

amber [ˈæmbə] *n. a.* 琥珀(色的)

amber colored container 棕色容器

ambergris [ˈæmbəɡri(ː)s] *n.* 龙涎香

Amberlite [ˈæmbəlait] *n.* 安伯来特(离子交换树脂)

ambience [ˈæmbiəns] *n.* 周围,环境;气氛

ambient [ˈæmbiənt] *a.* 周围的,外界的·ambient condition 自然条件,外界条件/ ambient temperature 室温,环温

ambiguity [æmbiˈɡjuːiti] *n.* 意义含混,含混性,双关,错读;双原子价

ambiguous [æmˈbiɡjuəs] *a.* 歧义的,模棱两可的,二价的

ameba [əˈmiːbə] *n.* 阿米巴,变形虫

amebiasis [ˌæmiˈbaiəsis] *n.* 阿米巴病,变形虫病

amebicidal [əˌmiːbiˈsaidl] *n.* 杀阿米巴的

amebicidc [əˈmiːbisaid] *n.* 杀阿米巴约 *a.* 杀阿米巴的

am(o)ebocyte [əˈmiːbəsait] *n.* 阿米巴样细胞,变形(虫样)细胞

amebocyte lysate 阿米巴样细胞水解液

ameliorate [əˈmiːljəreit] *v.* 改善,改良,改进

amen [ˈɑːmən, ˈeimən] *n. v.* 同意,认可,批准

amenable [əˈmiːnəbl] *a.* 有义务的,应服从的,可依照的,经得起检验的

amend [əˈmend] *v.* 改正,稍改动,修改文件

amendment [ɔˈməndmənt] *n.* 对文件等做次要修改·amendment advice 修改通知书

amenorrhea [eiˌmenəˈriə] *n.* 无月经,闭经

amentaceous *a.* 具柔荑花序的

amentoflavone *n.* 穗花双黄酮,阿曼托黄素

America [əˈmerikə] *n.* 美国,美洲

American [əˈmerikən] *n.* 美国(人)的,美洲的

American Ginseng 西洋参

amide [ˈæmaid] *n.* 酰胺,氨基化合物

amidosulfate [əˌmiːdəuˈsʌlfeit] *n.* 氨基磺酸盐(酯)

amine [əˈmiːn] *n.* 胺(类)·primary amine 伯胺 /secondary amine 仲胺 /tertiary amine 叔胺

amino [ˈæminəu] *a.* 氨基的

amino acid 氨基酸·amino acid composition 氨基酸组成 /amino acid sequence 氨基酸顺序 /amino bonded phase column 氨基键合相柱 /amino bonded silica gel 氨基键合硅胶 /amino chemically bonded silica gel 氨基化学键合硅胶 /amino nitrogen 氨基氮 /amino sugar 氨基糖 /amino(-)terminal amino acid(ICH)氨基端氨基酸

aminoacetic acid [ˌæminəuəˈsːitik] *n.* 氨基乙酸

4-aminoantipyrine *n.* 4-氨基安替比林

p-aminobenzoate *n.* 对氨基苯甲酸盐

p-aminobenzoic acid [ˌæminəubenˈzəuik] (PABA)对氨基苯甲酸

aminoglutaric acid [ˌæminəuɡluːˈtærik] 谷氨酸

aminoglycoside [ˌæminəuˈɡlaikəusaid] *n.* 氨基苷

amino group bonded silica gel 氨基键合硅胶

aminonitrogen [ˌæminəuˈnaitridʒən] *n.* 氨基氮

aminophenazone [ˌæminəuˈfenəzəun] *n.* 氨基比林

aminophylline [ˌæminəuˈfilin] *n.* 氨茶碱

2-aminopropionic acid [ˌæminəuprəupiˈɔnik] *n.* 2-氨基丙酸

ammonia [əˈməunjə] *n.* 氨(水)·ammonia concentrated TS 浓氨试液 /ammonia spirit 氨水 /ammonia TS 氨试液·aqueous ammonia 氨水·free ammonia 氨蒸汽 / fumigate with ammonia... 置氨蒸汽中熏…

ammonia free water *n.* 无氨蒸馏水

ammoniacal [ˌæməuˈnaiəkəl] *a.* 氨性的,氨制的,似氨的·ammoniacal silver nitrate 氨制硝酸银

ammoniated [əˈməunieitid] *a.* 氨制的,与氨化合的·ammoniated cupric chloride(TS)氨制氯化铜(试液)/ammoniated silver nitrate TS 氨制硝酸银试液 /ammoniated silver nitrate TP 氨制硝酸银试纸

ammonium [əˈməunjəm] *n.* 铵

ammonium acetate 醋酸铵·ammonium acetate TS 醋酸铵试液

ammonium amidosulfate 氨基磺酸铵

ammonium carbonate 碳酸铵·ammonium carbonate TS 碳酸铵试液

ammonium chloride 氯化铵·ammonium chloride TS 氯化铵试液

ammonium chromium thiocynate 硫氰酸铬铵

ammonium dihydrogen phosphate 磷酸二氢铵

ammonium ferric citrate 枸橼酸铁铵

ammonium ferric sulfate 硫酸铁铵

ammonium ferrous citrate 枸橼酸亚铁铵

ammonium glycyrrhizinate 甘草酸(单)铵(盐)

ammonium magnesium chloride TS 氯化铵镁试液

ammonium mercuric thiocyanate TS 硫氰酸硫汞铵试液

ammonium molybdate *n.* 钼酸铵·ammonium molybdate TS 钼酸铵试液 /ammonium molybdate in sulfuric acid TS 钼酸铵硫酸试液 /ammonium molybdate-sulfuric acid TS 钼酸铵硫酸试液

ammonium molybdophosphate 磷钼酸铵

ammonium nitrate 硝酸铵

ammonium oxalate 草酸铵·ammonium oxalate TS 草酸铵试液

ammonium persulfate [pəˈsvlfeit] 过硫酸铵

ammonium reineckate 雷氏盐,雷纳克酸盐

ammonium sulfate 硫酸铵·ammonium sulfate TS 硫酸铵试液

ammonium thiocyanate [ˌθaiəuˈsaiəneit] 硫氰酸铵·ammonium thiocyanate TS 硫氰酸铵试液

ammonium vanadate 钒酸铵

amnion [ˈæmniən] (*pl.* amnia [ˈæmniə]) *n.* 羊膜

am(o)ebocyte [əˈmiːbəsait] *n.* 变形细胞,

阿米巴样细胞

Amomi Fructus (拉)砂仁

Amomi Rotundus Fructus (拉)豆蔻

Amomum [əˈməuməm] (拉)*n.* 豆蔻属

Amomum Seed (日)砂仁

amorphous [əˈmɔːfəs] *a.* 非晶形的,无定形的

amorphous powder 无定形粉末

amount [əˈmaunt] *n.* 量·amount of the added reference substance 纯品加入量,对照品加入量 /the amount of the analyte in the substance being examined 样品所含被测成分量

Ampelopsis [ˌæmpəˈlɔpsis] (拉)*n.* 白蔹属

Ampelopsis Radix (拉)白蔹

amperage [ˈæmpəridʒ] *n.* 电流量,安培数

ampere [ˈæmpɛə] *n.* 安培

amperemeter [ˈæmpiəmiːtə] *n.* 安培计,电流表

amphicribral vascular bundle 周韧维管束

amphiphloic *a.* 双韧形的

amphiphloic siphonostele 双韧管状中柱

amphiprotic [ˌæmfiˈprɔtik] *a.*(酸碱)两性的

amphiprotic compound 两性化合物

amphiprotic solvent 两性溶剂

amphivasal [ˌæmfiˈveisəl] *a.* 周木型的

amphivasal vascular bundle 周木维管束

ampholyte [ˈæmfəlait] *n.* 两性电解质

amphotere *n.* 两性元素

amphoteric [ˌæmfəˈterik] *a.* 两性的,两极的,同时有酸碱性的,同时带有正负电荷的

amphoteric electrolyte 两性电解质

amphotericity *n.* 酸碱两性

amphoterism [ˌæmˈfəutərism] *n.* 酸碱两性(性质,现象)

ample [ˈæmpl] *a.* 良好的,充分的·ample ventilation 良好的通风条件

amplexicaul [æmˈpleksiˌkɔːl] *a.* 抱茎叶的·amplexicaul at the base 基部抱茎

amplification [ˌæmplifiˈkeiʃən] *n.* 放大,扩增·amplification cycles 扩增次数/amplification factor 放大因子 /amplification ratio 放大

比 * The amplification should be performed using an appropriate heat-resistant DNA polymerase and suitable conditions. 扩增应该在使用适当的耐热 DNA 多聚酶和合适的条件下进行。

amplify [ˈæmplifai] *v.* 放大，增强·amplify target 扩增目标

amp(o)ule [ˈæmp(j)u:l] *n.* 安瓿

Amur [aːˈmur, ɑˈmur] *n.* 黑龙江

Amur Cork-tree 关黄柏

amygdalase [əˈmigdəleis] *n.* 苦杏仁苷酶

amygdalin [əˈmigdəlin] *n.* 苦杏仁苷

amyl [ˈæmil] *n.* 戊(烷)基·amyl acetate 乙酸戊酯 /amyl alcohol 戊醇 / amyl ester 戊酯 /amyl hydride 戊烷

amylase [ˈæmileis, ˈæməˌleis] *n.* 淀粉酶

amylogen [əˈmilədʒən] *n.* 可溶性淀粉

amylopectin [ˌæmiləuˈpektin] *n.* 支链淀粉

amylose [ˈæmələus, ˈæmiləus] *n.* 直链淀粉

anaerobe [əˈneiərəub] *n.* 厌氧菌

anaerobic [əˌneiˈrɔbik] *a.* 厌氧的·anaerobic bacteria 厌氧菌 /anaerobic condition 厌氧条件

anaerogenic [əˌneiərəuˈdʒinik] *a.* 不产气的

anal [ˈeinəl] *a.* 肛门的

analog(ue) [ˈænəlɔ(ː)g] *n.* 模拟，相似物，类似物·analog signal 模拟信号

analogous [əˈnæləgəs] *a.* 类似的，模拟的

analogy [əˈnælədʒi] *n.* 类似，模拟

analysis [əˈnæləsis] (*pl.* analyses [əˈnæləsiːz]) *n.* 分析·analysis by titration 滴定分析 / analysis object 分析对象 /analysis line 分析线

analyte [ˈænəlait] *n.* (被)分析物，样品中的被测物

analytic(al) [ˌænəˈlitik(əl)] *a.* 分析的·analytical approach 分析方法 /analytical balance 分析天平 /analytical chemistry 分析化学 /analytical column 分析柱 /analytical conditions 分析条件 /analytical data 分析数据 /analytical items 分析项目 /analytical precision 分析精密度 /analytical reagent 分析(纯)试剂 /analytical sieving 筛析，筛分 /analytical signal 分析信号 /analytical value 分析值 /analytical wavelenth 分析波长 /analytical weights 分析(天平)砝码

analytical procedure 分析方法 * The analytical procedure refers to the way of performing the analysis.(ICH) 分析方法是进行分析的方式。

analyse, analyze [ˈænəlaiz] *v.* 分析，分光，分解

analyser, analyzer [ˈænəlaizə] *n.* 分析仪

anaphylaxis [ˌænəfiˈlæksis] *n.* 过敏性，过敏反应，过敏症

anastomose [əˈnæstəməuz] *v.* 使联合，使吻合

anastomosing laticiferous tube [əˈnæstəməuziŋ] 联结乳管

anatomic [ænəˈtɔmik] *a.* 解剖的

Andrographis (拉) *n.* 穿心莲属

Andrographis Herba (拉) 穿心莲

andrographolide *n.* 穿心莲内酯

Anemarrhena (新) *n.* 知母属

Anemarrhena Rhizome (日) 知母

Anemarrhenae Rhizoma (拉) 知母

Anemone [əˈneməni] (新) *n.* 银莲花属

Anemones Raddeanae Rhizoma (拉) 两头尖，竹节香附

anemonin [əˈnemənin] *n.* 白头翁素

anemophilous [ˌæniˈmɔfiləs] *a.* 风媒的

anesthesia [ˌænisˈθiːzjə] *n.* 麻醉(法)

anesthetic [ˌænisˈθetik] *a.* 麻醉的 *n.* 麻醉药

anesthetization [æˌniːsθetaiˈzeiʃən] *n.* 麻醉法

anesthetize [æˈniːsθətaiz] *v.* 使麻醉

anethol(e) [ˈænəθəul] *n.* 茴香脑，对丙烯基苯甲醚

aneuploid [ˈænjuˈplɔid] *n. a.* 非整倍体(的)·aneuploid cell 非二倍体细胞

Angelica [ænˈdʒelikə] (拉) *n.* 当归属，白芷属

Angelica Dahurica Root (日) 白芷

Angelicae Dahuricae Radix (拉) 白芷

Angelicae Pubescentis Radix (拉) 独活

Angelicae Sinensis Radix (拉)当归

angle [ˈæŋgl] *n.* 角·angle of incidence 入射角 /angle of refraction 折射角 /acute angle 锐角 /obtuse angle 钝角 /right angle 直角 / meet at right angles 相交成直角 * N at right angle with (to)(direction) M. N 与 M 成直角。

angle of reponse 休止角·angle of response general scale of flowability 流动性休止角的通用标度

angstrom [ˈæŋgstrəm] *n.* 埃(=0.1nm)

angular [ˈæŋgjulə] *a.* 角的,角度的·angular degree 角度 /in the angular region 在棱角处

angularity [ˌæŋgjuˈlæriti] *n.* 棱角,成角度·without angularity 无棱角

anhydride [ænˈhaidraid] *n.* 酸酐,脱水物

anhydrous [ænˈhaidrəs] *a.* 无水的·anhydrous alumen 枯矾 /anhydrous calcium chloride 无水氯化钙 anhydrous compound 无水化合物 /anhydrous dextrose 无水葡萄糖 / anhydrous glucose 无水葡萄糖

anhydrous ethanol 无水乙醇

anhydrous sodium sulfate 无水硫酸钠

aniline [ˈænili:n] *n.* 苯胺

animal [ˈæniməl] *n.* 动物·animal cell lines 动物细胞系 / animal model 动物模型 / animal organ 动物器官 /animal test 动物试验 /animal tissue 动物组织

anion [ˈæn(a)iən] *n.* 阴离子·anion adsorption 阴离子吸附 /anion exchange resin 阴离子交换树脂

anionic [ˌænaiˈɔnik] *a.* 阴离子的,阴离子型

anisaldehyde [ˌæniˈsældəhaid] *n.* 茴香醛·anisaldehyde TS 茴香醛试液

Anise [ˈænis] (新)*n.* 八角茴香

Anise Oil 八角茴香油

Anisi Stellati Fructus (拉)八角茴香

anisocytic type [ænisəˈsaitik] (气孔)不等式

anisodamine *n.* (左旋)山莨菪碱·anisodamine hydrobromide 氢溴酸山莨菪碱

anisole [ˈænisəul] *n.* 茴香醚,苯甲醚

anneal [əˈni:l] *v.* 退火,煨,煅烧

annealed [əˈni:ld] *a.* 退过火的

annealing [əˈni:liŋ] *n.* 退火

annex [əˈneks] *n.* 附录,附件,附加物 *v.* 附加,添加

annotate [ˈænəuteit] *v.* 给···做注解,(作)注释

annotation [ænəuˈteiʃən] *n.* 注释,注解,附注

announcement [əˈnausmənt] *n.* 通报,通知,注意事项

annual [ˈænjuəl] *a.* 每年的,一年一次的

annual ring 年轮

annular [ˈænjulə] *a.* 环状的,有环纹的,轮状的

annular vessel 环纹导管

annulate [ˈænjuleit] *n.* 环节动物,有环,环形构造

annulated [ˈænjuleitid] *a.* 有环的,环纹状的

annulation [ˌænjuˈleiʃən] *n.* 环心,环形物,成环

annulus [ˈænjuləs] (*pl.*annuli [ˈænjulai], annuluses) 环形物,环状空间

anode [ˈænəud] *n.* 阳极,正极

anodic [æˈnɔdik, əˈnəudik] *a.* 阳极的

anomaly [əˈnɔməli] *n.* 不规则,反常

anomer [ˈænəmə] *n.* 端基异构体

anomocytic *a.* 不定式的

anomocytic stomata 不定式气孔

antacid [æntˈæsid] *n.* 抗酸的,抗酸约

antagonist [ænˈtægənist] *n.* 拮抗药

antagonistic [ænˌtægəˈnistik] *a.* 对抗的,有反作用的 * It is antagonistic to Radix Aconiti Kusnezoffii. 不宜与乌头类药材同用。

Antelope Horn [ˈæntiləup] (*pl.* antelopes) 羚羊角

antenna [ˌænˈtenə] (*pl.*antennae [ænˈteni:]) *n.* (昆虫)触角;天线·a pair of antennae 一对触角

antennary [ænˈtenəri] *a.* 触角的

antennary profile 触角形状

anterior [ænˈtiəriə] *a.* 前面的

anthelmintic [ˌænθəlˈmintik] a. 驱肠虫的 n. 驱肠虫药

anther [ˈænθə] n. 花药,花粉囊

anthracene [ˈænθrəsi:n] n. 蒽

anthranone n. 蒽酮

anthraquinone [ˌænθrəˈkwinəun] n. 蒽醌·combined anthraquinone 结合蒽醌 /free anthraquinone 游离蒽醌

anthrone [ˈænθrəun] n. 蒽酮·anthrone sulfate 硫酸蒽酮

anti [ˈænti] prep. 反,逆,抗,非·anti static clothing 抗静电服装 /anti static shoes 抗静电鞋子 /anti static wrist straps 抗静电腕带 /anti sticking liner 防粘胶层

antibiotics [ˌæntibaiˈɔtiks] n. 抗生素·antibiotic resistance genes 抗生素耐药基因

antibody [ˈæntiˌbɔdi] n. 抗体·antibody production test 抗体产生试验 /antibody titer test 抗体滴度试验

anticipate [ænˈtisipeit] v. 预先考虑,预计,预想,提前提出

anticipation [ænˌtisiˈpeiʃən] n. 预测,期待,提前出现,先期发生

anticlinal [æntiˈklainəl] a. 垂周的,对向倾斜的·anticlinal walls(植物细胞的)垂周壁

anticoagulant [ˌæntikəuˈægjulənt] a. 抗凝的 n. 抗凝剂

anti-erosion capacity 耐腐蚀能力

Antifeverile Dichroa Root 常山

antifreeze [ˈæntifri:z] n. a. 防冻(的)

antigen [ˈæntidʒən] n. 抗原

antimicrobial [ˌæntimaiˈkləubiəl] a. 抗菌的,抗微生物的·antimicrobial activity 抗菌活性,抑菌作用 /antimicrobial agent 抗菌物质,抗菌剂 /antimicrobial spectrum 抗菌谱

antimony [ˈætiməni] n. 锑(Sb)·antimony hydroxide 氢氧化锑 /antimony potassium tartrate 酒石酸锑钾 /antimony trichloride TS 三氯化锑试液

antioxidant [ˌæntiˈɔksidənt] n. a. 抗氧化剂(的)

antioxidation [ˌæntiɔksiˈdeiʃən] n. 抗氧化作用

antipyretic [ˈæntipaiˈretic] a. 退热的 n. 退热剂·antipyretic effect 退热作用

antiseptic [ˌæntiˈseptik] n. 防腐剂,杀菌剂 a. 防腐的,杀菌的

antiserum [ˌæntiˈsiərəm] (pl. antisera) n. 抗血清

antithrombin [ˌæntiˈθrɔmbin] n. 抗凝血酶,抗纤维蛋白酶

antiviral [ˌæntiˈvaiərəl] n. 抗病毒药 a. 抗病毒的

antler [ˈæntlə] n. 多叉鹿角,鹿角的叉枝

Antler Base 鹿托盘(鹿的角基)

anus [ˈeinəs] (anuses) n. 肛门 * Put suppository into anus after bowel movement. 大便后将栓剂置入肛门。

aperture [ˈæptjuə] n. 小孔(眼),缝隙·aperture gap 孔隙

aperture of screen 筛孔

aperturoid n. 类萌发孔,类口

apex [ˈeipeks] n. (山,三角形等)顶点,叶尖·apex acuminate 先端渐尖 / apex acute 先端急尖 /apex 2-lipped 先端 2 唇裂 /apex obtuse 先端钝 /apex retuse 先端凹入 * Apex obtuse, acute or retuse. 先端钝,急尖或凹入。

aphid [ˈeifid] n. 蚜虫

apical [ˈæpikəl] a. 顶点的,顶生的,尖的·apical cell 顶端细胞

apigenin n. 芹菜苷元,芹黄素(为一种黄酮化合物)

apocarpous [ˌæpəˈka:pəs] a. 心皮分离的

Apocyni Veneti Folium (拉)罗布麻叶

Apocynum [əˈpɔsinəm] (拉) n. 罗布麻属

apolar [eiˈpəulə, eˈpəulə] a. 无极的;无突起的

apothecary [əˈpɔθikəri] n. 药剂员,药商

apparatus [æpəˈreitəs] (pl. apparatus) n. 仪器,设备

apparent [əˈpærənt] a. 外表的,可见的·apparent constant 表观常数 /apparent density 表观密度 /apparent gravity 表观比重 /apparent volume 表观容积

apparently [ə'pærəntli] 显然地,表面上

appearance [ə'piərəns] *n.* 性状,出现,呈现

append [ə'pend] *v.* 附加,增补·notes appended 附注

Appendiculate Cremastra Pseudobulb; Common Pleione Pseudobulb 山慈菇(前者叫毛慈菇,后者叫冰球子)

appendix [ə'peniks] (*pl.* appendices [ə'pendisi:z] 或 appendixes) *n.* 附录

appetite ['æpitait] *n.* 食欲

applicable ['æplikəbl] *a.* 适用的,能应用的·applicable law 适用法律 / applicable regulations 适用法规 / applicable regulatory requirement 适用管理条例

applicant ['æplikənt] *n.* 申请人

application [,æpli'keiʃən] *n.* 申请,应用,用法·application dossier 申报资料·abbreviated or abridged application 简略申请 /clinical trial application 临床试验申请 /variation application 变更申请

applicator ['æpli,keitə] *n.* 涂板器,点样器·semi-automatic applicator 半自动点样器 / full automatic applicator 全自动点样器

applier ['æplaiə] *n.* 安装器,填充器,灌装器

apply [ə'plai] *v.* 使用,应用于(to),提出申请或要求(for),涂 * Apply in strip to the plate 15μl of the solution. 取 15μl 溶液,点于板上,使成条状。/Apply the sample to a previously prepared column of macroporous resin. 取样品,加于已处理好的大孔树脂柱上。/Apply separately 10μl of each of the test solution and reference solution to the plate. 取供试品溶液和对照品溶液各 10μl,分别点于薄层板上。/Apply to a small column(1.5cm in diameter),packed with silica gel(100-120 mesh,2g) by wet method. 加于硅胶(100~120 目,2g) 色谱柱(内径 1.5cm),湿法装柱顶端。/ It should not be applied to an open wound. 勿用于开放性伤口。

apply to daily chemical products 用于日用化工品

apply to drug products 用于药品

apply to acupuncture point 用于穴位

apply to the lesion 用于患处

appraisal [ə'preizəl] *n.* 评价,鉴定

appressed [ə'prest] *a.* 紧贴的,紧靠的,平贴的 * Nux vomica is covered densely lustrous appressed hairs. 马钱子密被有光泽、紧贴于表面的茸毛。

approach [ə'prəutʃ] *n.* 接近,入门,探讨,方法,*v.* 接近,向…靠近 * Different approaches in the pretreatment of sample can be used. 不同的方法在样品的处理中能够应用。

appropriate [ə'prəupriit] *a.* 适当的,相称的,专门的·appropriate quantity 适量 / appropriate treatment 适当的处理

appropriately [ə'prəupriitli] *ad.* 适当地

approval [ə'pru:vəl] *n.* 批准,认可,同意·with(without) approval from... 经(未经)…批准 /post approval 批准后 /pre-approval 批准前

approve [ə'pru:v] *v.* 批准,同意,认可,承认

approved [ə'pru:vd] *a.* 许可的,批准的,验收过的,有效的,规定的·approved for marketing 批准上市

approximate [ə'prɔksimeit] *a.* 近似的,接近的,大概的

approximately [ə'prɔksimeitli] *ad.* 近似地,大概地

apricot ['æprikɔt] (新) *n.* 杏

Apricot Kernel (日) 杏仁

Apricot Kernel Water (日) 杏仁水

aprotic *a.* 对质子(有)惰性的

aprotic solvent 惰性溶剂

APS(solution of ammonium persulfate) 过硫酸铵溶液(检测蛋白质用)

apt [æpt] *a.* 有…倾向的,易于…,善长于…·apt to crystallization 易析出结晶

aqua ['ækwə] (*pl.* aquae ['ækwi:]) *n.* (拉)水,水剂

Aqua Armeniacae Amera (拉) 杏仁水

aqua regia [ˈriːdʒie] (拉) 王水

aqueous [ˈeikwiəs] a. 水的·aqueous-favoring 亲水性的 /aqueous solution 水溶液 /aqueous solvent 水性溶剂 /aqueous vapour 水蒸气

Aquilaria (拉) n. 沉香属

Aquilariae Lignum Resinatum (拉) 沉香

arabic [ˈærəbik] a. 阿拉伯的·Arabic figure 阿拉伯数字 * They are expressed in Arabic figures. 它们用阿拉伯数字来表示。

arabinose [əˈræbinəus] n. 阿拉伯糖

arachis n. 花生

Arachis Oil 花生油

Aralia (拉) n. 楤木属

arbitrary [ˈaːbitrəri] a. 任意的, 随机的

arbitrate [ˈaːbitreit] v. 仲裁

arbitration [ˌaːbiˈtreiʃən] n. 仲裁

arbitrator [ˈaːbitreitə] n. 仲裁人

arbitress [ˈaːbitris] n. 女仲裁人

arbutin [ˈaːbjutin] n. 熊果苷

Arc Shell [ˈaːk] 瓦楞子

Arca (新) n. 蚶属

Arcae Concha (拉) n. 瓦楞子

arch [aːtʃ] n. 拱形, 弧形 v. 成拱

arched vein (叶) 弧形脉

archive [ˈaːkaiv] n. 档案 v. 归档

archived [ˈaːkaivd] a. 存档的, 归档保存的 * All laboratory records should be archived and protected against accidental loss. 所有实验室记录均应存档和保护, 防止意外丢失。

arciform [ˈaːkifɔːm] a. 弧形的, 成弓形的

Arctii Fructus (拉) 牛蒡子

arctigenin n. 牛蒡苷元

Arctii Herba Recens 鲜牛蒡草

arctiin n. 牛蒡苷

Arctium (拉) n. 牛蒡属

Ardisia (拉) n. 紫金牛属

Ardisiae Crenatae Radix (拉) 朱砂根

Ardisiae Japanicae Herba (拉) 矮地茶

area [ˈɛəriə] (pl. areae [ˈɛəriː] 或 areas) n. 面积, 区域, 区·cleaned area 洁净区 /sterile area 无菌区

Areca [ˈærikə] n. 槟榔树 (属)

Areca Peel [piːl] 大腹皮

Areca Seed n. 槟榔

Arecae Pericarpium (拉) 大腹皮

Arecae Semen (拉) 槟榔

Arecae Semen Tostum (拉) 焦槟榔

arecoline [əˈriːkəˌliːn] n. 槟榔碱

arecoline hydrobromide n. 氢溴酸槟榔碱

areometer [æriˈɔmitə] n. 液体比重计

argentometric a. 银量滴定法的

argentometric titration 银量滴定法

argentometry [ˌaːdʒənˈtɔmitri] n. 银量滴定法

argentum [aːˈdʒentəm] (拉) n. 银

arginine [ˈaːdʒiniːn] n. 精氨酸

arginyl [ˈaːdʒinil] n. 精氨酰, 胍基戊氨酰

argon [ˈaːgɔn] n. 氩 (Ar)

argon gas 氩气

Argy Wormwood Leaf 艾叶

aril [ˈæril] n. 假种皮·covered with aril 外被假种皮

arillus n. 假种皮

Arillus Longan (拉) 龙眼肉

Arisaema (拉) n. 天南星属

Arisaema cum Bile 胆南星

Arisaematis Rhizoma (拉) 天南星

Arisaematis Rhizoma Praeparatum (拉) 制天南星

arise [əˈraiz] v. 起来, 上升, 呈现, 由…发生 (from) * Impurity can arise from storage. 杂质可能在贮存中产生。

arising [əˈraiziŋ] n. a. 上升 (的), 呈现 (的)

arisings [əˈraiziŋz] n. 副产品, 废弃物, 下脚料

aristate [əˈristeit] a. 有芒的, 有刺的

Aristolochia [ˌæristəˈləukiə] (拉) n. 马兜铃属

Aristolochiae Fructus (拉) 马兜铃

Aristolochiae Herba (拉) 天仙藤

aristolochic acid [ˌæristəˈləukik] n. 马兜铃酸

arithmetic [əˈriθmətik] n. 算术, 计算, 四则运算 a. 算术的, 四则运算的, 根据算术法则的·arithmetic mean 算术平均值 /

arithmetic point 小数点 /arithmetic product 算术乘积

Armadillidium (药材学) *n.* 鼠妇虫

Armand Clematis Stem 川木通

Armeniaca [ˌaːmeniˈeikə] (拉) *n.* 杏属

Armeniacae Semen Amarum (拉) 苦杏仁

Arnebia (拉) *n.* 假紫星属

Arnebiae Radix (拉) 紫草

Arnebia Root [ˈaːnibiə] 紫草·Arnebia Euchroma Root 新疆紫草 /Arnebia Guttata Root 内蒙紫草

aroma [əˈrəumə] *n.* 芳香, 香味 * It has a characteristic aroma taste. 有特异香味。

aromatic [ˌærəuˈmætik] *a.* 芳香的, 清香的 ·odour aromatic 气清香

around [əˈraund] *ad. prep.* 在周围, 环绕着

arrange [əˈreindʒ] *v.* 安排, 排列

arranged [əˈreidʒd] *a.* 安排的, 排列的 ·arranged axially 轴向排列 /arranged in light and dark alternatively 明暗相间排列 / arranged in rows 排列成行·to be arranged radically 径向排列

array [əˈrei] *n.* 排阵, 阵列, 展示 *v.* 排列, 列阵

arrest [əˈrest] *n. v.* 中止, 制动, 锁定装置

arris [ˈæris] *n.* 棱, 边棱, 尖脊

arrow [ˈærəu] *n.* 箭, 箭头·arrow symbolism 箭头符号 * Arrows indicate the direction of flow. 箭头指示流动方向。

arrow-shaped *a.* (淫羊藿叶) 箭形的

Arrowshaped Tinospora Root (药材学) 金果榄

arsenic [ˈaːsnik, aˈsænik] *n.* 砷 (As) *a.* 含砷的

arsenic disulfide [daiˈsʌlfide] *n.* 二硫化二砷 (雄黄的主成分)

arsenic free 无砷的

arsenic standard stain 标准砷斑

arsenic trioxide 三氧化二砷

arsine [ˈaːsiːn] *n.* 砷化氢, 砷化三氢, 胂

Artemisia [aːtiˈmizia, aːtiˈmiʃia] (拉) *n.* 蒿属

Artemisia Capillaris Flower (日) 茵陈蒿

Artemisiae Annuae Herba (拉) 青蒿

Artemisiae Argi Folium (拉) 艾叶

Artemisiae Scopariae Herba (拉) 茵陈

artemisinin *n.* 青蒿素

artery [ˈaːtəri] *n.* 动脉

article [ˈaːtikl] *n.* 物品, 商品, 论文, 条款 *v.* 把…分条 test article 试验(测试)物品

articulate [aːˈtikjuleit] *v.* 连接 *a.* 有节的

articulated [aːˈtikjulitid] *a.* 有节的

artifact [ˈaːtifækt] *n.* 人工制品, 人为现象, 假象

artifactitious [aːtifækˈtiʃəs] *a.* 人工制品的

artificial [aːtiˈfiʃəl] *a.* 人工的

Artificial Cow-bezoar [kauˈbiːzɔː] 人工牛黄

Asafetida [æsəˈfetidə] (新) *n.* 阿魏

Asari Radix et Rhizoma (拉) 细辛

asarinin *n.* 细辛脂素

asaron(e) [ˈæsərɔn] *n.* 细辛脑

Asarum [ˈæsərəm] (拉) *n.* 细辛属

asbestos [æzˈbestəs] *n.* 石棉 *a.* 石棉的

asbestos board [bɔːd] *n.* 石棉板

asbestos gauze [gɔːz] *n.* 石棉网

asbestos plate *n.* 石棉板

asbestus [æsˈbestəs] *n.* 石棉 *a.* 石棉的

ascend [əˈsend] *v.* 上升, 上浮, 升高·ascend to... 升至…

ascending [əˈsendiŋ] *a.* 上升的, 向上的, 上行的

ascending method 上行法

ascertain [ˌæsəˈtein] *v.* 确定, 查明, 探知

ascites [əˈsaitiːz] *n.* 腹水

ascorbic [əsˈkɔːbik] *a.* 抗坏血酸的

ascorbic acid *n.* 抗坏血酸, 维生素 C

ascribe [əsˈkraib] *v.* 把…归因于, 认为…属于·ascribe M to N 认为 M 是由于 N 造成的(引起的), 把 M 归于 N

asepsis [eiˈsepsis] *n.* 无菌法·integral asepsis 完全无菌

aseptic(al) [eiˈseptik(əl)] *a.* 无菌的, 防腐的·aseptic area 无菌区 /aseptic packaging 无菌包装 /aseptic packing 无菌包装 /aseptic preparation 无菌生产工艺, 无菌制剂

aseptically [ei'septikəli] *ad.* 无菌地,防腐地

ash [æʃ] *n.* 灰分·total ash 总灰分 /acid insoluble ash 酸不溶性灰分

Ash Bark 秦皮

ashless ['æʃlis] *a.* 无灰的

ashless filter paper 无灰滤纸

Asiabell ['eiʃəbel] (新)*n.* 党参属

Asiasarum Root (日)细辛

Asiatic [eiʃi'ætik] *a.* 亚洲的

Asiatic Cornelian Cherry Fruit [kɔ:'ni:ljen] 山茱萸

Asiatic Moonseed Rhizome 北豆根

Asiatic Moonseed Root Extract 北豆根提取物

Asiatic Pennywort Herb ['peniwə:t] 积雪草

asiaticoside [ˌeiʒi'ætikəʃaid] *n.* 积雪草苷(一种治疗创伤的化合物)

Asini Cornii Colla (拉)阿胶

Asparagi Radix (拉)天冬

Asparagus [ə'spærəgəs] (拉)*n.* 天门冬属

Asparagus Tuber (日)天冬

aspartame [ə'spa:teim] *n.* 阿斯巴特,天冬酰苯丙氨酸甲酯(一种甜味剂)

aspect ['æspekt] *n.*(事物的)方面,情况,外表·practical aspect 实际情况

Aspergillus niger [ˌæspə'dʒiləs'naidʒə] 黑曲霉

Asperosaponin IV *n.* 川续断皂苷Ⅳ

asperosaponin VI (akeboside D) *n.* 川续断皂苷Ⅵ(木通皂苷 D)

asperosaponin VII *n.* 川续断皂苷 Ⅶ(木通皂苷 D)

asphyxia [æs'fiksiə] *n.* 窒息

asphyxiant [æs'fiksiənt] *n.* 窒息性毒剂 *a.* 窒息性的,引起窒息的

asphyxiate [æs'fiiksieit] *v.* 使窒息

asphyxiating [æs'fiksieitiŋ] *n.* 窒息作用·asphyxiating irritant 窒息性刺激

aspirate ['æspəreit] *v.* 吸气,抽气

aspiration [æspi'reiʃən] *n.* 吸气,抽气

aspirator ['æspəreitə] *n.* 抽气泵

aspiratory [əs'paiərətəri] *a.* 吸气的

Aspongopus (拉)*n.* 九香虫

assay [ə'sei] *n.* 含量测定

assay procedure *n.* 定量方法(程序)

assay tube *n.* 测定管

assemble [ə'sembl] *v.* 装配(备);集合,聚集

assemble apparatus 装上仪器,安装好仪器

assembly [ə'sembli] *n.* 部件,装配,组合

assess [ə'ses] *v.* 评定,评估

assessed [ə'sest] *a.* 已评估的

assessment [ə'sesmənt] *n.* 评估,评价,估价 * The assessment is accord. 判定为符合规定。

assign [ə'sain] *v.* 指定

assigned [ə'saind] *a.* 给定的,赋(予)值的 * Assigned a transmittance of 1.000. 规定透光率为 1.000。

assimilation [əˌsimi'leiʃən] *n.* 同化作用,光合作用

assist [ə'sist] *v.* 帮助·assist sb. with sth. 或 assist sb. in doing sth. 帮助某人做某事

associate [ə'səuʃieit] *v.* 缔合,联合

associated [ə'səuʃ,eitid] *a.* 缔合的,联合的·associated ion 缔合离子

association [əˌsəusi'eiʃən] *n.* 缔合作用,联合

assume [ə'sju:m] *v.* 假定,呈现,承担

assumed [ə'sju:md] *a.* 假定的,设想的

assumption [ə'sʌmpʃən] *n.* 假设,假说,设想

assurance [ə'ʃuərəns] *n.* 确信,保证·assurance coefficient 安全系数 /assurance of criteria for the standard curve 标准曲线确认准则

assure [ə'ʃuə] *v.* 保证,使确信

assure the quality of medicines 确保药品质量

Aster ['æstə] (拉)*n.* 紫菀属

asterial [æs'tiəriəl] *a.* 星状的

asteriated [æs'tirieitid] *a.* 星状的

Asteris Radix et Rhizoma (拉)紫菀

asterisk ['æstərisk] *n.* 星号,星状物 *v.* 加星号于

astilbin *n.* 落新妇苷

Astragali Complanati Semen (拉)沙苑子

Astragali Radix（拉）黄芪

Astragali Radix Praeparata cum Melle（拉）炙黄芪

astragaloside Ⅳ *n.* 黄芪甲苷

Astragalus [æsˈtrægələs]（*pl.*astragali [æsˈtrægəlai]）（拉）*n.* 黄芪属

Astragalus Root（日）黄芪

astringence [əˈstrindʒəns] *n.* 收敛，涩味

astringency [əˈstrindʒənsi] *n.* 收敛性

astringent [əsˈtridʒənt] *a.* 收敛的，涩的

astrosclereid (e) [ˌæstrəuˈskli:riid] *n.* 星状石细胞

asymmetric (al) [æsiˈmetrik(əl)] *a.* 不对称的

asymmetrical peak 不对称峰

asymmetry [æˈsimitri] *n.* 不对称性，不对称现象

asymmetry factor 不对称因子

at [æt, ət] *prep.* 在…时间，在…地点

at flowering period 在花期

at or above (ICH) 大于或等于

at or below (ICH) 低于或等于

at point-of-use site 在使用点，网点

at the time of submission 申报时

atactostele *n.* 散生中柱

atlas [ˈætləs] *n.* 图册，图谱集

Atlas of Infrared Spectra of Drugs 药品红外光谱图集

atmosphere [ˈætməsfiə] *n.* 大气·atmosphere gauge气压计＊Do not dry in the atmosphere inside the room. 勿使室内空气干燥。

atmospheric (al) [ætməsˈferik(əl)] *a.* 大气的

atmospheric pressure 大气压力

atmospheric valve 放空阀

atom [ˈætəm] *n.* 原子

atomic [əˈtɔmik] *a.* 原子的·atomic absorption cell 原子吸收池 /atomic absorption spectrophotometer 原子吸收分光光度计 /atomic absorption spectrophotometry 原子吸收分光光度法 /atomic absorption spectroscopy 原子吸收光谱学

atomic mass unit 原子质量单位

atomic number 原子序数

atomic structure 原子结构

atomic weight 原子量

atomic weight unit 原子质量单位

atomization [ˌætəmaiˈzeifən] *n.* 雾化法，喷雾作用·atomization device 雾化器 /atomization temperature 原子化温度 /atomization time 原子化时间

atomize [ˈætəmaiz] *v.* 使雾化，原子化·atomize condition 原子化条件

atomizer [ˈætəmaizə] *n.* 雾化器，原子化器

atomizer aperture 喷雾嘴

atomizer chamber 雾化室

atomising, atomizing [ˈætəmaiziŋ] *n.* 雾化的作用，粉化的作用·atomizing chamber 雾化室

Atractylodes（拉）*n.* 苍术属

Atractylodes Lancea Rhizome（日）苍术

Atractylodes Rhizome 苍术

atractylodin *n.* 苍术素

Atractylodis Macrocephalae Rhizoma（拉）白术

Atractylodis Rhizoma（拉）*n.* 苍术（其中Atractylodes Lancea Rhizoma 为茅苍术；Atractylodes Chinensis Rhizoma 为北苍术）

atractylol [əˈtrækˌtilɔl] *n.* 苍术醇

atractylon (e) [əˈtræktiˌlɔn] *n.* 苍术酮

atropine [ˈætrəpin] *n.* 阿托品

atropine sulfate 硫酸阿托品

attach [əˈtætʃ] *v.* 附着，连接

attached [əˈtætʃt] *a.* 附着的，连接的，附注的·in the attached table 在附表中＊Attached with friction caused red color powder. 附有因摩擦引起的红色粉末。

attachment [əˈtætʃmənt] *n.* 附属物，附件

attack [əˈtæk] *n. v.* 攻击，发·taken during the attack 症状发作时服用

attain [əˈtein] *v.* 获得，完成，实现，达到(to)

attempt [əˈtempt] *v.* 企图，努力，试验

attenuate [əˈtenjueit] *v.* 变细，变狭，使(信号)衰减，稀释 *a.* 衰减了的，被稀释的

attenuation [ətenjuˈeifən] *n.* 衰减，减弱

attribute [əˈtribju:t] *n.* 属性，特征 *v.* 把…

归因于(to),认为…是由于…引起的(to)·attribute to a defect in manufacturing 生产中造成的瑕疵

attributed [əˈtribjuːtid] *a.* 认为由…引起的·to be attributed to... 起因于…

attributive [əˈtribjuːtiv] *a.* 归属的

Aucklandiae Radix (拉)木香

audit [ˈɔːdit] *n.* 稽查,检查·audit certificate 稽查证书 /audit report 稽查报告 /audit trail 数据检查跟踪,稽查过程

aurantiamarin [ɔːˌrænti'æmərin] (新) *n.* 橙皮苷

aurantio-obtusin [ɔːˈrænjiəˈɔbtjusin] *n.* 橙黄决明素

Aurantii Fructus (拉)枳壳

Aurantii Fructus Immaturus (拉)枳实

aurantium [ɔːˈræntiəm] (拉) *n.* 橙黄(色),橙,柑,柑果

Aurantium (Citrus) (拉) *n.* 橙属

auric [ˈɔːrik] *a.* 合金的,三价金的

auric chloride 氯化金

auric chloride TS 氯化金试液

auricula [ɔːˈrikjulə] (*pl.* auriculae, auriculas) *n.* 心耳,耳廓,小耳,耳状报春花

Auricularia *n.* 木耳

auriculate (d) [ɔːˈrikjulit(id)] *a.* 耳状

auriculate oblique [əˈbliːk] 耳状歪斜的

aurum [ˈɔːrəm] *n.* 金(Au)

authentic [ɔːˈθentik] *a.* 真实的,可靠的,有根据的,权威性的

authentic sample 可信的样品

authority [ɔːˈθɔriti] *n.* 主管部门,当局

authorization [ɔːθərai'zeifən] *n.* 批准,审定,认可 (for to +inf.)·authorization renewal 授权更新,授权补充

authorize [ˈɔːθəraiz] *v.* 批准,授权,审定,认可

authorized [ˈɔːθəraizd] *a.* 批准的,特许的,认可的,授权的

authorized with qualification 颁发许可证

autoclave [ˈɔːtəkleiv] *n.* 高压锅,高压灭菌器 *v.* 用高压锅消毒·autoclave leach 高压锅浸出 /autoclave sterilizer 高压蒸汽灭菌器

autoclaving [ˈɔːtəkleiviŋ] *n.* 高压灭菌

auto flush and injection system 自动冲洗进样系统

autoinjector *n.* 自动进样器,自动注射器

automate [ˈɔtəmeit] *v.* (使)自动化,(使)自动操作

automatic [ɔːtəˈmætik] *a.* 自动的

automatic analyser 自动分析

automatic injection 自动进样

automatic plunger rinsing 自动柱塞杆冲洗

automatic pipette 自动移液管

automatic sampler 自动进样器

automatic send and deliver device 自动装卸装置

automatic switch 自动开关

automatic washing pump 自动冲洗泵

autonomous [ɔːˈtɔnəməs] *a.* 自治的

autonomous region 自治区

autumn [ˈɔːtəm] *n.* 秋季,成熟期

auxiliary [ɔːgˈziljəri] *a.* 辅助的,附加的 *n.* 辅助品,辅助设备

auxiliary materials 辅料

auxochrome [ˈɔːksəkrəum] *n.* 助色团

auxochromic [ɔːksəˈkrəumik] *a.* 助色的·auxochromic group 助色团

availability [əveiləˈbiliti] *n.* 可获得性,可用度,有用性

available [əˈveiləbl] *a.* 可获得的,适用的,有效的

average [ˈævəridʒ] *n.* 平均数 *a.* 平均的

average filling 平均装量

average internal diameter of aperture 平均筛孔内径

average net weight 平均净重,平均装量

avian [ˈeiviən] *n.* 鸟(类) *a.* 鸟(类)的

avicael [ˈævikeiəl] (新) *n.* 微晶纤维素

avidity [əˈviditi] *n.* 亲和力

avirulence [eiˈvirjələns] *n.* 无(病)毒性,无毒力

avirulent [eiˈvirjələnt] *a.* 无毒性的,无致病

力的

avoid [əˈvɔid] v. 避免·avoid getting angry and overwork absolutely 切忌气恼劳碌 / avoid raw, cold and pungent foods 忌食生、冷、辛辣食物 /avoid wine and pungent foods 避免饮酒,忌食辛辣食物 * Avoid foods that are not easily digested. 忌食不易消化食物。

avoid any microbial contamination 避免微生物污染

avoid overlap 避免重叠

avoid oral administration 不可内服

avoid to contact with rubber 避免与橡皮接触

avoid volatilization of solvent 避免溶剂挥发

award [əˈwɔːd] v. 授予,颁发,判给 n. 奖品,仲裁书

awn [ɔːn] n. 芒(刺)

axial [ˈæksiəl] a. 轴向的

axially [ˈæksiəli] ad. 轴向地·arranged axially 轴向排列

axil [ˈæksil] n. 枝腋,腋·axil of blade 叶腋

axillary [ækˈsləri] a. 腋下的 n. 腋片·axillary bud 腋芽

Axillary Choerospondias Fruit 广枣

axis [ˈæksis] n. 轴·long axis 长轴 /short axis 短轴·axis of abscissa 横坐标轴 /axis of coordinate 坐标轴 /axis of ordinate 纵坐标轴

axle [ˈæksl] n. 轴,轴杆

azalea [əˈzeiljə] (新) n. 杜鹃花

azeotrope [əˈziːətrəup] n. 恒(共)沸混合物

azeotropic [əˌziːəˈtrɔpik] a. 共沸的,恒沸的·azeotropic point 共沸点 /azeotropic solution 共沸溶液 /azeotropic with water 与水共沸

azeotropism [əˈziːətrəupizm] n. 共沸现象,共沸作用

azo [ˈæzəu] n. 偶氮物,偶氮基 a. 偶氮的

azole [ˈæzəul] n. 吡咯

B

babu plasters [baːbuː] *n.* 巴布膏剂

Bacillus [bəˈsiːləs] (拉) *n.* 杆菌属, 芽胞杆菌属

bacillus [bəˈsiləs] (*pl.* bacilli [bəˈsilai]) *n.* (芽胞)杆菌

Bacillus pumilus 短小芽胞杆菌

Bacillus stearothermophilus 嗜热脂肪芽胞杆菌

Bacillus subtilis 枯草杆菌

bacilliform [bəˈsilifɔːm] *a.* 杆状的

back [bæk] *n.* 后面 *a.* 反向的·back key 回车键

backfire [ˈbækfaiə] *v.* 回火, 逆火

backflush [ˈbækflʌʃ] *v.* 回洗, 反冲(色谱), 反向洗涤

background [ˈbækɡraund] *n.* 背景, 本底, 底数, 周围环境·background absorption 背景吸收 /background calibration 背景校正 /background contribution 背景贡献 /background correction 背景校正 / background information 背景信息(资料)/ background noise 背景噪音 /background radiation 背景辐射 /background room 周围环境空间 /background signal 本底信号 / background subtraction 本底扣除 / background subtraction calibration 背景扣除校正

backing materials [ˈbækiŋ] *n.* 背衬材料

backup [ˈbækʌp] *n.* 后备, 备用 *a.* 备用的, 备份的·back-up battery 备用电池 /backup power 备用电源 / backup of the data 数据备份 /backup system 备用系统

bacteria [bækˈtiəriə] (bacterium 的复数) *n.* 细菌·bacteria carrier 带菌者 /bacteria count 细菌数 /bacteria free 无菌的 / the number of bacteria 细菌数

bacterial [bækˈtiəriəl] *a.* 细菌的

bacterial endotoxin 细菌内毒素

bacterial spore 细菌芽胞

bactericide [bækˈtiərisaid] *n.* 杀菌剂

bacteriostatic agent [bækˌtiəriəuˈstætik] 抑菌剂

bacterium [bækˈtiəriəm] (拉) *n.* 细菌

bad [bæd] *a.* 坏的, 不良的, 低劣的·bad conductor 不良导体 /bad earth 接地不良 / bad timing 定时不准

bad smell 臭气

baffle [ˈbæfl] *n.* 隔板, 遮光板 *v.* 阻碍, 挡住

bag [bæg] *n.* 袋·shoe bag 防护鞋套

bagging [ˈbægiŋ] *n.* 装袋, 打包

bagging machine 包装机

Baical Skullcap Extract [ˈskʌlkæp] 黄芩提取物

Baical Skullcap Root 黄芩

baicalein [ˈbeikəlein] *n.* 黄芩素, 黄芩苷元

baicalein-7-O-diglucoside *n.* 木蝴蝶苷 B

baicalin [ˈbeikælin] *n.* 黄芩苷

bake [beik] *v.* 烘, 焙, 烤 * Bake to half-dryness 烘至半干。

baked [beikt] *a.* (烘, 烤, 焙)了的

baker [ˈbeikə] *n.* 烤箱, 烘干器

baking [ˈbeikiŋ] *n.* 烘, 焙, 烤

baking oven 烘箱

balance [ˈbæləns] *n.* 天平, 秤 *v.* 秤, 平衡·platform balance 台秤 /torsion balance 扭力天平 /zero balance 调零

balance arm [aːm] 天平臂

balance case 天平箱

balance pan 天平盘

balance reading 天平读数

balance rider 天平游码

balance weights 天平砝码

ball [bɔ:l] *n.* 球,丸,团 *v.*(使)成球

ball crusher [ˈkrʌʃə] 球磨机

ball mill [mil] 球磨

ball mill pulverizer 球磨粉碎机

ball tipped pipette *n.* 球形移液管

ball valve *n.* 球阀

balsam [ˈbɔ:lsəm, ˈbɔlsem] *n.* 香液(胶,脂,膏),软树脂

balsamic acid [bɔːlˈsæmik] *n.* 香脂酸

Balsamodendron [ˌbælsəməuˈdendrɔn] (拉) *n.* 没药属

bamboo [bæmˈbu:] *n.* 竹

bamboo piece 竹片(固定蜈蚣用)

Bamboo Shavings 竹茹

Bambusa *n.* 簕竹属

Bambusae Caulis in Taenia (拉)竹茹

Bambusae Concretio Silicea (拉)天竺黄

band [bænd] *n.* 带,波段,环 *v.* 打捆

band of the targeted size *n.* 目标大小条带

banding [ˈbændiŋ] *n.* 条带,条状物

banding of cytogenetics 细胞遗传学条带

bandwidth [ˈbændwidθ] *n.*(光谱)带宽

bang [bæŋ] *v.* 重击,砰然重击

bank [bæŋk] *n.* 库,银行 *v.* 建库,堆积

banked cell [bæŋkt] 建库细胞

banking [bæŋkiŋ] *n.* 库,建库

baohuoside(Ⅰ,Ⅱ,Ⅳ) *n.* 宝藿苷(Ⅰ,Ⅱ,Ⅳ)(淫羊藿中指标性成分)

Baphicacanthis Cusiae Rhizoma et Radix (拉)南板蓝根

Baphicacanthus Root 南板蓝根

bar [ba:] *n.* 棒,巴(压强单位)·bar graph 棒图 /bar chromatogram 棒状色谱图

barb [ba:b] *n.* 倒刺,芒刺,毛刺 *a.* 倒刺的,带刺的 *v.* 装上倒刺

barbaloin [ˈba:bələin, ba:ˈbæləin] *n.* 芦荟苷

Barbary Wolfberry Fruit [ˈba:bəri] 枸杞子

barbate [ˈba:beit] *a.* 有长绒毛的,有胡须的

Barbated Skullcup Herb [ˈba:beitid] 半枝莲

Barbed Skullcap Herb (药材学)半枝莲

barbital [ˈba:bitæl] *n.* 巴比妥

barbiturate [ba:ˈbitjureit] *n.* 巴比妥酸盐,巴比妥类

barbituric acid [ˌba:biˈtjuərik] *a.* 巴比妥酸

bare [bɛə] *a.*(叶)绒毛脱落的,裸露的,几乎空的;微小的,勉强的 *v.* 剥开,剥去,拔出

barely [ˈbɛəli] *ad.* 仅仅地,几乎不,几乎没有地·barely visible stain 仅可见的斑痕

baring [ˈbɛəriŋ] *n.* 剥开,暴露,解开

barium [ˈbɛəriəm] *n.* 钡(Ba)·barium chloride 氯化钡 /barium chloride TS 氯化钡试液 /barium hydroxide 氢氧化钡 /barium hydroxide TS 氢氧化钡试液 /barium nitrate 硝酸钡 /barium nitrate TS 硝酸钡试液 * Barium hydroxide easily absorbs carbon dioxide to form barium carbonate. 氢氧化钡易吸收二氧化碳形成碳酸钡。

bark [ba:k] *n.* 皮部,树皮·bark of trunk(树)干皮 /yellow in bark 皮部黄色

barley [ˈba:li] *n.* 大麦

barometer [bəˈrɔmitə] *n.* 气压表

barometric(al) [bærəmitrik(əl)] *a.* 气压计的,测定气压的·barometric low 低气压 /barometric maximum 高气压 /barometric pressure 气压

barrel [ˈbærəl] *n.* 桶;针管

barrel and plunger of syringe 注射器针桶和柱塞

basal [ˈbeisl] *a.* 基部的

basal leaves *n.* 基生叶

base [beis] *n.* 基底;碱;载体 *v.* 以…为根据·aqueous base 以水为载体的

base cuneate 基部楔形

base drift 基线漂移

base number 底数

base of stem 茎基

base peak 基峰

base sequences 碱基序列

based [ˈbeisd] *a.* 以…为根据的,基于…

的·to be based on the principle(of)... 根据···原理

baseline ['beislain] n. 基线

baseline controlled studies 基线对照研究

baseline correction 基线校正

baseline drift 基线漂移

baseline noise 基线噪音

baseline resolution 基线分离

basic ['beisik] a. 根本的,主要的;碱性的,碱式的

basic concept 基本概念,本义

basic cupric carbonate 碱式碳酸铜

basic filter 标准滤光片

basic group 碱性原子团

basic noise 本底噪音

basic salt 碱式盐

basicity [bə'sisiti] n. 碱度,碱性,与酸结合力

basis ['beisis] n. 根据;基础,基底;主成分;算法·dried basis 按干法计算 /wet basis 按湿法计算 /on the basis of... 根据··· /on the basis of specific condition 根据实际情况 /on the basis of dried material 按干燥品计算

basket ['ba:skit] n. 吊篮,篮·centrifugal basket 离心机滚筒

basket-rack assembly (测崩解度用的)吊篮

bast [bæst] n. 韧皮(部,纤维),内皮

batch [bætʃ] n. 批·batch to batch 逐批 /in batches 分批地,成批地 /the same batch of product 同批产品 / three batches preparations 三批样品,三批制剂

batch-bulk ['bætʃbʌlk] 成批

batch identity (ICH)批号

batch number 批号

bath [ba:θ] n. 浴

battery ['bætəri] n. 电池

Baume [bəu'mei] (法) n. 玻美

Baume degree 玻美度

Baume gravity 玻美比重计

Baxiaga n. 巴夏嘎(藏药)

bead [bi:d] n. 珠,小球 v. 使成珠(球)状

beaded ['bi:did] a. (串)珠状的

beaded glass 玻璃珠

beagle dog ['bi:gl] n. 比格(尔)犬

beak [bi:k] n. 喙,鸟嘴·summit beaked 顶端鸟嘴状

beaker ['bi:kə] n. 烧杯

beam [bi:m] n. 天平架,横梁;光束·a beam of light 一束光 /a beam of monochromatic color laser 一束单色激光 /beam expander 光束扩展器

bean [bi:n] n. 豆,豆形果实·bean curd 豆腐 / bean-like on chewing 嚼之有豆腥味

bear [bɛə] v. 承担;提供;经得起;产生,生育·bear in mind 牢记 n. 熊

Bear Bile (日)熊胆

bearable ['bɛərəbl] a. 可承受的

Bearberry Leaf ['bɛəbəri] (日)熊果叶

bearing ['bɛəriŋ] n. 承担,结实

beast [bi:st] n. 兽

beast skin 兽皮·spread on the beast skin(狗皮膏)摊于兽皮之上

beat [bi:t] v. 敲打,拍打,敲平,捶扁

beaten ['bi:tn] a. 敲平的,捶扁的·beaten gently to be compressed 轻轻捶扁

Beautiful Sweetgum Fruit 路路通

Beautiful Sweetgum Resin 枫香脂

become [bi'kʌm] v. 变得,成为,发生·become clear 使清澈,使澄清 /become pale in color 颜色变淡

becquerel [ˌbekə'rel] n. 贝可(勒尔)(放射性活度单位)(Bq)

bee [bi:] n. 蜜蜂

beef [bi:f] (pl. beeves, beefs) n. 牛肉

beef bits (牛)肉渣

beef extract powder 牛肉浸出粉

beef powder (供培养基用)牛肉浸出粉

Beers-Lambert law ['beiə'læmbət'lɔ:] 比尔 - 朗伯定律

bees-box n. 蜂箱

beeswax ['bi:zwæks] n. 蜂蜡

beetle ['bi:tl] n. (甲虫样)昆虫

begin [bi'gin] v. 开始,动手

beginning [bi'giniŋ] *n. a.* 开始(的),在…的起初·beginning of melting 初熔

begonia [bi'gəunjə] *n.* 秋海棠

Begonia (拉) *n.* 秋海棠属

behavio(u)r [bi'heivjə] *n.* 情况,(层析)行为;(混浊等)状态·critical behavior 临界状态

Belamcandae Rhizoma (拉) 射干

belamcandin *n.* 射干苷,射干定

Belladonna [belə'dɔnə] *n.* 颠茄

Belladonna Extract 颠茄浸膏

Belladonna Herb 颠茄草

Belladonna Liquid Extract 颠茄流浸膏

Belladonna Root (日)颠茄根

Belladonna Tablet 颠茄片

Belladonna Tincture 颠茄酊

Belleric Terminalia Fruit [bə'lərik] 毛诃子

below [bi'ləu] *prep. ad.* 在…下面;低于…*a.* 下列的,下文的,低于 * Flow rate is below set value. 流速低于设定值。

Belvedere Fruit ['belvidiə] *n.* 地肤子

bench board [bentʃ] *n.* 操纵台,工作台

bend [bend] *n.* 弯曲物 *v.* 使弯曲

bending strength ['bendiŋ] *n.* 弯曲强度

benefit ['benifit] *n. v.* 受益,对…有好处

benefit/risk ratio 利益风险比例

Bengal ['beŋgəl] *n.* 孟加拉

Benincasa (拉) *n.* 冬瓜属

Benincasa Seed (日)冬瓜子

Benincasae Exocarpium (拉)冬瓜皮

Benincasae Semen (拉)冬瓜子

bent side [bent] 弯曲侧

benzaldehyde [ben'zældi,haid] *n.* 苯甲醛

benzalkonium [,benzæl'kəuniəm] *n.* 苄烷铵,苯甲烃铵,烷基苯甲基二甲基铵

benzalkonium bromide 新洁尔灭

benzalkonium chloride 氯化苯甲烃铵

benzamide [benzə'maid] *n.* 苯(甲)酰胺

benzazole [ben'zæzəul] *n.* 吲哚

benzene ['benzi:n] *n.* 苯

bezene hexachloride *n.* 六六六

benzidine ['benzidin] *n.* 联苯胺

benzidine acetate *n.* 醋酸联苯胺

benzidine-cupric acetate TP 醋酸铜联苯胺试纸

benzoate ['benzəu,eit] *n.* 苯甲酸盐

benzochromone [,benzə'krəməun] *n.* 苯(并)色酮

benzoic acid [ben'zəuik] *n.* 苯甲酸

Benzoin ['benzɔi:n] *n.* 安息香

Benzoinum (拉) *n.* 安息香

benzonitrile [ben'zɔnitril] *n.* 氰基苯,苯甲腈

benzoquinone [benzəkwi'nəun] *n.* 苯醌

benzothiophene [,benzəu'θaiəfi:n] *n.* 苯并噻吩

benzoylaconine [,benzəui'lækənin] *n.* 苯甲酰乌头原碱

benzoylhypaconitine *n.* 苯甲酰次乌头原碱

benzoylmesaconine [,benzəuilməsə'kɔnin] *n.* 苯甲酰新乌头原碱

benzyl ['benzil] *n.* 苯甲基

benzyl alcohol 苯甲醇

Berberidis Cortex (拉)小檗皮

Berberidis Radix (拉)三棵针

berberine ['bə:bəri:n] *n.* 小檗碱

berberine hydrochloride 盐酸小檗碱

Berberis ['bə:bəris] (拉) *n.* 小檗属

Berberry Radix 三棵针

bergenin [bə:dʒənin] *n.* 岩白菜素,岩白菜内酯,矮茶素

Bergeniae Rhizoma (拉)岩白菜

Bergey's manual of systemic bacteriology 伯杰系统细菌学手册

berry ['beri] *n.* 浆果,肉质聚合果

beta-cyclodextrin ['beitə,saikləu'dekstrin] *n.* β- 环糊精

betaine ['bi:təi:n] *n.* 甜菜碱

bevel ['bevəl] *n. a.* 斜角(的),削面 *v.* 斜削,对切

Bezoar ['bi:zɔ:] (药材学) *n.* 牛黄

BHC(benzene hexachloride) *n.* 六六六

bias ['baiəs] *n.* 偏移,系统误差,恒定误差,倾斜 *a.* 倾斜的;偏差的 *v.* 使…有偏差

bicarbonate [bai'ka:bənit] *n.* 碳酸氢盐,重

碳酸盐

bicellular [baiˈseljulə] *a.* 两细胞的,两室的

bicollateral [ˌbaikəˈlætərəl] *a.* 双韧的

bicollateral vascular *n.* 双韧型维管束

bicollateral bundle *n.* 双韧维管束

bicollateral vascular bundle 双韧维管束

biconic(al) [baiˈkɔnik(əl)] *a.* 双锥形的,双圆锥的,二次曲线的

bifurcate [ˈbaifəːkeit] *v.* 二分叉,分成两路 *a.* 分叉的

bifurcated [ˈbaifəːkeitid] *a.* 二叉状分枝的

bifurcation [ˌbaifəˈkeiʃən] *n.* 分叉,分枝

big [big] *a.* 大的

Big Gleditsia 大皂角

big honeyed pill *n.* 大蜜丸

Bigleaf Beautyberry Leaf [ˈbigliːf] (药材学)大叶紫珠

Bigflower Rhodiola Root [bigˈflauə] 红景天

bilabiate [baiˈleibieit] *a.* 二唇的

bilateral [baiˈlætərəl] *a.* 两侧的,对称的,双向的

bilaterally [baiˈlætərəli] *ad.* 两侧地,对称地

bile [bail] *n.* 胆汁

Bile Arisaema 胆南星

bile salt lactose fermentation culture medium 胆盐乳糖发酵培养基

bile salt lactose culture medium(BL) 胆盐乳糖培养基

bile salt sulfur lactose agar culture medium (DHL) 胆盐硫乳糖琼脂培养基

bile salt sulfur milk agar culture medium 胆盐硫乳琼脂培养基

bilirubin [ˌbiliˈrubin] *n.* 胆红素

billion [ˈbiljən] *n.* 十亿

bilobalide [bailəˈbeilid] *n.* 白果内酯,银杏内酯

bilobate(d) [baiˈləubeit(id)] *a.* 二裂片的,分成二叶的

bin [bin] *n.* 储藏库,贮存箱

binary [ˈbainəri] *n. a.* 二,二元(的)

binary acid *n.* 二元酸

binary alcohol *n.* 二元醇

binary fission *n.* 双数分裂,二分裂

binary gradient system 二元梯度系统

binary number system 二进制

binate [ˈbaineit] *n.* 成对的,双生的

binato-palmate [ˌbaiˈneitəuˈpælmeit] *a.* 二回掌状的

binato-pinnate [ˌbaiˈneitəuˈpineit] *a.* 二回羽状的

bind [baind] *v.* 包扎;结合;黏固

binder [ˈbaində] *n.* 黏合剂,用于捆绑之物

binding [ˈbaindiŋ] *n.* 键;结合;黏合;捆扎
·ionic binding 离子键

bindle [ˈbindl] *n.* 包;少量

binocular [baiˈnɔkjulə] *n. a.* 双筒(的),双目(的)

binocular microscope 双筒显微镜

binoculars [baiˈnɔkjuləz] *n.* 双筒望远(显微)镜

binomial [baiˈnəumiəl] *n. a.* 二项式(的);双名法(的)

bioactive limit test 生物活性限值测定法

bioassay statistic analysis 生物测定统计分析

bioavailability [ˌbaiəuəˌveiləˈbiliti] *n.* 生物利用度

bioburden [ˌbaiəuˈbəːden] *n.*(一个单位物品)生物附着量,生物负载,生长量
·bioburden level 微生物污染程度(水平)
* Bioburden can be defined as numbers and types of viable microorganisms in a product to be sterilized. 生物负载是指被灭菌产品中活微生物的数量和类型。

biochemical [ˌbaiəuˈkemikəl] *n.* 生物化学的

biochemistry [ˌbaiəuˈkemistri] *n.* 生物化学

biocommunity [ˌbaiəkəˈmjuniti] *n.* 生物群落

biodegrade [ˌbaiəudiˈgreid] *n.* 生物降解

bioecology [baiəiˈkɔlədʒi] *n.* 生态学

bioequivalence [ˌbaiəuiˈkwivələns] 生物等效性

biohazard [ˌbaiəuˈhæzəd] *n.* 生物危害,有害生物物质

biohazard safety equipment 生物安全柜

biological [baiə'lɔdʒikəl] a. 生物学的

biological activity 生物活性

biological characteristics 生物学特性

biological indicator (灭菌)生物指示剂
  * Biological indicators are preparations of
  viable microorganism used to assess the
  performance of sterilization equipments,
  to validate and monitor the effectiveness of
  sterilization process. 生物指示剂为一类活
  的微生物制品,用于确认灭菌设备性能,
  灭菌过程效果认证及灭菌过程监控。

biological product 生物制品

bioluminescence [ˌbaiəuˌlju:mi'nesns] n. 生
  物发光

biome ['baiəum] n. 生物群落(区)

bion ['baiɔn] n. 生物个体

Biond Magnolia Flower 辛夷

biostatistics [ˌbaiəustə'tistiks] n. 生物统计学

biostatistics analysis 生物统计分析

biosynthetic [ˌbaiəusin'θetik] a. 生物合成的

biotechnological a. 生物技术的,生物工
  艺的

biotechnology [ˌbaiəutek'nɔlədʒi] n. 生物技
  术,生物工程,生物工艺学

Biotite ['baiətait, 'baiəˌtait] n. 黑云母

Biotite Schist and Mica (药材学)青礞石

biotope ['baiətəup] n. (生物)群落生境

biphase ['baifeiz] n. a. 双(二、两)相(的)
  ·biphase equilibrium 二相平衡

biphasic [bai'feizik] a. 双相的, 二阶的
  ·biphasic curve 双相曲线

biphenyl [bai'fenil] n. 联(二)苯,苯基苯

biphthalate ['baiθæleit] n. 苯二甲酸氢盐
  (酯)

bipinnate leaf [bai'pineit] n. 二回羽状复叶

bipinnatipartite [ˌbaipiˌnæti'pa:tait] a. 二
  回羽状深裂的

bipinnatisect [ˌbaipi'næˌtisekt] a. 二回羽状
  全裂的

bipolar [bai'pəulə] n. 两极(性)的

bipolymer [bai'pɔlimə] n. 二聚物

birefringent ['bairi'frindʒənt] a. 双折射的

bis in die [bisin'di:ei] (拉)每日两次

bisacromial a. 二肩峰的

bisacrylamide n. 双丙烯酰胺

bisdemethoxycurcumin n. 双去甲氧基姜
  黄素

biseriate [bai'siəriit] a. 二列的

biserrate [bai'sereit] a. 重锯齿的,具二锯
  齿的

bisexual [bai'seksjuəl] a. 两性的

bisflavones n. 双黄酮类

bismuth ['bizməθ] n. 铋(Bi)

bismuth subgallate n. 次没食子酸铋

bismuth subnitrate n. 碱式硝酸铋,次硝
  酸铋

bispiral vessel [ˌbai'spaiərəl] 双螺纹导管

Bistort ['bistɔ:t] (新)n. 拳参

Bistort Rhizome 拳参

Bistortae Rhizoma (拉)拳参

bisulfate, bisulphate [bai'sʌlfeit] n. 硫酸
  氢盐

bisulfide [bai'sʌlfaid] n. 二硫化物

bisulfite, bisulphite [bai'sʌlfait] n. 亚硫酸
  氢盐

bit [bit] n. 少许, 一点点; 进制 a. 小的·bit
  manipulation 二进制运算

bitartrate [bai'ta:treit] 酒石酸氢盐,重酒石
  酸盐

bite [bait] v. 咬住;夹住 n. 咬·bite with each
  other 咬合在一起,相互来在一起

bitter ['bitə] a. 苦的

Bitter Apricot Seed 苦杏仁

Bitter Cardamon (日)益智

Bitter Orange (药材学)枳壳

Bitter Orange Peel (日)橙皮

Bitter Tincture (日)苦味酊

bitterish ['bitəriʃ] a. 微苦的,略带苦味的

biuret [baiju'ret] n. 双缩脲

bivalve ['baivælv] a. 双壳纲软体动物的,
  双瓣壳的;两(裂)片的

BL(bile salt lactose) 胆盐乳糖培养基

black [blæk] a. 黑色的

Black Bean 黑豆

Black Bean Juice 黑豆汁

Black Catechu 儿茶

black mica schist 黑云母片岩

black plasters 黑膏药

Black Sesame 黑芝麻

Black Tail Snake 乌梢蛇

Black Tea 红茶

Blackberrylily Rhizome 射干

blacken ['blækən] v. 弄黑,(使)变黑 n. 黑度

Blackend Swallowwort Root 白薇

blackish ['blækiʃ] a. 略黑的,浅黑的

bladder ['blædə] n. 气囊,泡

bladdery ['blædəri] a. 囊状的

blade [bleid] n. 叶片,刀口

blanch [blɑ:ntʃ] v. 使变白,漂白,预煮,烫漂

blanching ['blɑ:ntʃiŋ] n. 漂白,使变白;热烫

blanching in boiling water 焯法

blank [blæŋk] n. a. 空白(的) · take N as a blank 用 N 作空白 /perform a blank determination 做空白对照试验

blank analysis 空白分析

blank calibration 空白校正

blank control 空白对照

blank correction 空白校正

blank ignition 空白灼烧

blank measure 空白测量值

blank reading 空白读数

blank reagent 空白试剂

blank reference solution 空白对照溶液

blank sample 空白样品

blank solution 空白溶液

blank test 空白试验 * Blank test refers to a test carried out in the same manner without the substance being examined or using the same amount of solvent instead of the solution being tested. 空白试验是指用同样方法操作,但不加被检物,或用溶剂代替溶液的方法。

blanket ['blæŋkit] n. 附盖层,防护层,外壳 v. 隐蔽,消除,妨碍 * Blanket gas may inhibit the growth of aerobic bacteria and fungi in the sealed container. 气体防护层

(惰性)或许能抑制密封容器中需氧菌或霉菌生长。

blast [blɑ:st] v. 喷气;冲击;射流

blast database 数据库

bleed [bli:d] n. v. 放出,抽吸,出血 * Bleed air from the flow line. 排出流线气体。

blend [blend] v. 混合,掺合,配料 n. 混合物

blender ['blendə] n. 混合器,混料机

Bletilla (拉) n. 白及属

Bletillae Rhizoma (拉) 白及

blight [blɑ:t] n. 枯萎,干瘪 v. (使)枯萎 · seed thin and blight 种子瘦瘪 /blight seed 干瘪的种子

blind [blaind] a. 瞎的,盲目的;闭塞的 n. 盲人 v. 使看不见 · blind joint 无间隙接头 / blind review 盲态检查 /blind spot 盲点

blinding ['blaindiŋ] n. 盲法,设盲

blindness ['blaindnis] n. 盲目,失明;轻举妄动

blinin [blainin] n. 苦蒿素

Blister Beetle ['blistə'bi:tl] n. 斑蝥

bloat [bləut] n. 肿胀病人 a. 肿胀的,膨胀的 v. 使肿起,使膨胀

bloating ['bləutiŋ] a. 膨胀(的),肿胀(的)

block [blɔk] n. 块 v. 阻塞 · fuse block 保险丝盒

blood [blʌd] n. 血(液) · blood-level peak 血药峰值 /blood plasma factor 血浆因子 / blood stain 血迹,血污 /blood vessel 血管

bloom [blu:m] n. 花朵,花期 v. 开花 · in bloom 开花时

blossom ['blɔsəm] n. 花,开花期 · in full blossom 花盛开时

blot [blɔt] n. 污点 v. 搽掉 · blot off 吸干 / blot out 抹掉 * Blot to clean the outside of the containers from residual contents. 搽去瓶外残留物。

blotting ['blɔtiŋ] n. 搽去,吸去,搽干 · blotting of water 搽干

blow [bləu] v. 吹动,随风飘动;开花

blowing ['bləuiŋ] n. 吹气,喷吹

blown [bləun] a. 开了花的;海绵状的;漏了

气的

blue [blu:] *n. a.* 蓝色(的)

blue litmus TP 蓝色石蕊试纸

bluish [blu(:)iʃ] *a.* 淡蓝色的,带蓝色的

blunt [blʌnt] *a.* 钝的,不尖的,圆头的 *n.* 钝物 *v.* 弄钝

blunt forceps 无齿镊子

Blushred Rabdosia Leaf 冬凌草

Boat-Fruited Sterculia Seed 胖大海

body [ˈbɔdi] *n.* 身体,物体,壳体,主要部分·body fluid 体液/body mass 体重/body of intact specimen 完整虫体(标本) body temperature 体温/body tube 镜筒/body weight 体重

boil [bɔil] *v. n.* 沸腾,煮沸

boil gently 缓缓煮沸,微沸

boiled [bɔild] *a.* 煮沸过的

boiling [ˈbɔiliŋ] *a.* 沸腾的 *n.* 沸腾 * Keep in gentle boiling. 保持微沸。/Produce a precipitate on boiling 煮沸产生沉淀。

boiling point 沸点

boiling range 沸程

boiling water 沸水

boiling with vinegar 醋煮

boiling-proof 耐煮的

Bolbostemma *n.* 假贝母属

Bolbostemmatis Rhizoma (拉)土贝母

bolt [bəult] *n.* 螺钉,插销,螺栓 *v.* 用螺钉固定,拧紧 *ad.* 突然地,直接地

bolt hole 螺栓孔

bombardment [bɔmˈbɑ:dmənt] *n.* 轰击,碰撞

bombax [ˈbɔmbæks] *n.* 木棉树

Bombax *n.* 木棉属

bombyx [ˈbɔmbiks] *n.* 蚕

Bombyx (拉)家蚕属

Bombyx Batryticatus (拉)僵蚕

Bombyx Batryticatus (processed with ginger) 僵蚕(姜炙)

Bombyx Mori Masculus (processed) (拉)雄蚕蛾(制)

bond [bɔnd] *v.* 结合,连接,键合 *n.* 键·bond... to... 把⋯接到⋯上/bond angle 键角/bond breakage 键断裂/bond energy 键能/bond length 键长

bonded [ˈbɔndid] *a.* 键合的,结合的 * The stationary phase is bonded to a solid support. 固定相键合于固体载体上。

bonded mode 键合类型

bonded phase 键合相

bonded silica gel 键合硅胶

bonding [ˈbɔndiŋ] *n.* 连结,键合

bonding mode (反相柱)键合类型

bony [ˈbəuni] *a.* (多)骨的,骨质的

bony ring (鱼药材的)骨环

Boor's Mustard Herb [buəzˈmʌstəd] (药材学)菥蓂

borate [ˈbɔːreit] *n.* 硼酸盐

Borax [ˈbɔːræks] *n.* 硼砂·Borax (calcined) 硼砂(煅)

border [ˈbɔːdə] *n.* 边缘,边界

bordered [ˈbɔːdəd] *a.* 有边缘的

bordered pit (导管)具缘纹孔

bordered pitted vessel 缘纹孔导管

bore [bɔː] *n.* 孔径,内径,孔,洞,腔 *v.* 打眼

boreal [ˈbɔːriəl] *n.* 北方生物带 *a.* 北方的,北半球山区的

bored [bɔːd] *a.* 钻孔的,打眼的

bored cork 打孔了的软木塞

boric acid [ˈbɔːrik] 硼酸

borneol [ˈbɔːniəul] *n.* 冰片(合成龙脑,为一种消旋体)

d-Borneol *n.* 天然冰片(龙脑香树干蒸馏物),梅花脑,梅片

l-Borneol *n.* 艾片(艾纳香叶蒸馏提取物)

Borneolum *n.* (拉)天然冰片(右旋龙脑)

l-Borneolum (拉)艾片,左旋龙脑

Borneolum Syntheticum (拉)冰片,合成龙脑

bornyl acetate [ˈbɔːnil] 乙酸龙脑酯

borohydride [ˌbɔːrəˈhaidraid] *n.* 硼氢化物

boron [ˈbɔːrɔn] *n.* 硼(B)

boron trifluoride 三氟化硼

Bos [bɔs] *n.* 牛属

botanical [bəˈtænikəl] *a.* 植物学的

bottle ['bɔtl] *n.* 瓶·a glass stopped bottle 具塞玻璃瓶 /a rubber stopped amber colored glass bottle/ 橡皮塞棕色玻璃瓶 /well-closed amber colored glass bottle 具塞棕色玻璃瓶

bottle capper (玻璃)瓶(压)盖机

bottle method 比重瓶法

bottle washer 洗瓶机

bottleneck ['bɔtl‚nək] *n.* 瓶口,瓶颈(现象)

bottler ['bɔtlə] *n.* 灌瓶机

bottom ['bɔtəm] *n.* 底部,瓶底

boundary ['baundəry] *n.* 边界,界面,轮廓
*Boundary of phloem and xylem is distinct. 韧皮部与木质部轮廓清晰。

Bovine ['bəuvain] *n.* 牛

bovine serum albumin 牛血清白蛋白

Bovis Calculus (拉)牛黄

Bovis Calculus Artifactus (拉)人工牛黄

Bovis Calculus Sativus (拉)体外培育牛黄

Bovis Fel (拉)牛胆汁

bow [beu] *n.* 弯 *a.* 弯曲的

bracket ['brækit] *n.* 括号;夹子

bracketing ['brækitiŋ] *n.* (构成)交叉,插入,(稳定性试验)括号法

bracketing method 内插法,插入法

bract [brækt] *n.* 苞片,托叶

bracteole [bræktiil] *n.* 苞叶

Bracteole-lacked Euphorbia Root 狼毒

bractlet ['bræktlit] *n.* 小苞片

Bradford assay ['brædfəd] 布莱德福定量法(测总蛋白含量)

braid [breid, bred] *n.* 编带 *v.* 编成瓣状,将三束以上的细带编在一起

brain [brein] *n.* 脑

braise, braize [breiz] *v.* 焖,(文火)炖,煅,煨,蒸

bramble [bræmbl] *n.* 荆棘 *a.* 多刺的

bran [bræn] *n.* 麸,糠

branch [bra:ntʃ, bræntʃ] *n.* 树枝,分枝,支店 *v.* 出现分枝·branch gap 枝隙 /branch traces 枝痕,枝迹 * Branch 2 to 5 lateral roots from middle.(日)(人参)从中间分出 2~5 个枝根。

branch root 支根

branched [bra:ntʃt] *a.* 分枝的,有枝的,枝状的·branched at upper part 上部分枝 / 3-branched 三分枝的

branching ['bra:ntʃiŋ] *n. a.* 分枝(的),分叉(的)·main branching 主枝 /lateral branching 侧枝

branchlet ['bra:ntʃlit] *n.* 小枝,细枝,嫩枝

brand [brænd] *n.* 商标,牌号 *v.* 给…打烙印

brand-new ['brænd'nju:] *a.* 崭新的,新制的

brand name 商标名

brass [bra:s] *n.* 黄铜

brazilin [bræ'zilin] *n.* 巴西灵,巴西(苏)木素(可作指示剂),巴西红

breach [bri:tʃ] *n.* 破裂,裂隙

break [breik] *v.* 打破,断裂(开),突破,中止·break to pieces before use 用前捣碎

break the blind 破盲

break the vacuum 消除真空

breakable ['breikəbl] *a.n.* 易碎的(东西)

breakage ['brikidʒ] *n.* 破损,破裂处

breakdown ['breikdaun] *n.* 断裂,损坏,运转失灵,事故 breakdown of the instrument 损坏仪器

breast-feeding ['brest'fi:diŋ] *n.* 母乳哺育

breed [bri:d] *v.* 繁殖,饲养

breeding ['bri:diŋ] *n.* 繁殖,培育·normal breeding 正常饲养

breeding condition 培养条件

breeding hypha 生殖菌丝

breeding pouch 育儿囊,育种袋

bremsstrahlung ['bremsʃtra:luŋ] (德)(X 射线的)轫致辐射,制动射流

brevifoliate *a.* 短叶的

Breviscapine [‚brevi'skeipi:n] *n.* 灯盏花素

brew [bru:] *v.* 酿造(啤酒等)

brewage ['bru:idʒ] *n.* 啤酒,酿制饮料

brewer ['bru:ə] *n.* 啤酒酿造者

Breynia (拉)*n.* 黑面神属

brier, briar [braiə] *n.* 多刺木质茎植物

bright [brait] *a.* 明亮的,(颜色)鲜艳的

brilliant ['briljent] *a.* 光辉的, 鲜明的, 卓越的

brilliant green 亮绿

brilliant pink 鲜粉红色, 鲜桃红色

brilliant yellow 亮黄

brisk [brisk] *a.* 强烈的; 味浓的, 辣的

briskly ['briskli] *ad.* 强烈地·heat briskly 强热

bristle ['brisl] *n.* 硬毛, (植物) 毛刺, 刷子毛 *v.* 丛生, 林立

brittle ['britl] *a.* 易碎的, 脆弱的

broad [brɔːd] *n.* 宽处 *a.* 宽阔的 *ad.* 宽阔地

broaden ['brɔːdn] *v.* 加宽, 扩展

broadening ['brɔːdniŋ] *n.* 增宽, 扩展

broadly ['brɔːdli] *ad.* 广阔地, 概括地

broadly ovate (叶) 广卵形的, 宽卵形的

brocade [brəˈkeid] *n.* 锦缎, 织花

brocaded [brəˈkeidid] *a.* 锦缎的, 织花(样)的·brocaded pattern (植物组织) 云锦状花纹

brochure [brɔˈʃjuə] *n.* 手册, 小册子, 印成小册的论文

broken ['brəukən] *a.* 断的, 不完整的, 破碎的

broken emulsion 分层的乳浊液

broken wire in the power cord 电源线断裂

bromate ['brəumeit] *n.* 溴酸盐·bromate ion 溴酸根离子

bromide ['brəumaid] *n.* 溴化物

bromine ['brəumiːn] *n.* 溴(Br.)

bromine-potassium bromide TS 溴·溴化钾试液

bromine TS 溴试液

bromobenzene [ˌbrəuməuˈbenziːn] *n.* 溴苯

bromocresol *n.* 溴甲酚

bromocresol green 溴甲酚绿

bromocresol purple 溴甲酚紫

bromocresol virid 溴甲酚绿

bromoethane ['brəuməuˈeθein] *n.* 溴乙烷

bromophenol [ˌbrəuməˈfiːnəl] *n.* 溴酚

bromophenol blue 溴酚蓝

bromothymol blue [brəuməˈθaiməl] *n.* 溴麝香草酚蓝

broom [bruːm] *n.* 扫帚 *v.* 用扫帚扫, 扫除

broth [brɔ(ː)θ] *n.* 肉汤, 液体培养基

broth medium 肉汤培养基

Broussonetia (拉) *n.* 构属

Broussonetiae Fructus 楮实子

brown [braun] *n. a.* 褐色(的), 棕色(的)

brown sugar 红糖

brown volumetric flask 棕色量瓶

Brownian movement ['brauniən] 布朗运动

brownish ['brauniʃ] *a.* 浅褐色的, 带褐色的

brucamarine *n.* 鸦胆子碱

Brucea (拉) *n.* 鸦胆子属

Bruceae Fructus (拉) *n.* 鸦胆子

brucine ['bruːsi(ː)n] 马钱子碱, 番木鳖碱, 二甲氧基马钱子碱

brush [brʌʃ] *n.* 刷子, 毛刷 *v.* 用刷子刷

brushing ['brʌʃiŋ] *n.a.* 刷光(的)

BS (buffer solution) 缓冲液

Bubalus (*pl.* Bubali) *n.* 水牛属

Bubali Cornu (拉) 水牛角

bubble [bʌbl] *n.* (水, 气) 泡

bubble point 起沸点

bubbling ['bʌbliŋ] *n.* 形成气泡

buccal ['bʌkəl] *a.* 口腔的

buccal tablets 口含片

Buchner flask ['buhnə] 布氏烧瓶

Buchner funnel 布氏漏斗

Buckeye ['bʌkai] *n.* 七叶树

Buckeye Seed 娑罗子

Buckwheat ['bʌkwiːt] *n.* 荞麦

budkwheat flour 荞面

bud [bʌd] *n.* 芽, 花蕾 发芽, 含苞待放 * Bud is forming. 花蕾形成。

budding ['bʌdiŋ] *n.a.* 正发芽(的)

budding rate (麦芽, 谷芽) 出芽率

Buddleja (拉) *n.* 醉鱼草属

Buddlejae Flos (拉) 密蒙花

buddlejasaponin IVb [ˌbʌdldʒəˈsæpənin] *n.* 醉鱼草皂苷 IVb

buddleoglucoside *n.* 醉鱼草葡糖苷 (黄酮化合物)

buddleoside *n.* 蒙花苷

budlet ['bʌdlit] *n.* 嫩芽, 小花蕾

Buerger Pipewort Flower (药材学)谷精草

bufalin *n.* 蟾蜍灵, 蟾毒配质

buffalo ['bʌfələu] (*pl.* buffalo, buffaloes) *n.* 水牛

Buffalo Horn 水牛角

Buffalo Horn Concentrate 水牛角浓缩粉

buffer [bʌfə] *n. v.* 缓冲

buffer solution 缓冲液

Bufo ['bju:fəu] (拉)*n.* 蟾蜍属

bufogenin [ˌbu:fədʒnin] *n.* 脂蟾毒配基

Bufonis Venenum (拉)蟾酥

bug [bʌg] *n.* 虫子, 臭虫, 蟓

bugle ['bju:gl] *n.* 匍匐筋骨草

build [bild] *v. n.* 建筑, 构成, 使成为

build in *n.* 加装, 固接 *a.* 内装的, 固有的

build(-)up ['bildʌp] *n.* 集结, 累积, 建立, 封闭, 制成, 装配·buildup of static electricity 静电的聚集

built-in ['bil'tin] 内置

bulb ['bʌlb] *n.* 鳞茎, 球管, 水银球

bulbus ['bʌlbʌs] *n.* 球茎

Bulbus Allii (拉)大蒜

Bulbus Allii Macrostemonis (拉)薤白

Bulbus Fritillariae Cirrhosae (拉)川贝母

Bulbus Fritillariae Hupehensis (拉)湖北贝母

Bulbus Fritillariac Pallidiflorae (拉)伊贝母

Bulbus Fritillarae Thunbergii (拉)浙贝母

Bulbus Fritillariae Ussuriensis 平贝母

Bulbus Lilii (拉)百合

bulge [bʌldʒ] *n. v.* 膨胀, 凸出, (炮制)鼓起

bulgy ['bʌldʒi] *a.* 隆起的, 凸出的

bulk [bʌlk] *n.* 大容量, 大批, 松散材料, 散装货·in bulk 散装, 整批, 大量 /purified bulk 纯品 /unprocessed bulk 未加工品

bulk buying 大量购买

bulk density 堆密度 * Bulk density is also called apparent density. 堆密度又叫视密度或表观密度。

bulk materials 散装原料

bulk production 大量生产, 成批生产

bulk sales 批量销售

bulk solid products 桶装固体原料

bulky ['bʌlki] *a.* 松散的, 体积大的

bulky material 疏松物质, 体积庞大的物料

bullatine A [bʌ'leiti:n] *n.* 雪上一枝蒿甲素

bullet [bulit] *n.* 子弹

bullet-shaped suppositories 子弹头形栓剂

bulliform *a.* 泡状的(细胞)

bulliform cell 泡状细胞

bulting-pipe *n.* 筛绢

bump [bump] *v. n.* 爆沸, 突然沸腾

bumping ['bʌmpiŋ] *n.* 暴沸, 迸沸

bumpy ['bʌmpi] *a.* 隆起的, 崎岖的, (高低)不平的

bundle ['bʌndl] *v.* 扎捆, 扎成束 *n.* 维管束

bundle cap 维管束帽

bundle sheath 维管束鞘

bung [bʌŋ] *n.* 塞, 盖 *v.* 塞住(up, down)

bungarotoxin [ˌbʌŋgærəu'təkxin] *n.* 银环蛇毒素

Bungarus (拉)*n.* 金环蛇属

Bungarus Parvus (拉)金钱白花蛇

Bunge Corydalis Herb 苦地丁

Bunsen burner ['bunsn] (Robert W.E.von Bunsen) *n.* 本生灯(一种煤气灯)

Bupleuri Radix (拉)柴胡

Bupleurum [bju:'pluərum] (拉)*n.* 柴胡属

Bupleurum Root (拉)柴胡

bur [bə:] *n.* (牛蒡, 苍耳等有芒刺植物)刺球状花序, 籽

Burdock ['bə:dɔk] *n.* 牛蒡(属)

Burdock Fruit (日)牛蒡子

buret(te) [bjuə'ret] *n.* 滴定管 * Add 25ml of volumetric solution from a buret. 自滴定管中加入滴定液 25ml。

buret cap 滴定管盖

buret clamp 滴定管(节流)夹

buret holder 滴定管架

buret meniscus 滴定管弯液面

buret stand 滴定管台

buret support 滴定管架

Burkholderia *n.* 伯克氏菌属

burn [bə:n] *v.* 燃 烧 *Burn in a colorless flame, a bright yellow color is produced. 置无色火焰中燃烧,火焰显亮黄色。/Burn with black fume and luminous flame. 燃烧时发生黑烟及带光的火焰。/ It burns with a blue flame. 燃烧时产生蓝色火焰。

burn away 烧去

burn to withered 烧枯

burn without fume 燃烧时不冒烟

burned [ˈbə:nd] *a.* 燃(焙)烧的 *n.* 焦化

burned charring 焦屑

burner [ˈbə:nə] *n.* 燃烧器,炉子

Burnet [ˈbə:nit] (新) *n.* 地榆

burning [ˈbə:niŋ] *a.* 燃烧的,灼烧的

burning point 燃(烧)点

burning quality 燃烧质量

burning sensation 灼烧感

burning temperature 燃烧温度

burning test 燃烧试验

burning time 燃烧时间

burnt [bə:nt] *a.* 烧过的

burnt speck (炮制产生的)焦斑

burr [bə:] *n.* (针尖的)毛口,芒刺,凸纹

burreed *n.* 黑三棱属植物

burry [ˈbə:ri] *a.* 毛刺多的

burst [bə:st] *v.* 爆炸,胀裂,爆裂

bursting [ˈbə:stiŋ] *n.* 爆 炸,胀 裂；突 发

* Bursting sound being heard on holding the drug tightly near the ear. 紧握药材贴近耳旁,可听到爆裂之声。

bursting voice 爆鸣

bury [ˈberi] *v.* 埋,隐藏

bushing [ˈbuʃiŋ] *n.* 套管,衬套,套筒 *Make sure that the suction filter's bushing is tightly fitted. 确信吸滤器的套管固定紧了。

butanedioic acid 琥珀酸,丁二酸

butanol [ˈbju:tənəl] *n.* 正丁醇

butanol saturated with water 水饱合正丁醇

butanone [ˈbju:tənun] *n.* 丁酮

butter [ˈbʌtə] *n.* 奶油,像奶油的东西,酥油

butterfly [ˈbʌtəflai] *n.* 蝴蝶

button [ˈbʌtn] *n.* 按钮

button switch 按钮开关

butyl [ˈbju:til] *n.* 丁基

butyl acetate 乙酸丁酯

butyl ether 正丁醚

ter-butylmethyl ether 特丁基甲醚

n-butyl-p-hydroxybenzoate 对羟基苯甲酸丁酯,尼泊金丁酯

by-pass 旁路,支路

by-pass line 旁通管

by product 副产品

by-reaction 副反应

byte [bait] *n.* 字节,二进位制

C

cabinet [ˈkæbinit] *n.* 小室，(有抽屉或格子的)箱，柜，操作台，外壳

cabinet panel 配电盘

cable [ˈkeibl] *n.* 电缆线

cable fault 电缆故障，漏电

cable specified 专用电缆线

cable wire 电缆线

Cablin Patchouli Herb 广藿香

cacao [kəˈkɑːəu, kəˈkeiəu] *n.* 可可豆

cacao butter 可可豆脂

cacao oil 可可豆油

cacumen [kəˈkjuːmən] *n.* (物体的)顶端

Cacumen Platycladi (拉)侧柏叶

Cacumen Tamaricis (拉)西河柳

cadmium [ˈkædmiəm] *n.* 镉(Cd)

cadmium acetate TP 醋酸镉试纸

caespitose [ˈsespətəus, ˈsespəˌtɔs] *a.* 簇生的

caffeic acid [kəˈfiːik] 咖啡酸，二羟(基)肉桂酸

caffeine [ˈkæfiːn] *n.* 咖啡因，咖啡碱

caffeoyl acetate 咖啡酸乙酯

cake [keik] *n.* 饼，滤渣，块

Calamina (拉)*n.* 炉甘石

Calamine [ˈkæləmain] *n.* 炉甘石

calcarate *a.* (禽)有距的

calcein [ˈkælsein] *n.* 钙黄绿素

calcein indicator 钙黄绿素指示剂

calcein indicator mixture 钙黄绿素混合指示剂

calceolarioside B 荷苞花苷 B，木通苯乙醇苷 B

calcine [ˈkælsain] *v.* 煅烧，灰化，烧成

Calcined Gypsum [ˈkælsaind] 煅石膏

calcining [ˈkælsainiŋ] *n.* 煅

calcining openly (炮制的)明煅

calcining and quenching 煅淬

Calcite [ˈkælsait] (新)*n.* 方解石

calcite group 方解石族

Calcitum [ˈkælsitəm] *n.* 南寒水石，方解石

calcium [ˈkælsiəm] *n.* 钙(Ca)

calcium carbonate 碳酸钙·calcium carbonate crystal 碳酸钙结晶

calcium chloride 氯化钙·calcium chloride anhydrous 无水氯化钙

calcium chloride TS 氯化钙试液

calcium fluoride 氟化钙

calcium gluconate 葡萄糖酸钙

calcium hydroxide 氢氧化钙

calcium hydroxide TS 氢氧化钙试液

calcium lactate 乳酸钙

calcium orthophosphate 正磷酸钙，磷酸三钙

calcium oxalate 草酸钙·calcium oxalate crystal 草酸钙结晶

calcium sulfate 硫酸钙

calcium sulfate TS 硫酸钙试液

Calcium Sulfatum Rubrum 北寒水石，红石膏

calcon [ˈkælkɔn] *n.* 钙试剂，茜素蓝黑，钙紫红素

calculate [ˈkælkjuleit] *v.* 计算，预测·calculate N by following equation 用下式计算 N 值/calculate on the (basis of) dried drug 按干燥品(检品)计算/calculate the average quantity emitted in each delivery 计算每揿平均喷射量/calculate the change in absorbance 计算吸收度的变化/calculate the concentration of some VS according

37

to the volume consumed 根据消耗体积计算某滴定液的浓度 /calculate the content of volatile oil with 0.980 as the relative density 按相对密度为 0.980 计算挥发油含量 /calculate the content with corrected logarithmic equation of external standard 用外标法校正对数方程计算含量 /calculate the content with the two point of external standard 用外标两点法计算含量 /calculate the correction for... 计算…的校正因子 /calculate the percentage...on the dried basis 以干燥品计算…百分含量 /calculate the weight per 100cm² of the cataplasm by the labelled area 由标示面积换算成每 100cm² 贴膏剂中的含药量 / calculate with reference to the dried drug 按干燥品计算

calculated [ˈkælkjuleitid] *a.* 计算出来的·calculated as... 以…计算 * It contains not less than 0.4mg and not more than 0.6mg of flavanoids per ml, calculated as scutellarin. 本品每 1ml 含总黄酮以野黄芩苷计应为 0.4~0.6mg。/Calculated with reference to the peak of sth. 按某对照品峰计算。

calculating [ˈkælkjuleitiŋ] *a.* 计算的·calculating equation 计算公式·in the calculating of testing result 试验结果运算过程中 /calculating equation for N is... N 的计算公式为…

calculus [ˈkælkjuləs] (*pl.*calculuses, calculi [ˈkæljulai]) *n.* 结石

Calculus Bovis (拉)牛黄

Calculus Bovis Artifactus (拉)人工牛黄

Calculus Bovis Sativus (拉)体外培育牛黄

calendoflavoside (isorhamnetin-3-O-neohesperidoside) *n.* 异鼠李素 -3-O- 新橙皮苷

calf [ka:f, kæf] *n.* 小牛

calibrate [ˈkælibreit] *v.* 校准(仪器,刻度,曲线),标定,标化·calibrate M against N 用 N 标化 M

calibrated [ˈkælibreitid] *a.* 已校正的,已标化的,已刻度的

calibrated radiometer 已校正过的放射检测仪

calibration [ˌkæliˈbreiʃən] *n.* 校准,标定

calibration curve 标准曲线

calibration equation of logarithm 对数方程

calibration equation of logarithm of alternation of two external standards 外标两点法对数方程(如黄芪)

calibration facter 校正因子

calbration of weights 校准砝码

calibration standard 标准校正

calibration support group 校正功能组(高效液相色谱仪)

calibration tails 刻度线,校正刻度记录

calibre, caliber [ˈkælibə] *n.* 口(管)径

calico [ˈkælikəu] (calicoes [ˈkæliəuiz]) *n.* 白棉布

cal(l) iper [ˈkælipə] *n.* 圆规,卡钳,卡尺·a pair of calipers 一把圆规 /slide (sliding)

calipers 游标卡尺

Callicarpa [ˌkæliˈka:pə] (拉) *n.* 紫珠属

Callicarpa Formosana Leaf 紫珠叶

Callicarpae Caulis et Folium (拉)广东紫珠

Callicarpae Formosanae Folium (拉)紫珠叶

Callicarpae Macrophyllae 大叶紫珠

Callicarpae Macrophyllae Folium (拉)大叶紫珠

calm [ka:m] *n. a.* 平静(的),平稳(的) *v.* 使平静(down)

calomel [ˈkæləmel] *n.* 轻粉,甘汞,氯化亚汞

calomel electrode 甘汞电极

calomelas [ˈkæləmələs] *n.* 轻粉

caloric [kəˈlɔrik] *a,* 热的,卡的

calorie [ˈkæləri] *n.* 卡(路里)

caloristat *n.* 恒温器

caloristat oven 恒温箱

calory [ˈkæləri] *n.* 卡(路里)

Calumba (日) *n.* 非洲防己根

Calvatia [ˈkælvətiə] (拉) *n.* 马勃

calx [kælks] *n.* 生石灰,氧化钙

calycosin *n.* 毛蕊异黄酮

calycosin glycoside 毛蕊异黄酮葡萄糖苷

calyx ['keiliks] (*pl.*calyxes, calyces ['keilisi:z]) *n.* 花萼

Calyx Kaki (拉) 柿蒂

Calyx seu Fructus Physalis (拉) 锦灯笼

calyx tube 萼筒

cambium ['kæmbiəm] *n.* 形成层

Campanula [kəm'pænjulə] *n.* 风铃草

campanulate [kæm'pænjulit] *a.* 钟状的

camphene ['kæmfi:n] *n.* 莰烯

Camphor ['kæmfə] *n.* 樟脑

Camphor Oil 樟脑油

Camphor Wood Oil 樟油

Camphora [kæm'fɔrə] (拉) *n.* 樟脑

Campsis ['kæmpsis] (拉) *n.* 凌霄属

Campsis Flos (拉) 凌霄花

Canarii Fructus (拉) *n.* 青果

Canarium ['kænəriəm] (拉) *n.* 橄榄属

Canavalia [kə'nævəliə] (新) *n.* 刀豆属

Canavaliae Semen (拉) 刀豆

cancel ['kænsəl] *n. v.* 取消;相约(除) * 8 and 6 can be cancelled by 2. 8 和 6 可用 2 来约分。

cancel alarms 取消警报

cancel key 清除键

Candida albicans ['kændidə'ælbikənz] *n.* 白色念珠菌

candidate ['kændidit] *n.* 选择物(对象), 候选人, 应试者, 志愿者

canine [keinain] *n. a.* 犬科动物, 犬(的), 犬齿(的)

canister ['kænistə] *n.* (滤过或提取的) 小筒

Cannabis ['kænəbis] (拉) *n.* 大麻属

Cannabis Fructus (拉) 火麻仁

cannula ['kænjulə] (canulae ['kænjuli:], canulas) 插管, 套管

cannulate ['kænjuleit] *v.* 插(套)管

cannulation [,kænju'leiʃən] *n.* 套管插入术, 插管法

cantharidal [kæn'θæridl] *a.* 含斑蝥的

cantharidate [kæn'θærideit] *n.* 斑蝥酸盐

cantharides [kæn'θæridi:z] (新) *n.* 斑蝥

cantharidic acid [kænθə'ridik] 斑蝥酸

cantharidin [kæn'θæridin] *n.* 斑蝥素, 芫青素

cantharidism [kæn'θæridizəm] *n.* 斑蝥中毒

cantharis *n.* 斑蝥属

Canton Love-pea Vine ['kætɔn] 鸡骨草

cap [kæp] *n.* 帽子, 盖 *v.* 盖以 *Cap both ends of the column before storage. 先将(色谱)柱两端盖好再保存。

cap liner 瓶帽(盖)内衬, 瓶盖垫

capability [keipə'biliti] *n.* 能力, 本能, 可能性

capacity [kə'pæsiti] *n.* 能力, 能量, 容量

capacity factor *n.* 容量因子

cape [keip] *n.* 海角, 角, 扁尖凿

Cape Jasmine Fruit 栀子

caper ['ke(i)pə] *n.* 续随子, 跳(雀)跃

Caper Euphorbia Seed 千金子

Caper Euphorbia Seed Powder 千金子霜

capillary [kə'pileri] *n. a.* 毛细管(的)

capillary column 毛细管柱

capillary column of macrogol (HP-FFAP) 弹性聚乙二醇毛细管柱

capillary electrochromatography (CEC) 毛细管电色谱法

capillary electrophoresis (CE) 毛细管电泳 * Capillary electrophoresis is a separation technique using elastic quartz capillary as the separation channel and high voltage direct current electric field as the driving force. 毛细管电泳法是以弹性石英毛细管为分离通道, 以高压直流电为动力的分离方法。

capilllary gel electrophoresis (CGE) 毛细管凝胶电泳

capillary isoelectric focusing electrophoresis (CIEF) 毛细管等电聚焦电泳

capillary isotachophoresis (CIPT) 毛细管等速电泳

capillary tube 毛细管

Capillary Wormwood Extract 茵陈提取物

Capillary Wormwood Herb (药材学) 绵茵陈

capillary zone electrophoresis (CZE) 毛细

管区带电泳

capillin ['kæpilin] *n.* 毛蒿素,茵陈二炔酮

capillon (e) [kæpilɔn] *n.* 茵陈酮

capillitium (*pl.* capillitia) 孢(内)丝

capitulum [kəpitjulem] *n.* 头状花序

capitulum acrogenous 头状花序顶生

capitulum terminal 头状花序顶生

capper [kæpə] *n.* 压盖机,封口机

Capra (拉) *n.* 山羊属

Caprae Fel (拉) 羊胆汁

caprylate ['kæprileit] *n.* 辛酸盐(酯)

Capsici Fructus (拉) 辣椒

capsicin *n.* 辣椒素

capsaicin (e) [kæpseiəsin] *n.* 辣椒素

capsic acid ['kæpsik] *n.* 辣椒酸

Capsicum ['kæpsikəm] *n.* 辣椒

Capsicum (拉) *n.* 辣椒属

Capsicum and Salicylic Acid Spirit (日) 辣椒水杨酸醑

Capsicum Tincture (日) 辣椒酊

capsule [kæpsju:l] *n.* 胶囊;蒴果 * Capsules containing yellow powder; odour aromatic; taste bitter. 本品为胶囊剂内容物黄色;气芳香;味苦。

capsule circumscissile 蒴果盖裂

capsule shell 空心胶囊

capsules ['kæpsju:ls] *n.* 胶囊剂 * Hard capsules with brown content. 本品为硬胶囊,内容物为棕色。

capture ['kæptʃə] *n. v.* 捕捉

caramel ['kærəmel] *n.* (着色或矫味用的) 焦糖,酱色

carapace ['kærəpeis] *n.* 甲壳,外壳,背甲

carapax ['kærəpæks] (拉) *n.* 甲壳,龟壳

Carapax Eretmochelydis (拉) 玳瑁

Carapax et Plastrum Testudinis (拉) 龟甲

Carapax Trionycis (拉) 鳖甲

Carapax Trionycis (processed with vinegar) 鳖甲(制)

carbazochrome [kə'bæzəkrəum] *n.* 肾上腺色素缩氨脲

carbazochrome sodium sulfonate 肾上腺色素缩氨脲磺酸钠

carbohydrate [ˌka:bəu'haidreit] *n.* 碳水化合物

carbon ['ka:bən] *n.* 碳·carbon active 活性炭 /carbon dioxide 二氧化碳 /carbon dioxide-free water 不含二氧化碳的水 /carbon disulfide 二硫化碳 /carbon free 无碳的 /carbon-free ash 完全灰化 /carbon monoxide 一氧化碳 /carbon number 碳数 /carbon tetrachloride 四氯化碳·the carbon content (色谱柱填充物的) 含碳量

carbonate ['ka:bəneit] *n.* 碳酸盐

Carbonate Schist by Chloritization (药材学) 青礞石

carbonic [ka:'bɔnik] *a.* 碳酸的

carbonic acid 碳酸

carbonizable [kaibə'naizəbl] *a.* 可炭化的

carbonize ['ka:bənaiz] *v.* 炭化,炒炭

carbonized ['ka:bənaizd] *a.* 炭化了的,炒黑的

Carbonized Fineleaf Schizonepeta Herb 荆芥炭

Carbonized Fineleaf Schizonepeta Spike 荆芥穗炭

Carbonized Hair 血余炭

Carbonized Human Hair (药材学) 血余炭

Carbonized Japanese Thistle Herb 大蓟炭

Carbonized Male Fern Rhizome 绵马贯众炭

carbonizing ['ka:bənaiziŋ] *n.* 炒炭,制炭

carbonizing by calcing 煅炭

carbonizing by stir baking 炒炭

carbonyl ['ka:bənil] *n.* 羰基

carbonyl value 羰基值

carbonylate [ˌka:'bɔnileit] *v.* 羰基化

carbonylation [ˌka:bɔni'leiʃən] *n.* 羰基化作用

Carbopol *n.* 卡波普(商品名,羧乙烯聚合物)

carborundum [ˌka:bə'rʌndəm] *n.* 人造金刚砂,炭化硅

carborundum paper (金刚)砂纸

carbowax ['ka:bəuwæks] *n.* 聚乙二醇

carboxy [ˈkɑːbɔksi] n. 羧基

carboxy(-) terminal amino acid 羧基端氨基酸

carboxyl [kɑːˈbɔksil] n. 羧基

carboxyl group 羧基

carboxylate [kɑːˈbɔksileit] n. 羧酸盐(酯)

carboxylic acid [ˌkɑːbɔkˈsilik] 羧酸

carboxymethyl n. 羧甲基

carboxymethylcellulose [ˌkɑːbɔksiˌmeθil ˈseluləuz] n. 羧甲基纤维素

carcinogen [kɑːˈsinədʒən] n. 致癌物,致癌因素

carcinogenicity [ˌkɑːsinəudʒˈnisiti] n. 致癌作用,致癌性

Cardamom, Cardamum [ˈkɑːdəməm](新) n. (小)豆蔻,白豆蔻

Cardamon [ˈkɑːdəmən](日) n. (小)豆蔻,白豆蔻

cardamonin n. 小豆蔻明

cardiac [ˈkɑːdiæk] a. 心脏的,强心的

cardiac glycoside 强心苷

care [kɛə] n. v. 小心,照看,维护·instrument care and maintenance 仪器的维护与保养 / with care 小心,慎重

careful [ˈkɛəful] a. 小心的,仔细的

careless [ˈkɛəlis] a. 不小心的,粗枝大叶的

carmine [ˈkɑːm(a)in] n. a. 胭脂红(色的),品红(色的)

carota [kəˈrəutə] (pl. carotae [kəˈrəutiː]) (拉) n. 胡萝卜

Carotae Fructus (拉) 南鹤虱

carotid [kəˈrɔtid] n. v. 颈动脉(的)

carotid artery 颈动脉

carp [kɑːp] n. 心皮

carpel [ˈkɑːpel] n. (植物)心皮

Carpesii Fructus (拉) 鹤虱

Carpesium (拉) 金挖耳属

carpodermis [ˌkɑːpəˈdəːmis] n. 果皮

carrier [ˈkæriə] n. 搬运,载体,(气相色谱)载气,(液相色谱)载液,担体

carrier gas 载气

carrier gas source (气相)载气源

carrier liquid 载液

carrot [ˈkærət] n. 胡萝卜

carry [ˈkæri] v. 携带,搬运,贯彻·carry into practice 实施 /carry out 执行,完成,照…方法 /carry over 使继续,留存,使延期 / carry over effect 持续效应

carry out the method for... 照…方法 * Carry out the method for determination of ethanol soluble extractives (Appendix X A the hot extraction method). 照醇溶性浸出物测定法项下的热浸法(附录X A)测定。/Carry out the method for determination of water (Appendix IX H, method 1), not more than 12 per cent. 照水分测定法(附录IX H第一法)测定,不得过12%。/ Carry out the method for detemination of organochlorine pesticides residue (Appendix IX Q, method 1). 照有机氯农药残留量测定法(附录IX Q,第一法)。/ Carry out the method for determination of water-soluble extractives (Appendix X A the hot extraction method). 照水溶性浸出物测定法项下的热浸法(附录X A)测定。/Carry out the method for high performance liquid chromatography (Appendix VID). 照高效液相色谱法(附录VID)测定。/Carry out the method for percolation as described under liquid extracts and extracts. 照流浸膏剂与浸膏剂项下的渗漉法渗漉。/ Carry out the methods for determination of lead, cadmium, arsenic, mercury and copper (Appendix IXB, atomic absorption spectrophotometry or inductively-coupled plasma mass spectrometry). 照铅、镉、砷、汞、铜测定法(附录IX B 原子吸收分光光度法或电感耦合等离子体质谱法)测定。

carry out the limit test... 照…方法限度检查 * Carry out the limit test for arsenic (Appendix IX F, method 1), not more than 2ppm. 照砷盐(限度)检查法检查(附录IX F,第一法),不得过百万分之二。

carry out the test 照方法…试验 * Carry out

the test as described above for plate count method. 照上述平板计数法试验。/Carry out the test, add solution into the column by the mobile phase. 流动相将供试液带入(色谱)柱内。

carry out zero adjustment of... 调节…零点 * Carry out zero adjustment of the pressure sensor using the ZERO ADJ function. 用 ZERO ADJ 功能对压力传感器调零。

Carthami Flos (拉)红花

Carthamus [ˈka:θəməs] (拉) *n.* 红花属

carton [ˈka:tən] *n.* 纸箱,纸盒,纸袋

caton cylinder (索氏提取器)纸筒,纸袋

cartridge [ˈka:tridʒ] *n.* 柱体,盒,套筒

cartridge cell 套池

caruncle [ˈkærəŋkl, kəˈrʌŋkl] *n.* 种阜

carvacrol [ˈka:vəkrɔl, ˈka:ʌəkrəul] *n.* 香荆芥酚

caryophyllane [kæriəuˈfilein] *n.* 丁香烷,石竹烷

β-caryophyllene [kæriəuˈfili:n] *n.* β-丁香烯, β- 石竹烯

Caryophylli Flos (拉)丁香

Caryophylli Fructus (拉)母丁香

caryopsis [ˌkæriˈɔpsis] (*pl.* caryopses [kæriˈɔpsiːz]) *n.* 颖果

case *n.* 情况,事件,病例,盒 *v.* 把…装进合(箱)内·exceptional case 例外情况 / general case 一般情况 /iu casc of 万一 /in the case of... 在…情况下

case history 病例

case report form 病例报告表

case study 病例研究

casein [ˈkeisiin] *n.* 干酪素,酪蛋白

Casparian dot (植物组织解剖的)凯氏点

Casparian's thickness 凯氏带

casset [kæˈset] *n.* 过滤片,检测板

Cassia [ˈkæsiə, ˈkæʃə] (新) *n.* 肉 桂(树), 桂皮

Cassia (拉) *n.* 决明属

Cassia Bark 肉桂

Cassia Bark Oil 肉桂油

Cassia flask 卡氏烧瓶

Cassia Seed 决明子

Cassia Twig 桂枝

Cassiae Semen (拉) *n.* 决明子

cast [ka:st] *n.* 投掷,抛,脱落物 *v.* 抛,投,计算,把几个数字加起来·cast up the figures 把几个数字加起来

castor [ˈka:stə] *n.* 蓖麻,三脚架,脚轮

Castor Bean 蓖麻子

Castor Oil 蓖麻油

Castor Seed 蓖麻子

catalase [ˈkætəleis] *n.* 过氧化氢酶

catalase test 过氧化氢酶试验

catalog(ue) [ˈkætəlɔg] *n.* 目录,一览表 *v.* 编目

catalogue number 产品样本号,目录编号

catalpa [kəˈtælpə] *n.* 梓

Catalpa (拉) *n.* 梓树属

Catalpa Fruit (日)梓实

catalpol [kəˈtælpɔl] *n.* 梓醇

catalyst [ˈkætəlist] *n.* 催化剂

cataplasms [ˈkætəplæzms] *n.* 贴膏剂

catastrophe [kəˈtæstrəfi] *n.* 大事故,大灾难

catastrophic [kətæˈstrɔfik] *a.* 灾害性的,大事故的

Catclaw Buttercup Root 猫爪草

catechin [ˈkætitʃin, ˈkætikin] *n.* 儿茶素,儿茶酸

catechol [ˈkætəkəul, ˈkætitʃəul] *n.* 儿茶酚,邻苯二酚

catechol violet 儿茶酚紫

Catechu [ˈkætitʃu:, ˌkætikju:] *n.* 儿茶

catechuic acid [ˌkætəˈtʃu:ik] 儿茶酸

category [ˈkætigəri] *n.* 种类,类别,范畴,等级

caterpillar [ˈkætəpilə] *n.* (蛾或蝴蝶)幼虫,毛毛虫

catgut [ˈkatgʌt] *n.* 羊肠线

catharsis [kəˈθa:sis] *n.* 导 泄 * Not to be decocted for a long time if it is used for catharsis. 用于泻下不宜久煎。

Catharsius (拉) *n.* 蜣螂

cathartic [kə'θɑ:tik] n. 泻药 a. 导泻的

cathode ['kæθəud] n. 阴极

cathodic [kə'θɔdik] a. 阴极的

cation ['kætaiən] n. 阳离子

cation exchange resin 阳离子交换树脂

cationic [kæt(a)i'ɔnik] a. 阳离子的,阳离子型的·cationic surfactant 阳离子表面活性剂

Cattail ['kæt͵te(i)l] n. 香蒲属植物

Cattail Pollen 蒲黄

cauda ['kɔ:də, 'kaudə] (pl.caudae) n. 尾,(昆虫)尾片

Cauda Cervi (拉) 鹿尾

caudal ['kɔ:dl] a.(动物)尾部的

caudal fin 尾鳍

caudex ['kɔ:deks] (pl.caudices, caudexes) n. 茎,干,主轴

cauline ['kɔ:lain] a. 茎生的·cauline leaves 茎生叶

caulinus a. 茎生的

cauliflower ['kɔ:liflauə] n. 菜花

caulis ['kɔ(:)li:s] (pl.caules ['kɔi(:)z]) n. (草本植物的)主茎

Caulis Akebiae (拉) 木通

Caulis Bambusae in Taenia (拉) 竹茹

Caulis Clematidis Armandii (拉) 川木通

Caulis Dendrobii (拉) 石斛

Caulis Dendrobii Officinalis (拉) 铁皮石斛

Caulis Entadae (药材学)(拉) 过江龙(过岗龙)

Caulis Erycibes (拉) 丁公藤

Caulis et Folium Callicarpae (拉) 广东紫珠

Caulis et Folium Stauntoniae (拉) 野木瓜

Caulis et Folium Trachelospermi (拉) 络石藤

Caulis et Radix Croton Tiglii (拉) 九龙川

Caulis Fibraureae (拉) 黄藤

Caulis Gneti (药材学)(拉) 买麻藤

Caulis Kadsurae (拉) 滇鸡血藤

Caulis Lonicerae Japonicae (拉) 忍冬藤

Caulis Mahoniae (拉) 功劳木

Caulis Marsdeniae Tenacissimae (拉) 通关藤

Caulis Piperis Wallichii (拉) 穿壁风

Caulis Piperis Kadsurae (拉) 海风藤

Caulis Perillae (拉) 紫苏梗

Caulis Polygoni Aubertii (拉) 木藤蓼

Caulis Polygoni Multiflori (拉) 首乌藤

Caulis Rubi Idaei (拉) 珍珠秆(蒙药)

Caulis Sambuci (药材学)(拉) 接骨木

Caulis Sargentodoxae (拉) 大血藤

Caulis Sinomenii (拉) 青风藤

Caulis Spatholobi 鸡血藤

Caulis Tinosporae Sinensis (拉) 宽筋藤(藏药)

causal ['kɔ:zəl] a. 原因的·causal relationship 因果关系

causality [kɔ:'zæliti] n. 原因,因果关系

cause [kɔ:z] n. 原因,理由 v. 引起,导致,发生

cause breakdown 造成损坏(事故)

cause fire 引起火灾

cause injure 造成损伤

causing ['kɔ:ziŋ] n. 造成,引起,产生 a. 致使发生的

cauterize ['kɔ:təraiz] v. 烧灼,(炮制)火燎

cauterizing ['kɔ:təraiziŋ] n. 烧灼,(炮制)火燎

caution ['kɔ:ʃən] n. 小心,告诫,注意 v.(使)小心,予以告诫·with caution 小心地,慎重地

cautious ['kɔ:ʃəs] a.非常小心的,慎重的 * Be cautious about pilots or engaged in aerial work(药品)飞行员,高空作业者慎用。/ Be cautious about pregnant women. 孕妇慎用。/Be cautious about the unprocessed root taken orally. 生品内服宜慎。

cautious regarding 关于…注意事项·cautious regarding application 关于应用的注意事项/cautious regarding place of installation 关于安装地址注意事项

cautiously ['kɔ:ʃəsli] ad. 非常小心地

cavity ['kævɪti] n. 腔,穴

CE(clear)(HPLC 仪器)清除键

cease [si:s] n. v. 停止,终止,不再;停药,终止治疗·cease to be available 不再供应

* The abnormal reactions may disappear after ceasing medication. 停药后不良反应自行消失。

CEC（capillary electrochromatography） 毛细管电色谱法

Celandine ['seləndain]（新）*n.* 白屈菜

cell [sel] *n.* 细胞,小池,电池·guard cell（气孔的）保卫细胞/subsidiary cell（气孔保卫细胞周围）副卫细胞

cell age（ICH） 细胞代次

cell bank 细胞库

cell bank system 细胞库系统

cell banking procedure 细胞建库过程

cell banking system（ICH） 细胞库系统

cell component analysis 细胞成分分析

cell correction 液池校正

cell culture 细胞培养

cell for conductimetric titration 电导滴定池

cell for infrared absorption 红外吸收池

cell fusion 细胞融合

cell holder 吸收池架

cell line 细胞系

cell nucleus 细胞核

cell nucleus lysis buffer 细胞核裂解液

cell passage 传代

cell path length 吸收池厚度,吸收池光程

cell population 细胞群

cell size 孔度,孔眼大小

cell space 细胞间隙

cell substrate（ICH） 细胞基质,细胞底物

* Cell substrate are cells used to manufacture product. 细胞基质是用于制造产品的细胞。

cell thickness 吸收池厚度

cell viability 细胞活力(性)

cell wall 细胞壁

cella ['selə]（cellae ['seli:]）（拉）*n.* 小房,小室

cellacefate (ICH) *n.* 醋酞纤维素(肠溶包衣剂)

celled [seld] *a.* 有细胞的

celled head 腺毛头部

celled stalk 腺柄·1-celled stalk 腺柄单细胞

cellula ['seljulə]（*pl.* cellulae ['seljuli:]（拉）*n.* 细胞,小房

cellular ['seljulə] *a.* 细胞状的,由细胞组成的,蜂窝状的

cellulose ['seljuləus] *n.* 纤维素·crystalline cellulose 微晶纤维素

cellulose column 纤维素柱

cellulose plate 纤维素膜

cellulose powder 纤维素粉

Celosia [si'lɔsiə]（拉）*n.* 青葙属

Celosiae Cristatae Flos（拉）鸡冠花

Celosiae Semen（拉）青葙子

Celsius ['selsjəs]（=centigrade）摄氏的

Celsius degree 摄氏度

Celsius scale 摄氏温标

Celsius thermometer 摄氏温度计

Celsius thermometric scale 摄氏温度表,摄氏温度标

censor ['sensə] *n.* 检查员,监察员 *v.* 检查

Centella（拉）*n.* 积雪草属

Centella total glucosides 积雪草总苷

Centellae Herba（拉）积雪草

center ['sentə]（=centre）*n.* 中心,中央 *v.* 集中·off center（转动轮等的）偏心

center for drug evaluation 药品审评中心

enter for drug evaluation and research （CDER） 美国药品研究评价中心

center of filter 滤光片主波长

centigrade ['sentigreid] *n.* 摄氏度,百分度

centimeter ['sentimi:tə] *n.* 厘米（cm）

Centipedae Herba（拉）鹅不食草

Centipede ['sentipi:d]（新）*n.* 蜈蚣,百足虫

central ['sentrəl] *a.* 中央的,主要的,中心的·central shaft 主轴,中轴

centralab ['sentrəlæb] *n.* 中心实验室

centralize ['sentrəlaiz] *v.* 集中,形成中心·centralize control 集中控制(仪器,操作)

centrifugal [sen'trifjugəl] *n.* 离心机 *a.* 离心的

centrifugal tube 离心管

centrifugate [,sen'trifjugeit] *n.* 离心液

centrifugation [sentrifju'geiʃən] 离心作用,

离心分离

centrifuge [ˈsentryfjudʒ] *n.* 离心机 *v.* 离心 ·centrifuge for...minutes 离心···分钟

centrifuge speed 离心机转速

centrifuge tube 离心管

cephaeline hydrochloride [seˈfiːliːn] 盐酸吐根酚碱

Cenphaelis [ˌsefeiˈiːlis] *n.* (拉)吐根属

cephaloid [ˈsefələid] *n.* 头状花 *a.* 似头的,头状的

cephalophorum *n.* 花托

cephalothorax [ˌsefələˈθəuræks] *n.* (甲壳类的)头胸部

cera [ˈsiːrə] (新) *n.* 蜂蜡,蜡

Cera Chinensis (拉)虫白蜡

Cera Flava (拉)蜂蜡

ceramic [siˈræmik] *a.* 陶瓷的

ceramic film 陶瓷膜

ceramic plate 陶瓷板

ceramic tube 陶瓷管

cerealose [ˈsiəriələus] *n.* 饴糖

cerebrovascular [ˌseribrəuˈvæskjulə] *a.* 脑血管的

cerebrum [ˈsəribrəm] (*pl.*cerebra [ˈseribrə]) *n.* (大)脑

ceric [ˈsiərik] *a.* 四价铈的

ceric ammonium nitrate 硝酸铈铵

ceric ammonium sulfate 硫酸铈铵

ceric sulfate 硫酸铈

cerise [ˈsəːriːz] (法) *a.* 粉红色的,鲜红色的,樱色的

cerium [ˈsiəriəm] *n.* 铈(Ce)

cerous [ˈsiərəs] *n.* 三价铈的

certificate [səˈtifikeit] *n.* 证书,执照 *v.* 认为合格·certificate of compliance 合格证书

certification [səˌtifiˈkeiʃən] *n.* 证明书,鉴定书

certified [ˈsəːtifaid] *a.* 有书面证明的,经过检定的,基准的·certified reagent 基准试剂

certify [ˈsəːtifai] *v.* 证明(to),保证

Cervi Cornu (拉)鹿角

Cervi Cornu Colla (拉)鹿角胶

Cervi Cornu Degelatinatum (拉)鹿角霜

Cervi Cornu Pantotrichum (拉)鹿茸

cervical [ˈsəːvikəl] *a.* 颈的

Cervus (拉) *n.* 鹿属

cesium [ˈsiːziəm] *n.* 铯(Cs)

cessation [seˈseiʃən] *n.* 中止,终止

cetrimide [ˈsiːtrimaid] *n.* 西曲溴铵,溴化十六烷基三甲铵,十六烷基三甲基溴化铵

cetrimide agar medium 溴化十六烷基三甲铵琼脂培养基

cetyl [ˈsiːtəl] *n.* 十六烷基,鲸蜡基

cetyl trimethyl ammoium bromide agar culture 溴化十六烷基三甲铵琼脂培养基

CFU（colony-forming unit）集落形成单位

CGE（capillary gel electrophoresis）毛细管凝胶电泳

Chaenomeles [ˌkinəˈmilis] (拉) *n.* 木瓜属

Chaenomelis Fructus (拉)木瓜

chain [tʃein] *n.* 链条,一系列,一连串,各环节

chain compound 链状化合物

chalaza [kəˈleizə] (*pl.*chalazae [kəˈleiziː], chalazas) *n.* 合点;胚索,胚纽

challenge [ˈtʃælindʒ] *n. v.* 挑战,攻击,(注入抗原激发免疫应答)激发,引起

challenge dose 激发剂量 * Generally, the challenge dose is larger than the sensitized dose 一般激发剂量大于致敏剂量。

challenge test 激发试验

chamber [ˈtʃeimbə] *n.* 容器,室,暗箱 * Developing in a chamber pre-equilibrated with the mobile phase for 15 minutes. 在用展开剂预平衡 15 分钟的层析缸中展开。

change [tʃeindʒ] *n. v.* 变化,改变·change in value 数值变化 / change into... 把···变成 / change of state 物态变化

CHANGE A PASSWORD (色谱仪)变更口令

Changii Radix (拉)明党参

channel [ˈtʃænl] *n.* (仪器)通道,水道,海峡·at...channel 在···通道

channel tropism [ˈtəupizəm]（药材的）归经

char [tʃɑ:] *n.* 烧焦之物 *v.* 烧焦．炭化

character [ˈkæriktə] *n.* 性质, 特性, 特征 *v.* 使具有…特征

characterisation [ˌkæriktəraiˈzeiʃən] *n.* 特性说明, 特征, 品质鉴定

characterisation and testing 鉴定与检测（ICH）

characteristic [ˌkæriktəˈristik] *a.* 特有的, 特异的 *n.* 特性, 指标, 参量·characteristic ion 特征离子 * The characteristic odour of ammonia is perceived. 发生氨的特臭。

characteristic peak 特征峰

characteristic reaction 显…特殊反应

characterize [ˈkæriktəraiz] *v.* 以…为特征, 赋予…特性

charcoal [ˈtʃɑ:kəul] *n.* 活性炭

charge [tʃɑ:dʒ] *n.* 电荷 *v.* 充电, 加料, 装填

charge-coupled device（CCD）电荷耦合器件

charge injection device（CID）电荷注入器件

charge-mass ratio 荷质比

charge-to-mass-ratio 荷质比

chargeable [ˈtʃɑ:dʒəbl] *a.* 可充电的, 计费的

charged [tʃɑ:dʒd] *a.* 带电的, 已充（好）电的

charged particle 带电粒子

charred [ˈtʃɑ:rid] *a.* 烧焦了的, 烧成炭的

Charred Areca Seed 焦槟榔

Charred Cape Jasmine Fruit 焦栀子

charred spot（炮制）焦斑

charry [ˈtʃɑ:ri] *a.*（似）炭的

chart [tʃɑ:t] *n.* 图·flow chart 工艺流程图 / flow process chart 加工流程图

Chastetree [ˈtʃeistˈtri:]（拉）*n.* 牡荆属

Chebulae Fructus（拉）诃子

Chebulae Fructus Immaturus（拉）西青果

check [tʃek] *n. v.* 校（正, 验, 对）, 检验, 制动装置·to check periodically 定期检测 /spot check 抽样检查

check of stray light 杂散光检查

check procedure 检查过程, 检查步骤

check vavle 单向阀

check vavle in 单向阀入口

chelant [ˈki:lænt] *n.* 螯合剂

chelate [ˈki:leit, ˈkilet] *n.* 螯合物 *a.* 螯合的 *v.* 螯合·chelate agent 螯合剂 /chelate complex 螯合物 /chelate compound 螯合物 /chelate group 螯合基团

chelating [ˈki:leitiŋ] *n.* 螯合·chelating agent 螯合（试）剂 /chelating reagent 螯合（试）剂

chelation [kiˈleiʃen] *n.* 螯合作用·chelation group 螯合基团

chelerythrine [ˈki:ləriθrain] *n.* 白屈菜红碱, 白屈菜季胺碱

chelicera [kəˈlisərə]（*pl.* chelacerae [kəˈlisəri:]）*n.* 螯角,（肢）钩角, 螯肢

chelicerate [kəˈlisəreit] *a.* 有螯角（肢）的

chelidonine *n.* 白屈菜碱

chelometric titration [kiləˈmetrik] 螯合滴定

chemical [ˈkemikəl] *a.* 化学的·chemical bond 化学键 /chemical combination 化合 /chemical constant 化学常数 /chemical environment 化学环境 /chemical equilibrium 化学平衡 /chemical equilibrium constant 化学平衡常数 /chemical reactivity 化学反应性 /chemical shift 化学位移 /chemical shift reagent 化学位移试剂

chemical analysis 化学分析

chemical degradation 化学降解

chemical element 化学元素

chemical equation 化学反应（方程）式

chemical equivalent 化学当量

chemical indicator（灭菌）化学指示剂

chemical inertness 化学惰性

chemical interference 化学干扰

chemical ionization 化学电离

chemical pure 化学纯

chemical reference substance 对照品

chemical synthesis 化学合成

chemically [ˈkemikəli] *ad.* 化学（性质）上, 用化学方法

chemically bonded phase 化学键合相

chemically inert 化学惰性

chemiluminescence [ˌkemiˌluːmiˈnesns] n. 化学发光

chemiluminescence detector 化学发光检测器

chenodeoxycholate [ˌkiːnəudiːɔksiˈkəuleit] n. 鹅去氧胆酸盐, 3, 7- 二羟胆酸盐

chenodeoxycholic acid [ˌkiːnəudiːɔksiˈkəulik] n. 鹅去氧胆酸

Cherokee Rose Fruit 金樱子

cherry [ˈtʃeri] n. 樱桃 a. 樱红色的

cherry red 樱红色

chestnut [ˈtʃestnʌt] n. 栗子, 板栗 a. 栗色的

chew [tʃuː] v. 咀嚼, 嚼碎

chewable [tʃuːəbl] a. 可咀嚼的, 可嚼碎的

chewable tablets 咀嚼片

Chicory [ˈtʃikəri] (新) n. 菊苣

Chicory Herb; Chicory Root [ˈtʃikəri] 菊苣 (维吾尔族习用药材, 根或地上部分均可入药)

Chicken's Gizzard-membrane (药材学) 鸡内金

Chicken's Gizzard-skin 鸡内金

chikusetsusaponin Ⅳ n. 竹节参皂苷Ⅳ

child [tʃaild] (pl.children [ˈtʃildrən]) n. 儿童·1g for children 4~6 years of age 4~6 岁儿童 1g/0.5g for children under 3 years of age 3 岁以下儿童 0.5g

chill [tʃil] v. 冷却, 冰冻, 使寒冷 a. 冷的

chilled [tʃild] a. 冷却的, 寒冷的

chilly [ˈtʃili] a. 寒冷的 ad. 寒冷地

chinaberry [ˈtʃainəberi] n. 楝树

Chinaberry Stem Bark and Root Bark (药材学) 苦楝皮

Chinaroot Greenbrier Rhizome [ˈtʃainəruːt ˈgriːnˌbraiə] 菝葜

Chinese [ˈtʃaiˈniːz] n. 中国人 a. 中国人的, 中华的

Chinese Angelica 当归

Chinese Angelica Liquid Extract 当归流浸膏

Chinese Arborvitae Kernel 柏子仁

Chinese Arborvitae Twig and Leaf 侧柏叶

Chinese Asafetida 阿魏

Chinese Atractylodes Rhizome (药材学) 苍术

Chinese Azalea Flower (药材学) 闹羊花

Chinese Caterpillar Fungus 冬虫夏草

Chinese Cinquefoil (Herb) 委陵菜

Chinese Clematis Root 威灵仙

Chinese Clinopodium 断血流

Chinese Clinopodium Herb (药材学) 断血流

Chinese Cork-tree 黄柏

Chinese Date 大枣

Chinese Dwarf Cherry Seed [drɔːfˈtʃeri] 郁李仁

Chinese Eaglewood (药材学) 沉香

Chinese Eaglewood Wood 沉香

Chinese Gall 五倍子

Chinese Gentian [ˈdʒenʃən] 龙胆

Chinese Holly Leaf 枸骨叶

Chinese Honeylocust Fruit [ˌhʌniˈləukəst] 大皂角

Chinese Honeylocust Abnormal Fruit 猪牙皂

Chinese Honeylocust Spine 皂角刺

Chinese Ink 香墨

Chinese Lizardtail Herb [ˈlizədteil] 三白草

Chnese Lobelia Herb 半边莲

Chinese Lovage 藁本 (Chinese Ligusticum Rhizome 藁本; Jeholense Ligusticum Rhizome 辽藁本)

Chinese Magnoliavine Fruit 五味子

Chinese Mahonia Stem 功劳木

Chinese Mosla 香薷

Chinese Mosla Herb (药材学) 香薷

Chinese Onion 大葱

Chinese Paris Rhizome (药材学) 重楼

Chinese Pulsatilla Root 白头翁

Chinese Pyrola Herb (药材学) 鹿衔草

Chinese Rose Flower 月季花

Chinese Silkvine Root-bark 香加皮

Chinese Star Anise 八角茴香

Chinese Starjasmine Stem 络石藤

Chinese Tamarisk Twig 西河柳

Chinese Taxillus Herb 桑寄生

Chinese Thorowax Root 柴胡

Chinese Waxgourd Peel 冬瓜皮

Chinese White Olive 青果

Chinese Wolfberry Root-bark 地骨皮

Chinensis Siphonostegia Herb 北刘寄奴

Chingma Abutilon Seed 苘麻子(冬葵子)

chink [tʃiŋk] n. 裂隙,裂缝,塞孔 v. 使成裂隙,破开

chip [tʃip] n. 碎片,刀片(头) v. 切成碎片,剪碎,削片 * Chip 9g of the pill into pieces. 取丸药 9g,剪碎。

chippy [ˈtʃipi] a. 切碎了的

chiral [ˈtʃirəl] a. 手性的·chiral impurity 手性杂质 /chiral reagent 手性试剂 /chiral recognition 手性识别 /chiral selector 手性选择剂

chiral carbon atom 手性碳原子

chiral chromatography 手性色谱

chiral column 手性柱

chiral molecule 手性分子

chiral separation 手性拆分

chi-square [ˈkaiskwɛə] n. 卡方,x^2 检验

chi-square test 卡方检验

chitin [ˈkaitin] n. 几丁质,壳多糖

chitin shell 几丁质壳

chitinous [ˈkaitinəs] a. 几丁质的,壳多糖的

chitinous cutis [kjutis] 几丁质皮壳

Chlamydia [kləˈmidiə] n. 衣原休属

chloral hydrate [ˈklɔːrəlˈhaideit] 水合氯醛

chloral hydrate TS 水合氯醛试液

chloramine T [ˈklɔːrəmiːn] n. 氯胺 T

chlorate [ˈklɔːrit] n. 氯酸盐

chlorazotic acid [ˌklɔːrəuˈzɔtik] 王水

chloride [ˈklɔːraiːd] n. 氯化物

chlorimide [ˈklɔːrimaid] n. 氯化亚胺

chlorinate [ˈklɔːrineit] v. (使)氯化,用氯消毒

chlorinated [ˈklɔːrineitid] a. 氯化了的

chlorinated lime 漂白粉,含氯石灰

chlorination [ˌklɔːriˈneiʃən] n. 氯化作用,用氯消毒

chlorine [ˈklɔːriːn] n. 氯(Cl)

chlorine dioxide 二氧化氯(杀菌剂)

chlorine TS 氯试剂

chlorine water 氯水

Chlorite Schist [ˈklɔːraitʃist] 青礞石

Chlorite Lapis (拉)青礞石

chloroauric a. 氯化金的

chloroauric acid 氯化金,氯金酸

chlorobenzene [ˌklɔːrəuˈbenziːn] n. 氯苯

chlorobutane [ˌklɔːrəˈbjutein] n. 氯丁烷

chlorobutanol [ˌklɔːrəˈbjutənɔl] n. 三氯叔丁醇

chlorofluorocarbon [ˈklɔːrəuˌfluərəuˈkaːbən] n. 含氯氟烃

chloroform [ˈklɔːrəfɔːm] n. 氯仿,三氯甲烷

chlorogenic acid [ˌklɔːrəuˈdʒenik] 绿原酸

chlorophenothane (DDT) [ˌkləurəˈfiːnəθein] n. 滴滴涕

chloroplast [ˈklɔːrəplæst] n. 叶绿体

chloroplatinic acid [ˌklɔːrəuplæˈtinik] 氯铂酸

chloropropane [ˌklɔːrəˈpəupein] n. 氯丙烷

chlorosulfonic acid [ˌklɔːrəsʌlˈfɔnik] 氯磺酸

chocolate [ˈtʃɔ(ː)kəlit] n. 巧克力;深褐色

Choerospondiatis Fructus (拉)广枣(蒙药)

cholesterol [kəˈlestərɔl] n. 胆固醇

cholesterol monohydrate 胆固醇 - 水合物

cholic [ˈkəulik] a. 胆(汁)的

cholic acid 胆酸

chonglou saponin Ⅰ,Ⅱ,Ⅵ,Ⅶ 重楼皂苷 Ⅰ,Ⅱ,Ⅵ,Ⅶ

chop [tʃɔp] v. 砍,劈,砍倒,剁碎(up) n. 裂口,碎块

chopped [tʃɔpt] a. 切碎了的·chopped meat culture medium 庖肉培养基

chopper [ˈtʃɔpə] n. 切碎机,斩光器

Christina Loosestrife [krisˈtinə] 金钱草

chrom agar candida (科鸡素)念珠菌显色培养基

chroma [ˈkrəumə] n. 色(饱和)度,色品

chromate [ˈkrəumeit] n. 铬酸盐

chromatic [krəuˈmætik] a. 色的,彩色的·chromatic aberration 色差 /chromatic difference 色差 /chromatic dispersion 色散

chromaticity [ˌkrəumə'tisiti] *n.* 色品, 色度(学) ·chromaticity diagram 色品图 /chromaticity index 色品指数

chromatoelectrophoresis [ˌkrəumətəuilektrəufə'ri:sis] *n.* 色谱电泳

chromatogenic [ˌkrəumətə'dʒinik] *a.* 产生颜色的, 显色的·chromatogenic reaction 显色反应 / chromatogenic reagent 显色剂

chromatogram ['krəumətəgræm] *n.* 色谱图, 层析谱 * Measure the peak area of the main component on the chromatogram of the test solution. 测量供试品色谱图上主成分峰面积。

chromatographic [ˌkrəumətəu'græfik] *a.* 色谱法, 色谱的, 层析的

chromatographic band 色谱带

chromatographic behavior 层析行为

chromatographic column 色谱柱

chromatographic condition 色谱条件

chromatographic development 层析展开

chromatographic filter paper 层析滤纸

chromatographic fingerprint (色谱) 指纹图谱

chromatographic grade organic solvent 色谱纯有机溶剂

chromatographic identification 色谱鉴别

chromatographic integral 色谱积分

chromatographic jar 层析缸

chromatographic method 层析方法, 色谱方法

chromatographic peak 色谱峰

chromatographic procedure 色谱分析程序

chromatographic profile 色谱图形

chromatographic retention value 色谱保留值

chromatographic scan 色谱扫描

chromatographic sheet 薄层色谱板

chromatographic solvent 色谱溶剂

chromatographic system 色谱系统

chromatographically [ˌkrəumətəu'gæfikli] *ad.* 色谱分析地

chromatographically pure 色谱纯

chromatography [ˌkrəumə'tɔgrəfi] *n.* 色谱法·absorption chromatography 吸附色谱法 /column chromatography 柱色谱法 /gas chromatography 气相色谱法 /gas-liquid chromatography 气液色谱法 /high performance liquid chromatography 高效液相色谱法 /ion-exchange chromatography 离子交换色谱法 /partition chromatography 分配色谱法 /thin-layer chromatography 薄层色谱法

chromatoplate ['krəumətə,pleit] *n.* 薄层色谱板

chrome [krəum] *n.* 铬(Cr)

chromic ['krəumik] *a.* 铬酸的

chromic acid 铬酸

chromic nitrate 硝酸铬

chromic nitrate TS 硝酸铬试液

chromic-nitric acid method 组织切片中硝铬酸法

chromium ['krəumjəm] *n.* 铬(Cr)

chromium trioxide 三氧化铬

chromogen ['krəumədʒən] *n.* 发色团, 生色团

chromogenic [krəumə'dʒənik] *a.* 生色的, 发色的, 色原的

chromogenic method 显色(基质)法

chromogenic reaction 显色反应

chromogenic reagent 显色试剂

chromophore ['krəuməfɔ:] *n.* 发色团, 生色团

chromoplast ['krəuməplæst] *n.* 有色体(粒)

chromosomal [ˌkrəumə'səuməl] *a.* 染色体的

chromosomal aberration 染色体畸变

chromosome ['krəuməsəum] *n.* 染色体

chromotropate [ˌkrəumə'trɔpeit] *n.* 变色酸盐

chromotropic acid [ˌkrəumə'trəupik] (CTA) 变色酸

chromotropic acid TS 变色酸试液

chronic ['krɔnik] *a.* 慢性的, 长期的

chronic impairment of renal function 慢性肾功能不全

chronic pelvic inflammation 慢性盆腔炎

chronic toxicity 慢性毒性

chron(o)- (词头)时

chronological [krɔnəˈlɔdʒikəl] a. 按时间顺序的

chronometer [krəˈnɔmitə] n. 计时器

Chrysanthemi Flos (拉)菊花

Chrysanthemi Indici Flos (拉)野菊花

Chrysanthemum [kriˈsænθəməm](新) n. 菊花,菊属

Chrysanthemum Cinerariae Folium (拉)除虫菊

Chrysanthemum Flower 菊花

chrysin [kraisin] n. 白杨素

chrysophanol n. 大黄酚

Chuanxiong Rhizoma (拉)川芎

Chuling n. 猪苓

Cibot Rhizome 狗脊

Cibotii Rhizoma (拉)狗脊

Cibotium [siˈbɔːtiəm] n. 金毛狗属

cicada [siˈkeidə,siˈka:də](pl. cicadas,cicadae [siˈkeidiː] n. 蝉

Cicada Slough 蝉蜕

Cicadae Periostracum (拉)蝉蜕

cicatrice [ˈsikətris](pl. cicatrices [ˈsikətrisiz]) n. 痂,伤痕

Cichorii Herba (拉)菊苣(维吾尔药材)

Cichorii Radix (拉)菊苣(维吾尔药材)

Cichorium (拉)n. 菊苣属

cilium [ˈsiliəm](pl. cilia [ˈsiliə]) n. 纤毛,睫毛·cilia of nasal cavity 鼻红毛

Cimicifuga [ˌsimiˈsifjugə](拉)n. 升麻属

Cimicifugae Rhizoma (拉)升麻

cimicifugoside 升麻苷

cineol(e) [ˈsiniɔl] n. 桉油精,桉树脑,桉油醇

Cinnabar [ˈsinəbaː] n. 朱砂 a. 朱红色的

Cinnabaris n.(拉)朱砂

cinnamaldehyde [sinəˈmældihaid] n. 桂皮醛

cinnamic acid [siˈnæmik] 肉桂酸

Cinnamomi Cortex (拉)肉桂

Cinnamomi Ramulus (拉)桂枝

Cinnamomum (拉)n. 樟属

Cinnamon [ˈsinəmən] n. 桂皮,肉桂 a. 黄棕色的

Cinnamon Bark (日)桂皮

Cinnamon Oil 肉桂油

cinobufagin [ˌsinəˈbjuːfədʒin] n. 华蟾酥毒基

Cinquefoil [ˈsiŋkfɔil] n. 五瓣形饰,委陵菜属

circuit [ˈsəːkit] n. 电路·open circuit(切)断(电)路 /short circuit 短路

circular [ˈsəːkjulə] a. 圆形的,循环的 n. 公告·circular dichroism 圆二色性

circulate [ˈsəːkjuleit] v. 循环,流通

circulating [ˈsəːkjuːleitiŋ] a. 循环的

circulating decimal 循环小数

circulating pump 循环泵

circulating water 循环水

circumference [səˈkʌmfərəns] n. 圆周(线),周边

circumferentia [səkʌmfəˈrenʃiə] n. 周缘,环状面,圆周

circumferential [səkʌmfəˈrenʃəl] a. 圆周的,环形的,切向的

circumscissile [ˌsəːkəmˈsisəl] a. 顶裂的,盖裂的

circumstance [ˈsəːkəmstəns] n. 情况,环境·in particular circumstance 在特定的情况下

Cirsii Herba (拉)小蓟

Cirsii Japonici Herba (拉)大蓟

Cirsii Japonica Herba Carbonisata (拉)大蓟炭

Cirsium (拉)n. 蓟属

cis- [sis](词头)顺式

cis-configuration [sis kɔnfigjuˈreiʃən] 顺式构型

cis-cypermethrin n. 顺式 - 氯氰菊酯

cis-effect [ˌsisiˈfekt] 顺式效应

cis-form [ˈsisˈfɔːm] n. 顺式

cis-isomer [ˌsisˈaisəumə] n. 顺式异构体

Cissampelos [siˈsæmpiləs](拉)n. 锡生藤属

Cissampelotis Herba (拉)亚乎奴(锡生藤)

Cistanches Herba (拉)肉苁蓉

cite [sait] v. 引用,援引,提到,举例·cite an

instance(example)举例 /cite as an example 作为一个例子 /cite relevant references 引用相关参考文献

citrate [ˈsitrit] *n.* 柠檬酸盐,枸橼酸盐

Citri Rubrum Exocarpium (拉)橘红

Citri Fructus (拉)香橼

Citri Grandis Exocarpium (拉)化橘红

Citri Reticulatae Pericarpium (拉)陈皮

Citri Reticulatae Pericarpium Viride (拉) 青皮

Citri Reticulatae Semen (拉)橘核

Citri Sarcodactylis Fructus (拉)佛手

citric acid [ˈsitrik] 枸橼酸

Citron Fruit [ˈsitrən] 香橼

citrulline [siˈtrʌliːn] *n.* 瓜氨酸

Citrus [ˈsitrəs] (*pl.* Citruses)(拉)柑橘属

Citrus Oil 橙油

clad [klæd] *v.* 包盖,包壳,包覆金属

cladding [ˈklædiŋ] *n.* 包壳,包覆

claim [kleim] *v. n.* 要求,主张,声称·claimed accuracy 要求(规定)的精确度

clam [klæm] *n.* 蛤蚌

Clam Shell 蛤壳

clamp [klæmp] *n.* 夹子 *v.* 夹住,卡住,固定·clamp securely 卡紧 * Clamp screws with a crosshead screwdriver. 用十字头螺刀固定螺丝。

clap [klæp] *v.* 拍打,敲

clarificant [klæˈrifikənt] *n.* 澄清剂

clarification [klærifiˈkeiʃən] *n.* 澄清作用,澄清法,净(纯)化

clarified [ˈklærifaid] *a.* 澄清了的·clarified liquid 澄清的液体

clarify [ˈklærifai] *v.* 使澄清

clarity [ˈklæriti] *n.* 透明度,澄清度,清晰度

class [klaːs] *n.* 等级,分类·class 1st reagent 一级试剂 /class 1st weights 一级砝码

classified [ˈklaːsfaid] *a.* 分类的

classify [ˈklæsifai] *v.* 分类

clava [ˈkleivʌə] (*pl.* clavae) *n.* 棒状体

clavate [ˈkleiveit] *a.* 棒状体的,锤形的

claw [klɔː] *n.* 爪,爪形物·claw like 爪状的

clay [klei] *n.* 黏土·claw like 黏土样的

clean [kliːn] *a.* 清洁的,洁净的 *v.* 弄干净,使清洁,清洗·clean up 清扫,整理 /clean with... 用…清洗

clean area 洁净区·personnel and material entering/leaving clean area 人和物的进/出洁净区

clean crude drug 净药材

cleaning [ˈkliːniŋ] *n.* 净制,清洁,洗涤·cleaning when buffer solution is used as mobile phase 用缓冲液作流动相的冲洗操作 /cleaning agent 清洁剂

cleanish [ˈkliːniʃ] *a.* 颇清洁的

cleanliness [ˈklenlinis] *n.* 清洁度,洁净度

clear [kliə] *a.* 澄明的,清澈的,透明的 *v.* 清除·clear error message 清除错误信息 /clear liquid 澄明的液体 /clear viscid liquid 澄清黏稠的液体

clearance [ˈkliərəns] *n.* 清除,清理,距离,余地·be a clearance of at least 10cm between M and N M 和 N 之间至少有 10cm 距离

cleavage [ˈkliːvidʒ] *n.* 切开,裂解,断裂,开裂

cleavage agent 裂解剂

cleave [kliːv] *v.* 裂开

cleft [kleft] *n. a.* 裂缝(的),裂开(的)·2-cleft 2 裂 /hilum cleft 脐点裂缝状

Clematidis Armandii Caulis (拉)川木通

Clematidis Radix et Rhizoma (拉)威灵仙

Clematis [ˈklemətis] (拉) *n.* 铁线莲属

Clematis Root and Rhizome 威灵仙

click [klik] *n. v.* (发)喀哒声 * Insert the optical cable's plug into REMOTE connector until it clicks into place. 将光缆线插头插入 REMOTE 端,直到产生喀哒声的位置。

climate [ˈklaimit] *n.* 气候

climatic [klaiˈmætik] *a.* 气候的

climatic zone 气候带

climb [klaim] *v.* 攀登

climbing [ˈklaimiŋ] *n.* 攀登 *a.* 攀缘而上的

Climbing Groundsel Herb 千里光

climbing stem 攀缘茎

cling [kliŋ] (clung) v. 紧贴, 卷住(to), 抱住不放(to)

cling wrap 保鲜膜

clinic [ˈklinik] n. 临床, 诊所

clinic dose 临床用量

clinical [ˈklinikəl] a. 临床(上)的

clinical drug development 临床药物开发

clinical research 临床研究

clinical response 临床反应

clinical safety 临床安全性

clinical safety data management 临床安全性资料管理

clinical safety information 临床安全性信息

clinical study 临床研究

clinical trial 临床试验

clinical trial application (CTA) 临床试验申请

clinically [ˈklinikli] ad. 临床地

clinker [ˈkliŋkə] n. (盐的)熔块, 烧结块 * It is crystals or clinkers. 为结晶或熔块。

Clinopodii Herba (拉)断血流

Clinopodium n. 风轮菜属

Clinopodium Herb 断血流

clip [klip] n. 夹子, 短剪 v. 夹, 剪

clitellum [klaiˈteləm] (pl. clitella [klaiˈtelə]) n. (蚯蚓等的)环带, 生殖带

clockwise [ˈklɔkwaiz] a.ad. 顺时针方向的(地), 右转的(地), 右旋的(地)

clog [klɔg] v. 堵塞, 塞满, 塞住 * If suction filter is clogged, clean it in an ultrasonic bath. 如果吸滤器堵塞, 用超声清洗器清洗。/When solid particles in the solvent are drawn into the HPLC system, they can clog the top of the chromatographic column. 当溶剂存在固体微粒时, 能够排入 HPLC 系统, 能使色谱柱顶端堵塞。

clogging [ˈklɔgiŋ] n. 堵塞, 闭合, 止动, 黏附 * Suspended particles will lead to column clogging. 悬浮粒子将导致柱子被堵塞。

clone [kləun] n. 克隆, 纯种细胞 v. 无性繁殖, 复制

cloning [ˈkləuniŋ] n. 克隆, 无性繁殖

close [kləus] v. 关闭, 结束 a. 紧密的, 关闭的, 接近的·close key 锁定键 /close related structures 结构相近的

closed [kləuzd] a. 关闭的, 闭锁性的

closed bundle 闭锁性维管束

closeness [ˈkləusnis] n. 精密, 接近, 密集

Clostridium [kləuˈstridiəm] (pl. clostridia [kləuˈstridə]) n. 梭菌属, 梭状芽胞杆菌属

clostridium enrichment medium 梭菌增菌培养基

Clostridium sporogenes 产芽胞梭状芽胞杆菌

closure [ˈkləuʒə] n. 封闭物, 闭塞物, 关闭, (容器)罩, 密闭系统, 截止, 截流

clot [klɔt] v. 结块, 烧结, (使)成团 n. 凝胶, 块状物

cloud [klaud] n. 云(雾), 云状物

clouding [ˈklaudiŋ] n. 混浊, 模糊

cloudness [ˈklaudnis] n. 混浊, 不透明性

cloudy [ˈklaudi] a. 混浊的, 不透明的

Clove [kləuv] n. 丁香

Clove Fruit 母丁香

Clove Fruit Oil 丁香油

cluster [ˈklʌstə] n. (一)簇 v. 簇生

cluster crystal 簇晶

Cluster Mallow Fruit [ˈmæləu] (蒙药)冬葵果

Cnidii Fructus (拉)蛇床子

Cnidium (拉) n. 蛇床属

Cnidium Monnieri Fruit (日)蛇床子

Cnidium Rhizome (日)川芎

CoA (coenzyme A) 辅酶 A

coagulable [kəuˈægjuləbl] a. 可凝固的

coagulable protein 可凝蛋白

coagulant [kəuˈægjulənt] n. 促凝剂, 凝血剂 a. 促凝的

coagulase [kəuˈægjuleis] n. (血浆)凝固剂

coagulate [kəuˈægjuleit] v. 使凝固, 使凝结

coagulative [kəuˈægjuleitiv] a. 可凝固的, 促凝固的

coagulation [kəuˌægjuˈleiʃən] n. 凝结, 凝固 ·blood coagulation 血凝固

coarse [kɔ:s] *a.* 粗粒的,粗糙的

coarse grain 粗颗粒,(压片)大颗粒

coarse mesh 粗孔筛

coarse powder 粗粉

coarse screening 粗筛

coarse vacuum 低真空

coarsely [ˈkɔ:sli] *ad.* 粗(糙)地

Coastal Glehnia Root [ˈkəustəl] 北沙参

coat [kəut] *n.* 包衣,外衣,涂层 *v.* 包衣,包合,覆盖 * Coat the volatile oil with 15g of β-cyclodextrin. 挥发油用 15g β- 环糊精包合。/Coat with a mixture of talcum powder and equal amount of ferroferric oxide. 用滑石粉与等量的四氧化三铁混合物包衣。/Coat with cinnabaris. 包朱砂衣。/Coat with corn protein. 用玉米朊包衣。/Coat with film. 包薄膜衣。/Coat with glue. 包胶衣。/Coat with sugar. 包糖衣。/Coat with 100g of talc powder for inner layer and a mixture of 25g of cinnabaris powder and 100g of talc powder for outer layer. 用滑石粉 100g 包内衣,再用朱砂粉 25g,滑石粉 100g 配研均匀,包外衣。

coated [ˈkəutid] *a.* 涂有…的,有涂层的,有覆盖的·coated capillary 涂层毛细管 /coated on a solid support 涂于固体载体上 /coated pills 包衣丸剂 /coated tablets 包衣片剂 /coated with gold 包金衣 /coated volatile oil 包结了的挥发油,挥发油包结物 /coated with betacyclodextrin 用 β- 环糊精包合

coating [ˈkəutiŋ] *n.* 包,覆盖,涂层

coating material 包衣材料

cobalt [ˈkəubɔ:lt] *n.* 钴(Co)·cobalt glass 由钴制成的蓝色玻璃

cobaltinitrite [ˌkəubɔ:ltiˈnaitrait] *n.* 亚硝酸根高钴酸盐

cobaltous [kəuˈbɔ:ltəs] *a.* (正二价)钴的

Cochinchina Momordica Seed 木鳖子

Cochinchinese Asparagus Root 天冬

cock [kɔk] *n.* 公鸡,旋塞

Cockscomb [ˈkɔkskəum] *n.* 鸡冠花

Cockscomb Flower 鸡冠花

Cocklebur [ˈkɔklbə:](新) *n.* 苍耳(子)

Cocklebur-like Amomum Fruit (药材学) 砂仁

cocoa [ˈkəukəu] *n.* 可可豆

cocoa butter 可可豆脂

cocoon [kəˈku:n] *n.* 茧

code [kəud] *n.* 法则,规范,密码 *v.* 编码,编号,制定法则·authentication code 识别码 / brevity code 简码 /class code 类别符号 / code element 码元 /code number 编码(数) 编号

codeine [ˈkəudi:n] *n.* 可待因,甲基吗啡

codeine phosphate 磷酸可待因

coding [ˈkəudiŋ] *n.* 编码,译码,编制程序·coding sequence 编码序列 /coding system 编码系统

Codonopsis (拉) *n.* 党参属

Codonopsis Radix (拉) 党参

coefficient [ˌkəuiˈfiʃənt] *n.* 系数·proportionality coefficient 比例常数 /reduction coefficient 换算系数·coefficient of diffusion 扩散系数

coefficient of distribution 分配系数

coefficient of variation(CV) 变异系数

coenzyme [kəuˈenzaim] *n.* 辅酶

coexist [kəuigˈzist] *v.* 共存,(化合物)同时存在·coexist with... 与…同时存在

coherence [kəuˈhiərəns] *n.* 附着,黏附,凝聚,内聚力

cohesive [kəuˈhi:siv] *a.* 有内聚力的,黏附的,有附着性的

Coicis Semen (拉) 薏苡仁

coil [kɔil] *n.* 线圈,蛇管,旋管 *v.* 把…卷成圈(up)·coil up in disc-shape 圈成盘形

coil condenser 蛇形冷凝器

Coin-like White-banded Snake 金钱白花蛇

coincide [kəuinˈsaid] *v.* 与…相同(符),与…一致(with)

coincidence [kəuˈinsidəns] *n.* 一致,符合,同时发生,同时存在之事

coincident [kəuˈinsidənt] *a.* 同时发生的,巧

合的,占同一地方同一位置的

Coix [ˈkəuiks] *n.* 薏苡属

Coix Seed 薏苡仁

coke [kəuk] *n.* 焦炭

colalin [ˈkəuləlin] *n.* 胆酸

cold [kəuld] *a.* 冷的

cold maceration 冷浸

cold maceration extraction method 冷浸法

cold maceration method 冷浸法

cold place 冷处

cold steam producing atomizer 冷蒸气发生原子化器

cold water 冷水

coliform [ˈkəuliˌfɔːm] *n.* 大肠菌群,大肠菌类

coliform count 大肠菌群数

colla [ˈkɔlə] *n.* 胶

Colla Carapax et Plastrum Testudinis 龟甲胶

Colla Corii Asini (拉) 阿胶

Colla Cornus Cervi (拉) 鹿角胶

collaborate [kəˈlæbəreit] *v.* 合作,协作 ·collaborate with sb. 与某人合作

collaboration [kəˌlæbəˈreiʃən] *n.* 合作,协作

collaborative [kəˈlæbəreitiv] *a.* 协作的

collaborative study 协作实验研究

collaborator [kəˈlæbəreitə] *n.* 合著者,共同研究者

collagen [ˈkɔlədʒən] *n.* 胶原(蛋白)

collagenous [kɔˈlædʒinəs] *a.* 胶原的

collagenosis [kɔˌlædʒiˈnəusis] *n.* 胶原性疾病

collateral [kɔˈlætərəl] *a.* 并行的,(维管束) 外韧型的

collateral vascular bundles 外韧型的维管束

collect [kəˈlekt] *v.* 收集,采集,捕捉·collect aromatic aqueous liquid 收集芳香水 / collect image 采集图像 /collect in batches 分批采集 * Collect about 10ml of eluate in a 25ml volumetric flask. 将 10ml 洗脱液收集于 25ml 量瓶中。/Collect the distillate in a receiver containing 10ml of water and 2ml of ammonia TS and cool on an ice bath. 将蒸馏液收集于装有 10ml 水和 2ml 氯试液的收集器内,置于冰浴上。/ Collect the plaster and soak into water. 收膏,浸于水中。/ It is collected all year round. 全年采收。

collection [kəˈlekʃən] *n.* 收集,收取,聚集,标本 * Consist of a collection of numerous corollas. 由无数花冠聚集而成。

Collective fruit 聚花果

collector [kəˈlektə] *n.* 收集器

collenchyma [kəˈleŋkimə] *n.* 厚角组织

collenchymatous [kəˈleŋkinætəs] *a.* 厚角的

collenchymatous cell 厚角细胞

collenchymatous tissue 厚角组织

collet [ˈkɔlit] *n.* 根茎,底托

collide [kəˈlaid] *v.* 碰撞

colligative [ˈkɔligeitiv] *a.* 取决于粒子属性的,浓度相关的,依数性的

colliquative [kəˈlikwetiv] *a.* 液化的,溶(熔,融)化的

collision [kəˈliʒən] *n.* 碰撞

colloid [ˈkɔlɔid] *n.* 胶体 *a.* 胶体的,胶状的

colloidal [kəˈlɔidəl] *a.* 胶体的,胶状(样)的

collosol [ˈkɔləusɔl] *n.* 溶胶

collum [ˈkɔləm] *n.* 颈

colon [ˈkəulən] (*pl.* cola [ˈkəulə]) *n.* 结肠

colonic [kəˈlɔnik] *a.* 结肠的

colonic-coated product 结肠溶性制剂

colony [ˈkɔləni] *n.* 菌落,集落

colony-forming unit 菌落(集落)形成单位

colony isolation 菌落分离

colony-stimulating factor (ICH) 集落刺激因子

color [ˈkʌlə] *n.* 颜色,色度,变色 *v.* 染色 * It colors the saliva yellow on chewing. 咀嚼时唾液染成黄色。

coloration [kʌləˈreiʃən] *n.* 染色(法),着色(法),色彩,显色

coloration reactions 显色反应

colour=color *n.* 颜色,色度,变色 *v.* 染色 * If the color is described in a combination of two colors,the main color is the later color.(制剂性状)如果颜色被描述为组合颜色时,其主要颜色是指后面的颜色。/ Titrate until the color turns from pale red to pale green.滴定至由浅红色变为浅绿色。/ Color changes from red to blue. 变色范围由红至蓝。

color aberration 色差

color blindness 色盲

color change of indicator 指示剂变色范围,指示剂变色域

color changing 变色

color difference 色差

color difference meter 色差计

color difference meter method 色差计法

color developing agent 显色试剂

color express system 表色系统

color fading 褪色

color matching solution 标准比色液

color matching solution Y6 黄色 6 号标准比色液

color of solution 溶液颜色(检查法)

color range of indicator 指示剂变色范围

color reaction 显色反应

color reagent 显色试剂

color tone (薄层色谱斑点)色调

colored [ˈkʌləd] *a*. 有色的

colored mass 色块

Colored Mistletoe Herb 槲寄生

colored spot 色斑

colored zone 色带

colorful [ˈkʌləful] *a*. 多色的

colorless [ˈkʌləlis] *a*. 无色的·almost colorless 几乎无色

colorimetry [ˌkʌləˈrimitri] *n*. 比色法

Coltsfoot [ˈkəultsfut] *n*. 款冬

Coltsfoot Flower 款冬花

Columbia [kəˈlʌmbiə] *n*. 哥伦比亚

Columbia agar culture medium 哥伦比亚琼脂培养基

columbianadin 二氢欧山芹当归内酯,哥伦比亚内酯

columbin 古伦宾,咖伦巴根苷,非洲防己苦素

column [ˈkɔləm, ˈkɑːləm] *n*. 柱,(表格)纵行

column bed-height 柱床高度

column behavior 柱行为

column chromatography 柱色谱法

column classification 柱分类

column conditioning 柱调节

column cross-section 柱截面

column diameter 柱直径

column dimension 柱尺寸

column efficiency 柱效

column end plug 柱端塞(子)

column headed 纵行标题 * The column headed JP 15 shows the items as they appear in JP 15. 纵行标题 15JP 表示为在日本药局方第 15 版的条目。

column holder 柱支架

column inlet 柱入口

column joint 柱接头

column life 柱寿命

column length 柱长

column outlet 柱出口

column oven 柱温箱

column pressure 柱压

column radius 柱半径

column regeneration 柱再生

column stability 柱稳定性

column stay 柱支架

column support 柱载体

column system 柱系统

column temperature 柱温

columnar [kəˈlʌmnə] *a*. 柱状的,圆筒形的

columnar crystal 柱状结晶

combination [kɔmbiˈneiʃən] *n*. 组(化)合,合并,复合·combination product(ICH)复方制剂·in combination with... 与…共同结合

combine [kəmˈbain] *v*. 结合,化合,合并·combine the decoctions合并煎液/combine the filtrate and washing solution 滤液与洗液合并 * Combine the concentrate with the above liquid extract. 将浓缩物与上述提取

物合并。

combined [kəmˈbaind] *a.* 结合的

combined anthraquinone 结合蒽醌

combined error 总误差

combined filtrate 合并(的)滤液

Combined Spicebush Root 乌药

combined water 结合水

combust [kəmˈbʌst] *v.* 燃烧, 烧起来, 被烧掉

combustibility [kəmˌbʌstəˈbiliti] *n.* 可燃性, 燃烧性·spontaneous combustibility 自燃性

combustible [kəmˈbʌstəbl] *n.* 易燃品, 可燃物 *a.* 易燃的, 可燃的·combustible gas 燃气

combustion [kəmˈbʌstʃən] *n.* 燃烧·method for oxygen flask combustion 氧瓶燃烧法

combustion lamp 燃烧灯(头)

combustion-supporting 助燃

combustive [kəmˈbʌstiv] *a.* 可燃的

command [kəmaːnd] *n. v.* 命令, 指令

command code 操作(指令)码

Commassie brilliant blue R-250 考马斯亮蓝 R-250(凝胶电泳, 蛋白染色专用)

Commassie staining 考马斯染色法

Commelina (拉) *n.* 鸭跖草属

Commelinae Herba (拉)鸭跖草

commence [kəˈmens] *v.* 开始, 着手

commensurate [kəˈmənʃərit] *a.* 同数量的, 同单位的, 同等大小的(with), 成正比的, 与…相当的(to, with)

commensuration [kəmənʃəˈreiʃən] *n.* 数字修约, 相称

commercial [kəˈməːʃəl] *a.* 市售的, 商业的, 贸易的

commercial-scale (ICH) 生产规模, 上市规模

commercial availability 可以买到的

commercial kit 商用试剂盒

commercial ready-made media 商业化培养基

commercially [kəˈməːʃəli] *ad.* 商用地

commercially-available 可购的

commingle [kəˈmiŋgl] *v.* 掺和, 混杂

comminute [ˈkɔminjuːt] *v.* 粉碎, 弄成粉末

comminuter [ˈkɔminjuːtə] *n.* 粉碎机

Commiphora [kɔˈmifərə] *n.* 没药属

commission [kəˈmiʃən] *n.* 委员会

commissura [kəˈmisjuərə] (*pl.* commissurae) *n.* 接合面

commissural [kəˈmisjuərəl] *a.* 合缝处的, 接合面的, 接合点的

commissure [ˈkɔmisjuə] *n.* 接合面(点), 合缝处, (昆虫)接索

commit [kəˈmit] *v.* 委托, 责成·commit oneself to... 保证做…

commitment [kəˈmitmənt] *n.* 承诺, 保证

committee [kəˈmiti] *n.* 委员会

committee for proprietary medical products 专利医药商品委员会

commodity [kəˈmɔditi] *n.* 商品, 日用品

common [ˈkɔmən] *n. a.* 普通(的), 常见(的), 公用(的)

Common Andrographis Herb 穿心莲

Common Anemarrhena Rhizome 知母

Common Aucklandia Root 木香

Common Bletilla Tuber 白及

Common Bletilla Pseudobulb (药材学)白及

Common Bombax Flower (药材学)木棉花

Common Burreed Tuber 三棱

Common Carpesium Fruit 鹤虱

Common Cephalanoplos Herb (药材学)小蓟

Common Cissampelos Herb 亚乎奴(锡生藤)

Common Clubmoss Herb 伸筋草

Common Cnidium Fruit 蛇床子

Common Coltsfoot Flower 款冬花

Common Curculigo Rhizome 仙茅

Common Dayflower Herb 鸭跖草

common drugs 一般药材

Common Ducksmeat Herb 浮萍

Common Fenugreek Seed 胡芦巴

Common Fibraurea Stem 黄藤

Common Floweringqince Fruit 木瓜

Common Gendarussa Herb 小驳骨

Common Goldenrod Herb 一枝黄花

Common Heron's bill Herb; Wilford Granesbill Herb 老鹳草(前者叫长嘴老鹳草;后者叫短嘴老鹳草)

Common Jasminorange Leaf and Twig (药材学)九里香

Common Hogfennel Root (药材学)前胡

Common Knotgrass Herb 萹蓄

Common Lamiophlomis Herb 独一味(藏药)

Common Lophatherum Herb (药材学)淡竹叶

Common Macrocarpium Fruit (药材学)山茱萸

Common Monkshood Mother Root 川乌

common petiole 复叶的叶柄,总叶柄

Common Picria Herb 苦玄参

Common Rush 灯心草

Common Scouring Rush Herb 木贼

Common Selfheal Concentrated Decoction 夏枯草膏

Common Selfheal Fruit-spike 夏枯草

Common Sinopodophyllum Fruit 小叶莲(藏药)

Common St. John's Wort Herb 贯叶金丝桃

Common Trumpetcreeper Flower (药材学)凌霄花

Common Vladimiria Root 川木香

Common Yam Rhizome 山药

communicable [kəˈmjuːnikəbl] a. 能表达的,可传播的,有传染性的

compact [kəmˈpækt] a. 紧密的,致密的 ·texture compact(药材)质地坚实

companion cell [kəmˈpænjən] n. 伴胞

company [ˈkʌmpəni] n. 公司

company core data sheet (CCDS)(ICH) 公司核心资料表

comparability [ˌkɔmpərəˈbiliti] n. 可比性

comparative [kəmˈpærətiv] a. 比较的

comparative data 比较数据

comparative result 比较结果

comparative test 比较试验

comparator [kəmˈpærətə] n. 对照剂,对比物

comparator product 对照药物

compare [kəmˈpɛə] v. 比较·compare M with (to) N 将 M 与 N 比较 * Compare the content of tablet with average content, not more than 1 tablet with limit of content variation greater than ±15%, and none greater than ±25%. 每片含量与平均含量相比,含量差异大于 15% 者,不得多于 1 片,并不得超过 25%。

comparison [kəmˈpæris(ə)n] n. 比较·in the comparison with... 与…比较

compartment [kəmˈpɑːtmənt] n. 间隔,格分 v. 成间隔,分隔

compatibility [kɔmˌpætəˈbiliti] n. 相容性,兼容性,不忌配合 * The compatibility of plastic container with pharmaceutical products should be judged for each combination of container and the specific pharmaceutical product to be contained therein. 对容器和特定药品的每一组合,塑料瓶与药品的相容性应予评价。/ Compatibility is not suitable for other strong acidic drugs in intravenous use. 静脉滴注时,不宜与强酸性药物配伍。

compendial method 药典方法

compendium [kəmˈpendiəm] (pl. compendiums, compendia) n. 提纲,概要,梗概,目录

compensate [ˈkɔmpenseit] v. 补充,弥补 * Compensate the loss of the weight with water. 用水补足减失重量。

compensation [ˌkɔmpenˈseiʃən] n. 补偿

competence [ˈkɔmpitəns] n. 能力,胜任,活性,资格,权限

competent [ˈkɔmpitənt] a. 有资格的,能胜任的

competent authority 管理部门,主管部门

complanatoside A n. 沙苑子苷 A

complement [ˈkɔmplimənt] n. a. [ˈkɔmpliment] v. 补充

complementary [ˌkɔmpliˈmentəri] a. 补充的

complementary operation 补充操作

complementary technique 辅助工艺

complementary DNA sequence（c DNA）互补 DNA 序列

complete ［kəmpli:t］ a. 完整的，全部的

compete data package（ICH）完整的资料集

completely ［kəmˈpli:tli］ ad. 完全地

completion ［kəmˈpli:ʃən］ n. 完成，结束

complex ［ˈkɔmpleks］ n. 络合物 a. 络合的，复杂的，综合的 v.（形成）络合

complex ion 络离子

complexant ［kəmˈpleksænt］ n. 络合剂，配位剂

complexation ［kɔmplekˈseiʃən］ 络合作用

complexation reaction 络合反应

complexing ［kəmˈpleksiŋ］ a. 络合的 n. 络合，配位

complexing agent 络合剂

complexometric ［ˌkɔmpleksɔˈmetric］ a. 络合滴定的

complexometric indicator 络合滴定指示剂

complexometric titration 络合滴定

complexometry ［ˌkɔmplekˈsɔmitri］ n. 络合滴定法

compliance ［kəmˈplaiəns］ n. 听从·in compliance with 依照，依从 /make the content in compliance with the requirement 使含量符合规定

complicate ［ˈkɔmplikeit］ v. 使复杂，使恶化

complicated ［ˈkɔmplikeitid］ a. 复杂的，麻烦的，难做的

complication ［ˌkɔmpliˈkeiʃən］ n. 复杂化，复杂性

comply ［kəmˈplai］ v. 遵 照，依 从（with）·comply with requirement 按照要求符合规定 /comply with following requirements 按照方法测定符合下列要求 * Comply with the general requirements for pills （Appendix I A）. 应符合（制剂通则）丸剂项下有关的各项规定（附录 I A）。/ Comply with Identification test（1）under M. 照 M（药品）之鉴别（1）项下鉴别应符合规定。/Comply with the general requirements for liquid extracts and extracts 应符合流浸膏和浸膏剂项下有关各项规定。/Comply with the method for percolation as described under liquid extract and extracts using ethanol containing 0.1% of hydrochloric acid as solvent. 照流浸膏剂与浸膏剂项下的渗漉法，用含 0.1% 盐酸乙醇作溶剂渗漉。/ Comply with regulation of M content and N content. 使 M 含量和 N 含量均符合规定。/Comply with the test for pyrogens, using 1ml per kg of the rabbit's weight. 取本品，照热原测定法检查，剂量按每家兔体重注射 1ml，应符合规定。/Comply with the test for undue toxicity. 照异常毒性检查法检查，应符合规定。

component ［kəmˈpəunənt］ n. 成 分，元 件，组成部分 a. 成分的，组成的·components of valve system 阀门系统之元件 /critical component 关键性的组成部分 /efficient component 有效成分 /index component 指标成分 /sort component 类别成分 /volatile component 挥发性成分 * Each component of the system is controlled individually. 系统中每一个部件均可单独使用。

component determination （日）成分测定

component validation （电脑硬件）部件认证

compose ［kəmˈpəuz］ v. 组 成，构 成·to be composed of... 由 … 组 成 * In nature, all color can be composed of a mixture of proper ratio of red, green and blue. 自然界中所有颜色都是由红绿蓝色按不同比例组成的。

composite ［ˈkɔmpəzit］ n. 组合，复合物 a. 复合的，集合的

composition ［kɔmpəˈziʃən］ n. 组成，成分·chemical composition 化学成分 /contained composition 含有的成分

compound ［kɔmˈpaund］ n. 化合物 v. 调合，配药，掺合 a. 复方的·compound berberine hydrochloride tablets 复方黄连素片 / compound calcium bilirubin 复合胆红素钙 / compound phellodendron powder for cataplasm（日）复方黄柏粉泥罨剂 / compound rhubarb and senna powder（日）复方大黄番泻叶散 /compound scopolia extract and diastase powder（日）复方东莨菪浸膏淀粉酶粉

compound eyes 复眼

compound granules（淀粉）复粒·compound granules, composed（consisting）of 2~3 components 复粒，由 2~3 分粒组成

compound prescription 复方

compound sieve plate 复筛板（由几个筛域排列成梯状或网状的筛板）

compounding [kəmˈpaundiŋ] n.配合，配料，复合

compounding in parallel 并联（电路）

compounding in series 串联（电路）

comprehension [ˌkɔmpriˈhenʃən] n.理解，包含

compress [kəmˈpres] v.压缩，挤压 * Compress into 1000 tablets. 压制成 1000 片。

compressed [kəmˈprest] a.压缩的，压扁的，皱缩的

compressed gas 压缩气体

compressed-spheroidal 扁球形

compressibility [kəmpresiˈbiliti] n.压缩性，可压度，压缩率

compressibility coefficient 压缩系数

compressibility compensation 压缩系数补偿

compression [kəmˈpreʃon] n.压缩，压榨，加压

compression method 压制法

comprise [kəmˈpraiz] v.包含，由···组成，构成 * Identification test comprises the following items. 鉴别试验包括以下项目。

compromise [ˈkɔmprəmaiz] n.a.v.妥协（的），折衷（的），损害（的），综合考虑（的），放弃（的）* Media quality is compromised by overheating or potential contamination. 培养基的质量由过热或潜在污染综合考虑。

computation [ˌkɔmpjuˈteiʃən] n.计算·computation sheet 计算表格 /analog

（ue）computation 模拟计算 /correction computation 校正计算 /hand computation 笔算 /manual computation 人工计算

computational [ˌkɔmpjuˈteiʃənəl] a.计算上的

computational error 计算误差

computational method 计算方法

computational problem 计算题

compute [kəmˈpjuːt] v.n.（用电脑）计算 * Compute the equivalent volume after determing the density. 在测定密度后用电脑计算出相应的体积。

computer [kəmˈpjuːtə] n.计算机，电脑

computer code 计算机代码

computer control 计算机控制

computer instruction 计算机指令

computer program 计算机程序

computer retrieval 计算机检索

computer simulation 计算机模拟

computer system 计算机系统

concave [ˈkɔnˈkeiv] a.凹（面）的

concavity [kɔnˈkæviti] n.凹面，成凹形

concentrate [ˈkɔnsentreit] v.集中，聚集，浓缩 n.浓缩物 * Concentrate the filtrate to a quantity（ten to one crude drug in proportion）. 滤液浓缩至适量（与药材量之比为 10∶1）。/Concentrate the filtrate to a thin extract with relative density of 1.20（80-85℃）. 滤液浓缩至相对密度为 1.20 的清膏（80~85℃热测）。/Concentrate the oily filtrate until it condenses to pills on dripping. 将油滤液浓缩，直至滴水成珠（炼至滴水成珠）。/Concentrate under 60℃ in vacuum to a thin extract with a relative density 1.10-1.15（50℃）.60℃以下减压浓缩至相对密度为 1.10~1.15 的清膏（50℃热测）。

concentrated [ˈkɔnsentreitid] a.浓缩的，浓的

concentrated ammonia solution 浓氨溶液

concentrated decoctions 煎膏剂，膏滋

concentrated honeyed pills 浓缩蜜丸

concentrated hydrogen peroxide solution

浓过氧化氢溶液

concentrated liquids for injection 注射用浓溶液

concentrated pills 浓缩丸

concentrated solutions for injection 注射用浓溶液

concentrated watered pills 浓缩水丸

concentrated water-honeyed pills 浓缩水蜜丸

concentration [ˌkɔnsenˈtreiʃən] *n.* 浓度·a concentration 一定浓度 /acid concentration 酸浓度 /ion concentration 离子浓度 / concentration accuracy 浓度准确度 / concentration difference 浓度差 /concentration gradient 浓度梯度 /concentration method 浓缩法 /concentration-response relationship 浓度效应关系 / concentration of antimicrobial preservatives 抑菌剂的浓度 * Obtain a solution having a concentration within the range of the concentration of the standard solution. 得到了一种浓度在对照品浓度范围内的溶液。

concentric(al) [kənˈsentrik(əl)] *a.* 同中心的

concentrical circle 同心圆

concentrical ring 同心环

concept [ˈkɔnsept] *n.* 概念,方案,基本原理

conch [kɔŋk, kɔntʃ] *n.* 贝壳,螺

concha [ˈkɔŋkə] (*pl.*conchae)(拉) *n.* 贝壳,蛤壳

Concha Arcae 瓦楞子

Concha Haliotidis (拉)石决明

Concha Margaritifera (拉)珍珠母

Concha Meretricis seu Cyclinae (拉) 蛤壳(文蛤或青蛤)

Concha Ostreae (拉)牡蛎

Concha Ostreae (calcined) (拉)牡蛎(煅)

conchoid [ˈkɔŋkɔid] *n.* 蚌线,螺旋线

conchoidal [kɔŋˈkɔidəl] *a.* 蚌线的,螺旋线的,贝壳状的

concise [kənˈsais] *a.* 简明的,扼要的,短的

conclude [kənˈkluːd] *v.* 结束,结论,订立·conclude contract 订合同

conclusion [kənˈkluːʒən] *n.* 结论,推断,结束·come to a conclusion 得出结论 /draw a conclusion 得出结论

concomitant [kənˈkɔmitənt] *a.* 相伴的,共同的

concomitant medications 伴随用药

concomitantly [kənˈkɔmitəntli] *ad.* 相伴地,共同地 * The test should be carried out with a reference substance concomitantly. 试验应与对照品同时进行。

concord [ˈkɔŋkɔːd] *n.* 一致,协调,和谐

concordance [kənˈkɔːdəns] *n.* 一致,协调,和谐·be in concordance 一致,协调 /in concordance with 依照,符合

concordancy [kənˈkɔːdənsi] *n.* 和谐,一致

concordant [kənˈkɔːdənt] *a.* 一致的(with) * The retention time of the main peak obtained with the test solution and the reference solution is concordant with each other. 供试品溶液主峰的保留时间与对照品溶液保留时间一致。

concrete [ˈkɔnkriːt] *n.* 凝结物 [kənˈkriːt] *v.* 凝结

concretio [kənˈkriːʃiəu] (拉) *n.* 结石,粘连,凝结(物)

Concretio Silicea Bambusae (拉)天竺黄

concurrent [kənˈkʌrənt] *a.* 和…一起发生的,并行的,并存的,共同起作用的

concurrent control 并行对照

condensate [kənˈdenseit] *n.* 冷凝液,冷凝物;聚合物 *v.* 冷凝,凝聚·condensate film 凝胶片

condensated [kənˈdenseitid] *a.* 冷凝了的

condensated water 冷凝水

condensation [ˌkɔndenˈseiʃən] *n.* 冷凝作用

condensation tube 冷凝管

condensation water 冷凝水

condense [kənˈdens] *v.* 冷凝,浓缩 * Condense the filtrate to 2ml. 滤液浓缩至 2ml。/It condenses to pills on dripping. 浓缩至滴水成珠。

condenser [kənˈdensə] *n.* 冷凝器·ball

condenser 球形冷凝器 /coil condenser 蛇形冷凝器 /direct condenser 直形冷凝器 / helical condenser 螺旋形冷凝器 /reflux condenser 回流冷凝器

condensing [kən'desiŋ] a. 冷凝的, 凝聚的

condensing agent 冷凝剂

condition [kən'diʃən] n. 条件, 状况·the same condition 相同条件 v. 规定, 以…为条件

conditioned [kən'diʃənd] a. 附有条件的 ·conditioned with 10ml of methanol 规定用甲醇 10ml

conditioning [kəndiʃəniŋ] n. 调节, 限定, 改善

conduct [kən'dʌkt] v. 实施, 进行, 传导 ·conduct the animal test 进行动物试验 * Conduct the assay as described under N, beginning at the words 'extract the solution with portions of 10ml quantities of solvent'. 照 N(药品)的含量测定项下, 自 "用溶剂分次提取, 每次 10ml" 起, 依法测定。/Conduct this procedure without exposure to daylight.(依法)进行避光操作。

conductance [kən'dʌktəns] n. 传导, 导电(性)

conductibility [kəndʌkti'biliti] n. 传导性, 导电性

conducting tissue [kə'dʌktiŋ] (植物)输导组织

conductivity [ˌkɔndʌk'tiviti] n. 传导率(系数), 导电率(系数)

conductor [kən'dʌktə] n. 导体

conduit ['kɔndit] n. 导管

Condurango [ˌkɔndju'ræŋgəu] (日)n. 康德郎皮, 南美牛奶菜皮

cone [kəun] n. 圆锥体, 圆锥头部

cone filter 锥形漏斗

cone-shaped 圆锥形的

confidence ['kɔnfidəns] n. 信任, 相信, 置信度·confidence degree 置信度 /confidence interval 置信区间 /confidence limit 置(可)信限

confidential [ˌkɔnfi'denʃəl] a. 可信任的, 保密的·confidential limit 可信限

configuration [kənˌfigju'reiʃən] n. 构形, 整体形态, (设备)配置

configure [kən'figə] v. 使成形, 按规定要求进行

confine [kən'fain] n. 界限, 范围 v. 限制在…范围, 邻接

confined [kən'faind] a. 有限制的, 约束的 ·to be confined... 被限制在…, 局限于…

confirm [kən'fə:m] v. 进一步证实, 使坚定, 确定, 认可, 批准, 依照, 遵从, 根据 * It should be confirmed that no precipitate remains at the bottom of the vessel. 应确定容器底部不残留沉淀。

confirmation [ˌkɔnfə'meiʃən] n. 证实, 确认, 认可·in confirmation of 以便证实

confirmation of PCR products PCR 产物的确认

confirmative [kən'fə:mətiv] a. 确定的, 证实的

confirmatory [kən'fə:mətəri] a. 确定的, 证实的

confirmatory study (ICH) 确认研究

confirmed [kən'fə:md] a. 证实的, 确认的, 成习惯的 * It is confirmed that it is incompatible with lobeline. 已确认它与山梗菜碱不能配伍。

conform [kən'fə:m] v. 使符合(一致), 遵从, 根据·conform sth. to sth. 使…与…一致 / conform with the requirement 按照检查符合规定

conformance [kən'fə:məns] n. 一致性, 适应性·conformance to specification (ICH) 符合规范 /in conformance to GLP requirement 按照 GLP 法规要求符合规定

conformation [ˌkɔnfɔ:'meiʃən] n. 构象, 构型

conformity [kən'fɔ:miti] n. 遵照, 符合, 一致 (to, with)·in conformity to (with) 应符合…, 依据, 根据 * The results should be conformity. 结果应该一致。/It is given for information, and should not be taken as indicating standards for conformity. 它只是提供了信息, 不一定遵照指出的标准。

confusion [kən'fju:ʒən] n. 混乱, 混淆

congeal [kən'dʒi:l] n. 冻结, 凝结

congealed [kəndʒi:ld] a. 冻(凝)结了的 · congealed water 凝结水

congealing point 凝点 · congealing point of fatty acid 脂肪酸凝点

congelation [kɔndʒi'leiʃən] n. 凝固, 凝结

Congo red ['kɔŋgəu] 刚果红

congregate ['kɔŋgrigeit] v. 聚集 a. 聚集的

congregated ['kɔŋgrigeitid] a. 聚集的 · congregated by small granules 由小颗粒集成

conic(al) ['kɔnik(əl)] a. 圆锥(体)形的 · conical tip 锥形头

conical flask 锥形瓶, 三角烧瓶 · conical flask with standard ground joint 标准磨口锥形瓶

conical graduate 锥形量杯

conjugate ['kɔndʒugeit] n. 结合物, 共轭物 a. 共轭的, 配对的, 偶合的 v. 共轭, 配对, 连接

conjugated product (ICH) 连接体

conjugation [ˌkɔndʒu'geiʃən] n. 共轭作用(性), 结合, 连接

connect [kə'nekt] v. 连接 · connect A to B 将 A 与 B 连接 /connect in parallel 并联 / connect in series 串联 /connect the plumbing 连接管路 * Connect the inlet of tube to the pump outlet. 将管子入口连接在泵的出口。/Connect to the reflux condenser. 连接回流冷凝器。

connected [kə'nektid] a. 连接的, 有联系的, 接续的 · to be connected with... 与…有联系

connecter [kə'nektə] n. 连接器, 连接管

connecting [kə'nektiŋ] a. 连接的 n. 套管

connection [kə'nekʃən] n. 连接, 联结 · connection in parallel 并联 /connection in series 串联

connection port 连接口

consecutive [kən'sekjutiv] a. 连续的; 相邻的 · consecutive numbers 相邻数 /consecutive

values 相邻值 · average of consecutive counts 连续计数的平均值 * Taken after meals, 3 times daily on 7 consecutive days. 每日 3 次, 饭后服用, 连服 7 天。

consecutively [kən'sekjutivli] ad. 连接地, 连续地 · test for 3 times consecutively 连续试验(检查)3 次

consensus [kən'sensəs] n. 一致, 同意

consent [kən'sent] n.v. 同意, 允许

consent form 知情同意书

consequence ['kɔnsikwəns] n. 后(结)果, 结论, 重要性, 推断 · in (as a) consequence of M 由于 M 的结果

consequent ['kɔnsikwənt] a. 跟着发生的, 继起的

consequently ['kɔnsikwəntli] ad. 继而, 从而, 因此

conservation [kɔnsə'veiʃən] n. 保存, 守恒 · energy conservation 能量守恒 /mass conservation 质量守恒

conserve [kən'sə:v] n. 防腐剂 v. 保存, 储藏, 使守恒

conserved [kən'sə:vd] a. 保守的; 防腐的

conserved DNA sequence 保守的 DNA 序列

conserving agent [kən'sə:viŋ] 防腐剂

consider [kən'sidə] v. 仔细考虑, 深思, 认为有

considerable [kən'sidərəbl] a. 可观的, 相当大的

considerate [kən'sidərit] a. 考虑周到的(of)

consideration [kənsidə'reiʃən] n. 考虑, 研究, 条件, 设想 · in consideration of... 考虑到…

consignment [kən'sainmənt] n. 交付, 运送

consistence [kən'sistəns] n. 稠度, 一致性, 相容性 · consistence of composition 成分的一致性

consistency [kən'sistənsi] n. 稠度, 一致性, 坚固性

consistent [kən'sistənt] a. 一致的, 相容的, 协调的; 和…一致(协调), 符合, 按照

consolidation [kɔnsɔli'deiʃən] n. 压紧, 结壳,

固结

conspicuous [kənˈspikjuəs] *a.* 明显的，显著的

constant [ˈkɔnstənt] *n.* 常数 *a.* 恒定的

constant boiling mixture 恒沸混合物

constant boiling point 恒沸点

constant flow delivery mode 恒流输液模式

constant mass method 恒重法

constant pressure delivery 恒压输液

constant pressure pump 恒压泵

constant of proportionality 比例常数

constant T & H chamber 恒温恒湿箱

constant temperature 恒温

constant temperature vacuum desiccator 恒温真空干燥器,恒温减压干燥器

constant voltage 恒电压

constant volume method 恒容法

constant weight 恒重

constantly [ˈkɔstəntli] *ad.* 恒定地,连续不断地

constipation [ˌkɔnstiˈpeiʃən] *n.* 便秘

constituent [kənˈstitjuənt] *n. a.* 组成(的),组分(的)·active constituent 活性成分

constitute [ˈkɔnstitju:t] *v.* 构成,设立,制定,指定 * It constitutes 2% of volume. 构成体积 2%。

constitution [ˌkɔnstiˈtju:ʃən] *n.* 构成,组成,成分,法规

constitution formula 结构式

constrain [kənˈstrein] *v.* 强迫,强制;约束

constaint [kənˈstreint] *n.* 限制,强制;约束

constrict [kənˈstrikt] *v.* 使收缩,使压缩

constricted [kənˈstriktid] *a.* 狭窄的,压缩的

constriction [kənˈstrikʃən] *n.* 收缩,压缩,皱缩 * Constrictions make the rhizome appear nodular. 皱缩使根茎出现节状。

construct [ˈkɔnstrʌkt] *n.* 构成物,(ICH)构建体 [kənˈstrʌkt] *v.* 建造,构造

consult [kənˈsʌlt] *v.* 商量,咨询,请教·consult physician 请医生处理 /consult sb. about sth. 和某人商量某事

consultation [ˌkɔnsəlˈteiʃən] *n.* 协商,咨询,请教,会诊,参考·kept for future consultion 保留供以后参考

consumable [kənˈsju:məbl] *a.* 易(可)消耗的

consumable item 易耗品

consumable parts 易耗件

consume [kənˈsju:m] *v.* 消耗,使用,耗尽

consumed [kənˈsju:md] *a.* 消耗的

consumed volume (ml.) (滴定)消耗的体积(ml.)

consumer [kənˈsju:mə] *n.* 消费者,用户

consumer's risk 消费者的风险

consumption [kənˈsʌmpʃən] *n.* 消耗(量),耗费·water consumption 耗水量 /food consumption 食物消耗量

consumption rate 消耗率

consumptive [kənˈsʌmptiv] *a.* 消耗的,消费的·consumptive volume 消耗体积 * The consumptive volume difference between the test solution and the blank solution should not be more than 0.5ml. 供试品和空白消耗体积之差不超过 0.5ml。

contact [ˈkɔntækt] *n.* 联系,连接 *v.* 和…接触·be in contact with... 和…接触 /bring into contact with... 使与…接触 * Violent reaction of dimethylsulfoxide occurs in contact with chlorine at room temperature. 二甲基亚砜在室温下遇氯产生猛烈反应。

contact point (仪器,电路)接触点

contact time (流动相与固定相)接触时间

contacting [ˈkɔntæktiŋ] *n.* 接触,联系,连接

contain [kənˈtein] *v.* 包含,含有,可被…除尽 * 6 contains 2, 3. 6 能用 2,3 整除./ Concentrated ammonia solution contains 25%-28% (g/g) of NH_3. 浓氨试液(水)含氨 25%~28%./It contains not less than 90.0 per cent and not more than 110.0 per cent of the labelled amount of M. 本品含 M 成分的含量应为标示量的 90.0%~110.0%。

container [kənˈteinə] *n.* 容器·container integrity testing 容器整体性试验 * The container has the potential to adversely affect the product and should be carefully evaluated.(ICH) 容器对制剂有潜在不良影响,应注意评价。

containing [kənˈteiniŋ] *n.* 含有·containing inverted tubule 含有倒置的小管

containing mark 容量刻度

contaminant [kənˈtæminənt] *n.* 污染物,杂质

contaminate [kənˈtæmineit] *v.* 污染

contaminated [kənˈtæmineitid] *a.* 污染的

contamination [kənˌtæmiˈneiʃən] *n.* 污染

contemporary [kənˈtempərəri] *a.* 当代的,当前的,同一时期的(with)

content [ˈkɔntent] *n.* 含量,(药材组织粉末中的) 内含物,内容,目录·content of active ingredient in each delivery 每揿活性成分含量,每揿主药含量 /content of 70% ethanol 含醇量 70%/content uniformity 含量均匀度 /content validity 内容的确实性

contiguous [kənˈtigjuəs] *a.* 邻近的,接触的

contingence [kənˈtindʒəns] *n.* 偶然(意外)事故,可能性

contingency [kənˈtindʒənsi] *n.* 偶然(意外)事故,可能性

continuity [kɔnˈtinjuiti] *n.* 连续,持续性

continuous [kənˈtinjuəs] *a.* 连续的,不间断的

continuous cell line 传代细胞系 * Continuous cell line is a cell line having an infinite capacity for growth. 传代细胞系是有无限生长能力的细胞系。

continuous current 恒流,直流(电流)

continuous spectrum 连续光谱

continuum [kənˈtinjuəm] *n.* 连续,连续介质(光谱)·continuum source 连续光谱

contour [ˈkɔntuə] *n.* 轮廓,外形,形状·contour line 轮廓线

contract [ˈkɔntrækt] *n.* 合同 *v.* 收缩,减小,皱缩·contract number 合同号 /contract research organisation 合同研究机构(ICH)

contraction [kənˈtrækʃən] *n.* 收缩,缩短,挛缩,感染

contraindicate [ˌkɔntrəˈindikeit] *v.* 禁用

contraindicated [kɔntrəˈindikeitid] *a.* (被)

禁用的·contraindicated for children 儿童禁用 /contraindicated in pregnancy 孕妇忌服

contraindication [kɔntrəˌindiˈkeiʃən] *n.* 禁忌证

contrary [ˈkɔntrəri] *a. ad.* 相反的(地),逆行的(地),反对的(地)(to)·contrary current 逆流 /contrary to regulations 违反规定 /act contrary to 违反,违背 / on the contrary 反之

control [kənˈtrəul] (缩写 CRS) *n.* 控制;对照品(物) *v.* 管理,支配,指挥,操纵,调节

control board 操纵台,控制板

control drug 对照药

control error 控制误差

control experiment 对照实验

control law 取缔法·cannabis control law 大麻取缔法

control level 管理水平

control point 控制点,检测点

control trials (ICH) 对照试验

controllable [kənˈtrəuləbl] *a.* 可控的

controlled [kənˈtrəuld] *a.* 受控制的,可操纵的

controlled release tablets 控释片

controller [kənˈtrəulə] *n.* 控制器,调节器

convective [kənˈvektiv] *a.* 对流的,传递性的,迁移的

convenience [kənˈviːniəns] *n.* 方便,便利·convenience of use 使用方便,便于使用

convenient [kənˈviːniənt] *a.* 方便的,便利的

convention [kənˈvenʃən] *n.* 习惯,惯例,常规,协定

conventional [kənˈvenʃənl] *a.* 惯用的,常规的,约定的,传统的·conventional true value 约定真值

conventional chemical constant 常用化学常数

conventional method 传统方法

conventional name 习用名

conventional symbol 习用符号,常用符号

conversion [kənˈvəːʃən] *v.* 转换,换算

conversion coefficient 换算系数

conversion factor 转换因子

convert [kən'və:t] *v.* 转换,转化,转变,换算·convert M into(to) N 把 M 转变成 N/optical-electrical convertor 光电转换器 * Convert to the content of total amount of M and N using the following equation. 用下式换算成 M 和 N 的总含量。

convertible [kən'və:təbl] *a.* 可逆的,可转变的

convex ['kɔnveks] *n.* 凸圆体,凸状面 *a.* 凸(形)的

convey [kən'vei] *v.* 输送,运输

conveyer [kən'veiə] *n.* 传输机

convince [kən'vins] *v.* 使确信,使承认·be convinced that... 使确信…

convolute ['kɔnvəlu:t] *n.a.* 回旋状(的)盘旋状(的) *v.* 盘旋,包卷

Convolvulus [kən'vɔlvjuləs] *n.* 旋花属

convulse [kən'vʌls] *v.* 使痉挛,使抽搐

convulsion [kən'vʌlʃən] *n.* 惊厥,抽搐

Conyza Herb 金龙胆草

Conyzae Herba (拉)金龙胆草

cook [kuk] *v.* 烹,调,煮

cooked [kukt] *a.* 熟的

cool [ku:l] *a.* 冻的, 微冷的 *v.* 冷却 * Cool in a desiccator for 30 minutes and weigh rapidly. 置干燥器中,冷却 30 分钟,迅速称定重量。/Cool on a ice water bath for 10 minutes. 在冰浴中冷却 10 分钟。

cool and dark place 凉暗处

cool place 阴凉处

cool water boiled freshly 新沸过的冷水

cool white fluorescent 冷白荧光灯

coolant ['ku:lənt] *n.* 冷却剂

cooler ['ku:lə] *n.* 冷却器,冷凝器

cooling agent ['ku:liŋ] 冷却剂

cooling liquid (用于冷却的)冷却液

cooling system 冷却系统 * Cooling system includes ventilation system and circulating water system, whose function is to discharge the heat inside instruments. 冷却系统包括排风系统和循环水系统,其功能是排出仪器内部的热量。

cooling water 冷却水

Coomassie brilliant blue 考马斯亮蓝

Coomassie staining TS 考马斯染色试液

coordinate [kəu'ɔ:dineit] *n. a.* 协调(的),一致(的),坐标(的);配位(的) *v.* 使协调,调整,配合·coordinate axis 坐标轴 * Coordinate the action of various ingredients in a prescription. 调和处方中诸药。

coordinating [kəu'ɔ:dinitiŋ] *n.* 协调,一致

coordinating committee 协调委员会

coordinating investigator (ICH) 协调研究者

coordination [kəuɔdi'neiʃən] *n.* 调整,配合,协调,协作;配位作用·coordination bond 配位键 /coordination center 配位中心 /coordination compound 配位化合物 /coordination link 配价键

copolymer [kəu'pɔlimə] *n.* 异分子聚合物,共聚物

copolymeric [kəu,pɔli'merik] *a.* 异分子聚合的,共聚的

copolymerization [kəu,pɔlimərai'zeiʃən] *n.* 异分子聚合作用,共聚作用

copper ['kɔpə] *n.* 铜(Cu)

Coptidis Rhizoma (拉)黄连

Coptis ['kɔptis] (拉)*n.* 黄连属

coptisine ['kɔptisin] *n.* 黄连碱

copulatory ['kɔpjulə,təri] *a.* 连接的,交配的

copulatory cavity 交配腔·male copulatory cavity (蚯蚓)雄交配腔

copy ['kɔpi] *n.* 副本,复制品 *v.* 复制·copies appended 副本

copying ['kɔpiiŋ] *n.* 复制·copying a file 复制一个文件(FILE CPY)

coral ['kɔrəl] *n.* 珊瑚

Coral Ardisia Root 朱砂根

Corallium ['kɔrəliəm] *n.* 红珊瑚属

cord [kɔ:d] *n.* 细绳,索,带(电)线 *v.* 捆,缚·cord like (部分桑白皮形状)板片状的

cordate ['kɔ:deit] *a.* 心形的

Cordyceps [拉] *n.* 冬虫夏草

core [kɔ:] *n.* 核·take fruit without core 取去核果实

core educational background 核心(专业)知识教育背景

coriaceous [kɔri'eiʃəs] *a.*(叶)革质的

Coriolus (拉)云芝

Coriolus Versicolor Sporphore 云芝

cork [kɔ:k] *n.* 软木,栓皮,木栓层 *v.* 用软木塞紧(up)·cork cell 木栓细胞

cork cortex 栓内层(与 phelloderm 相同)

cork stopper ['stɔpə] 软木塞

corn [kɔ:n] *n.* 玉米

corn protein 玉米朊

corn starch 玉米淀粉

cornflour ['kɔ:nflauə] *n.* 玉米面,玉米淀粉

Corni Fructus (拉)山茱萸

corniform ['kɔ:nifɔ:m] 角状,角形·corniform branchings 角状分枝

cornu ['kɔ:n(j)u:] (*pl.*cornua ['kɔ:njuə]) *n.*(动物)角

Cornu Bubali (拉)水牛角

Cornu Cervi (拉)鹿角

Cornu Cervi Degelatinatum (拉)鹿角霜

Cornu Cervi Pantotrichum (拉)鹿茸·Cornu Cervi Pantotrichum(remove from hairs)鹿茸(去毛)

Cornu Saigae Tataricae 羚羊角

Cornus Fruit (日)山茱萸 * Cornus Fruit is the sarcocarp of the pseudocarp of Cornus officinalis Siebold et Zuccarini. 山茱萸为山茱萸科植物山茱萸假果的果肉。

corolla [kə'rɔlə] *n.* 花冠

Corolla Abelmoschi (拉)黄蜀葵花

corpus ['kɔ:pəs] (*pl.*copora ['kɔ:pərə]) *n.* 体,小体,文集

correct [kə'rekt] *a.* 正确的,恰当的,符合标准的 *v.* 改正,校正

correctant [kə'rektənt] *n.* 矫味剂,调节剂 *a.* 矫正的

corrected [kə'rektid] *a.* 校正的,已换算的,合格的

corrected internal standard method 内标校正法

correction [kə'rekʃən] 校正 * Make any necessary correction. 必要时校正。

correction computation 校正计算

correction factor 校正因子

correction term 修正项

corrective [kə'rektiv] *n.* 矫味剂 *a.* 校正的,补偿的,抵消的·corrective action 校正行动,解决方法

corrective agents 矫味剂

correlation [kɔri'leiʃən] *n.* 相关,对应,换算

correlation analysis 相关分析

correlation coefficient 相关系数

correlation function 相关函数

correspond [kɔri'spɔnd] *v.* 相当,一致,对应·correspond to(with)相当于,表示

corrosion [kə'rəuʒən] *n.* 腐蚀作用

corrosion-proof 耐腐蚀的

corrosive [kə'rəusiv] *a.* 腐蚀性的(to)

corrosive gas 腐蚀性气体

Corrosive Sublimate 升汞

corrugate ['kɔrugeit] *v.*(使)成波(纹)状,起皱(纹),弄皱

corrugated ['kɔrugeitid] *a.* 皱纹形的,波纹的,起皱的

cortex ['kɔteks] (*pl.*cortices ['kɔ:tisi:z], cortexes) *n.* 皮,皮层

Cortex Acanthopanacis (拉)五加皮

Cortex Ailanthi (拉)椿皮

Cortex Albiziae (拉)合欢皮

Cortex Berberidis (拉)小檗皮

Cortex Cinnamomi (拉)肉桂

Cortex Dictamni (拉)白鲜皮

Cortex Eucommiae(processed with salt (拉)杜仲(盐炒)

Cortex Fraxini (拉)秦皮

Cortex Illicii (拉)地枫皮

Cortex Ilicis Rotundae (拉)救必应

Cortex Lycii (拉)地骨皮

Cortex Magnoliae Officinalis (拉)厚朴

Cortex Magnoliae Officinalis (processed

with ginger)(拉)厚朴(姜炙)

Cortex Meliae (拉)苦楝皮

Cortex Mori (拉)桑白皮

Cortex Moutan (拉)牡丹皮

Cortex Parabarii seu Ecdysantherae (拉)红杜仲

Cortex Periplocae (拉)香加皮

Cortex Phellodendri Amurensis (拉)关黄柏

Cortex Phellodendri Chinensis (拉)黄柏

Cortex Phellodendri Chnensis (stir-baked with wine)(拉)黄柏(酒炒)

Cortex Pseudolaricis (拉)土荆皮

Cortex Syringae (拉)暴马子皮

cortical [ˈkɔ:tikəl] a. 外层的,外皮的

corundum [kəˈrʌndəm] n. 刚玉,刚石,金刚砂·corundum group(矿物药分类的)玉族

Corydalis [kəˈridəlis] n. 紫堇属

Corydalis Bungeanae Herba (拉)苦地丁

Corydalis Decumbentis Rhizoma (拉)夏天无

Corydalis Rhizoma (拉)延胡索(元胡)

Corydalis Tuber (拉)延胡索

corymb [ˈkɔrimb] n. 伞房花序

corynoline 紫堇灵

cosmetic [kɔzˈmetik] n.a. 化妆品(的)

cosmetics [kɔzˈmetiks] n. 化妆品

costunolide 木香烃内酯

Costusroot (药材学)n. 木香

Costusroot Essential Oil 木香挥发油

cotton [ˈkɔtn] n. 棉花·absorbent cotton 脱脂棉/purified cotton 精制棉

Cotton (-) Seed Oil 棉子油

cotton swab 棉签

cotton wool 脱脂棉

cotyledon [kɔtiˈli:dən] n. 子叶

Collective Fruit 聚花果

cough [kɔf] v. 咳嗽,咳出·dry cough 干咳(有痰)/wet cough 湿咳(无痰)

count [kaunt] n. 计数,数目 v. 计算,清点,把…计算在内·count as a zero 以零计数/count from the time 从…时间开始计算/bacteria count 细菌数/fungi count 霉菌数/yeast count 酵母菌数 ∗ Count the number of delivers. 计算喷射次数。/Report the counts by plate-count method. 按平皿计数法报告菌数。/Count the number of colonies every day. 逐日点计菌落数。/Count the average number of colonies obtained with 1g of products. 计算每 1g 供试品中菌落平均数。

count accurately 准确读数

count method 计数法

counter [ˈkauntə] n. 计数器,反方向 a. 与…方向相反 v. 对抗,反对,抵消

counterclockwise [ˌkauntəˈklɔkwaiz] a.ad. 逆时针的(地)

counterfeit [ˈkauntəfit] n.a. 假冒(的)

counterfoil [ˈkauntəfɔil] n. 存根

countermeasure [ˈkauntəmeʒə] n. 对抗措施

counting [ˈkauntiŋ] n.a. 计算(在内)的,计数(的)·counting loss 误算,漏计

couple [ˈkʌpl] n. 一对,偶合 v.(使)偶合,共轭

coupled [ˈkʌpld] a. 成对的,偶合的,共轭的·coupled equation 方程组

coupling [ˈkʌpliŋ] n. 连接,偶合

coupling constant 偶合常数

coupling nut 连接螺母

coupling screw 连接螺钉

covalence [kəuˈveiləns],covalency [kəuˈveilənsi] n. 共价(键),共价电子

covalent [kəuˈveilənt] a. 共价的·covalent bonding to... 与…共价结合

covalent bond 共价键

cover [ˈkʌvə] v.(遮)盖 n.(覆)盖(物)·cover to soften(炮制)闷润/cover with gauze as liner 用纱布盖衬 ∗ Cover the plate with a piece of glass of the same size and fix up with tape. 用同样大小玻璃板覆盖,用胶带固定。

cover over 盖住,覆盖 ∗ Original data should not be erased or covered over. 原始数据不能涂抹去或覆盖。

cover slide 盖玻片

cover with liner (贴膏剂)盖衬

coverglass [ˈkʌvəglɑːs] *n.* 盖玻片·cover a coverglass 盖上盖玻片

covering [ˈkʌvəriŋ] *n.* 覆盖,保护层

covering liner 盖衬·remove the covering liner 除去盖衬

coverslip [ˈkʌvəslip] *n.* 盖玻片

Cow-Bezoar [kauˈbiːzɔ:] *n.* 牛黄

Cow-Bezoar Cultured in vitro 体外培育牛黄

cow bile 牛胆汁

Cowherb [ˈkauhəːb] *n.* 麦蓝菜

Cowherb Seed 王不留行

crab [kræb] *n.* 蟹,类似蟹的动物 捉蟹,斜行,弄坏

crab pincers 蟹螯

crack [kræk] *n.* 裂纹,裂隙,裂缝 *v.* 破裂,重击,砸·without crack 无裂缝 * Crack the crude drug to small pieces. 将药材砸成小块。

Crataegi Folium (拉)山楂叶

Crataegi Fructus (拉)山楂

Crataegus (拉) *n.* 山楂属

creams [kriːms] *n.* 乳膏剂,霜剂

create [kri(ː)ˈeit] *v.* 创造,建立·create a program 编写一个程序

creep [kriːp] *n.v.* 爬行,(藤蔓)攀爬

creeping [ˈkriːpiŋ] *a.* 匍匐的,爬行的

Creeping Euphobia 地锦草

Cremastrae Pseudobulbus;Pleiones Pseudobulbus (拉)山慈姑(前者称毛慈姑,后者称冰球子)

cremocarp [ˈkreməkɑːp] *n.* 双悬果

crenate [ˈkriːneit] *a.* (植物叶等)圆齿状的·margin crenate 边缘具圆齿

crescent [ˈkresnt] *n.* 弦月状之物 *a.* 新月形的

cresol [ˈkriːsɔl] *n.* 甲(苯)酚

cresol red 甲酚红

crest [krest] *n.* 鸟冠,盔

crevice [ˈkrevis] *n.* 裂隙(缝) *v.* 产生罅隙

crimson [ˈkrimzn] *n.a.* 绯红(色的) *v.* 使成绯红色

crinis [ˈkrainis] (*pl.* crines [ˈkrainiːz]) *n.* 毛,发

Crinis Carbonisatus (拉)血余炭

crisp [krisp] *a.* 脆的,易碎的

crisply [ˈkrispli] *ad.* 脆地,易碎地

criss-cross [ˈkriskrɔs] *n.* 十字形,交叉,方格 *a.ad.* 交叉的(地),十字形的(地)

criss-cross shaped 十字(交叉)形的

criss-cross tissue 错入组织

criss(-)crossed [ˈkriskrɔst] *a.* 形成十字交叉形的

crisscrossed obliquely 斜向交错排列

criterion [kraiˈtiəriən] (*pl.* criteria [kraiˈtiəriə]) *n.* 标准,准则,判定·in-house criterion 内控标准/regulatory criterion (ICH)法定标准/criterion for the termination of the trial 终止试验标准

criterion of factory inspection 厂家检查标准

critical [ˈkritikəl] *a.* 临界的,转折的,关键性的

critical area 临界区,关键部分

critical condition 临界条件

critical constant 临界常数

critical damping resistance 临界阻尼电阻

critical micelle(e) concentration 临界胶束浓度

critical phenomenon 临界现象

critical point 临界点

critical raw materials 急需生药

critical separation 有鉴定意义的分离 * For critical separations,specificity can be demonstrated by the resolution of the two components which elute closed to each other. 对有鉴定意义的分离,其专属性可用洗脱相互最接近的两个成分的分离度来证明。

critical state 临界状态

critical temperature 临界温度

critical value 临界值

Croci Stigma (拉)西红花

crocin-I、II 西红花苷 I、II

Crocus [ˈkrəukəs] n. 西红花属,藏红花属

crook [kruk] n. 弯曲,扭曲 v. 使弯曲

crooked [krukid] a. 弯弯曲曲的·crooked and overlapped 弯曲而重叠

cross [krɔs] n.a. 十字(的),交叉(的)

cross bonding 交联

cross-contamination 交叉污染

cross-liked 交联的·M cross-linked with N M 与 N 交联的

crossed [krɔst] a. 十字的,交叉的,交错的

crosslinker [krɔsˈliŋkə] n. 交联剂

crosslinking [ˈkrɔsˌliŋkiŋ] n. 交联

crosslinking agent 交联剂

cross off 勾销,删除,划掉 *Changes in the data should be crossed off with a single line and signed. 改变数据应该用单线划掉并签名。

crossover [ˈkrɔsəuvə] n.(立体)交叉,交叠

crossover control 交叉对照

crossover design 交叉设计

crossover study 交叉研究

cross-reactivity 交叉反应性

cross section 横切面

cross-sectional 横截的·cross-sectional area 横截面积

crosswise [ˈkrɔ(ː)swaiz] a. ad. 横的(地),交叉的(地),对角的(地)

Croton [ˈkrəutən] n. 巴豆,巴豆属

Croton Fruit 巴豆

Croton Oil 巴豆油

Crotonis Fructus (拉)巴豆

Crotonis Semen Pulveratum (拉)巴豆霜

crotonoside [ˈkrəutəˌnəusaid] n. 巴豆苷

crowd [kraud] n. 群众,许多,大量 v. 挤满,密集·crowd into pitted area 集成纹孔群

crowded [ˈkraudid] a. 挤满了的·crowded with crystals of calcium oxalate 充满了草酸钙结晶

crown [kraun] n. 王冠,隆起,中心突出部分·crown ether 冠醚 *With or without short remains of rhizome at the crown. 在隆起处具有或没有短根茎残留。

crucial [ˈkruːʃ(i)əl] a. 决定性的,关键的·crucial step 关键步骤

crucial part 关键部件

crucible [ˈkruːsibl] n. 坩埚

crucible holder 坩埚座

crucible tongs 坩埚钳

crucible triangle 坩埚三角架

cruciform [ˈkruːsifɔːm] a. 十字形的

crude [kruːd] a. 生的,粗糙的,未提炼的

crude drug 药材 *Crude drugs in the monographs include medicinal parts obtained from plants or animals, cell inclusions and secretes separated from the origins, their extract, and minerals. 药典正文的生药包括从动植物中获得的药用部位,细胞内含物和从中分离到的分泌物,它们的提取物和矿物。

crumb [krʌm] n. 碎屑,碎粒

crumble [ˈkrʌmbl] v. 弄碎,破碎

crumple [ˈkrʌmpl] v. 弄皱,压皱

crumpled [ˈkrʌmpld] a. 皱缩的·crumpled to masses 皱缩成团

crushing [ˈkrʌʃiŋ] n. 破碎,压碎

cryobox [ˈkraiəubɔks] n. 低温箱

cryodry [ˈkraiəudrai] v. 低温干燥

cryogen [ˈkraiɔdʒen] n. 冷冻剂,冷却剂

cryogenic [kraiəuˈdʒenik] a. 冷却的,低温的

cryopreservation [ˌkraiəˌprezəˈveiʃən] n. 低温贮藏

cryoprotective a. 低温保存的

cryoprotector [ˌkraiəprəˈtektə] n. 低温防冻剂,低温防护剂

cryopump [ˈkraiəpʌmp] n. 低温泵

cryoscopic [ˌkraiəˈskɔpik] a. 冰点测定的

cryoscopic method 冰点降低法

cryoscopy [kraiˈɔskəpi] n. 冰点降低测定法

cryosel [ˈkraiəusel] n. 冰盐

cryptotanshinone n. 隐丹参酮

crystal [ˈkristl] n. 结晶,晶体·acicular crystal 针晶 /calcium carbonate crystal 碳酸钙结晶 /calcium oxalate crystal 草酸钙结晶 / cluster crystal 簇晶 / columnar crystal 柱

晶 / micro-crystal 砂晶 /solitary crystal 单晶,方晶

crystal cells 含晶细胞

crystal density 晶密度 * Crystal density is assumed that the system is homogeneous with no intraparticulate void, and it is also called true density. 晶密度是假定系统是均匀的结晶颗粒中无孔隙的密度,又叫真密度。/A yellowish-brown clear liquids, with crystals separating out when cooled below −10℃. 黄棕色澄清液体,放冷至 −10℃以下时,有结晶析出。

crystal druses 晶族

crystal fiber 晶纤维

crystal fineness 结晶细度

crystal form 晶形

crustal lattice 晶格

crystal powder 结晶性粉末

crystal sand 砂晶

crystal sugar 冰糖

crystal violet 结晶紫

crystalliferous [kristəˈlifərəs] a. 生成结晶的

crystalline [ˈkristəlain] n. 结晶体 a. 结晶的

crystalline granule 结晶性颗粒

crystalline powder 结晶性粉末

crystallinity [kristəˈliniti] n. 结晶度

crystallite [ˈkristəlait] n. 微晶体,晶粒

crystallization [kristəlaiˈzeiʃən] n. 结晶作用

crystallize [ˈkristəlaiz] v. (形成)结晶

crystallogram [ˈkristələgræm] n. 晶体(结晶)衍射图

crystallographic [kristələˈgræfik] a. 结晶(学)的·crystallographic data 结晶学资料 / crystallographic order 晶序

crystallography [kristəˈlɔgrəfi] n. 晶体学,结晶学

crystallohydrate [kristələˈhaidreit] n. 结晶水合物

crystalloid [ˈkristəlɔid] n. 类晶体,拟晶体 a. 似晶的

cubage [ˈkjuːbidʒ] n. (求) 体积,容积·the cubage of measured 被测体积

cube [kjuːb] n. 立方体,三次幂

cubic [ˈkjuːbik] n. 正方形 a. 立方的

cuboid [ˈkjuːbɔid] n. 矩形体 a. 立方形的

cuboidal [kjuːˈbɔidl] a. 立方形的

cucullate [ˈkjuːkəleit] a. 帽状的,盔形的

cuculliform [kjuːˈkʌləfɔːm] a. 盔状的

cucurbitin [kjukəˈmbitin] n. 西瓜子氨酸

Cudraniae Radix et Ramulus (拉) 柘木

cultivar [ˈkʌltivaː, kʌltiˈvə] n. 栽培品种

cultivate [ˈkʌltiveit] v. 栽培,培养

cultivated [ˈkʌltiveitid] a. 栽 的·cultivated form 栽培品

cultivation [kʌltiˈveiʃən] n. 培养,培养细菌

culture [ˈkʌltʃə] n. 文化,培养

culture components 培养基成分

culture dish 培养皿

culture flask 培养瓶

culture matrix 培养基

culture media 培养基

cum [kʌm] prep. (拉) 和,与,附有

cumene [ˈkjuːmiːn] n. 异丙苯

cumulative [ˈkjuːmjulətiv] a. 累积的,渐增的

cumulative delivery volume 累积输送体积

cumulative dose 蓄积剂量

cumulative error 累积误差

cuneate [ˈkjuːniːt] a. 楔状的

cuneiform [ˈkjuːniifɔːm] n.a. 楔形(的)

cupboard [ˈkʌbəd] n. 柜,橱

cupric [ˈkjuːprik] a. (二价)铜的

cupric acetate 醋酸铜·cupric acetate TS 醋酸铜试液

cupric acetate concentrated TS 浓醋酸铜试液

cupric chloride 氯化铜

cupric nitrate 硝酸铜

cupric sulfate 硫酸铜

cupric sulfate TS 硫酸铜试液

cupric sulfate anhydrous 无水硫酸铜

cupric tartrate 酒石酸铜

cuprous [ˈkjuːprəs] a. 亚铜的

cuprum [ˈkjuprəm] n. 铜(Cu)

curative [ˈkjuərətiv] a. 治病的,有疗效的

Curculiginis Rhizoma（拉）仙茅

curculigoside *n.* 仙茅苷

Curcuma [ˈkəːkjumə]（新）*n.* 姜黄

Curcuma Oil 莪术油

Curcumae Longae Rhizoma（拉）姜黄

Curcumae Oleum（拉）莪术油

Curcumae Radix（拉）郁金

Curcumae Rhizoma（拉）莪术

curcumenol 莪术醇

curcumin [ˈkəkjumin] *n.* 姜黄素

curd [kəːd, kɛd] *n.*（任何类）凝乳（之物）

curdione *n.* 莪术二酮

curdy [ˈkəːdi] *a.* 凝乳状的·a curdy, white precipitate 白色乳胶状沉淀

curl [kəːl] *n.* 卷曲，减缩·random curl of the C_{18} chain C_{18} 碳链无规则的卷缩

current [ˈkʌrənt] *n.*（电、气、水）流 *a.* 现行的

current capacity 电流容量

current difference 电流差

current leakage 漏电

current national standard 现行国家标准

cursor [ˈkəːsə] *n.* 游标，指示器，光标 * The cursor flashes in the display field. 光标在显示区闪烁。

curvature [ˈkəːvətʃə] *n.* 弯曲部分，曲率

curve [kəːv] *n.* 曲线 *v.* 弄弯·curve in a ring 弯曲成环

curve surface of liquid 液面的弯月面

Cuscuta（拉）*n.* 菟丝子属

Cuscutae Semen（拉）菟丝子

cut [kʌt] *v.* 切（断），剪

cut crosswise 横切

cut electric source 切断电源

cut in fresh 趁鲜切

cut in the middle into two parts 由中间切成两部分

cut into lumps 切成小块

cut into pieces of 3mm³ 切成 3 立方毫米的碎块

cut into section 切成段

cut into slivers 切成丝

cut into small pieces of suitable size 切成适宜的小片

cut into strips with width of 1cm 切成 1cm 宽的条

cut into thick slices 切成厚片

cut into thin slices 切成薄片

cut lengthwise 纵切

cut-off 切断，关闭，遮断

cut-off filter 截止滤光片

cut-off wavelength 截止波长

cut surface （饮片的）切面，破碎断面

Cutch [kʌtʃ] Black Catechu n 儿茶

cuticle [ˈkjuːtikl] *n.* 角质层，表皮，外皮

cuticular [kjuˈtikjulə] *n.* 角质层，表皮

cuticularize [kjuˌtikjuləˈraiz] *v.* 角质化

cuticuloid *a.* 拟角质的

cutin [ˈkjuːtin] *n.* 角质，表皮层

cutinization [kjutiniˈzeiʃən] *n.* 角质化作用

cutinize [ˈkjuːtinaiz] *v.*（使）角化

cutis [ˈkjuːtis]（拉）*n.* 皮，皮肤

cutting [ˈkʌtiŋ] *n.* 切制，切片·fine cutting 细切片

cuttle [ˈkʌtl] *n.* 乌贼 *v.* 将…面对面折起

Cuttlebone [ˈkʌtlbəun] *n.* 海螵蛸，乌贼骨

cuvette [ˈkjuvet] *n.* 透明小容器，比色杯

cyanide [ˈsaiənaid] *n.* 氰化物

cyanidin(e) [saiˈænidin] *n.* 花青素

cyano-（词头）氰基，青色

cyano bonded silica gel 氰基键合硅胶

cyanogen [saiˈænədʒin] *n.* 氰，氰基

cyanogen bromide 溴化氰

cyanol [ˈsaiənɔl] *n.* 苯胺，阿尼林

Cyathulae Radix（拉）川牛膝

cyclamate [ˈsaikləmeit] *n.* 环己氨基磺酸盐（甜味剂）

cycle [ˈsaikl] *n.* 周期，一个操作过程，环·cycle control method 循环控制方法 / replicate cycles 重复试验，复制次数 / sterilization cycle 灭菌过程

Cyclinae Conche 蛤壳（青蛤）

cyclodextrin [ˌsaikləuˈdekstrin] *n.* 环糊精

cyclohexane [ˌsaikləuˈheksein] *n.* 环己烷

cyclohexanol [ˌsaikləuˈheksənɔl] *n.* 环己醇

cyclohexanone [ˌsaikləuˈhəksənəun] *n.* 环己酮

cyclopentane [ˌsaikləuˈpentein] *n.* 环戊烷

cyclovirobuxine D [ˌsækləvirəˈbʌksin] 环维黄杨星 D

cylinder [ˈsilində] *n.* 圆柱体,量筒

cylindric(al) [siˈlindrik(əl)] *a.* 圆柱形的

cyma [ˈsaimə] (*pl.*cymas,cymae [ˈsaimiː]) *n.* 波状花边,浪纹线脚

cyme [saim] *n.* 聚伞花序

Cynanchi Atrati Radix et Rhizoma (拉) 白薇

Cynanchi Paniculati Radix et Rhizoma (拉) 徐长卿

Cynanchi Stauntonii Rhizoma et Radix (拉) 白前

Cynanchum (拉) *n.* 牛皮消属

Cynomorii Herba (拉) 锁阳

Cynomorium (拉) 锁阳属

Cyperaceae (拉) 莎草科

Cyperi Rhizoma (拉) 香附

cypermethrin *n.* 氯氰菊酯

α-cyperone *n.*α- 香附酮

Cyperus [saiˈpiːrəs] (*pl.*Cyperi) *n.* 莎草属

Cyperus Rhizome (日) 香附

cysteine [sisˈtiːin,ˈsistin] *n.* 半胱氨酸

cystine [ˈsistiːn] *n.* 胱氨酸

cystolith [ˈsistəliθ] *n.* 钟乳石(植物细胞的一种碳酸钙晶体)

cytogenetic(al) [ˌsaitəudʒiˈnətik(əl)] *a.* 细胞遗传学的

cytogenetics [ˌsaitəudʒiˈnetiks] *n.* 细胞遗传学

cytokine *n.* 细胞因子

cytology [saiˈtəulədʒi] *n.* 细胞学

cytolymph [ˈsaitəulimf] *n.* 细胞液,细胞浆

cytomegalovirus [ˌsaitəuˌmegələuˈvaiərəs] *n.* 巨细胞病毒

cytometry [saiˈtəmitri] *n.* 细胞计数法·solid phase cytometry 固相细胞计数法 /flow phase cytometry 流式细胞计数法

cytoplasm [ˈsaitəplæzm] *n.*(细) 胞质,(细) 胞浆

cytoplasmic [ˌsaitəuˈplæzmik] *a.* 细胞质的,细胞浆的

cytotoxic [saitəˈtɔksik] *a.* 细胞毒素学的

cytotoxicity [ˌsaitəutɔkˈsisiti] *n.* 细胞毒性

cytotoxin [ˌsæitəˈtɔksin] *n.* 细胞毒素

D

D value（杀菌）D 值(在一定温度下，杀灭 90% 微生物所需要的时间。

dab［dæb］*n. v.* 轻敲，摸，涂，搽，敷·dab off 轻轻地搽掉 /dab on(onto) 轻轻地抹上，薄薄地敷上

Dahurian Angelica Root 白芷

Dahurian Rhododendtron Leaf 满山红

Dahurian Rhododendron Leaf Oil 满山红油

daidzein *n.* 大豆苷元

daidzin［ˈdeidzn］*n.* 大豆苷

daily［ˈdeili, ˈdeli］*n.* 日报 *a. ad.* 每日的(地) ·3 times daily 一日三次

daily dose（ICH）每日剂量 * Daily dose is the amount of drug substance administered per day. 每日剂量是每日的用药量。

daily chemical product 日用化工品

Dalbergia［dælˈbɔ:dʒie］(拉) *n.* 黄檀属

Dalbergiae Odoriferae Lignum（拉）降香

dalton［ˈdɔ:ltən］*n.* 道尔顿(质量单位,氧原子的十六分之一)

damage［ˈdæmidʒ］*n.v.* 损害，伤害，毁坏·damage to object 损坏物品

damp［dæmp］(=dampen［ˈdæmpən］) *v.* 阻尼，弄湿，减振

damper［ˈdæmpə］*n.* 阻尼器，减振器 * Damper can be used for reducing flow pulsation of HPLC. 阻尼器可用于高效液相色谱仪中减少流动相的脉冲。

Dandelion［ˈdændilaiən］*n.* 蒲公英

Danshen Root 丹参

dansensu *n.* 丹参素

Daphne［ˈdæfni］(拉)瑞香属

Daphnes Cortex（拉）祖师麻

daphnetin 祖师麻甲素,瑞香素

daphnoretin 西瑞香素

dapple［ˈdæpl］*n. a.*(有圆形)斑点(的),花的,花斑动物,花斑状态 *v.*(使)有斑点(花纹)

dark［dɑ:k］*a.* 黑的,暗的·in a dark place 在暗处

dark control（ICH）暗度控制

Dark Plum Fruit（药材学）乌梅

dark room 暗室

darken［ˈdɑ:kən］*v.*(使) 变 黑 * The color darkens gradually. 颜色逐渐变深。

dash［dæʃ］*v.* 猛撞

dashed［dæʃt］*a.* 撞击了的·dashed to peel the rugged outer bark 撞去粗皮

dashing［ˈdæʃiŋ］*a. n.* 猛烈(的),撞击(的) ·removed from the bark by dashing 撞去外皮

data［ˈdeitə］(*pl.* datum［ˈdeitəm］) *n.* 数据,资料

data acquisition system 数据采集系统

data analysis 数据分析

data bank 数据库

data-base 基本数据,数据库

data collection 数据收集

data counter 数据计数器

data element 数据要素

data entry and processing 数据输入和处理

data fitting 数据拟合

data-in 数据输入

data lock point 数据锁定点

data-logging 数据记录

data message 数据信息

data-out 数据输出

data output 数据输出

data process system 数据处理系统

data processing 数据处理

data processing system 数据处理系统

data processor 数据处理器

data recording 数据记录

data report（试验）数据报告

data restoration 数据复原

data retrieval recorder 数据检索记录器

data system 数据系统

date［deit］n. 日期

date of manufacture 生产日期

dateless［ˈdeitlis］a. 无日期的

datemark［ˈdeitmɑːk］n. 日戳

Datura［dəˈtjuərə］n. 曼陀罗

Datura Flower 洋金花

Daturae Flos（拉）洋金花

daughter［ˈdɔːtə］n. 女儿,子系,子代·daughter cell 子细胞

daughter root 子根

dauricine n. 蝙蝠葛碱

dauricinoline 蝙蝠葛新诺林碱,去甲山豆根碱

dauricoline 蝙蝠葛可林碱

daurisoline 蝙蝠葛苏林碱

day［dei］n. 日,天,一昼夜·N day for one course of treatment. N 天为一个疗程。

Dayflower［ˈdeiflauə］n. 鸭跖草

daylight［ˈdeilait］n. 日光·under daylight 在日光下

daylight lamp 日光灯

DB-1701（cyanopropyl-phenyl-dimethylpolysiloxane）一种（分离农药气相色谱柱）担体

DDT（dichlorodiphenyl trichloroethane）滴滴涕（二氯二苯三氯乙烷）

deactivate［diːˈæktiʌeit］v. 使不活动,去激活,钝化,停止

dead［ded］a. 死的,不动的

dead halt 完全停机

dead space 死体积

dead-stop end point 死停终点

dead-stop titration 永停滴定法

dead-stop titration apparatus 永停滴定仪

dead time 死时间

dead volume 死体积

deaeration［diːeiəˈreiʃən］n. 脱气,脱泡

deamidate［diːˈæmideit］v. 脱去酰胺基

deamidation［diːˌæmiˈdeiʃən］n. 脱酰胺作用

deaminase［diːˈæmineis］n. 脱氨基酶

deamination［diːˌæmiˈneiʃən］n. 脱氨基作用

deaquation［ˌdiːəˈkwɔʃən］n. 脱水作用

death［deθ］n. 死亡·put to death（实验动物）处死

debilitant［diˈbilitənt］n. 镇静药 a. 致虚弱的

debilitate［diˈbiliteit］v. 使虚（衰）弱

debilitation［diˌbiliˈteiʃən］n. 衰弱

debility［diˈbiliti］n. 衰弱,体虚,乏力

deburr［diːˈbəː］v. 去毛刺

decahydrate［dekəˈhaidreit］n. 十水化物

decant［diˈkænt］v. 将液体倒出,将液体由一容器倒入另一容器,滗去（off）·decant off the supernatant liquid 滗去上层液体 * Decant the water decoction in the residual drug. 倾取药渣中的水煎液。/Decant the supernatant into a separator. 将上清液缓缓倾入分液漏斗中。

decay［diˈkei］n.v. 腐烂,凋谢,分解

decaying［diˈkeiiŋ］n.a. 腐烂（的）

decibel［ˈdesibel］（db）n. 分贝（电平单位）

deciduous［diˈsidjuəs］a. 脱落的 * Fruit stalk is deciduous usually. 果柄常脱落。

decimal［ˈdesiməl］n. 小数 a. 十进的；小数的·the X-th of decimals 小数点后第 X 位 *Obtain accurately the X-th decimal place. 精确到小数点后面 X 位。/Molecular masses are indicated to two decimal place rounded from three decimals. 分子量表示至小数点第二位,第三位四舍五入。

decimal point 小数点

decimal system 十进制

decimeter［ˈdesiˌmiːtə］（dm）n. 分米

decision［diˈsiʒən］n. 决定,判定,决心

decision design 优选设计

decision flow chart 判断流程图

decision tree for safety studies（ICH）安全研究判定图

declare [diˈklɛə] v. 宣布，表明，说明，申报，标示

declared [diˈklɛəd] a. 公开（宣布）申报的，标示的

decoct [diˈkɔkt] v. 熬，煎 * Decoct the crude drug in water. 药材水煎。/Decoct in 8 times amount of water for 2 hours first time, and in 6 times amount of water for 1 hour second and third time respectively. 第一次加水 8 倍量，煎煮 2 小时，第二、三次分别加水 6 倍量，煎煮 1 小时。/Decoct previously gypsum ustum with water for 30 minutes, than add other three ingredients, decoct 3 times. 煅石膏加水煎煮 30 分钟，再加其余三味，煎煮三次。/Decoct the above ingredients with water 3 times, 2 hours for the first, 1.5 hours for the second and third. 以上药味，水煎 3 次，第一次 2 小时，第二、三次 1.5 小时。/Decoct the slices with a quantity of water twice. 饮片加水适量，煎煮两次。/Decoct with 8 times volume of water. 加水 8 倍量煎煮。/Decoct with water for 3 times, 2 hours each. 水煎三次，每次 2 小时。

decoct first 先煎

decoct for a long time 久煎

decoct later 后下

decoct N individually 药材 N 单煎，另煎

decocted [diˈkɔktid] a.（被）煎煮的

decocted with wrapping 包煎

decoction [diˈkɔkʃən] n. 煎剂，煎汁 * Add to decoction when it is nearly done. 入煎宜后下。/It is added when the decoction is nearly done. 入煎剂时应后下。

decoction pieces 饮片

decoctum [diˈkɔktəm]（拉）n. 煎剂

decode [diːˈkəud] v. 译码，解码，译出指令

decoder [diːˈkəudə] n. 解码器

decoding [diːˈkəudiŋ] n.a. 解（译）码（的）

decolo(u)r [diːˈkʌlə] v.（使）脱色

decolo(u)ration [diːˌkʌləˈreiʃən] n. 脱色作用

decolorise, decolorize [diːˈkʌləraiz] v.（使）脱色，漂白

decompose [diːkəmˈpəuz] v. 分解 * decompose on standing for a long time 久置易分解 / decompose to form 分解成 /decompose with the formation of basic salt 分解成碱式盐

decomposition [ˌdiːkɔmpəˈziʃən] n. 分解

decompress [ˌdiːkəmˈpres] v. 减压，降压

decompression [diːkəmˈpreʃən] n. 减压 * dried to constant weight after decompression 减压干燥至恒重

decompression device 减压装置

decontaminate [diːkənˈtæmineit] v. 净化，消除…的污染

decontamination [diːkəntæmiˈneiʃən] n. 净化，去污染

decorative [ˈdekərətiv] a. 装饰性的，装饰用的

decrease [diˈkriːs] n. v. 减少，降低 * decrease the blood pressure 引起血压下降 /M decreases with the increases of N 随着 N 的增高 M 值下降

decreasing [diˈkriː(ː)siŋ] a. 减少的

decrypt [diˈkript] v. 解码，译码

decumbence [diˈkʌmbəns] n. 匍匐，俯伏

decumbency [diˈkʌmbənsi] n. 匍匐，俯伏

decumbent [diˈkʌmbənt] a. 匍匐在地的，下垂的（植物），蔓生的

Decumbent Bugle Herb（药材学）筋骨草

Decumbent Corydalis Rhizome 夏天无

Decumbent Corydalis Tuber（药材学）夏天无

decurrent [diˈkʌrənt] a. 向下（生长，延）的

Decurrent Hogfennel Root 紫花前胡

decussate [diˈkʌseit] v. 使交叉，交互 a. 交叉的，交互对生的

dedicate [ˈdedikeit] v. 贡献，致力于

deduct [diˈdʌkt] v. 扣除，减去 * deduct M from N 从 N 中减去 M

deduction [di'dʌkʃən] *n.* 减去,扣除,推论

deductive [di'dʌktiv] *a.* 减去的,可推断的

dedust [di:'dʌst] *v.* 除尘

deep [di:p] *a.* 深的,低的,浓厚的,色深的

deep-layer fermented 深层培养(发酵)

deeply ['di:pli] *ad.* 深深地,强地,浓地

deer [diə] *n.* 鹿

Deer Horn 鹿角

Deerhorn Glue 鹿角胶

defat [di'fæt] *v.* 脱脂,除油

defatted [di:'fætid] *a.* 脱脂的

defatted cotton 脱脂棉

Defatted Croton Seed Powder 巴豆霜

default [di'fɔ:lt] *n.v.* 缺省,缺陷,不履行 · default value 缺省值

defect [di'fekt] *n.* 缺点,毛病,不足 · in defect 缺乏 /in defect of 若无…时,因为没有

defective [di'fektiv] *n.* 次品 *a.* 有缺点的,不合格的

defend [di'fend] *v.* 防御,保护 · defend from anaphylaxis 防御过敏

defer [di'fə:] *v.* 延迟(期,缓)缓发,服从(to) · defer making a decision 暂缓作决定

defervescence [di:fə'vesns] *n.* 止沸,退热

defibrinate [di:'faibri‚neit] *v.* 去血液中纤维蛋白

defibrinated [di:'faibrineitid] *a.* 去纤维蛋白的

defibrination [di:‚faibri'neiʃən] *n.* 去纤维蛋白法

deficiency [di'fiʃənsi] *n.* 缺乏,不足

deficient [di'fiʃənt] *a.* 缺乏的,不足的(in)

definable [di'fainəbl] *a.* 明确的,可限定的,可下定义的

define [di'fain] *v.* 下定义,划定界线(as)

defined [di'faind] *a.* 定义为…的 · to be defined as... 定义为…

definite ['definit] *a.* 明确的,确定的,有一定界线的

definite biological activity 限定的生物活性

definite quantity 定量,限定量

definite range of wavelength 特定波长范围

definite standard substance 限定的标准品

definite time 定时

definite wavelenth 特定波长

definitive [di'finitiv] *a.* 确定的,明确的,决定性的,最终的

deflagration [dəflə'greiʃən] *n.* 爆燃,快速燃烧

deflect [di'flekt] *v.* 偏转,偏离

deflection [di'lekʃən] *a.* 偏转(斜)

deform [di'fɔ:m] *v.*(使)变形

deformation [‚di:fɔ:'meiʃən] *n.* 变形

deformed [di'fɔ:md] *a.* 变了形的 · deformed when kneaded 捏之变形 /deformed due to the rise of the inner pressure 因内压增高而变形

defrost [di'frɔst] *v.* 除霜

degas [di'gæs] *v.* 脱气,脱氧

degasser [di'gæsə] *n.* 脱气机

Degelatined Deer-horn 鹿角霜

degelatinize [di'dʒelətinaiz] *v.* 脱胶,煮出胶质

degenerate [di'dʒenəreit] *n. v.* 退化,变质 * Tubular flowers occasionally degenerate. 管状花偶有退化。

degradant ['degrə‚dænt] *n.* 降解(产)物(ICH)

degradation [degrə'deiʃən] *n.* 降解

degradation pathway 降解途径

degradation product 降解产物

degradation reaction 降解反应

degree [di'gri:] *n.* 度,程度 · degree of closeness between the determined result and true value or reference value 测定结果与真值或参考值的接近程度

degree Celsius 摄氏度

degree centigrade 摄氏度

degree free of toxicity to human 对人无害的程度

degree of acid 酸度

degree of aggregation 凝集度

degree of coloration 色度

degree of crosslinking 交联度

degree of dissociation 解离度

degree of electrolytic dissociation 电离度

degree of fineness (粉末等)细度

degree of freedom 自由度

degree of microbial contamination of the product 产品被微生物污染程度

degree of purity 纯度

degree of scatter 离散(程)度

degree of substitution (ICH)置换度

dehisce [di'hi:s] v.(豆荚,果皮等)裂开,张口

dehiscent [di'hisnt] a.(荚果)开裂的

dehiscent fruit 裂果

dehydrant [di:'haidrənt] n.脱水剂 a.脱水的

dehydrate [di:'haidreit] v.脱水,干燥,失水 ·dehydrate with anhydrous sodium sulfate 用无水硫酸钠脱水

dehydrated [di:'haidreitid] a.无水的

dehydrated methanol 无水甲醇

dehydrated ethanol 无水乙醇

dehydrated media 脱水培养基

dehydroandrographolide n.脱水穿心莲内酯

dehydrocorydaline n.去氢延胡索碱,去氢紫堇碱

dehydrocostuslactone n.去氢木香内酯

dehydrodiisoeugenol n.去氢二异丁香酚

dehydrogenase [di:'haidrədʒə,neis] n.脱氢酶

deionize [di:'aiənaiz] v.去离子

deionized [di:'aiənaizd] a.(除)去离子的

deionized water 去离子水

delay [di'lei] v.滞后,延迟

delayed [di'leid] a.延期的,延迟的

delayed-release 延迟释放

delete [di'li:t] (del.)v.删除·delete the second paragraph from the article 删去文中第二段

delete programs 删除程序

deleterious [deli'tiəriəs] a.有毒(害)的(to) ·deleterious to health 对健康有害

deletery ['delitəri] n.有毒(害)的物质

deleting [di'li:tiŋ] n.删除·deleting a program 删除时间程序(FILE DEL)

deletion [di:'li:ʃən] n.删除,省略(of)·must be deletion of a word 应删除这个字

deliberate [di'libəreit] a.深思熟虑的,从容不迫的 v.慎重考虑 * Deliberate on selection of articles and revision for general notice. 慎重思考选文和修改凡例。

delicate ['delikit, 'delikət] a.精密的,准确的,易损的,美味的,纤细的

delicate striations 纤细的纹理

delicately ['delikeitli] ad.鲜美地,精密地,敏感地,清淡地

delicately aromatic odor 气清香

deliquesce [,deli'kwes] v.潮解

deliquescence [,deli'kwesns] n.潮解(性)

deliquescent [,deli'kwesnt] a.易潮解的

delivery [di'livəri] n.释放·emitted quantity in each delivery 每次喷量

delivery rate 喷(射)速率

delivery system 给药体系

deltamethrin [deltə'meθrin] n.溴氰菊酯

deltoid ['deltɔid] n.三角板 a.三角形的,三棱的

dementia [di'menʃiə] n.痴呆·senile dementia 老年性痴呆

demethoxycurcumin n.去甲氧基姜黄素

demix [di'miks] v.分层,混合液分成两层

demonstrate ['demənstreit] v.代表,表示,表明,证明,反映·demonstrate the purity of drug 反映药品纯度/demonstrate their efficacy 证明它们的有效性

demulslfying agent [di'mʌlsifaiiŋ] 破乳剂

denaturant [di:'neitʃərənt] n.变性剂

denaturation [di,neitʃə'reiʃən] n.变性(作用) ·lead to denaturation of protein and nucleic acid 导致蛋白和核酸变性

denature [di:'neitʃə] v.变性,失去自然属性

denaturing [di:'neitʃəriŋ] n.(使)变性

Dendrobe ['dendrəub] (新)n.石斛

Dendrobii Caulis (拉)石斛

Dendrobii Officinalis Caulis (拉)铁皮石斛

dendrobine ['dendrəubain] n.石斛碱

Dendrobium ['dendrəubiəm] (拉)石斛(属)

Dendrobium Stem 铁皮石斛

dendrophenol [dendrə'fi:nəl] n.石斛酚

denied [di'naid] a. 被拒绝(否定)的

denote [di'nəut] v. 表示 * The sign X denotes an unknown number. 符号 X 表示一个未知数。/ Denoted by the percent rate of recovery(%). 用回收百分率(%)表示。

dense [dens] a. 密集的,浓厚的,稠密的

Densefruit Pittany Root-bark 白鲜皮

densely ['densli] ad. 密集地,浓厚地

densimeter [den'simitə] n. 密度计,比重计

densimetry [den'simitri] n. 密度(测定)法

densitometer [,densi'tɔmitə] n. 密度计,比重计

density [densiti] n. 密度

dent [dent] n. 凹痕 v. 产生凹陷

dental caries ['dentl'kɛəri:z] 龋齿·fill in the cavity of dental caries 填入龋齿孔中

dentate ['denteit] a.(粗)锯齿的

dented ['dentid] a. 有凹痕的·dented scar of fruit stalk 凹陷的果柄痕

denticulate [den'tikjulit] a. 有小(锯)齿的

deoxidize [di:ɔksi'da:z] v. 去氧,还原·deoxidize sth. to sth. 将···还原为···

deoxyadenosine [di:ɔksiə'denəsn] n. 脱氧腺苷

deoxycholate [di'ɔksikɔleit] n. 去氧胆酸盐

deoxycholic acid [di:,ɔksi'kɔlik] 去氧胆酸

deoxycytidine [di:,ɔksi'saitidin] n. 脱氧胞苷

deoxygenate [di:'ɔksidʒineit] v. 脱氧,(除)去(游离的)氧

deoxyguanosine n. 脱氧鸟苷

deoxynucleoside triphosphate(dNTP) 脱氧三磷酸核苷

deoxyribonuclease [di:,ɔksiraibəu'nju:klieis] n. 脱氧核糖核酸酶

deoxyribonucleic acid [di:'ɔksi,raibəunju:'kli:ik](DNA)脱氧核糖核酸

deoxyribonucleoprotein [di:,ɔksiraibəunju:kliəu'prəuti:n] n. 脱氧核糖核蛋白

deoxyribonucleoside [di:,ɔksiraibəu'nju:kliəsaid] n. 脱氧核(糖核)苷

deoxyribose [di:,ɔksi'raibəus] n. 脱氧核糖

deoxyschizandrin n. 五味子甲素

deoxythymidine n. 脱氧胸苷

department [di'pa:tmənt] n. 部门

dependent,dependant [di'pendənt] a. 依赖的,非独立的,靠···而定的·dependent variable(s)因变量

deplanate [di'plæneit] a. 扁(平)的

deplete [di'pli:t] v. 用尽,消耗,贫乏,使枯竭

depleted [di'pli:tid] a. 消耗尽的,枯竭的

depleting [di'pli:tiŋ] n. 消耗

depletion [di'pli:ʃən] n. 耗尽,减少

depolarisation,depolarization [di:pəulərai'zeiʃən] n. 去磁化(作用),消磁,去偏振(作用);去极化

depolarise,depolarize [di:'pəuləraiz] v. 去极化,消偏振,去磁

deposit [di'pɔzit] v. 沉积,沉淀;存储

deposit crystals 析出结晶

deposit precipitate 析出沉淀

deposition [depə'zifən] n. 沉淀(积)

depress [di'pres] v. 压,按下,降低,减少,(使)凹陷 * Depress the power switch turns the power ON;depress it again turns the power OFF. 按下(仪器)开关打开电源,再按下开关关闭电源。

depressed [di'prest] a. 降低的,减压的,凹下的·the four sides depressed 四面凹陷

depression [di'preʃən] n. 降低,下降,按键

depression constant of freezing point 冰点下降常数

depression of freezing point 冰点下降

depression value of freezing point 冰点下降值

depressor [di'presə] n. 降压,阻化剂,阻尼器

depressor substance 降压物质

depressor value 降压值

deprive [di'praiv] v. 夺取,使丧失(没有)(of)·deprived of bark while still fresh(药材)趁鲜去皮

depth [depθ] n. 深度·15cm in depth below the surface 表面下 15cm 深度

depurant ['depjuərənt] n. 净化器(剂)a. 净化的

depurate ['depjuəreit] v. 净化,提纯

depyrogenation [di:ˌpairəudʒiˈneiʃən] n. 去除热原法

derivate [ˈderiveit] n. 导数,微商

derivation [deriˈveiʃən] n. 导出,公式推导,演算(出),求解,证明,得来·derivation of equation 公式推导,求公式

derivative [diˈrivətiv] n. 导数 a. 衍生的·first derivative 一次(阶)导数/second derivative 二次(阶)导数

derivative pump 衍生化泵(测黄曲霉素残留量)·the rate of derivative pump 衍生化泵流速

derivative solution 衍生溶液(测黄曲霉素)

derivatization n. 衍生作用,导出

derive [diˈraiv] v. 从…得到,起源于…(from)* Use the formula below to derive the actual flow rate from the time measurement. 由测量时间用下面公式算出实际流速。

dermal [ˈdə:məl] a. 皮(肤上)的

dermal cream(ICH) 皮肤用霜剂

dermatitis [də:məˈtaitis] n. 皮炎

descend [diˈsend] v. 下降·descend from... 从…下来/descend on... 落到…上

descending [diˈsendiŋ] a. 下降的,(层析)下行的

description [diˈskripʃən] n. 性状,说明书·description of draft 起草说明/description of revision of pharmaceutical quality specification 药品修订标准说明

descriptor [diˈskriptə] n. 标码,描述符

Descurainia (拉)播娘蒿属

Descurainiae Semen;Lepidii Seem (拉)葶苈子(前者称南葶苈子,为播娘蒿种子;后者称北葶苈子,为独行菜的种子)

desensitisation,desensitization [di:sensitaiˈzeiʃən] n. 脱敏作用

desensitise,desensitize [di:ˈsensitaz] v. 脱敏

desensitiser,desensitizer [di:ˈsensitaizə] n. 脱敏剂

Desertliving Cistanche 肉苁蓉

desiccant [ˈdesikənt] n. 干燥剂,除湿剂 a. 干燥用的,除湿的

desiccate [ˈdesikeit] v.(使)干燥,脱水

desiccation [desiˈkeiʃən] n. 干燥作用,除湿

desiccator [ˈdesikeitə] n. 干燥器(剂)* It is dried over silica gel in a desiccator for 12 hours. 在硅胶干燥器中干燥 12 小时。

design [diˈzain] n.v. 设计,计划,图案·design principle(实验)设计原理 / design type 设计类型

designate [ˈdezigneit] v. 指(标,注)明,表示* Designate the total as the amount of total alkaloids. 以生物碱总量表示其总含量。

designated [ˈdezigˌneitid] a. 指明的,特指的* When no specified method is designated in the momograph. 当各品种项下未注明方法时。

designation [dezigˈneiʃən] n. 指明,指定,规定

desirable [diˈzaiəirəbl] n. 合乎需要(称心如意)的东西 a. 合乎需要的,令人满意的,可取的 * It is desirable to have full information on the manufacturing processes of the plastic container including the substances added. 有塑料容器生产过程包括添加物质在内的充分信息是合乎需要的。

desire [diˈzaiə] n.v. 期望,想要,要求,渴望

desired [diˈzaiəd] a. 所需的,(仪器需要)设定的

Desmodii Styracifolii Herba (拉)广金钱草

Desmodium [desˈməudiəm](新)n. 金钱草

desolvate v. 去溶剂化

desolvation [di:ˈzɔləveiʃən] n. 去溶剂化作用

desorption [diˈsɔ:pʃən] n. 解吸,去吸附

desoxycholate [disˌɔksiˈkəuleit] n. 去氧胆酸盐

desoxycholic acid [di:sˌɔksiˈkɔlik] 去氧胆酸

dessicant [ˈdesikənt] n. 干燥剂

dessicate [ˈdesikeit] v. 干燥

dessicator [desiˈkeitə] n. 干燥器

destain [di:ˈstein] v.(为显微镜观察把标本)脱色

destainer n. 脱色液

destainning solution [diːˈsteiniŋ] 脱色液

destainnig TS 脱色试液(凝胶电泳用)

destination [destiˈneiʃən] *n.* 目标,终点

destroy [disˈtrɔi] *v.* 破坏·destroy load 破坏负载(荷)/destroy organically 有机破坏

destructive [disˈtruktiv] *a.* 破坏(危害)性的

detach [diˈtætʃ] *v.* 拆开,分离·detach oneself from... 同…分开

detachable [diˈtætʃəbl] *a.* 可剥(分)离的,可拆卸的,可取下的

detail [diːˈteil] *n.* 详细,细节

detect [diˈtekt] *v.* 检查出,侦查·detect under visible light 在日光下检视 /detect at 254nm 在波长 254nm 处检视

detectability [ditektəˈbiliti] *n.* 检出度,检测灵敏度

detectable [diˈtektəbl] *a.* 可检测的

detecting [diˈtektiŋ] *n.* 检测,测试 * The detecting method for airborne particles, airborne microbe and settling microbe in the clean room (area) of the pharmaceutical industry. 医药工业洁净室(区)悬浮粒子,浮游菌和沉降菌的测试方法。

detection [diˈtekʃən] *n.* 检查,检验,检测

detection limit 检出限 * The detection limit is the lowest amount or concentrate of the analyte in a sample that is detectable, but not necessary quantifiable. 检出限是样品中被检物可检出的最低量或浓度,而不必量化。

detection system 检测系统

detection wavelength 检测波长

detector [diˈtektə] *n.* 检测器

detergent [diˈtəːdʒənt] *n.* 洗涤剂,洗衣粉 *a.* 有洗涤剂的,净化的

deteriorate [diˈtiəriəreit] *v.* (使)变质(坏)

deterioration [ditiəriəˈreiʃən] *n.* 变质

determination [ditəːmiˈneiʃən] *n.* 测定,试验,检查

determination index 测定指标 * The determination index of the method intended to establish should be relevant with the actions and indications of the drug. 拟建立的方法测定指标应与中药的功能和主治相关。

determination of acid value 酸值的测定

determination of aflatoxin 黄曲霉素测定法

determination of ash 灰分测定法

determination of cataplasms adhesion 贴膏剂黏附力测定法

determination of cineol 桉油精测定法

determination of congealing point 凝点测定法

determination of correction factor 校正因子的测定

determination of disintegration 崩解时限检查法

determination of dispersibility 溶化性试验

determination of distilling range 馏程测定法

determination of ethanol 乙醇(量)测定法

determination of ethanol-soluble extractives 醇溶性浸出物测定(法)

determination of extractives 浸出物测定法

determination of foreign matter 杂质检查(法)

determination of hydroxyl value 羟值测定(法)

determination of iodine value 碘值测定法

determination of lead, cadmium, arsenic, mercury and copper 铅、镉、砷、汞、铜测定法

determination of loss on drying 干燥失重测定(法)

determination of materials in injection 注射剂有关物质检查法

determination of melting point 熔点测定法

determination of methanol 甲醇(量)检查(法)

determination of nitrogen 氮测定法

determination of optical rotation 旋光度测定(法)

determination of osmolality 渗透压摩尔浓度测定法

determination of particle size 粒度测定法

determination of peroxide value 过氧化(物)值测定(法)

determination of pesticides residue 农药残留量测定(法)

determination of pH value pH 值测定法

determination of plaster softening point 软膏软化点测定法

determination of refractive index 折光率测定法

determination of relative density 相对密度测定法

determination of residue of sulfur dioxide 二氧化硫残留量测定法

determination of residue on ignition 炽灼残渣测定法

determination of saponification value 皂化值测定法

determination of swelling capacity 溶胀度测定法

determination of tanninoids 鞣质(含量)测定法

determination of the maximum valid dilution (MVD) 最大有效稀释倍数的确定

determination of the recovery of added samples 加样回收率测定(法)

determination of volatile oil 挥发油测定法

determination of volatile ether extractives 挥发性醚浸出物测定法

determination of water 水分测定法

determination of water-soluble extractives 水溶性浸出物测定法

determine [diˈtə:min] n. 测定,确定,决定·determine the absorption spectrum of the solution 测定溶液吸收波长 * Determine the integrated absorbance value of the test solution and reference solution. 测量供试品溶液和对照品溶液吸光度积分值。

determine the peak areas 测量峰面积

determine water 测定水分

determined [diˈtə:mind] a. 下决心的,测定的·to be determined with... 用…测定

determined value 实测值,测定值

detonable [ˈdetənəbl] ,detonatable [ˈdetəneitəbl] a. 能爆炸的,易爆的

detonate [ˈdetəuneit] v. 爆燃,爆炸

detonation [detəuˈneiʃən] n. 爆燃,爆鸣,爆炸声

deuterium [djuːˈtiəriəm] n. 氘

deuterium (discharge) lamp 氘(放电)灯

develop [diˈveləp] v. 发生,发育,(色谱)展开 * Develop in a chamber saturated with ammonia vapour. 在用氨气饱和的层析缸内展开。/Develop the plate with a mixture of ethyl acetate, methanol and water (20:3:2) to a distance of about 10cm. 以乙酸乙酯-甲醇-水(20:3:2)混合溶液展开,展距产 10cm。/ Develop twice in the mobile phase. 在展开剂中展开两次。

developer [diˈveləpə] n. 显影剂,显像剂,(色谱)展开剂

developing [diˈveləpiŋ] n. 展开·developing to about 10cm above base line 展距自原点起 10cm

developing chamber 层析缸,展开容器

development [diˈveləpmənt] n. 发展,开发;展开·secondary development 二次展开/two direction development 双向展开

development distance 展(开)距(离)

development duration 展开时间

development phase (ICH) (药物)开发阶段

development rate 展开速度

development study (ICH) 开发研究

development system 展开系统

deviate [ˈdiːvieit] v. 偏离,逸出正规·deviate outside (1 fold of) the limit 超出限度 1 倍

deviation [diːviˈeiʃən] n.(数学计算的)差(数),偏差·standard deviation 标准偏差 / relative standard deviation 相对标准(偏)差

device [diˈvais] n. 装置,设备

device parameters 设备参数

devise [diˈvaiz] v. 设计,发明

devising [diˈvaiziŋ] n. 设计,发明·devising measures 设计方法

devoid [di'vɔid] a. 缺乏的,没有(叶)的

devoid of stalk 叶无柄

dexiotropic [ˌdeksiə'trɔpik] a.(螺旋外壳)右旋的

dextral [deskstrəl] a. 右旋的

dextrin(e) [desktrin] n. 糊精

dextrorotary ['dekstrəu'rəutəri] a. 右旋的,顺时针旋转的

dextrose ['deskrəus] n. 葡萄糖,右旋糖

diacytic a.(气孔)直轴式的

diagonal [dai'ægənl] n.a. 对角线(的),对角(的),斜纹(的)

diagonally [dai'ægənəli] ad. 斜(对)地

diagram ['daiəgræm] n. 图表·flow diagram 工艺流程

dial ['daiəl] n. 刻度盘 v. 拨号,调盘控制(显示)

dial indicator 刻度盘指示器,千分表

dialysate [dai'æliˌseit] n. 透析液

dialyse,dialyze ['daiəˌlaiz] v. 透析

dialysis [dai'ælizis] n. 渗析,透析

dialytic [daiə'litik] a. 透析的

diameter [dai'æmitə] n. 直径·core diameter 内径/inside diameter(I.D.)内径/outer diameter 外径/outside diameter(O.D.)外径/in diameter 直径是/in inner diameter 内径是

diametric(al) [daiə'metrik(əl)] a. 直径的

diammonium [ˌdaiə'məunjəm] n. 二铵

diammonium hydrogen citrate 枸橼酸氢二铵

diammonium hydrogen phosphate 磷酸氢二铵

o-dianisidine [ˌdaiə'nisidi:n] 邻联(二)茴香胺

Dianthe Herba (拉)瞿麦

Dianthus [dai'ænθəs] (拉)石竹属

diaphanometry [diaˌæfənə'metri] n.(液体)透明度测定法

diaphanous [dai'æfənəs] a. 透明的

diaphragm ['daiəfræm] n. 光阑(圈),隔膜

diarrh(o)ea [daiə'riə] n. 腹泻

diastase ['daiəsteis] n. 淀粉酶,糖化酶

diatomaceous [daiətə'meiʃəs] a. 硅藻土的

diatomaceous earth 硅藻土

diatomaceous silica 硅藻土

diatomite [dai'ætəmait] n. 硅藻土

diazotisation,diazotization [daiˌæzətai'zeiʃən] n. 重氮化作用

diazotization reaction 重氮化反应

diazotize [dai'æzətaiz] v.(使)重氮化

diazotized [dai'æzətaizd] a. 重氮化的

diazotized ρ-nitroaniline TS 重氮对硝基苯胺试液

diazotized sulfanilic acid TS 重氮苯磺酸试液

3,29-dibenzoylkarounitriol n. 3,29- 二 苯甲酰基栝楼仁三醇

dibromide [dai'brəumaid] n. 二溴化物

3,5-O-dicaffeoylquinic acid n. 3,5- 二 -O-咖啡酰奎宁酸

dichasium [dai'keiziəm] (pl.dichasia [dai'keiziə]) n. 二歧聚伞花序

dichloride [dai'klɔ:raid] n. 二氯化物

dichlorodiphenyltrichloroethane(DDT) [daiˌklɔ:rəudaiˌfeniltraiˌklɔ:rəu'eθein] 滴滴涕,二氯二苯三氯乙烷

dichloroethane [ˌdaiklɔ:rə'eθein] n. 二 氯乙烷

1,2-dichloroethene n. 1,2- 二氯乙烯(ICH 规定的 I 类溶剂)

dichloromethane [daiˌklɔ:rə'meθein] n. 二氯甲烷

dichloroquinone [daiklɔ:rə'kwinəun] n. 二氯醌

2,6-dichloroquinone chlorimide 氯化亚氨基 -2,6- 二氯醌

dichlorvos [dai'klɔ:vɔs] n. 敌敌畏

dichotomous [di'kɔtəməs] a. 二歧的,二分的,分歧的,二分叉的,叉状的

Dichroa (拉)常山属

Dichroae Radix (拉)常山

dichroism ['daikrəuizəm] n. 二(向) 色性,两色现象,分光现象

dichromate [ˈdaikrəuˈmeit] n. 重铬酸盐

Dictamni Cortex (拉) 白鲜皮

Dictamnus (拉) 白鲜属

dictate [dikˈteit] n. 命令，指示 v. 命令，口述

dictyostele [diktiəˈstiːl] n. 网状中柱

die [dai] v. 死亡

dielectric constant [daiiˈlektrik] 介电常数

diester [daiˈestə] n. 双酯

diester(type) alkaloids 双酯型生物碱

diet [daiət] n. 饮食，动物饲料 v. 给…规定饮食

diethenylbenzene [daiˌeθiːnilˈbenziːn] n. 二乙烯苯

diethion n. 乙硫磷

diethyl ether [daiˈeθil] (二) 乙醚

diethylamine [daiˌeˈθiləmiːn] n. 二乙胺

diethyldithio-carbamate [ˌdaiəθildiθiəˈkaːbəmeit] n. 二乙基二硫(代)氨基甲酸盐

diethylene n. 二亚乙基，二乙撑，二次乙基

diethyleneglycol n. 二甘醇

diethylene glycol succinate(DEGS) 丁二酸二乙醇聚酯(一种气相色谱用的固定相)

Difengpi Bark 地枫皮

difference [ˈdifərəns] n. 差别，差值·make a difference 产生差别(有影响) * Weight(or volume) difference is not more than 0.5mg (or 1ml) between two successive readings. 连续两次读取的重量(或体积)差别不得过 0.5mg(1ml)。

different [ˈdifərənt] a. 不同的，相异的

different administration route 不同给药途径

differential [difəˈrenʃəl] a. 差示的，有差别的，微分的

differential equation 微分方程

differential detector 差示检测器

differential refractometer 差示折光检测器

differentiate [difəˈrenʃieit] v. 区别，区分，(植物组织)分化，(使)有差别

diffract [diˈfrækt] v. 衍射，绕射

diffraction [diˈfrækʃən] n. 衍射·X-ray diffracion X 射线衍射

diffractive [diˈfræktiv] a. 衍射的

diffractometer [difrækˈtɔmitə] n. 衍射仪

diffractometry [diˈfræktəmiːtri] n. 衍射学，衍射测定法

diffuse [diˈfjuːz] v. 扩(发，播)散，传播，漫射·diffuse in 扩散进去 /diffuse through 通过…扩散

diffuse pore (花粉粒的)散孔

diffused [diˈfjuːzd] a. 扩散的，漫射的

diffused light 漫射光

diffusing [diˈfjuːziŋ] n. 扩散

diffusing margin 周边扩散

diffusion [diˈfjuːʒən] n. 扩散，漫射，传播·diffusion of light 光的散射

diffusivity [difjuˈsiviti] n. 扩散性，扩散系数

difluoride [daiˈfluəraid] n. 二氟化物

Digenea [daiˈdʒeniə, daiˈdʒeniː] (日) n. 海人草，鹧鸪菜

digest [d(a)iˈdʒest] n. 消化液，消化物 v. 消化，消解，浸渍

digestion [diˈdʒestʃən] n. 消化，消解·open-vessel digestion 敞口容器消解法 /close-vessel digestion 密闭容器消解法 /microwave digestion 微波容器消解法

digit [ˈdidʒit] n. 数字，位数·last digit 末位数

digital [ˈdidʒitl] a. 数字的

digital-analog converter 数模转换器

digital answer 数字答案

digital display 数字显示

digital monitoring system 数字监测系统

digital response 数字响应(值)

digital signal 数字信号

digital signal processor 数字信号处理器

digital simulation 数字模拟

digital temperature programmer 数字程序升温器

digitate(d) [ˈdidʒiteit(id)] a. 掌状的

digitate compound 掌状复叶

digitate ternate (复叶)掌状三出的

digitiser [ˈdidʒitaizə] n. 数字转换器

digitogenin [ˌdidʒiˈtɔˈdʒenin] n. 毛地黄皂

苷元

digitonin [ˌdidʒiˈtəunin] n. 毛地黄皂苷

digitoxigenin n. 洋地黄毒苷

digitoxin [ˌdidʒiˈtɔksin] n. 洋地黄毒苷

digitoxose [ˌdidʒiˈtɔksəus] n. 毛地黄毒糖

digoxin [daiˈgɔksin] n. 地高辛

dihedral [daiˈhi:drəl] a. 二面(角)的,由两个平面构成角的

dihedral angle 双面夹角

dihydrate [daiˈhaidreit] n. 二水(化)合物

dihydrated [daiˈhaidreitid] a. 二水合物的

dihydric [daiˈhaidrik] a. 二氢的,二羟基的

dihydrocapsaicin n. 二氢辣椒素

dihydrogen [daiˈhaidrədʒən] a. 二氢的

dihydrogen ethylenediamine tetraacetate 二氢二乙胺四乙酸盐

dihydrogen phosphate 磷酸二氢盐

1,8-dihydroxyanthraquinone [ˌdaihaidrəksiˌænθrəˈkwinəun] n. 1,8- 二羟基蒽醌

diiodide [daiˈaiədaid] n. 二碘化物

dilacerate [diˈlæsəˌreit] v. 撕裂,撕成片

dilaceration [diˌlæsəˈreiʃən] n. 撕裂(碎)

dilapidate [diˈlæpideit,dəˈlæpədet] v. 使部分毁坏,变破烂

dilatation [daileiˈteiʃən] n. 膨胀,体积增加

dilate [daiˈleit] v. 膨胀,扩大

dilation [daiˈleiʃən] n. 膨胀,扩大

diluent [ˈdiljuənt] n. 稀释剂

diluenting agent [ˈdiljuəntiŋ] 稀释剂

dilute [daiˈlju:t] v. 稀释 a. 稀释的·dilute with methanol to volume 用甲醇稀释至刻度 * Dilute 1ml of mixture with ethanol to 5ml. 取合剂 1ml 加乙醇至 5ml。

dilute acetic acid 稀醋酸

dilute alkaline solution 稀碱溶液

dilute ethanol 稀乙醇

dilute glycerin TS 稀甘油试液

dilute hydrochloric acid TS 稀盐酸试液

dilute nitric acid TS 稀硝酸试液

dilute sulfuric acid 稀硫酸

diluted [daiˈlju:tid] a. 稀释的

diluted concentration 稀释浓度

dilution [daiˈlju:ʃən] n. 稀释

dilution calibration 稀释校正

dilution folds 稀释倍数

dilution ratio 稀释比例,稀释倍数

dilution table 稀释表

dimension [d(a)iˈmənʃən] n. 尺寸,度,维,因次,量纲·the same dimension 尺寸相同

dimensional [diˈmenʃnl] a. 尺寸的,空间的,…维的·one dimensional chromatography 单向展开(色谱)/ two dimensional chromatography 双相展开

dimensionless [diˈmenʃənlis] a. 无量纲的,无因次的

dimer [ˈdaimə] n. 二聚体

dimethoate [diˈmeθəueit] n. 乐果

dimethoxymethane [ˌdaimeˌθɔksiˈmeθein] n. 二甲氧基甲烷

N,N-dimethylacetamide [ˌdaimeθilˌæsəˈtæmaid] n. N,N- 二甲基乙酰胺

β,β-dimethylacrylalkanin n. β,β- 二甲基丙烯酰阿卡宁

ρ-dimethylaminobenzaldehyde TS [ˌdæimeθilæminəubenˈzældihaid] 对 - 二甲氨基苯甲醛试液

dimethyl-dichloro-vinyl phosphate 敌敌畏

dimethylformamide [ˌdaimeθilˈfɔ:məmaid] n. 二甲基甲酰胺

dimethylglyoxime TS [ˌdaimeθilgliˈɔksaim] 丁二酮二肟试液

dimethylpolysiloxane n. 二甲基聚硅氧烷

dimethylsulfoxide [ˌdaimeθilsəlˈfɔksaid] n. 二甲基亚砜

diminish [diˈminiʃ] v. (使)减少,缩小,递减

dimpylate n. 二嗪农

m-dinitrobenzene [daiˌnaitrəuˈbenzi:n] n. 间二硝基苯

dinitrobenzene TS 二硝基苯试液

3,5-dinitrobenzoic acid [daiˌnaitrəubenˈzəuik] 3,5- 二硝基苯甲酸

dinitrobenzoic acid TS 二硝基苯甲酸试液

2,4-dinitrochlorobenzene [daiˌnaitrəuklɔ:rəˈbenzi:n] n. 2,4- 二硝基氯苯

2,4-dinitrophenylhydrazine [ˌdaiˌnaitrəfi:nil'haidrəzi:n] *n.* 2,4-二硝基苯肼

dinitrophenylhydrazine TS 二硝基苯肼试液

dinucleotide [dai'nju:kliəˌtaid] *n.* 二核苷酸

diode ['daiəud] *n.* 二极管

diode array detector 光电二极管阵列检测器

dioecious [dai'i:ʃəs] *a.* 雌雄异体的

dioecism [dai'i:sizəm] *n.* 雌雄异株(现象)

dioscin ['daiəusin] *n.* 薯蓣皂苷

Dioscorea [ˌdaiə'skəuriə] *n.* 薯蓣属

Dioscorea Rhizome (日)山药

Dioscorea Saponin Extract 黄山药皂苷提取物

Dioscorea Nipponica Saponin Extract 穿龙薯蓣皂苷提取物

Dioscoreae Hypoglaucae Rhzoma (拉)粉萆薢

Dioscoreae Nipponicae Rhizoma (拉)穿山龙

Dioscoreae Panthaica Rhizoma (拉)黄山药

Dioscoreae Rhizoma (拉)山药

Dioscoreae Spongiosae Rhizoma (拉)绵萆薢

diosgenin [dai'ɔsdʒenin] *n.* 薯蓣皂苷元,地奥苷元

dioxan(e) [dai'ɔksein] *n.* 二氧六环

dip [dip] *v.* 浸入,浸渍,沉浸(into)·dip out 汲取 /dip electrode into the solution 将电极浸入溶液中

diphenyl [dai'fenil] *n.* 二苯基

diphenylamine [daifenilə'mi:n] *n.* 二苯胺

diphenylcarbazide *n.* 二苯偕肼

diploid [di'plɔid] *n.* 二倍体 *a.* 二倍(体)的

dipolar [dai'pəulə] *a.* 偶极的

dipole ['daipəul] *n.* 偶极

dipole effect 偶极效应

dipole ion 偶极离子

dipole molecule 偶极分子

dipole moment 偶极矩

dipotassium hydrogen phosphate 磷酸氢二钾

Dipsaci Radix (拉)续断

dipsacoside B *n.* 川续断皂苷乙

Dipsacus (拉) *n.* 川续断属

2,2-dipyridyl [dai'piridil] *n.* 2,2-联吡啶

direct [d(a)i'rekt] *a.ad.* 直的(地)

direct access 直接接触

direct condenser 回流冷凝器

direct current 直流

direct flame 直火

direct inoculation method 直接接种法

direct observation method 直观法

direct proportion 正比例

direct reading balance 直读天平

direct reading system 直读式,直读系统

direct viewing 直观

direction [d(a)i'rekʃən] *n.* 方向,方位·in the length of direction of the specimen 沿供试品长度方向

directly [di'rektli] *ad.* 直接地·directly proportional(to)... 与…成正比

dirty ['də:ti] *a.* 不干净的,(颜色)不鲜明的

dirty green 污绿色

disable [dis'eibl] *n.* 不能做,(使)不能,中止·disable key entry 闭锁所有键

disadvantage [disəd'va:ntidʒ] *n.* 缺点,不利条件

disagreeable [disə'griəbl] *a.* 令人不快的,讨厌的

disagreeable odour 令人不快的气味,恶臭

disappear [ˌdisə'piə] *v.* 消失 ＊The color disappears when the solution is added acid. 加酸时溶液颜色消褪。

disaster [di'za:stə] *n.* 不幸事件,事故,灾害

disc [disk] *n.* 圆片,光盘

discard [dis'ka:d] *v.* 废品,放弃,弃去·discard the initial filtrate 弃去初滤液 /discard the upper layer of the clarified liquid 弃去上清液

disassemble [disə'sembl] *n.v.* (把…)拆(卸,下,除)·disassemble operation 拆卸操作

discharge [dis'tʃa:dʒ] *v.* 释放(液体,气体),排放,颜色消褪,放射,流出·total member of discharge per container 每瓶喷出总量

disclose [dis'kləuz] *v.* 揭开,显露

discoid ['diskɔid] *n. a.* 圆盘状（的）

discoidal [dis'kɔidl] *a.* 盘形物,盘（状的）

discolo(u)r [dis'kʌlə] *v.* 褪色,变色·discolor gradually on exposure to light and heat 遇光或热渐渐变色

Discolor Cinquefoil Herb 翻白草

discoloration [diskʌlə'reiʃən] *n.* 褪色,变色

discomfort [dis'kʌmfət] *n.* 不舒适,烦闷 *v.* 使不舒适,使不安 * Discomfort of the stomach is seen sometimes, but it will have spontaneous remission. 有时胃部不适,一般可自行缓解。

disconnect [diskə'nekt] *v.* 拆开,拆卸

disconnect apparatus 拆开装置

discontinuation [ˌdiskənˌtinju'eiʃən] *n.* 停止,中断

discontinuous [diskən'tinjuəs] *a.* 不连续的,间断的·pericycle fibre bundle in a discontinuous ring 中柱鞘纤维束断续（排列）成环

discrepancy [dis'krepənsi] *n.* 不同,不符合,偏差,矛盾

discrete [dis'kri:t] *a.* 不连续的,分散的

discretion [di'skrepʃən] *n.* 分离,谨慎,自行处理能力·at one's discretion 随意,任意

discriminate [di'skrimineit] *v.* 鉴别,区别 * The responses to the graded doses are discriminated clearly. 不同剂量的反应有明显差别。

discriminating [di'skrimineitiŋ] *a.* 形成区别的,识别性的,有鉴别能力的

discrimination [diskrimi'neiʃən] *n.* 辨别（力）,区别,歧视

3',6-disinapoyl sucrose *n.* 3',6- 二芥子酰基蔗糖

disinfect [disin'fekt] *v.* 给…消毒,杀菌

disinfectant [ˌdisin'fektənt] *n.* 消毒剂 *a.* 消毒的

disinfection [ˌdisin'fekʃən] *n.* 消毒 * Disinfection methods are used to reduce the number of living microorganisms, but do not always remove or kill all microorganisms present. 消毒方法通常用于减少生存微生物的数量,但不能减少或杀灭存在的所有微生物。

disinfector [ˌdiʃin'fektə] *n.* 消毒器具

disintegrant [dis'intigrənt] *n.* 崩解剂

disintegrate [dis'intigreit] *v.* (使)崩解(溶散) ·disintegrate tissue 解离组织 * Disintegrate 1g of extract in 10ml of water. 取浸出物 1g 加水 10ml,使溶散。/All the capsules should disintegrate completely and pass through the gause within 1 hour. 所有胶囊应在 1 小时内完全崩解并通过筛网。

disintegrating [disinti'greitiŋ] *n.* 崩解,溶散

disintegration [disinter'greiʃən] *n.* 崩解

disintegration test 崩解试验

disk [disk] *n.* 盘,皿,档板

dismantle [dis'mæntl] *v.* 拆除,分解,除去

disodium [dai'səudjəm] *n.* 二钠

disodium edetate 依地酸二钠,乙二胺四乙酸二钠

disodium hydrogen phosphate anhydrous 无水磷酸氢二钠

disodium hydrogen phosphate TS 磷酸氢二钠试液

disodium hydrogen phosphate-citric acid BS 枸橼酸 - 磷酸氢二钠缓冲液

disorder [dis'ɔ:də] *n.* 无秩序,杂乱 *v.* 使紊乱,扰乱

disordered [dis'ɔ:dəd] *a.* 纷乱的,紊乱的

disorderly [dis'ɔ:dəli] *ad.* 紊乱地

dispense [di'spens] *v.* 调配,分装·dispense in containers 分装于容器中

dispensing [dis'pensiŋ] *n.* 调配,分装

dispensing balance 药剂天平

dispensing container 分装容器

dispensing equipment 配料（分装）设备

dispersate ['dispə'seit] *n.* 分散介质

disperse [dis'pə:s] *v.* 使分散,溶散

disperse agent 分散剂

disperse into fragment 溶散

dispersed [di'spə:st] *a.* 分散的

dispersed phase 分散相

dispersibility [diˌspəːsiˈbiliti] *n.* 分散性

dispersible [disˈpəːsəbl] *a.* 可分散的

dispersible precipitates 轻摇易散的沉淀

dispersible tablets 分散片

dispersion system [disˈpəːʃən] 色散系统

displace [disˈpleis] *v.* 代替, 取代, 置换, 移动

displacement [disˈpleismənt] *n.* 置换, 代替

display [diˈsplei] *n. v.* 显示, 表现, 标记

display field (仪器)屏幕显示区

display matrix 显示板

display panel (仪器)显示屏

display screen 显示屏

display unit (高效液相)显示系统, 显示单元

disposability [disˌpəuzəˈbiliti] *n.* 用后可丢弃性

disposable [disˈpəuzəbl] *n.* 用完一次便可扔的容器 *a.* 可随意使用(处理)的

disposable syringe 一次性注射器

disposal [disˈpəuzəl] *n.* 处理, 丢弃废物·at disposal 随意处理

dispose [disˈpəuz] *n. v.* 安排, 处理; 清除

disposing waste samples 废弃样品

dispute [disˈpjuːt] *v.* 争论·dispute with a person 与某人争论 in the event of doubt or dispute 当对结果有争议时

disregard [disriˈgaːd] *n. v.* 把…不考虑在内(忽略不计), 不管·disregard the first count 弃去第一个计数

disrupt [disˈrʌpt] *v.* 使分(破)裂

disrupted [disrˈrʌptid] *a.* 破损的, 破裂的

dissect [diˈsekt] *v.* 解剖, 切断, 剖开

dissecting [diˈsektiŋ] *n.* 解剖

dissecting microscope 解剖显微镜

dissecting needle 解剖针

dissection [diˈsekʃən] *n.* 解剖(标本, 模型), 剖开, 切割

dissipate [ˈdisipeit] *v.* 消散, 耗散

dissociate [diˈsəuʃieit] *v.* 分解, 解离

dissociated [diˈsəuʃieitid] *a.* 游离的, 解离的

dissociation [diˌsəuʃiˈeiʃən] *n.* 分解 解离) 作用

dissociation degree 解离度

dissolubility [disɔljuˈbiliti] *n.* 溶解度

dissoluble [diˈsɔljubl] *a.* 可溶解的

dissolution [disəˈluʃən] *n.* 溶解作用, 溶出度

dissolution amount 溶出量

dissolution test 溶出度检出

dissolution time 溶出时间

dissolvant [diˈzɔlvənt] *n.* 溶剂

dissolve [diˈzɔlv] *v.* 溶解 * Pulverized Acacia (0.1g) dissolves almost completely in 2.0ml of water. 取(0.1g)阿拉伯胶粉末, 在 2.0ml 水中几乎完全溶解。/Dissolve gradually on mounting in chloral hydrate TS. 显微镜装片时, 渐溶于水合氯醛溶液。/Dissolve 0.5g of the content in 2.0ml of cyclohexane. 取内容物0.5g, 溶解于2.0ml 环己烷中。/Dissolve the crystal with ethanol to prepare 1mg of N per ml. 取结晶, 用乙醇溶解, 制成每 1ml 含 1mg N 成分的溶液。/Dissolve the residue with several small quantities of ethanol. 残渣用乙醇少量, 分次溶解。

distal [ˈdistl] *a.* 在末端的, 末梢的, 远轴的·distal end 末端

distend [disˈtend] *v.* 膨胀

distill [disˈtil] *v.* 蒸馏

distillate [ˈdistilit] *n.* 蒸馏液, 蒸馏物

distillation [distiˈleiʃən] *n.* 蒸馏作用

distillation flask 蒸馏瓶

distillator *n.* 蒸馏器

distilled [disˈtild] *a.* 蒸馏过的

distilled water

distilled water, ammonia free 无氨蒸馏水

distilled wine 蒸馏酒

distilling [disˈtiliŋ] *n.* 蒸馏作用 *a.* 蒸馏的

distilling range 馏程

distinct [disˈtiŋkt] *a.* 性质(种类)不同的, 有特色的

distinction [disˈtiŋkʃən] *n.* 区别 * M is in distinction from N. M 与 N 有区别。/The distinction between M and N is easy to see.

M 与 N 不同显而易见。

distinctive [dis'tiŋktiv] *a.* 有区别的, 有特色的, 有鉴别意义的

distinguishable [dis'tiŋgwiʃəbl] *a.* 可辨认的

distort [dis'tɔ:t] *v.* 变形, 失真

distribute [dis'tribju:t] *v.* 分配, 分发, 供应 (对照品), 分布, 摊开(检品) * The sample should be evenly distributed to form a layer of no more than 5mm in thickness. 样品平铺成一层, 厚度不超过 5mm。

distribution [distri'bju:ʃən] *n.* 分配, 匹配, 配给, 销售, 配电

distribution board 配电盘

distribution coefficient 分配系数

distribution coefficient of standard observers 标准观察者的(色)匹配系数

distribution of individual components between two phases 各个成分在两相中的分配

distribution of preparations 药品销售

distributor [dis'tribjutə] *n.* 配电盘, 批发商

disturb [dis'tə:b] *v.* 干扰, 妨碍

disturbance [dis'tə:bəns] *n.* 干扰, 妨碍

disturbance of the airflow 杂乱无章(紊乱)的气流

disturbed [dis'tə:bd] *a.* 干扰的, 扰乱的

disulfide [dai'sʌlfaid] *n.* 二硫化物

dithizone [dai'θaizəun] *n.* 双硫腙

diuretic [ˌdaijuə'retik] *n.* 利尿剂 *a.* 利尿的

divaricable [dai'værəkəbl] *a.* 能分叉的

divaricate [dai'værikeit] *a.* 分叉多的, 分歧的 *v.* 分为二叉, 分歧

Divaricate Saposhnikovia Root 防风

divergence [dai'və:dʒəns] *n.* 分散, 发散

divergent [dai'və:dʒənt] *a.* 分散的; 辐射状的

divergent region 分散区

diversity [dai'və:siti] *n.* 不同, 分散性; 差异(多样)性

divide [di'vaid] *v.* 分开, 分配·divide the filtrate into 5 portions 将滤液分成 5 份 / divide and spread on paper or cloth 分摊于

纸上或布上

divided [di'vaidid] *a.* (叶) 全裂的, 分裂的·3-divided 3 全裂 /1g, divided into 3 doses 取 1g, 分 3 次服用

dividend ['dividend] *n.* 被除数

divinylbenzene [dai'vainil'benzi:n] *n.* 二乙烯苯

division [di'viʒən] *n.* 分割, 分刻度·division of 0.1ml(滴定管)0.1ml 的刻度

divisor [di'vaizə] *n.* 除数

DNA (deoxyribonucleic acid) 脱氧核糖核酸

DNA amplifier DNA 扩增仪

DNA band DNA 条带

DNA-binding DNA 结合

DNA fragment DNA 片段 * DNA fragments are amplified about 800bp in the case of bacteria. 以细菌为列 DNA 片段被扩增至 800bp 左右。

DNA gene DNA 基因

DNA homology analysis DNA 同源性分析

DNA marker DNA 分子量标记

DNA purification column DNA 纯化柱

DNA releasing solution DNA 释放液

DNA sequence homologue DNA 序列同源性

DNA sequencer DNA 测序仪

DNA size marker DNA 大小(长度)标记物

document ['dɔkjumənt] *n.* 文件, 公文, 资料 *v.* 用文件证明, 为…提供资料 * This document as a part of registration applications is submitted to drug evaluation center. 此件作为注册申请的一部分提交药品审评中心。

documentation [dɔkjumen'teiʃən] *n.* 文件, 记录, 证书

documented ['dɔkjuməntid] *a.* 备有证明文件的, 有执照的

Dodder ['dɔdə] (新) *n.* 菟丝子

Dodder Seed 菟丝子

dodecahydrate [ˌdəudikə'haidreit] *n.* 十二水合物

dodecyl ['dəudəsil] *n.* 十二烷基

dodecyl sodium sulfate (SDS) 十二烷基硫

酸钠

Dogbane Leaf [ˈdɔgbein] 罗布麻叶

Dolichos [ˈdɔlikəs] n. 扁豆(属)

Dolichos Seed (日)扁豆

domestic [dəˈmestik] a. 家(民)用的,本国的

domestic musk deer 家麝

Donkey-hide Glue [ˈdɔŋki] 阿胶

dorsal [ˈdɔ:sl] a. 背部(侧)的,脊背的·dorsal fin 背鳍 / dorsal side distended(薏苡仁)背面圆突

dorsal surface 背面

dorsal view 背视图

dorsally [ˈdɔ:səli] ad. 在背部地

dorsum [ˈdɔ:səm] (pl. dorsa [ˈdɔ:sə]) n. 背部

dosage [ˈdəusidʒ] n. 用量·in single dosage 一次用量

dosage design 剂量设计

dosage form 剂型·solid dosage form 固体剂型 /semisolid dosage form 半固体剂型 / liquid dosage form 液体剂型 * Dosage form is a pharmaceutical type that contains drug substance generally, but not necessary, in association with excipients. 剂型通常是含有原料药而不一定伴随着赋形剂的药物制剂形式。

dosage strength 制剂规格

dose [dəus] n. (一次)剂量,用药量下料,配药·effective dose 有效剂量 /lethal dose 致死量 /local dose 局部剂量 /permissible dose 容许剂量·absorbed radiation dose 吸收辐射剂量

dose of challenge 攻击剂量,激发(引起免疫应答的)剂量

dose of radiation 辐照剂量

dose of sensibilization 致敏剂量

dose range 剂量范围

dose regimen 给药方案

dose-response relationship 量效关系

dose-tolerance study 剂量耐受性研究

dosimeter [dəuˈsimitə] n. (放射)剂量计

dosimetric [dəusiˈmetrik] a. 剂量测定法的

dosimetry [dəuˈsimetri] n. 剂量学,剂量测定法

dossier [ˈdɔsiei] n. 全套档案,文件,记录

dot [dɔt] n. 圆点,光点,小数(点) v. 加点,用点作记号·dots in the display matrix(仪器)显示板上的光点 /glandular dot 腺点 /on the dot 准时地

dotted [ˈdɔtid] a. 有斑点的,虚线的·be dotted with... 点缀着…

dotted-ringed 点状环列(的)

double [ˈdʌbl] a. 两倍的,双重的

double-blind study 双盲试验

double-charged ion 双电荷离子

double dosage for the first time 首次剂量加倍

double dummy 双模拟

double-faced rubberized fabric 双面胶布

double particle size-sieve method 双筛分法

double slot chamber 双槽层析缸

double slot chromatographic jar 双槽层析缸

double spiral vessel 双螺纹导管

double quilled (桂皮等药材)双卷的

double reciprocating pluger pump 双柱塞往复泵

double ternately compound leaves 二回三出复叶

double-wall funnel 保温漏斗

Doubleteeth Pubescent Angelica Root 独活

doubt [daut] v. 怀疑(of)

downstream [ˌdaunˈstri:m] a. 下游的

downstream purification(ICH) 下游纯化

downward [ˈdaunwəd] a. ad. 向下的(地),以后的(地),以下的(地)

downwards [ˈdaunwədz] ad. 往下,后来,以后

dozen [ˈdʌzn] n. 一打,十二个,许多

Dracaena [drəˈsi:nə] (拉) n. 龙血树属

Dracaenae Combodianae Resina (拉)龙血竭

Dracocephalum (拉) n. 青兰属

Dracocephali Tangutici Herba (拉)甘青青兰

dracohodin perochlorate 血竭素高氯酸盐

Draconis Sanguis (拉) 血竭

draft [drɑ:ft] *n.* 草稿 *a.* 草拟的 *v.* 起草·draft the traditional Chinese medicine quality specification 拟定(建立)中药质量标准

Dragendoff's TS [ˈdrægendɔ:f] 德拉根道夫试液

dragon [ˈdrægən] *n.* 龙

Dragon's Blood 血竭

Dragon's Tongue Leaf 龙脷叶

drain [drein] *n.* 排水(管) *v.* 排放, 消耗尽·drain into 排入 /drain off excess solution 挤去多余溶液 /drain port 排放口

drain tube outlet (HPLC) 放空管出口

drain valve 放空阀

drain valve knob 放空阀柄

draw [drɔ:] *v.* 拖, 拽, 提取, 获得, 吸引, 引起, 起草·draw attention to the information 对信息引起注意 /draw M from N 从 N 中得到(抽取)M /draw M into N 把 M 吸入 N 中 /draw off 抽出 /draw out 抽出 * It is drawn by fully considering. 它是在充分考虑后起草的。

dress [dres] *n.* 服装 *v.* 穿衣服, 包扎伤口

dressing [ˈdresiŋ] *n.* 敷料, 敷裹

dried [draid] *a.* 干(燥) 的·to be eighty percent dried 至八成干 * Dried overnight over phosphorous pentoxide. 经五氧化二磷干燥过夜。 /Dried previously in vacuum to constant weight at 105 ℃. 在 105 ℃ 预先干燥到恒重。

dried basis 干燥品

dried body (动物药材)干燥体

dried extract 干浸膏

Dried Ginger 干姜

dried herb 干燥全草(带根)

dried lacquer 干漆

Dried Longan Pulp 龙眼肉

dried immediately 立即干燥

Dried Tangerine Peel 陈皮

drier [ˈdraiə] *n.* 干燥器, 干燥箱

drinking [ˈdriŋkiŋ] *a.* 饮用的

drinking water 饮用水

drip [drip] *v.* 滴落, 滴下 * Drip into liquid paraffin, make dripping polls. 滴入液体石蜡中, 制成滴丸。 /Drip the filtrate on a filter paper. 滤液滴在滤纸上。

drip-feed method (滴丸)滴制法

dripped [dript] *a.* 滴状的·oily dripped 油滴状的 /water dripped 水滴状的

dripping pills [ˈdripiŋ] 滴丸剂

drive [draiv] *v.* 驱动, 传动, 运转, 推进

driving [ˈdraiviŋ] *n.a.* 传动(的), 驱动(的)

driving force 驱动力

drop [drɔp] *n.* 滴·a drop of water 一滴水 *v.* 滴下, 落下, 降低·drop water into a glass 滴水至玻璃杯中

droplet [ˈdrɔplit] *n.* 液滴·droplet evaporation 液滴的蒸发

dropout [ˈdrɔpaut] *n.* 中途退出, 落下, 脱落

dropped [drɔpt] *a.* 落下的, 脱落的

Dropped Disk of Antler 鹿脱盘

dropping [ˈdrɔpiŋ] *n. a.* 滴(下的), 下降(的)

dropping bottle 滴瓶

dropping point 初馏点

dropwise [ˈdrɔpˌwais] *a. ad.* 滴加, 逐滴的(地), 一滴一滴的(地)·dropwise with shake 边滴加边振摇 * Add ammonia TS dropwise with stirring until pH is 8. 在搅拌下, 滴加氨试液到值至 8 为止。

drug [drʌg] *n.* 药品, 药物·crude drug 生药 /raw drug 生药 /habit-forming drug 成瘾药

drug abuse 药物滥用

drug-addict 药瘾者

drug administration route 给药途径

drug-concentration 药物浓度

drug contamination 药品污染

drug control 药品检验

drug dependence 药物依赖

drug development 药物开发

drug-fast 耐药的

drug for external use 外用药

drug for emergency and severe case 急重症用药

drug flavor 药味

drug hygiene 药品卫生

drug hygiene licence 药品卫生许可证

drug interaction 药物相互作用

drug labeling 药品标签

drug misuse 药物滥用

drug not sliced 未切片的药材

drug product 制剂

drug product components 制剂组方

drug product in the immediate pack 除去外包装(在内包装中的)制剂

drug product in the marketing pack 上市包装的制剂

drug product outside of immediate pack 除去内包装的制剂

drug production licence 药品生产许可证

drug promotion 药品促销

drug property 药性

drug quality 药品质量

drug quality control 药品质量管理

drug quality inspection 药品质量检验

drug quality supervision 药品质量监督

drug registration 药品注册

drug reserving 药品贮藏

drug residue 药渣

drug-resistant 抗(耐)药的

drug store 药店

drug store of TMC 中药店

drug substance 原料药,药物

drug tolerance 耐药性

Drug Surveillance of Administration of State Council 国务院药品监督管理部门

druggist [ˈdrʌgist] n. 药剂师,药商,调剂员

drupe [druːp] n. 核果

druse [druːz] n. 晶簇,晶洞

dry [drai] v. 干燥 * Dry for 24 hours in a dessicator with sulfuric acid as dessicant. 在以硫酸为干燥剂的干燥器中干燥24小时。/Dry previously to constant weight at 105℃. 在105℃预先干燥至恒重。/Dry the substance on a dessicator over silica gel for two days. 在置有硅胶的干燥器中干燥2天。/Dry under a current of hot air immediately. 立即用热风吹干。

dry at a low temperature 低温干燥

dry briefly 稍干,略干

dry cell 干电池

dry in the air 晾干

dry in the shade 阴干

dry in strong sunlight 曝晒

dry in the sun 晒干

dry in time 及时干燥

dry in vacuum 真空干燥

dry over phosphorous pentoxide 经五氧化二磷干燥

dry spontaneously 自然干燥

dry to constant weight 干燥至恒重

dryer [draiə] n. 干燥器,干燥剂

drying [ˈdraiiŋ] n. 干燥·drying of crude drug by exposuring in the shade 药材阴干/drying of the crude drug by baking 药材烘干/drying of the crude drug by exposuring to sunlight 药材晒干

drying in oven method 烘干法

drying methods 干燥方法

drying under reduced pressure method 减压干燥法

Drynaria (拉) n. 槲蕨属

Drynariae Rhizoma (拉) 骨碎补

dryness [ˈdrainis] n. 干燥

Dryopteridis Crassirhizomatis Rhizoma (拉) 绵马贯众

Dryopteridis Crassirhizomatis Rhizoma Carbonisatum (拉) 绵马贯众炭

Dryopteris [ˌdraiəupˈteris] (拉) n. 鳞毛蕨属

dual [ˈdjuːəl] n. 双数 a. 二元的,双重的

dual ion 两性离子

dual-plunger tandem module 双柱塞串联组件

dual-wavelength scanning method 双波长扫描法

Ducksmeat n. 紫萍属

duct [dʌkt] n. 管,道 v. (沿管道)输送

due [djuː] a. 应得的,到期的,适当的,充分的·due date 到期日 /due consideration of the margin 留有充分考虑的余地 /due to 由于

dull [dʌl] *a.* 暗晦的颜色 *v.* 变钝

dull pain 隐痛

dumbbell [ˈdʌmbel] *n.* (药材形状)哑铃

dummy [ˈdʌmi] *n.* 模型,模拟,仿真

duodenal ulcer [djuːˈəuˈdiːnl] 十二指肠溃疡

duplicate [ˈdjuːplikeit] *n.* 双份,复件,复制品 *v.* 加倍,复制

duplication [djuːpliˈkeiʃən] *n.* 加倍,倍增,复制,再生·several duplications of N 数份 N

duramen [djuəˈreimen] *n.* 心材,木心 * Sappan Wood is the duramen of *Caesalpinia sappan* L. 苏木是 *Caesalpinia sappan* L. 的心材。

duration [djuəˈreiʃən] *n.* 持续时间

duration of dosing 用药时间

duration of treatment 处理时间,疗程

dust [dʌst] *n.* 灰尘 *v.* 除去灰尘

dusting [ˈdʌstiŋ] *n.* 撒粉,清扫·dusting on breaking 折断时有粉尘飞扬

Dutchmanspipe Fruit [ˈdʌtʃmənzˈpaip] 马兜铃

Dutchmanspipe Vine 天仙藤

dwarf [dwɔːf] *n.* 矮子,矮小的东西 *a.* 矮小的,发育不良的 *v.* (使)变矮小,使萎缩

Dwarf Lilyturf Tuber 麦冬

dwell [dwel] *v.* 居住

dwelling [ˈdweliŋ] *n.* 住所,栖息地

dye [dai] *n.* 染料 *v.* 染色

dye-primer method 染料引物法

dye-terminator method 染料终止法

dyer [daiə] *n.* 染色工;染房

Dyer Woad Leaf 大青叶

dynamic [daiˈnæmik] *n. a.* 动态(的),动力(的)

dynamic linear range 动态线性范围

dynamically [daiˈnæmikli] *ad.* 动态地,动力地

dynamically extract 动态提取

dys- (词头)不良,困难,障碍

dysfunction [disˈfʌŋkʃən] *n.* 机能障碍(不良)

dysfunctional [disˈfʌŋkswənl] *a.* 机能不良(障碍)的

dysfunctional uterine bleeding 子宫功能性出血

dyspnea [disˈpni(ː)ə] *n.* 呼吸困难

E. coli(Escherichia coli) 大肠埃希菌

E. coli count 大肠埃希菌数

each [I:tʃ] *a.* 每个的,各自的 * Each ml sodium hydroxide(0.05mol/L) corresponds to...mg of N. 每毫升 0.05ml/L 氢氧化钠相当于…mg N。/Each ml of A(0.01mol/L) VS is equivalent to...mg of B. 每毫 A (0.01mol/L) 滴定液相当于 … mg B。/ Each tablet is equivalent to 10g crude drug. 每片相当于原药材 10g。/To each 100g of powder add 110~120g of refined honey. 每 100g 粉末加炼蜜 110~120g。

each product lot 每批产品

Eaglewood [ˈi:glwud](新)*n.* 沉香

ear [iə] *n.* 耳

ear vein 耳静脉

earth [ə:θ] *n.* 土壤,泥土

earth terminal 接地线

earthing [ˈə:θiŋ] *n.* 接地

Earthworm [ˈə:θwɔ:m] *n.* 地龙,蚯蚓

earthy [ˈə:θi] *a.* 土质的,带泥上味的;地电位的

ease [i:z] *n.* 容易,轻便,不费力,简易 *v.* 减轻,使轻松,轻轻移动

ease of ignition 易燃性

easily [ˈi:zili] *ad.* 容易地

easily broken on rubbing (药材)搓之易碎

easily volatilize at normal temperature 常温下易挥发

easily volatile solvent 易挥发的溶剂

East Asian [i:stˈeiʃən] 东亚的

East Asian Tree Fern Rhizome (药材学)狗脊

easy [ˈi:zi] *a.* 容易的,不费力的,简易的

easy access 容易接近,便于检修

easy starter 简易起动装置

easy-to-handle 易于操纵的

ebullioscopic [iˌbʌliəˈskɔpik] *a.* 沸点升高的

ebul(l)ism [eˈbʌlizm] *n.* 液体沸腾

ebullition [ebəˈliʃən] *n.*(强烈)沸腾,泡沸,起泡

eccentric [ikˈsentrik] *a.* 偏心的,离心的

eccentric navel (日)脐点偏心状

eccentric pivot 偏心轴

ecdysone [ekˈdaisɔn] *n.* 蜕皮激素

β-ecdysterone *n.* β- 蜕皮甾酮

echinacoside [ekiˈnækəsaid] *n.* 松果菊苷

Echinopsis Radix (拉)禹州漏芦

Ecklonia (拉)*n.* 昆布属

Eckloniae Thallus (拉)昆布

Eclipta (拉)*n.* 旱莲草

Ecliptae Herba (拉)墨旱莲

ecliptasaponin A *n.* 旱莲苷 A

ecological [ˌekəˈlɔdʒikəl] *a.* 生态学的

ecological balance 生态平衡

ecological effect 生态效应

edema [iˈdi(:)mə](*pl.* edemas,edemata [iˈdimətə])*n.* 水肿

edetate [ˈediteit] *n.* 乙二胺四醋酸盐,依地酸盐·disodium edetate 依地酸二钠

edetic acid [iˈdi:tik] 依地酸

edge [edʒ] *n.* 刀口,边缘·at the edge of light baffle 在遮光板边缘

edge effect (薄层色谱)边缘效应

edge phenomenon 边缘现象

edge rolled inwards (叶)边缘向内卷曲

edible [ˈedibəl] *n.* 食品(常用复数)*a.* 可食用的

edible oil 食用油

edible pigment 食用色素

edible vegetable oil 食用植物油

edit ['edit] v. 编辑,校订

edit a program 编(写)程(序)

effective [i'fektiv] a. 有效的,有作用的

effective aperture 有效孔径

effective dose 有效剂量

effective number of plates 有效塔板数

effective range 有效(测定)范围

effective value 有效值

effectively [i'fektivli] ad. 有效地

effectiveness [i'fektivnis] n. 有效性,效能,功效

effervesce [ˌefə'ves] v. 冒泡,起泡

effervescence [ˌefə'vesəns] n. 起泡沫,泡腾

effervescent [ˌefə'vesnt] a. 起泡的,泡腾的

effervescent tablet 泡腾片

efficacy ['efikəsi] n. 疗效,效能,效验 ·curative efficacy 疗效 /lose efficacy 失效

efficiency [i'fiʃənsi] n. 效率,功效

efficient [i'fiʃənt] a. 生效的,有效的

efficient component 有效成分

efflorescence [ˌeflɔ:'resns] n. 风化

efflorescent [ˌeflɔ:'resnt] a. 易风化的

effluence ['efluəns] n. 流出物

effluent ['efluənt] a. 流出的,洗脱的 n. 废(污)水

effluent disposal 废水处理

effluent purification 污水净化

effluent segregation system 污水分离系统

effluent setting chamber 废水沉淀池

effluent solution 流出液,洗脱液

efflux ['eflʌks] n. 流出(物)

efflux velocity 流出速度

egg [eg] n. 鸡蛋,卵

egg capsule 卵鞘

egg case 卵鞘,蛋壳

egg-plant type flask 茄形烧瓶

egg white 蛋清,卵白

egg yolk 鸡蛋黄·egg yolk high salt agar culture medium 卵黄高盐琼脂培养基,卵

黄氯化钠琼脂培养基

Ehrlich's reaction ['ɛəliʃ] 埃(尔)利希反应

Ehrlich's reagent 埃(尔)利希试剂

eject ['i(:)dʒekt] v. 喷发,喷出 * The contents are ejected from the containers by the pressure. 内容物由于压力从容器喷出。

elaborate [i'læbərit] a. 精心制成的,复杂的,辛勤的 v. 精心制作,详细说明

elaborate routine control 精心的日常控制

elaboration [ilæbə'reiʃən] n. 精心制作,努力完善

elapse [i'læps] n.v. 消逝,时间过去

elapsed [i'læpst] a. 已消逝的,已运行的 ·elapsed time from program start 自时间程序开始所用过的时间

elastic [i'læstik] a. 有弹性的,柔韧的·elastic quartz capillary 弹性石英毛细管

elasticity [elæ'stisiti] n. 弹性,伸缩性·elasticity quartz capillary column 弹性石英毛细管柱

elastomeric [i:læˌstə'merik] a. 弹性体的,弹性橡胶的

elastomeric closure 弹性(胶)塞

Elecampane [ˌelikæm'pein] (新) n. 土木香

electric (al) [i'lektrik (əl)] a. 电的

electric-charge 电荷

electric conduction 电导

electric conductivity 电导率

electric current 电流

electric discharge 放电

electric discrimination phenomenon 电歧视现象

electric double layer 双电层

electric field 电场

electric heater 电热器

electric heating jacket 电热套

electric hot plate 电热板

electric leakage 电泄漏

electric noise 电噪声

electric neutrality 电中性

electric potential 电势,电位

electric pulse 电脉冲

electric resistance 电阻

electric shock 电击

electro -(词头)电

electrochemical [ilektrəu'kemikəl] a. 电化学的

electrochemical detector 电化学检测器

electrorchromatography [i͵lektrəu͵krəumə'tɔgrəfi] n. 电色谱法

electroconductivity [ilektrəkɔndʌk'tiviti] n. 电导率，电导性

electrode [i'lektrəud] n. 电极

electrode reservoir 电极槽

electroendosmosis [i͵lektrəu͵endɔs'məusis] n. 电内渗现象

electrokinetic [i͵lektrəuki'netik] a. 电动的，电动力学的

electrokinetic potential 电动势

electrolysate [i'lektrəlisit] n. 电解产物

electrolyse, electrolyze [i'lektrəulaiz] v. 电解

electrolysis [ilek'trɔlisis] n. 电解作用

electrolyte [i'lektrəulait] n. 电解质，电解溶液

electrolyte solution 电解质溶液

electrolytic (al) [ilektrəu'litik (əl)] a. 电解质的

electromigration [i͵lektreumai'greiʃən] n. 电迁移

electron [i'lektrɔn] n. 电子

electron accelerator 电子加速器

electron-capture detector 电子捕获检测器

electron cloud 电子云

electron impact 电子轰击

electron microscope 电(子显微)镜

electron multiplier 电子倍增器

electron orbit 电子轨道

electron pair 电子对

electron vacancy 电子空位

electron volt 电子伏特

electronic [ilek'trɔnik] a. 电子的

electronic data processing system (s) 电子数据处理系统

electronic image 电子图像

electronic level 电子能级

electronic transition 电子跃迁

eletroosmosis [i͵lektrəuɔz'məusis] n. 电渗

electroosmotic [i͵lektrəuɔz'məutik] a. 电渗的

electroosmotic flow 电渗流 * The movement of the solution under the force of the electrical field is called the electroosmotic flow. 在电场作用下溶液的整体移动称为电渗流。

electroosmotic mobility 电渗速度

electrophoresis [i͵lektrəufə'ri:sis] n. 电泳

electrophoresis gel chromatography 凝胶电泳色谱法

electrophoretic [i͵lektrəufə'retik] a. 电泳的

electrophoretic mobility 电泳速度

electrophoretic pattern 电泳图形

electropositive [i'lektrəu'pɔzətiv] a. 有正电荷的

electrospray [i'leltrə͵splei] n. 电喷(射)

electrostatic [i'lektrəu'stætik, i͵lektrə'stætik] a. 静电的

electro (-) static charge 静电荷 * Electrostatic charges of flowing matter generate static electricity. 流动物质的静电荷产生静电。

electrostatic effect 静电效应

electrostatic field 静电场

electrostatic induction 静电感应

element ['elimənt] n. 元素，零件，机组

element of interest 待测元素

element of same group 同族元素

elemental [eli'mentl] a. 元素的

elemental analysis 元素分析

elemental composition 元素组成

Eleutherococcus Senticosus Rhizome (日) 刺五加

eleutheroside [e͵lju:θiə'rəusaid] E n. 刺五加苷 E

elevate ['eliveit] v. 升高，举起

elevated ['eliveitid] a. 升高的，提高的

elevation [eli'veiʃən] n. 上升，举起

elicit [i'lisit] v. 引出，得出，从…引起 * The linearity is the ability of an analytical procedure to elicit responses linearly related to the amount or concentration of an analyte in samples. 线性是分析过程引起的反应与样品中被分析物的量或浓度成直线关系的能力。

eligibility [elidʒiˈbiliti] *n.* 符合被推选的条件,合格

eligible [ˈelidʒəbl] *a.* 符合被推选条件的,合格的

eliminate [iˈlimineit] *v.* 消除,除去

eliminate dust and scraps 除去灰屑

eliminate emulsification 消除乳化层,破乳

eliminate foreign matter 除去杂质

eliminate remained fibrous roots 除去残留须根

eliminate soil 除去泥土

eliminate the activity 失去活性

eliminate the cause 排除原因

eliminate unacceptable product 淘汰不合格产品

elimination [ilimiˈneiʃən] *n.* 除去,排除

elixirs [ˈiliksəs] *n.* 酏剂

ellagic acid [iˈlædʒik] 鞣花酸

ellipsoid [iˈlipsɔid] *n.* 椭圆球(体)

ellipsoidal [iˈlipɔidl] *a.* 椭圆体的

elliptical [iˈliptikəl] *a.* 椭圆形的

elliptical-lanceolate 椭圆状披针形

elongate [ˈiːlɔŋgeit] *n. v* 拉长 *a.* 拉长的

elongated [ˈiːlɔŋgeitid] *a.* 细(延)长的,拉长的

Elsholtzia (拉) *n.* 香薷属

eluant [ˈeljuənt] *n.* 洗脱剂

eluate [ˈeljuit] *n.* 洗脱液,洗脱物 * Collect the ethanolic eluates. 收集乙醇洗脱液。

eluent [ˈeljuːənt] *n.* 洗脱剂

eluent gas 载气,洗脱用气体

elute [iˈljuːt] *v.* 洗脱·elute with sth. 用…洗脱 * Elute stepwise with water and ethanol of different concentration. 依次用水和不同浓度乙醇洗脱。

elute in gradient 梯度洗脱

elute in vacuum 减压洗脱

eluting [iˈljuːtiŋ] *n.* 洗脱,流出

eluting gas 流出气体

eluting order 洗脱顺序

eluting peak 洗脱峰

eluting power 洗脱能力

eluting sequence 洗脱顺序

elution [iˈljuːʃən] *n.* 洗脱

elution curve 流出曲线,洗脱曲线

elution order 洗脱顺序,流出顺序

elution requirement 洗脱条件

elution system 洗脱系统

elution time 洗脱时间

elution volume 流出体积

elytron [ˈelitrɔn], elytrum [ˈelitrəm] (*pl.* elytra [ˈelitrə]) *n.* (昆虫的)鞘翅

EMB (eosin-methylene blue) agar medium 曙红亚甲蓝琼脂培养基

embed [imˈbed] *v.* 埋入,包埋·embed in sand 埋入沙中

embedded [imˈbedid] *a.* 装入的,埋置的·embedded in paraffin 包埋于硬石蜡中

embedding [emˈbediŋ] *n.* 嵌入,包埋法

Emblic Leafflower Fruit 余甘子(藏药)

embody [imˈbɔdi] *n.* 收载(in);概括

embrace [imˈbreis] *v.* 包含,接受,领会·embrace the principle of guideline (ICH) 接受(领会)指导原则的方针(条款)

embryo [ˈembriəu] *n.* 胚;晶核 *a.* 胚的

embryonated [ˈembriəneitid] *a.* 胚胎的,受孕的

embryonated egg 鸡胚

emerald [ˈemərəld, ˈɛmərəld] *n.* 翡翠,翠绿色 *a.* 翠绿色的

emerge [iˈməːdʒ] *v.* 出现,显露 * Start the stopwatch as soon as the first drop of water emerges from the end of the tube into the flask. 当从管末端出现第一滴水滴入烧瓶时立即启动秒表。

emergence [iˈməːdʒəns] *n.* 紧急情况,意外事故

emerging [iˈməːdʒiŋ] *n.* 出苗,出土

emery [ˈeməri] *n.* 金刚砂

emetine hydrochloride [ˈemətiːn] *n.* 盐酸吐根碱

emission [iˈmiʃən] *n.* 发射,散发

emission wavelength 发射波长

emit [iˈmit] *v.* 发射,喷射,产生

emit sparks 产生火花

emitted [ˈmitid] *a.* 喷射的·emitted quantity in each delivery 每揿喷量

emodin [ˈemədin] *n.* 大黄素

emollient [iˈmɔliənt] *a.* 使柔软(缓和)的

emphasis [ˈemfəsis] *n.* 强调,着重

emphasize [ˈemfəsaiz] *v.* 强调,使突出

empiric(al) [emˈpirik(əl)] *a.* 以经验为根据的

empirical constant 经验常数

empirical equation 经验方程,经验式

empirical formula 实验式

emulsification [imʌlsifiˈkeiʃən] *n.* 乳化(作用)

emulsifier [iˈmʌlsifaiə] *n.* 乳化剂,乳化器

emulsify [iˈmʌlsifai] *v.* 使成乳剂

emulsifying [iˈmʌlsifaiiŋ] *n.* 乳化

emulsifying bases 乳剂型基质

emulsions [iˈmʌlʃəns] *n.* 乳剂 * Emulsions are stable without phase separation preparations. 乳剂是稳定的没有相分离的制剂。

emulsion breaker 破乳剂

emulsor [iˈmʌlsə] *n.* 乳化剂

enable [iˈneibl] *v.* 使可能(能够)

enact [iˈnækt] *v.* 规定,颁布·by law enacted 如法律规定

enactor [iˈnæktə] *n.* 规定者

enactment [iˈnæktmənt] *n.* 法令,条例,法规;颁布,规定 * Test for abnormal toxicity and allergen should be enactment. 应制定异常毒性和过敏反应检查法。

enamel [iˈnæməl] *n.* 瓷釉

enamel-free porcelain fragment 素烧碎片

enantiomer [iˈnæntiəumə] *n.* (光学)对映(异构)体 * Enantiomers are compounds with the same molecular formula as drug substance, which differ in the spatial arrangement of atoms within the molecule and are non-superimposable mirror images. 对映体是与药物分子相同,而分子内原子空间排列不同不能镜像重叠的化合物。

enantiomerism [iˈnæntiəˌmərizm] *n.* 光学异构现象

enantiomorph [iˈnæntiəumɔːf] *n.* 对映结构体

encephalon [enˈsefələn] *n.* 脑

Encephalon Passeris (拉)雀脑

encephalopathy [enˌsefəˈlɔpəθi] *n.* 脑病

encircle [inˈsəːkl] *v.* 围绕,包围,绕…旋转

encode [inˈkəud] *v.* 编码,代码化

encoded [inˈkəudid] *a.* 编码的

encoding [inˈkəudiŋ] *n.* 编码

encompass [inˈkʌmpəs] *v.* 包含,拥有,包围着·be encompassed with... 被…包围着

encompassing [inˈkʌmpəsiŋ] *a.* 包含的,拥有的·all-encompassing 包罗万象的

encounter [inˈkauntə] *n. v.* 遭遇,碰到

end [end] *n.* 终点,末尾

end absorption 末端吸收

end boiling point 终沸点

end-capped 封尾的

end capping 封尾

end group 端基

end item 成品

end peak 尾峰

end point 终点 * Until N ml before the end point is reached. 直到终点前 N ml 时。/ Titrate to a pink end point with sodium hydroxide VS. 用氢氧化钠滴定液滴定至粉红色终点。/Titrate with some volumetric solution towards the end point titration. 用滴定液滴定至近终点。

End point-chromogenic test (内毒素检查)终点显色试验

end point correction 终点校正

end point error 终点误差

end point indicator 终点指示剂

end point turbidimetric test (内毒素)终点浊度试验

end product 最终产物

ending [ˈendiŋ] n. 结束,终止·ending of melt 全熔

Endive [ˈendaiv] (新) n. 菊苣

endoblast [ˈendəˌblæst] n. 内胚层

endoblastic [ˌendəuˈblaːstik] a. 内胚层的

endocarp [ˈendəˌkaːp] n. 内果皮

endoconch [ˌendəˈkɔŋk] n. 内壳

Endoconcha Sepiae (拉) 海螵蛸,乌贼骨

endocrine [ˈendəukrain] n. a. 内分泌(的)

endocrinic [ˌendəuˈkrinik] a. 内分泌(腺)的

endoderm [ˈendəudəːm] n. 内胚层

endodermal [ˌendəuˈdəːməl] a. 内胚层的,内皮层的

endodermis [ˌendəuˈdəːmis] n. 内皮层,内胚层,内皮

endogenous [ˌenˈdɔdʒənəs] a. 内源(生)的

endogenous agent 内源性因子

endogenous retrovirus 内源性反转录病毒

endonuclear [ˌendəuˈnjuːkliə] a. 细胞核内的

endonuclease [ˌendəuˈnjuːklieis] n. (核酸)内切酶

endopeptidase [ˌendəuˈpeptideis] n. 肽链内切酶

endoperidium n. 内包皮,内包被

endopleura [ˌendəuˈpluərə] n. 内种皮,谷壳内层

endoprotease [ˌendəuˈprəutieis] n. 内切蛋白酶

endosperm [ˈendəuspəːm] n. 胚乳,内胚乳

endotesta [ˈendəutestə] n. 内种皮

Endothelium Corneum Gigeriae Galli (拉) 鸡内金

endotherm [ˈendəuθəːm] n. 吸热(作用),恒温(温血)动物

endothermal [ˌendəuˈθəːməl] a. 吸热的,恒温的

endothermic [ˌendəuˈθəːmik] a. 吸热的,恒温的·soluble in water with endothermic reaction 溶解于水,(并有)吸热(反应)

endotoxin [ˌendəuˈtɔksin] n. 内毒素 * Endotoxin inactivation test can verify the effectiveness of depyrogenation. 细菌内毒素灭活试验是证明除热原过程的有效性试验。

endotoxin limit 内毒素限值

endotoxin unit (EU) 内毒素单位

energy [ˈenədʒi] n. 能(量),活动

energy level 能级

energy level diagram 能级图

engage [inˈgeidʒ] v. 忙于,吸引,占用,从事,着手,参加,嵌入

engage in test 忙于试验

engeletin n. 黄杞苷

English version 英译本

English Walnut Seed 核桃仁

enhance [inˈhaːns] v. 提高,增加

enhance acidity 提高酸度

enhance alkalinity 提高碱度

enhancer [inˈhaːnsə] n. 强化因子,放大器

enrich [inˈritʃ] v. 强化,富集,增菌

enrichment [inˈritʃmənt] n. 富集,加浓·enrichment of microorganisms by centrifugation 离心沉淀集菌法

ensemble [aːnˈsaːmbl] (法) n. 整体,集合,集群,大量

ensure [inˈʃuə] v. 确保,保护,使安全 (against, from, that...); 赋予 (to, for)

Entada Seed 榼藤子

Entadae Semen (拉) 榼藤子

entail [inˈtail] v. 必然伴有,引起,使…发生

Enter [ˈentə] n. (仪器) 回车键

enteric [enˈterik] a. 肠的

enteric capsules 肠溶性胶囊

enteric-coated products 肠溶性制剂

enteric-coated tablets 肠溶片

enterobacteria [ˌentərəubækˈtiəriə] n. 肠道菌

entire [inˈtaiə] n. 完全,整体,(叶)全缘 a. 全体的,整个的

entire test 全试验,整个试验

entired [inˈtaiəd] a. 完整的,全缘的

entirely [enˈtaiəli] ad. 完全地,彻底地,全然,一概

entity [ˈentiti] n. 本体,实体,本质

entrainment [inˈtreimənt] n. 传输, 夹带

entrance [ˈentrəns] n. 入口, 进入

entwine [inˈtwain] v. 缠绕

entwining hypha [inˈtwainiŋ] 缠绕菌丝

enumerate [iˈnjuːməreit] v. 数, 计算

enumeration [iˌnjuːməˈreiʃən] n. 计数, 查点

environment [inˈvaiərənmənt] n. 环境

environmental [inˌvaiənˈmentl] a. 环境的

environmental factor 环境因素

environmental hazard 环境危害物 (ICH)

environmental monitoring records 环境监测记录

enzymatic [ˌenzaiˈmætik] a. 酶的

enzymatic reaction rate 酶反应速率

enzyme [ˈenzaim] n. 酶

enzyme activity 酶活性

enzyme preparation 酶制剂

eosin (e) [ˈiːəsin] n. 曙红, 伊红, 四溴荧光红

eosin sodium 曙红钠

eosin methylene blue agar medium (EMB) 曙红亚甲蓝琼脂培养基

Ephedra [iˈfefə, ˈefədrə] n. 麻黄 (属)

Ephedra Herb 麻黄 * Ephedra herb is the terrestrial stem of Ephedra sinica and Ephedra intermedia. 麻黄是草麻黄和中麻黄的地上茎。

Ephedra Herb (日) 麻黄

Ephedra Root 麻黄根

Ephedrae Herba (拉) 麻黄

Ephedrae Radix et Rhizoma (拉) 麻黄根

ephedrine (e) [eˈfedrin, ˈefedriːn] n. 麻黄碱

ephedrine hydrochloride 盐酸麻黄碱

epiberberine [ˌepiˈbəːberiːn] n. 表小檗碱

epicarp [ˈepikaːp] n. 外果皮

(-)-epicatechin [ˌepiˈkætitʃin] n. 表儿茶素

(-)-epicatechin gallate 表儿茶素没食子酸酯

epidermal [ˌepiˈdəːməl] a. 表皮的

epidermal cell 表皮细胞·lower epidermal cell 下表皮细胞 /upper epidermal cell 上表皮细胞

epidermis [ˌepiˈdəːmis] n. 表皮 (层)

epidural [ˌepiˈdjuərəl] a. 硬膜外的

(-)-epigallocatechin gallate 表没食子儿茶素没食子酸酯

epigastrium [ˌepiˈgæstriəm] n. 上腹部

(R,S)-epigoitrin n. (R,S)- 告依春

Epimedii Folium (拉) 淫羊藿

Epimedii Wushanensis Folium (拉) 巫山淫羊藿

epimedin C 朝鲜淫羊藿苷 C, 朝藿定 C

Epimedium Leaf 淫羊藿

Epimedium Wushanense Leaf 巫山淫羊藿

epithelial cell [ˌepiˈθiːljəl] 上皮细胞

epithelium [ˌepiˈθiːljəm] n. 上皮

epithelium cell 上皮细胞

epitope [ˈepitəup] n. 抗原决定部位, 表位

epoxide [eˈpɔksaid] n. 环氧化物

epoxy [eˈpɔksi] n. a. 环氧 (的), 环氧树脂

epoxy group 环氧基

epoxy resin 环氧树脂

epoxy value 环氧值

Epstein-Barr virus [epˈstainbaː] EB 病毒

equal [ˈiːkwəl] a. 相等的 (to) n. 等号 v. 等于·the others at equal distance from center 其余与圆心等距 /mixture solution of equal quantities of methanol and acetone 等量甲醇与丙酮混合溶液 * 1ml equals to 3mg. 1ml 等于 3mg。

equal amount of M and N 等量的 M 和 N

equal angles 等角

equal distance 等距

equal portion of N 等量 N

equal quantity 等量

equal quantities of M and N 等量的 M 和 N

equal sign 等号

equal sides 等边

equal to or greater than... 等于或大于…

equal volume 等体积

equally [ˈiːkwəli] ad. 相等地, 相同地

equally-spaced 等距地

equation [iˈkweiʃən] n. 方程式 * The equation can be expressed as follow. 其公式表达如下。

equation for an ideal gas 理想气体方程式

equation of n-th degree　n 次方程式

equatorial view [ˌekwəˈtɔːriəl] 赤道面观

equilibrate [iːˌkwiˈlaibreit] v. 使平衡

equilibrating [iːkwiˈlaibreitiŋ] n. 平衡

equilibration [iˌkwilaiˈbreiʃən] n. 平衡

equilibrator [iˌkwilaiˈbreitə] n. 平衡器

equilibrium [iːkwiˈlibriəm] n. 平衡·be in equilibrium 与…平衡

equilibrium concentration　平衡浓度

equilibrium constant　平衡常数

equilibrium time　平衡时间

equimolar [iːkwiˈməulə] a. 等摩尔的

equine [ˈiːkwain] n. a. 马(科的)

equip [iˈkwip] v. 设置,装置(with)

equipment [iˈkwipmənt] n. 设备,装备

equipment design　仪器型号

Equiseti Hiemalis Herba (拉)木贼

Equisetum [ˌekwiˈsiːtəm] (新) n. 木贼属

equivalence [iˈkwivələns] n. 等价,相等,相当

equivalent [iˈkwivələnt] a. 相当的,等价的,当量的,相当于(to) * Equivalent to 2g of crude drug per small tablet. 每 1 小片相当于原药材 2g。/Each ml of sodium hydroxide (0.05mol/L) VS is equivalent to 3.202ml of $C_6H_8O_7$. 每 1ml 氢氧化钠滴定液相当于 3.202ml 的 $C_6H_8O_7$。

equivalent concentration　当量浓度

equivalent point　等当点

equivalent weight　当量

equivocal [ˈkwivəkəl] a. 模棱两可的,不可靠的,双关的 * If the results of the testing is a equivocal, the testing should be repeated again. 如果试验结果模棱两可,应再重复试验。

erect [iˈrekt] a. 直立的,垂直的·erect stem 直立茎

Eretmochelys (拉) n. 玳瑁属

ergosterol [əːgɔstərol] n. 麦角固醇

erianin n. 毛兰素

Erigeron [iˈridʒərən] n. 飞蓬属

Erigerontis Herba (拉)灯盏细辛

Eriobotryae Folium (拉)枇杷叶

Eriocauli Flos (拉)谷精草

Eriocaulon (拉) n. 谷精草属

Eriocheir et Potamon (拉)方海

eriochrome black T [ˌeriəˈkrəum] 铬黑 T

Erlenmeyer flask [ˈɛələnˌmaiə] 埃伦迈厄烧瓶,锥形瓶

Erodii Herba;Geranii Herba (拉) 老鹳草(前者称长嘴老鹳草,后者称短嘴老鹳草)

Erodium n. 牻牛儿苗属

erratic [iˈrætik] a. 不定的,游走的,漂移的

erratic baseline　不稳定基线

error [ˈerə] n. 误差,错误

error factor　误差因素

error home position (HPLC)原位置错误

error leak (HPLC)漏液错误

error log display (HPLC)显示记录错误

error of the first kind (=type I error)第一类误差

error of the second kind (=type II error)第二类误差

error propagation　误差传递

error sum of squares　误差平方和

Erycibes Caulis (拉)丁公藤

erythrocyte [iˈriθrəusait] n. 红细胞

erythromycin [iˌriθrəuˈmaisin] n. 红霉素

erythropoiesis [iˌriθrəupɔiˈiːsis] n. 红细胞生成

erythropoietin [iˌriθrəuˈpɔiitin] n. 促红细胞生成素

Escherichia coli [ˌeʃəˈrikiəˈkəulai] 大肠埃希杆菌

esculentoside A [ˈeskjulənˌtɔsaid] n. 商陆皂苷甲

esculetin [eskjuˈliːtin] n. 秦皮乙素,七叶亭

essence [ˈesns] n. 本质,要素,香精,精华

essential [iˈsenʃəl] n. 必需品,要素,要点,纲要 a. 不可缺少的,极为重要的,根本的,精华的

essential oil　挥发油,精油

essentiality [isenʃiˈæliti] n. 根本(必要)性

essentially [iˈsenʃəli] ad. 本质(实质,基本)上

establish [isˈtæbliʃ] v. 制定,制备(对照品)
·establish acception criterion for the relevant performance test(s)将相关试验操作纳入认可标准

establish cell 建株细胞

establishment [iˈstæbliʃmənt] n. 建立,确定
·in the establishment of new preparations standards 制定新药标准

establishment of limit 限值确定,检查限值

establishment of limit of the safety test 安全检查限值的确定

establishment of endotoxin limit 内毒素限值的确定

ester [ˈestə] n. 酯

ester value 酯价

esterification [esterifiˈkeiʃən] n. 酯化作用

esterification reaction 酯化反应

estimate [ˈestimeit] v. 估算,预算

estimation [estiˈmeiʃən] n. 评价,预测

et [et] (拉)conj. 和,与

ethane [ˈeθein] n. 乙烷

ethanol [ˈeθənɔl] n. 乙醇

ethanol,aldehyde free (=aldehyde-free ethanol) 无醛乙醇

ethanol content 乙醇量,含醇量

ethanol dehydrated 无水乙醇

ethanol extract 醇浸膏

ethanol soluble extractive 醇溶性浸出物

ethanolic [eθəˈnɔlik] u. 乙醇的

ethanolic smell 乙醇味

ethene [e:θi:n] n. 乙烯

ether [i:θə] n. 乙醚

ether dehydrated 无水乙醚

ether-soluble extractive 醚溶性浸出物,醚溶性物质

ethidium bromide [iˈθidiəm] 溴化乙锭(DNA 染色用)

ethnic [ˈeθnik] n. 人种学 a. 种族的,人类的

ethnic origin 人种起源

ethnics committee 伦理委员会

ethion [eˈθaiən] n. 乙硫磷

5-ethoxychelerythrine n. 5- 乙氧基白屈菜红碱

2-ethoxyethanol n. 2- 乙氧基乙醇

ethyl [ˈeθil] n. 乙基

ethyl acetate 乙酸乙酯

ethyl acetate extractives 乙酸乙酯浸出物

ethyl aminobenzoate(=ethyl-aminobenzoate) (邻)羟基苯甲酸乙酯

ethyl caprylate 辛酸乙酯

ethyl ether 乙醚

ethyl formate 甲酸乙酯

ethyl iodide 碘乙烷

ethyl parahydroxybenzoate 对羟基苯甲酸乙酯,尼泊金乙

ethyl-p-methoxycinnamate 对 - 甲氧基桂皮酸乙酯,对 - 甲氧基肉桂酸乙酯

ethylene [ˈeθili:n] n. 乙烯

ethylene glycol 乙二醇

ethylene glycol monophenyl ether 苯氧乙醇,乙二醇(单)苯醚

ethylene oxide 环氧乙烷

ethylene oxide gas sterilization 环氧乙烷气体灭菌法

ethylenediamine [ˌeθəli:nˈdaiəmi:n] n. 乙二胺

ethylether n. 乙醚

ethyne [ˈeθain] n. 乙炔

EU (endotoxin unit) 内毒素单位

eucalyptol [ˌju:kəˈli:ptəl] n. 桉油醇,桉树脑

eucalyptus [ˌju:kəˈliptəs] n. 桉树

Eucalyptus [ˌju:kəˈliptəs] n. 桉树属

Eucalyptus Oil 桉油

eucaryon [ju:ˈkæriən] n. 真核细胞(生物)

Eucommia (拉)n. 杜仲属

Eucommia Bark 杜仲

Eucommia Leaf 杜仲叶

Eucommiae Cortex (拉)杜仲

Eucommiae Folium (拉)杜仲叶

eugenol [ˈju:dʒənɔl] n. 丁香酚

eukaryote [ju:ˈkæriəut] n. 真核生物

eukaryotic [ˌju:kæriˈɔtik] a. 真核(生物)的

eukaryotic cell 真核细胞

Euonymus (拉)n. 卫矛属

eupalinolide A 野马追内酯 A

Eupatorii Herba (拉)佩兰

Eupatorii Lindleyani (拉)野马追

euphadienol 大戟二烯醇

Euphorbia (拉)$n.$ 大戟属

Euphorbiae Ebracteolatae Radix (拉)狼毒

Euphorbiae Hirtae Herba (拉)飞扬草

Euphorbiae Humifusae Herba (拉)地锦草

Euphorbiae Semen (拉)千金子

Euphorbiae Semen Pulveratum (拉) 千金子霜

Euphorbiasteroid [juːˈfəubiəˌsterɔid] $n.$ 千金子甾醇,续随二萜酯

Eupolyphaga;Steleophaga (拉)$n.$ 土鳖虫(前者称"地鳖";后者叫"冀地鳖")

European [juərəˈpiːən] $a.$ 欧洲的

European Union 欧共体

European Verbena Herb 马鞭草

Euryale (新)(拉)$n.$ 芡实属

Euryales Semen (拉)芡实

eutectic [juːˈtektik] $a.$ 低共熔的

eutectic mixture 低共熔混合物

evaluate [iˈvæljueit] $v.$ 判定,审评,评价·evaluate in... 在…方面评价 /evaluate M as N 把 M 评价成 N

evaluation [iˌvæljuˈeiʃən] $n.$ 判定(结果),审评,评价,审核

evaluation of imported preparations 进口药品(标准)的复核

evaluation safety 安全性评价

evaporate [iˈvæpəreit] $v.$ 蒸发·evaporate N with a current of air 气流干燥 /evaporate to dryness 蒸干 /evaporate to dryness naturally 自然挥干

evaporated [iˈvæpəreitid] $a.$ 蒸发的,浓缩的

evaporating [iˈvæpəreitiŋ] $n.$ 蒸发

evaporating dish 蒸发皿

evaporation [iˌvæpəˈreiʃən] $n.$ 蒸发作用

evaporative [iˈvæpəˌreitiv] $a.$ 蒸发的

evaporative light 蒸发光

evaporative light scattering detector 蒸发光散射检测器

evaporator [iˈvæpəreitə] $n.$ 蒸发器

even [ˈiːvən] $a.$ 平坦的,均匀的,平稳的,偶数的 $v.$ 使相等

even number 偶数

even on margin 边缘整齐

even pressure 稳压

even up 使平均

evenly [ˈiːvənli] $ad.$ 均匀地,平坦地

evenly distributed 均匀分布的

evenly lustre 均匀光泽

event [iˈvent] $n.$ 事件,情况,活动,结果,(积分) 参数·in the event of doubt or dispute 如有怀疑或争议时

event cable (HPLC) 事件电缆

event output terminals (HPLC) 设定 EVENT 输出端

event terms (HPLC) 事件术语

every [ˈevri] $a.$ 每个·every day 每天 /every 3~5 days 每 3~5 天 /every other day 每隔 1 天 /every time 每次

evidence [ˈevidəns] $n.$ 证明(据),确保·should show no evidence of N 证明无 N

Evodia (新)$n.$ 吴茱萸

Evodia (拉)$n.$ 吴茱萸属

Evodia Fruit (日)吴茱萸

Evodiae Fructus (拉)吴茱萸

evodiamine [eˌvəudiˈæmin] 吴茱萸碱

evolution [iːvəˈljuːʃən] $n.$(气体,热等)放出,进化,(数学)开方·evolution of carbon dioxide 放出二氧化碳气体

evolve [iˈvɔlv] $v.$ 放出(臭味,气体),进化,进展 * It effervesces and evolves carbon dioxide. 泡沸,释放出二氧化碳气体。

evolving [iˈvɔlviŋ] $n.$ 进化,发展,放出

evolving technology 技术进展

exaggerate [igˈzædʒəreit] $v.$ 放大,超常,夸大

exaggerated [igˈzædʒəreitid] $a.$ 超常的,被放大的

exaggerated storage 超常的贮存条件

exaggerated test 超常(最不利条件)试验

examine [igˈzæmin] $v.$ 检验,试验,检测,考试·examine M for N 检查 M 是否有 N

* Examine the fresh containers for evidence of microbial growth. 检查新容器中是否有菌生长的迹象。

examine in daylight 日光下检视

examine under lens 用放大镜检视

examine under ultraviolet light at 365nm 在波长 365nm 紫外光下检视

examine with the evaporative light scattering detector 用蒸发光散射检测器检测

exceed [ik'si:d] v. 超过,多于·exceed 2 ℃ 超过 2 ℃ * The amount of foreign matter other than twigs contained in Bearberry Leaf does not exceed 2.0%. 除细枝之外,熊果叶杂质不得超过 2.0% 。

exceeding [ik'si:diŋ] a. 超过的,极度的

excellent ['eksələnt] a. 极好的,优秀的

exceptional [ik'sepʃənl] a. 例外的,特殊的

excess [ik'ses] n. a. 过量(的),多余(的),额外(的)·in the excess of... 较…为多

excess stimulation 过度刺激

excessive [ik'sesiv] a. 过量(度)的,额外的

excessive acid 过量的酸

excessive appetite 食欲过盛

exchange [iks'tʃeindʒ] n. v. 交换,更换,替换

exchange adsorption 交换吸附

exchange capacity 交换容量

exchange column 交换柱

exchange equilibrium 交换平衡

exchange ion 交换离子

excipient [ik'sipiənt] n. 赋形剂 * Excipient is anything other than the drug substance in the dosage form. 赋形剂是剂型中除了原料药以外的其他物质。/The excipients should not affect the stability and interfere with the test for preparations. 赋形剂应不影响制剂的稳定性和干扰检验。

excipient property 赋形性

excipient specification 赋形剂规范

excitation [eksi'teiʃən] n. 激发

excitation energy 激发能

excitation source 激发光源

excitation wavelength 激发波长

excite [ik'sait] v. 激发,刺激

excited [ik'saitid] a. 受激发的 * It can emit fluorescence after being excited. 它被激发后能发射出荧光。

excited atom 受激原子

excited state 激发态,受激态

exclude [iks'klu:d] v. 把…排除在外,排除(from)

excluding [eks'klu:diŋ] n. 不包括,把…排除在外

exclusion [iks'klu:ʒən] n. 排除,排阻

exclusion chromatography 排阻色谱法,筛析

exclusion limit 排阻限

exclusion principle 不相容原理

exclusive [iks'klu:siv] a. 排除的,禁止的

excrescence [iks'kresns] n. 瘤;突出物

excretion [eks'kri:ʃən] n. 排泄物

excursion [eks'kə:ʃən] n. 偏差,变化范围

execute ['eksikju:t] v. 实(执、履)行,完成,进行·execute the risk evaluation 实施风险评估

execute adjustment 进行调节

execute commands 执行命令

executing ['eksikju:tiŋ] n. 执行

executing time programs 执行时间程序

execution [eksi'kju:ʃən] n. 执行,实现,运行(仪器)

exemplify [ig'zemplifai] n. 作为一个例证

exempt [ig'zempt] v. 免除(from)

exercise ['eksəsaiz] n. v. 训练

exert [ig'zə:t] v. 产生,实施·exert local or systemic effects 产生局部或全身作用

exfoliate [eks'fəuli,eit] v. 使表皮脱落,剥脱,层离

exfoliated [eks'fəulieitid] a. 表皮脱落的

exfoliation [,eksfəuli'eiʃən] n. 表皮剥脱,片状剥落

exhaust [ig'zɔ:st] v. 耗尽,排出,抽空

exhausted [ig'zɔ:stid] a. 排出(用竭,抽空)的

exhauster [ig'zɔstə] n. 排气机,抽风机

exhibit [ig'zibit] v. 呈现,显示,提交,给药

*The distillate exhibits a maximum absorbance at 254nm. 蒸馏液在波长 254nm 处有最大吸收。/Solution exhibits a red fluorescence. 溶液显红色荧光。

exine [ˈeksiːn] n. 外膜(壁,表面)

exit [ˈeksit, ˈegzit] n. 出口 v. 退出·emergency exit 紧急出口 / nozzle exit 喷嘴 / exit a program 退出一个程序

exocarp [ˈeksəukɑːp] n. 外果皮

exocarpium (拉) n. 外果皮

Exocarpium Benincasae (拉) 冬瓜皮

Exocarpium Citri Grandis (拉) 化橘红

Exocarpium Citri Rubrum (拉) 橘红

exodermis [ˌeksəuˈdəːmis] n. 外皮层

exogenous [ekˈsɔdʒinəs] a. 外生的,外源的

exoperidium [ˌeksəupiˈridiəm] n. 外包被(子壳)

expand [iksˈpænd] v. 膨胀,扩张

expanded [iksˈpændid] a. 膨胀(扩张)的

expander [iksˈpændə] n. 膨胀器(剂)扩展器

expanding [iksˈpændiŋ] n. a. 膨胀(扩张)的

expansibility [ikspænsəˈbiliti] n. 膨胀度(性)

expansible [iksˈpænsibl] a. 易膨胀的

expansion [iksˈpænʃən] n. 膨胀,扩大

expansion coefficient 膨胀系数

expansivity n. 膨胀系数,可扩张性

expect [iksˈpekt] v. 预期,料想,要求,准备

expedite [ˈekspidait] v. 加快,速办

expedited [ˈekspidaitid] a. 加速的·expedited report 加速报告

expel [iksˈpel] v. 驱除,排除·expel absorbed iodine 挥尽(薄层板的)吸附的碘 / expel calculus 排石 / expel chloroform of the residue 挥去残渣中的氯仿 /expel solvent remained in the residue 挥去残渣中的溶剂

expensive [iksˈpensive] a. 昂贵的,高价的

expensive drug 贵重药材

experience [iksˈpiəriəns] n. 经验,体验

experience examination 经验鉴别

experiential [iksˌpiəriˈenʃəl] a. 得诸多经验的

experiential identification 经验鉴别

experiment [iksˈperimənt] n. 实验,试验·to make an experiment on... 对 … 做 实 验 *The experiment should be processed without illumination. 该实验应避光操作。

experimental [eksperiˈmentl] a. 实验上的,经验上的

experimental condition 实验条件

expert [ˈekspəːt] n. 专家,老手

expert working group 专家工作组

expertise [ekspəːˈtiːz] n. 专门知识(技能),专家评价(鉴定)

expertise [ˈekspətaiz] v. 提出专业性意见,做出专业性鉴定(分析)

expiration [ekspaiəˈreiʃən] n. 终止,期满

expiration date 失效期

expiration dating 失效日期

expiry [iksˈpaiəri] n. 期满,告终

expiry date 失效期·to set an expiry date 设定失效期

explanation [ekspləˈneiʃən] n. 说明,解释,注解

explanative [eksˈplænətiv] a. 说明(解释)性的

explanatory [iksˈplænətəri] a. 说明(解释)性的

explanatory footnote 说明注脚

exploratory [iksˈplɔːrətəri] a. 探索(考察)性的

exploratory study 探索性研究

explosion [iksˈpləuʒən] n. 爆炸

explosive [iksˈpləusiv] a. 爆炸(易爆)性的·to be explosive 易爆炸

exponent [eksˈpəunənt] n. 指数·negative exponent 负指数

exponent equation 指数方程

exponential [ekspəuˈnenʃəl] a. 指数的,幂的

exponential function 指数函数

expose [ˌiksˈpəuz] v. 暴露(光),展览 *Expose in ammonia vapour to the spots clear. 置氨蒸汽中至斑点清晰。

exposed [iksˈpəuzd] a. 暴露的,无掩蔽的·exposed to the sun 日晒,曝晒

exposure [iks'pəuʒə] *n.* 曝光(露),处于…实验条件下·on exposure to ammonia vapour 置氨气中熏

exposure level 暴露程度

exposure period 暴露(光照)时间

exposure test 暴露实验

exposure time 曝光时间

express [iks'pres] *v.* 表示,基因表达

expressed [iks'prest] *a.* 以 … 表 示 的 * Concentration of the substance is expressed in g per 100ml. 物 质 浓 度 用 每100ml中含有物质的克数表示。/The quantity of endotoxin can be expressed in endotoxin unit. 内毒素的量用内毒素单位表示。

expressed in mass 以质量表示

expressed in percentage 以百分含量表示

expressed in units (效价)用单位表示

expression [iks'preʃən] *n.* 表 示(达), 公 式 ·mathematical expression 数学式 * The expression of reduction factors as logarithmic reduction in titer implies that, while residual virus infectivity may be reduced, it will never be reduced to zero. 滴度的对数降低值表示下降因子尽管意指残留病毒感染能力可能大大降低,但绝未降低至零(ICH)。

expression construct 表达构建体(ICH)

expression system 表达系统

expression vector 表达载体

exsiccate ['eksikeit] *v.* 干燥,脱水

exsiccated ['eksikeitid] *a.* 脱水的,失去结晶水的

Exsiccated Gypsum 煅石膏

Exsiccated Sodium Sulfate 玄明粉

exsiccation [eksi'keiʃən] *n.* 结晶脱水,干燥作用

extend [iks'tend] *v.* 施(给)予,供给,延长 ·extend for oral administration or external application 供内服或外用 /extend length to 延长长度至

extend time 延长时间

extended [iks'tendid] *a.* 延长的

extended-release dosage forms 延迟释放剂型

extensible [iks'tensəbl] *a.* 可扩展的

extension [iks'tenʃən] *n.* (PCR反应等)延伸

extensive [iks'tensiv] *a.* 广泛的,大范围的,伸延的

extent [iks'tent] *n.* 范围,长短,距离 * The extent of testing should depend on the direction for use(ICH). 试验程度取决于使用方式。

extent of lignification 木质化程度

extent of the virus test 病毒测试程度(ICH)

exterior [ik'stiəriə] *n. a.* 外 部(的), 表 面 (的)* Exterior three pieces of perianth are smaller. 花被外层三片较小。

external [eks'tə:nl] *a.* 表面的,外用(观)的

external application 外用

external bark (根,茎等)外皮

external control connector (HPLC) 外部控制连接器

external diameter 外径

external factors 外部因素,以外因素

external standard method 外标法

external start 外部启动

external use 外用

externally [eks'tə:nli] *ad.* 外表上,在外部

extinction [ik'stiŋkʃən] *n.* 消光,衰减

extinction coefficient 消光系数

extine ['ekstain] *n.* 外膜,外壁

extine with thorns 外壁有刺

extract [iks'trækt] *v.* 提取 *n.* 提取物·extract with the content of M and N labelled 已标示M和N含量的提取物 * Extract with successive quantities of 25ml, 20ml, 15ml and 15ml of ether. 相继用乙醚提取4次 (25ml, 20ml, 15ml 和15ml)。/Extract with two 20ml quantities of ether by shaking. 用乙醚振摇提取2次,每次20ml。/Extract with two 20ml and 10ml quantities of butanol saturated with water. 用水饱和的正丁醇提取3次(20ml, 20ml, 10ml)。

extract content（日）浸出物含量

extract tablets 浸膏片

extractable [iksˈtræktəbl] *n.* 渗出物（ICH，常用复数）*a.* 可提取的，可择录的 *Control of extractables is considered significantly important for parenteral products than for oral liquids. 控制非肠道给药制剂渗出物比口服液体更显著重要。

extractable volume 可抽取的体积

extraction [iksˈtrækʃən] *n.* 提（萃）取，浸出 ·hot extraction method 热浸法

extraction equipment 提取设备

extraction of DNA 提取 DNA

extractive [iksˈtræktiv] *n.* 提取物，浸出物 *a.* 提取的

extractive in plaster mass（贴膏剂等）含膏量

extracts 浸膏剂

extractor [iksˈtræktə] *n.* 提取器

extractum [eksˈtræktəm]（*pl.*extracta [eksˈtræktə]）（拉）*n.* 浸膏，浸出物

Extractum Acanthopanacis Senticosi (拉) 刺五加浸膏

Extractum Angelicae Liquidum（拉）当归流浸膏

Extractum Belladonnae（拉）颠茄浸膏

Extractum Belladonnae Liquidum（拉）颠茄流浸膏

Extractum Citri Reticulatae Liquidum（拉）陈皮流浸膏

Extractum Faeces Trogopterori（拉）五灵脂膏

Extractum Forsythiae Siccus（拉）连翘提取物

Extractum Fritillariae Cirrhosae Liquidum（拉）川贝母流浸膏

Extractum Fructus Hippophae（拉）沙棘（浸）膏

Extractum Ginkgo Siccus（拉）银杏叶提取物

Extractum Glycyrrhizae（拉）甘草浸膏

Extractum Glycyrrhizae Liquidum（拉）甘草流浸膏

Extractum Hericium Fermentatum（拉）猴头菌培养物浸膏

Extractum Hippophae Rhamnoidis（拉）沙棘膏

Extractum Leonuri Inspissatum（拉）益母草膏

Extractum Leonuri Liquidum（拉）益母草流浸膏

Extractum Platycodi Liquidum（拉）桔梗流浸膏

Extractum Poligalae Liquidum（拉）远志流浸膏

Extractum Prunellae Inspissatum（拉）夏枯草膏

Extractum Rhei Liquidum（拉）大黄流浸膏

Extractum Scutellariae Siccus（拉）黄芩提取物

Extractum Stemonae Liquidum（拉）百部流浸膏

Extractum Zingiberis Liquidum（拉）姜流浸膏

extraneous [eksˈtreinjəs] *a.* 外来的，无关的

extraneous contaminant 外源性污染（ICH）

extraneous endotoxin 外源性内毒素

extraneous matter 外来物质，异物

extraneous substance 外源性物质 *Extraneous substance is an impurity arising from any source extraneous to the manufacturing process. 来源于生产工艺以外的物质叫外源性物质。

extrapolate [ˈekstrəpəleit] *v.* 外插，外推 *Extrapolate the straight line to intersect with the Y axis of zero. 用外推法使直线与纵坐标相交。

extrapolation [ekstrəpəˈleiʃən] *n.* 外推（插）法

extraxylary *a.* 木质部外的

extraxylary fiber 木质部外纤维

extreme [iksˈtri:m] *a.* 极端的，末端的；最终的 *n.* 极值·at the extremes of the specified ranges of the analytical procedure 在分析方法规定的范围两个末端

extreme value 极值

extremely [iksˈtri:mli] *ad.* 极端地

extremely bitter taste 味极苦

extrude [iksˈtru:d] *v.* 挤压成型，压制，挤出

exudate [ˈeksju:deit] *n.* 渗(流)出物，渗出液

exudation [eksju:ˈdeiʃən] *n.* 渗出物(作用)，流出液

exude [igˈzju:d] *v.* 使渗出，慢慢流出，浸出，散发

eye [ai] *n.* 眼睛，眼状物

eyebrow [ˈaibrau] *n.* 眉，眉毛

eyedrops [ˈaidrɔps] *n.* 滴眼剂，眼药水

eyelash [ˈailæʃ] *n.* 睫毛

eyelid [ailed] *n.* 眼睑

eye-measurement 目测

eye ointments 眼膏

eyepiece [ˈaipi:s] *n.* 接目镜·eyepiece sleeve 目镜筒

F

F criterion F 检验

F value F 值

fabric [ˈfæbrik] *n.* 背衬,织物,布

facilitate [fəˈsiliteit] *v.* 便于,使容易·facilitate observation 便于观察

facility [fəˈsiːliti] *n.* 容易,简化,便利·facilities and equipment 工厂和设备

factor [ˈfæktə] *n.* 因子

fade [feid] *v.* 枯萎,凋谢,褪色·fade away 渐渐消失 /fade down(图像)衰减 /fade in 渐显 /fade out 渐弱,渐渐消失

Faeces Bombycis 蚕砂

Faeces Trogopteri (拉)五灵脂

Faeces Trogopteri Extractum (拉)五灵脂膏

Faeces Vespertilionis (拉)夜明砂

faex [ˈfeks] (*pl.* faeces[ˈfiːsiːz])(拉)*n.* 粪便

Fagopyri Dibotryis Rhizoma (拉)金荞麦

Fagopyrum (拉)荞麦属

Fahrenheit [ˈfærənhait] *n. a.* 华氏(的)

Fahrenheit scale 华氏温标

Fahrenheit thermometer 华氏温度计

fail [feil, fel] *v. n.* 失败

fail to comply with the test 按照试验不能符合要求

failure [ˈfeiljə] *n.* 故障,事故,失败·failure to do sth. 不能做,没有做 /failure to heed 不注意 /power failure 断电 /technical failure 技术故障

failure of test 实验不合格

faint [feint] *a.* 微弱的,模糊的,稀薄的·faint red 淡红色

faint color 淡颜色的,颜色不明显的

faint odour 气微

faint smell 味弱

faint sound 模糊的声音

faintly [ˈfeintli] *ad.*略带,略有·faintly N-like 略有 N 的特征

fair [fɛə] *a.* 尚好的,相当的,还算好的

fairly [ˈfɛəli] *ad.* 相当地,十分地,完全地

fairly abundant 十分丰富

fall [fɔːl] *n. v.* 落下,秋季,瀑布,变成

fall into 分成,落进,变成

fall off 脱落

fall over 翻(跌)倒

false [fɔːls] *a. ad.* 假的,不正确的

False Chinese Swertia Herb (药材学)当药

false fruit 假果

false negative result 假阴性结果

false positive result 假阳性结果

false septa 假隔膜

false substance 掺伪物

family [ˈfæmili] (Fam.) *n.* (生物)科

family name 拉丁学名

fan [fæn] *n.* 风扇

fan-shaped 扇形

fangchinoline *n.* 防己诺林碱

far [faː] *a.* 远的

far infrared ray 远红外线

far infrared region 远红外区

far ultraviolet ray 远紫外线

far ultraviolet region 远紫外区

Farfarae Flos (拉)款冬花

farrerol [ˈfaːrərɔl] *n.*(法尔)杜鹃素

fascicle [ˈfæsikl] *v. n.* 簇生,丛生

fascicled [ˈfæsikld] *a.* 簇生的,丛生的

fascicular [fəˈsikjuləː] *a.* 簇生的,纤维束的,束状的,成束的

fascicular cambium 束内形成层

fascicular fibers 纤维束

fasciculate [fə'sikjulit] *v.* 成束，丛生，簇生

fasciculated [fæ'sikjulitid] *a.* 纤维束的，束状的，成束的，簇生的，丛生的，密伞花状的

fasciolopsiasis [ˌfæsiəulɔpˈsaiəsis] *n.* 姜片虫病

fast [fɑ:st] *a. ad.* 快的(地)，抗拒的(地)，耐(药)的(地)

fast atom bombardment mass spectroscopy 快速原子轰击质谱法

fast blue BB base 坚牢蓝 BB 色基

fast reaction 快速反应

fast scan 快速扫描

fat [fæt] *n.* 脂肪

fat-based 脂肪性基质的

fatal ['feitl] *a.* 致命的

fatal dose 致死剂量

fatally ['feitəli] *ad.* 致死地

fatty ['fæti] *a.* 脂肪的，多脂的，油腻的

fatty acid 脂肪酸

fatty acid analysis 脂肪酸测定

fatty alcohol 脂肪醇

fatty compound 脂肪族化合物

fatty glyceride 脂肪酸甘油酯

fatty group 脂基

fatty oil 脂肪油

fatty oil droplet 脂肪油滴

feasible ['fi:zəbl] *a.* 可行(能)的，做得到的

feather ['feðə] *n.* 羽毛

Feather Cockscomb Seed 青葙子

feathery ['feðəri] *a.* 羽毛状的

feathery crystal 羽状结晶

feature ['fi:tʃə] *n.* 特征，特点 *v.* 以…为特点

febrile ['fi:brail] *a.* 发热(烧)的

fecula ['fekjulə] *n.* 淀粉渣，酒糟，粪便

Fecula Bombycis Mori (拉)蚕砂

feed [fi:d] *v.* 喂，以…为原料

feeding ['fi:diŋ] *n.a.* 供给(的)，喂养(的)

fel [fel] (拉)*n.* 胆汁

felwort ['felwə:t] (新)*n.* 龙胆草

female ['fi:meil] *a.* 雌的

femtogram(fg.) ['femtəˌgræm] *n.* 飞克(10^{-15}g)

femtometer(fm.) ['femtəˌmitə] *n.* 飞米(10^{-15}m)

fennel ['fenl] (医)*n.* 小茴香

Fennel Fruit 小茴香

Fennelflower ['fenlˌflauə] *n.* 黑种草属

Fennelflower Seed 黑种草子

Fenugreek, Fenugrec ['fenjugri:k] *n.* 胡芦巴

fenvalerate *n.* 氰戊菊酯

ferment ['fə:ment] *n.* 酶，发酵 *v.* 使发酵

ferment vinegar 发酵醋

fermentation [ˌfə:men'teiʃən] *n.* 发酵

fermentation product 发酵产品

fermentative [fə:'mentətiv] *a.* 发酵的

fermented ['fə:'mentid] *a.* 发酵的

fermented preparation 发酵制剂

Fermented Soybean 淡豆豉

Fermented vinegar 发酵醋

fermi ['fə:mi:] *n.* 费米(10^{-15} 米)

fern [fə:n] *n.* 蕨类植物

ferric ['ferik] *a.* 三价铁的

ferric ammonium sulfate 硫酸铁铵

ferric chloride TS 三氯化铁试液

ferric oxide ['ɔksaid] 氧化铁，三氧化二铁

ferricyanide [feri'saiənaid] *n.* 铁氰化物

ferriferous [fe'rifərəs] *a.* 含有三价铁的

ferriferous oxide 黑色氧化铁

ferrocyanide [ˌferəu'saiən(a)id] *n.* 亚铁氰化物·potassium ferrocyanide 亚铁氰化钾，亚铁

ferroferric [ˌferə'ferik] *a.* 亚铁正铁根的

ferroferric oxide 四氧化三铁

ferrous ['ferəs] *a.* 亚铁的，二价铁的

ferrous sulfate TS 硫酸亚铁试液

ferrule ['feru:l] *n.* 刃环，套圈，金属箍

ferrum ['ferəm] *n.* 铁(Fe)

Ferula ['ferulə] (*pl.* Ferulae ['feruli:]) (拉) *n.* 阿魏属

Ferulae Resina (拉)阿魏

ferulaldehyde [ˌferulældihaid] *n.* 阿魏醛

ferulic acid ['feru:lik] 阿魏酸

fetal ['fi:təl] *a.* 胎儿的

Fewflower Lysionotus Herb 石吊兰

fiber ['faibə] *n.* 纤维

fiber-sclereid 纤维石细胞

fiber-tracheid 纤维管胞

Fibraureae Caulis (拉) 黄藤

fibre ['faibə] *n.* 纤维

fibre in bundles 纤维成束

fibre layers of pericarp 果皮纤维层

fibre-tracheid 纤维管胞

fibrin ['faibrin] *n.* (血) 纤维蛋白

fibrinogen [fai'brinədʒen] *n.* (血) 纤维蛋白原

fibro- (词头) 纤维

fibroblast ['faibrəblæst] *n.* 成纤维细胞

fibro-vascular 维管的, 有木质纤维和导管的

fibro-vascular tissue 维管组织

fibrous ['faibrəs] *a.* 纤维的, 纤细的

fibrous root 须根

fictitious [fik'tiʃəs] *a.* 假的, 虚构的

fictitious peak 假峰

ficus (*pl.* ficuses) *n.* 无花果

Ficus *n.* 无花果 (属)

fidelity [fi'deliti] *n.* 保真性

fiducial [fi'dju:ʃəl] *a.* 可信的

fiducial limit 可信限

field [fi:ld] *n.* 场, 野, 视域

field desorption mass spectrometry 场解析质谱法

field effect 场效应

field of view 视野

field strength 场强

field sweep 扫场

Field Thistle Herb 小蓟

Figwort ['figwə:t] *n.* 玄参, 玄参科植物

Figwort Root 玄参

Figwortflower Picrorhiza Rhizome 胡黄连

figure ['figə] *n.* 图形, 数字 (码)

filament ['filəmənt] *n.* 花丝, 细线

filamentous [ˌfilə'mentəs] *a.* 丝状的

file [fail] *n.* 文件; 锉刀 *v.* 把…归档, 锉成, 提出申请 * File 50g of Cornu Saigae Tataricae to fine powder. 将羚羊角 50g 锉成细粉。

file destination 目标文件

file maintenance 资料保存

file number (计算机) 文件号

file number setting 设定文件号 (FILE NUM)

file transfer 档案转换

filiform ['filifɔ:m] *a.* 丝线状的, 纤维状的

filiform antennae 丝状触角

filiform fibre 丝状纤维

filiform sclereid 纤维状石细胞

filing ['failiŋ] *n.* 归档, 提出申请; 锉·at the time of filing (ICH) 在申报时

fill [fil] *v.* 装填 * Fill the receiving tube with water through the condenser. 通过冷凝器加水填满接收管。/Fill the reservoir bottle with distilled water. 贮液瓶中装入蒸馏水。

fill content 装量·3 fill contents (ICH) 三种不同装量

fill test 填充试验

fill volume 填装体积

filling ['filiŋ] *n.* 装量

filling variation 装量差异 * The permitted variability in filling variation should not exceed of total numerical difference of ±10% of the labeled amount. 装量差异允许相差为标示量的 ±10%。

filling variation limit 装量差异限度

film [film] *n.* 薄膜, 涂膜 *v.* 涂以薄膜

film closure solution 膜截留液

film-coated 包薄膜衣的

film-coated tablets 薄膜衣片·film coated tablets with dark brown core 薄膜衣片, 片芯深褐色

film thickness (固定相的) 膜厚度

filter ['filtə] *n.* 滤器, 滤材, 滤片 *v.* 滤过 * Filter extracts through filter paper. 提取液用滤纸滤过。/Filter the solution into an evaporating dish. 将溶液滤入蒸发皿中。/Filter the solution through a funnel laid with anhydrous sodium sulfate. 溶液用铺有无水硫酸钠的漏斗滤过。/Filter the solution through a membrane filter with a pore size not exceeding 0.8μm. 溶液 用孔径不超过 0.8μm 的微孔滤器滤过。/Filter the washing to the same container. 洗液滤入同一容器中。/Filter through a cloth filter. 经棉布滤材滤过。/Filter through a pledget of absorbent cotton. 用一小片脱脂棉滤过。/Filter through microporous filter membrane. 经微孔滤膜滤过。/Filter under reduced pressure. 减压滤过,抽滤。/Filter while hot. 趁热滤过。

filter aids (ICH) 过滤介质

filter apparatus 滤器

filter canister 滤纸筒 * Take out the filter canister. 取出滤纸筒。

filter gauze 滤布 * Filter through gauze while hot. 趁热用纱布滤过。

filter material 滤材

filter medium 过滤介质

filter off 滤出

filter out 滤除 * Filter out solids from the mobile phase. 滤除流动相中的固体物质。

filter paper 滤纸 * Filter to remove the ether, collect the powder on the filter paper. 滤去乙醚,收集滤纸上的粉末。

filter paper pulp 滤纸浆

filter paper test 滤纸试验(反应)

filter paper tube 滤纸筒

filter plate 滤板

filter rate 滤速

filter stick 滤棒

filter with hot-water jacket 保温滤器

filter unit 滤器

filtering ['filtəliŋ] *n. a.* 过滤(用的),滤除(的)

filtering container 滤器

filtrate ['filtreit] *n.* 滤液 *v.* 过滤 * The filtrate responds to the qualitative test for calcium salt. 滤液显钙盐鉴别反应。

filtration [fil'treiʃən] *n.* 过滤,滤除

filtration aid 助滤剂

filtration by means of suction 吸滤

filtration stand 漏斗架

filtration under diminished pressure 减压过滤

filtration under reduced pressure 减压过滤

filtration velocity 滤速

filtrator ['filtreitə] *n.* 过滤器

Fimbriate Orostachys Herb 瓦松

fin [fin] *n.* 鳍

final ['fainl] *a.* 最后(终)的 *n.* 末了,结局

final carry digit 终端进位数

final manufacturing 最终生产

final product 最终产品

final report 总结报告

find [faind] *v.* 发现

fine [fain] *a.* 细的

fine adjustment 微调,精密校正

fine particle 细小颗粒,微粒

fine powder 细粉

fineleaf ['fainli:f] (*pl.* fineleaves) *n.* 细叶

Fineleaf Schizonepeta Herb 荆芥

Fineleaf Schizonepeta Spike 荆芥穗

finely ['fainli] *ad.* 细微地,精巧地

fineness ['fainnis] *n.* 细度,细微

Finger Citron ['fiŋgə] 佛手

fingerprint ['fiŋgə'print] *n.* 指纹

fingerprint chromatogram 指纹色谱图

fingerprint identification 指纹鉴别

fingerprint region 指纹区

fingerprint spectum 指纹谱

finish ['finiʃ] *n. v.* 完成,结束,成品

finished ['finiʃt] *a.* 完成的,结束的

finished dosage form 完成的剂型,成型制剂

finished product 成品

finite ['fainait] *n. a.* 有限(的),限定(的)

finite concentration 一定浓度

finite decimal 有限小数

finned [find] *a.* 有鳍的

fire [faiə] *n.* 火,火灾

fire control 防火

fire escape 安全出口

fire exit 安全出口

fire extinguisher 灭火器·fire extinguisher permanently on hand 手边放置的永久性灭火器

fire gases 易(可)燃气体

fire source 火源

firm [fə:m] n. 公司,商号 a. 坚固的,结实的 v. 使坚固

Fischer's reagent ['fiʃə] 费希尔试剂

fishy ['fiʃi] a. 腥味的·odour fishy 气腥

fissistigine A n. 瓜馥木碱甲

fission ['fiʃən] n. v. 分裂·binary fission 二分裂 /cellular fission 细胞分裂

fissure ['fiʃə] n. 裂缝(隙),龟裂

fit [fit] v. 使适合,固定,装配·fit for animal test 适合做动物试验 * Fit a plug into the pump outlet. 在泵出口处固定一个塞子。/ Fit a needle on a syringe. 把针头装在注射器上。/Fit entrance with a syringe. 入口装上注射器。

fitted ['fitid] a. 适合的 * Plungers are individually fitted to the barrels to achieve a perfect seal. 柱塞只适于专用针管以达到密封效果。

fix [fiks] v. 固定,安装,装配 * Fix the animal on an operating table. 将动物固定在手术台上。/Fix up with adhesive plaster. 用胶布固定。

fixative ['fiksətiv] n. 固定剂,定影剂 a. 固定的,定色的

fixed [fikst] a. 固定的,不变的,不易挥发的,凝固的·fixed position 定位 * Press to remove fixed oil as much as possible.(杏仁)尽量压榨去油。/The two parts are fixed together by screws. 两个部件用螺丝固定。

fixed dose 固定剂量

fixing ['fiksiŋ] n. 固定,定影

fixing TS 固定液,定影液(凝胶电泳用)

fixture ['fikstʃə] n. 卡套,装置物

flake [fleik] n. 一片,剥落的薄片

flaky ['fleiki] a. 片状的,鳞片的,易剥落的

flame [fleim] n. 火燃 v. 点燃,燃烧

flame analysis 火焰分析

flame atomizer 火焰原子化器

flame coloration 焰色

flame color test 焰色试验

flame ignition 点火

flame ignitor 点火器

flame-ionization detector (FID) 火焰离子化检测器

flame-photometer detector (FPD) 火焰光度检测器

flame torch 炬管

flammability [ˌflæmə'biliti] n. 可燃性,易燃性

flammability point 燃点

flammable ['flæməbl] a. 可燃的,易燃的

flammable gas 易燃气体

flammable organic solvent 易燃性有机溶剂

flank [flæŋk] n. 侧面,外侧,腰窝

flanking control regions (ICH) 侧翼控制区

flare [flɛə] n. 火焰,火苗,闪光 v. 突然燃烧

flare point 着火点,燃点

flash [flæʃ] n.v. 闪光(的)

flash point 闪点

flash point test 闪点试验

flashing ['flæʃiŋ] n.a. 闪光(的),发亮(的)

flashing cursor 光标闪烁

flask [flɑ:sk] n. 烧瓶·a stoppered glass conical flask 具塞烧瓶

flask holder 烧瓶夹

flask with side arm 支管烧瓶

flask with three necks 三口烧瓶

Flastem Milkvetch Seed (药材学) 沙苑子

flat [flæt] a.(扁)平的

flat bottom flask 平底烧瓶

flat-bottom(ed) 平底的

flat crystal 片状结晶

flat(top)peak 平顶峰

flat weighing bottle 扁形称量瓶

flatten ['flætn] v. 弄平(out),使扁平

flattened ['flætənd] a. 扁平的

flavacin ['fleivəsin] n. 黄曲霉素

flavacol ['fleivəkɔl] n. 黄曲霉素

flavan ['fleivən] n. 黄烷

flavanol ['fleivənɔl] n. 黄烷醇

flavanol glycoside 黄酮醇苷

flavanone ['flævənəun] n. 二氢黄酮

flavatin [ˈflævətin] *n.* 黄曲霉菌素

flave [ˈfleiv] *a.* 黄色的

flavescent [fləˈvesnt] *a.* 淡(带)黄色的

flavone [ˈfleivəun] *n.* 黄酮

flavone aglycone 黄酮苷元

flavonoid [ˈfleivənɔid] *n.* 黄酮类化合物

flavonol [ˈfleivənɔl] *n.* 黄酮醇

flavonol glycoside 黄酮醇苷

flavo(u)r [ˈfleivə] *n.* 味,香味

flavo(u)red [ˈfleivəd] *a.* 调味的

flavo(u)ring [ˈfleivəriŋ] *n.* 调味品

flavor(u)ring agent 芳香剂,矫味剂

fleece [fliːs] *n.* 羊毛状物,纤维网

Fleeceflower Root 何首乌

flesh [fleʃ] *n.* 果肉,肉

fleshy [ˈfleʃi] *a.* 多肉的 肉质的

fleshy stem 肉质茎

flex [fleks] *v.* 弯曲

flexibility [fleksəˈbiliti] *n.* 柔性,易弯曲(伸缩)性,灵活性·leave sufficient flexibility 留有足够的灵活性

flexible [ˈfleksəbl] *a.* 柔韧的,柔软的,不易折断的,伸缩的

flexible capillary column coated with polyethylene glycol 聚乙二醇为固相的弹性毛细管柱

float [fləut] *v.* 漂,浮

floating [ˈfləutiŋ] *n. a.* 漂浮(的)·floating on water 漂浮水面

flocculant [ˈflɔkjulənt] *n.* 絮凝剂

flocculate [ˈflɔkjuleit] *v.* 絮凝,结成小块

flocculation [flɔkjuˈleiʃən] *n.* 絮凝作用

floccule [ˈflɔkjuːl] *n.* 絮状物

flocculence [ˈflɔkjuːləns] *n.* 絮凝状(作用)

flocculent [ˈflɔkjuːlənt] *a.* 絮凝的

flocculus [ˈflɔkjuːləs] (*pl.* flocculi) (拉) *n.* 絮状物,(小)柔毛(丛);絮片

floor [flɔː] *n.* 地板,底层 * Floor covered with rubber can not conduct electricity away. 用橡胶铺设的地板不能导电。

floral [ˈflɔːrəl] *a.* 花的

floral axis 花轴

floral stem grows 抽花茎,花茎生长

floret [ˈflɔːrit] *n.* 小花

florisil *n.* 弗罗里硅土(测除虫菊酯农残用)

flos [flɔs] (*pl.* flores [ˈflɔriz]) (拉) *n.* 花

Flos Albiziae (拉)合欢花

Flos Buddlejae (拉)密蒙花

Flos Campsis (拉)凌霄花

Flos Carthami (拉)红花

Flos Caryophylli (拉)丁香

Flos Celosiae Cristatae (拉)鸡冠花

Flos Chrysanthemi (拉)菊花

Flos Chrysanthemi Indici (拉)野菊花

Flos Daturae (拉)洋金花

Flos Eriocauli (拉)谷精草

Flos Farfarae (拉)款冬花

Flos Genkwa (拉)芫花

Flos Gentianae Straminiae (拉)秦艽花(藏药)

Flos Gossampini (拉)木棉花

Flos Inulae (拉)旋覆花

Flos Lonicerae (拉)山银花

Flos Lonicerae Japonicae (拉)金银花

Flos Magnoliae (拉)辛夷

Flos Magnoliae Officinalis (拉)厚朴花

Flos Mume (拉)梅花

Flos Rhododendri Mollis (拉)闹羊花

Flos Rosae Chinensis (拉)月季花

Flos Rosae Rugosae (拉)玫瑰花

Flos Sophorae (拉)槐花

flour [ˈflauə] *n.* 面粉

flour-paste 面糊

flow [fləu] *v.* 流动,喷淋 *n.* 流程 * The flow direction of the column is shown on the column(→). 柱子的流向在柱子上以(→)表示。

flow channel valve 流通阀

flow character 流动特性

flow chart 流程图

flow line (流动相)流路

flow line opening 流路开口处

flow meter 流量计

flow rate 流速·inputting flow rate compensation parameter(HPLC)输入流速补偿参数

flow rate accuracy 流速准确性

flow rate of mobile phase 流动相速度

flow rate precision 流速精密度

flow rate setting range 流速设定范围

flow-rate to bed-volume ratio 流速对柱床体积比

flow scheme 流程图

flow sheet 流程图

flowability [ˈfləuəˈbiliti] n. 流动性(能力) ·poor flowability 流动性差

flower [ˈflauə] n. 花·bisexual flower 两性花 /complete flower 完全花 /double flower 重瓣花 /double perianth flower 重被花 /female flower 雌花 /incomplete flower 不完全花 /male flower 雄花(仅有雄蕊)/ naked flower 裸花(无被)/simple perianth flower 单被花 /unisexual flower 单性花·in flower 花盛开时

flower bud 花蕾

flower formula 花程式

flowerage [ˈfauəridʒ] n. 开花,花盛开

flowering [ˈflauəriŋ] n. 开花, 花状物·at flowering 开花时 /at early stage of flowering 刚开花时

flowering bud 花蕾

flowering season 花季

flowering stem 花茎·before growing of flowering stem 未抽花茎前

fluctuate [ˈflʌktjueit] v. 波动,起伏

fluctuation [flʌktjuˈeiʃən] n. 波动,起伏,增减,变动

fluctuation factor 变动因素

fluctuation of temperature (气相色谱等)温度波动

fluffy [ˈflʌfi] a. 松软的, 蓬松的, 绒毛状的·make the cotton wool fluffy 使脱脂棉松软

fluid [ˈflu(:)id] n. 流体

fluid bed 流化床

fluid (-)extracts [fluidˈekstrækts] n. 流浸膏

fluid thioglycollate medium 硫乙醇酸盐流体培养基

fluidity [fluːˈiditi] n. 流动性

fluidize [ˈfluːidaiz] v. 使液化,使流化

fluidized [ˈfluːidaizd] a. 流化的

fluidized bed 流化床

fluorescein (e) [ˌfluəˈresiːin] n. 荧光素,荧光黄

fluorescence [fluəˈresns] n. 荧光(物),发荧光

fluorescence excitation 荧光激发

fluorescence-labeled sequencing reagent 荧光标记测序试剂

fluorescence photometer 荧光光度计

fluorescence quenching 荧光猝灭

fluorescence quenching method 荧光猝灭法

fluorescence reagent 荧光试剂

fluorescence spectrophotometer 荧光分光光度计

fluorescence spectrophotometry 荧光分光光度法

fluorescence thin layer 荧光薄层

fluorescent [fluəˈresnt] a. (发)荧光的

fluorescent identification 荧光鉴别

fluorescent lamp 荧(日)光灯

fluorescent spot 荧光斑点

fluorescer [fluəˈresə] n. 荧光(增白)剂

fluoride [ˈfluəraid] n. 氟化物

fluorinate [ˈfluərineit] v. 使与氟化合

fluorine [ˈfluəriːn] n. 氟(F)

fluorine element 氟元素

Fluorite [ˈfluərait] n. 紫石英

Fluoritum (拉) n. 紫石英

fluorobenzene [fluəruəˈbenziːn] n. 氟代苯

fluorochrome [ˈfluərəˌkrəum] n. 荧光染料

flush [flʌʃ] n. v. 冲洗,灌注·flush out 清洗 ad. 弄平地,灌满地 * Flush the solution for 10 minutes with dry nitrogen, which is free from carbon dioxide. 溶液充入不含二氧化碳的干燥氮气 10 分钟。

flushing [ˈflʌʃiŋ] n. 冲洗

flushing the column 冲柱 * Flushing the column with methanol at flow rate of 1.0ml/ min for 30 minutes. 用甲醇冲洗色谱柱 30

分钟,每分钟流量 1.0ml。

flushing equipment 冲洗设备

fly [flai] *v.* 飞行

flying [ˈflaiiŋ] *a.* 飞舞的·easily flying up 易飞物

foam [fəum] *n.* 泡沫 *v.* 使起泡沫

foaming [fəumiŋ] *a.* 形成泡沫的

foaming capacity 发泡量

focal [ˈfəukəl] *n.* 焦距 *a.* 焦点的

focal distance 焦距

focal length 焦距

focal plane array detector 焦平面阵列检测器

focal point 焦点

focus [ˈfəukəs] (*pl.*focuses, foci [ˈfəusai]) *n.* 焦点,病灶,疫源地 *v.* 聚焦

focusing [ˈfəukəʃiŋ] *n.* 聚焦

Foeniculated Ammonia Spirit (日) 氨制茴香醑

Foeniculi Fructus (拉) 小茴香

Foeniculum [fiːˈnikjuləm] (拉) *n.* 茴香属

foil [fɔil] *n.* 箔,叶片,薄金属片·aluminum foil 铝箔

fold [fəuld] *n.* 折叠,倍 *v.* 折叠·90-folds 90 倍 /5 fold by weight 5 倍 量 /a 5-fold increase 增加到 5 倍(实际增加 4 倍)/ dilute by 20 folds 稀释 20 倍(制成 1∶20 的溶液)

fold filter 折叠滤纸

fold into mass 折叠成团

fold film in half 将膜对折

fold the paper in two 把纸对折

foliaceous [ˌfəuliˈeiʃəs] *a.* 叶状的

foliage [ˈfəuliidʒ] *n.* 叶子,树叶(全株叶片)

foliage branch 枝叶

foliage branch growing luxuriantly 枝叶茂盛时

foliate [ˈfəulieit] *a.* 有叶的,叶状的 *v.* 生叶,裂成薄片

foliiform [ˈfəuliəfɔːm] *a.* 叶状的

folimat [ˈfəulimæt] *n.* 氧化乐果

folium [ˈfəuliəm, ˈfɔliəm] (*pl.*folia [ˈfəuliə]) (拉) *n.* 叶

Folium Aconiti Kusnezoffii (拉) 草乌叶(蒙药)

Folium Apocyni Veneti (拉) 罗布麻叶

Folium Artemisiae Argyi (拉) 艾叶

Folium Artemisiae Argyi (carbonized) (拉) 艾叶炭

Folium Crataegi (拉) 山楂叶

Folium Eriobotryae (拉) 枇杷叶

Folium et Cacumen Murrayae (拉) 九里香

Folium Eucommiae (拉) 杜仲叶

Folium Ginkgo (拉) 银杏叶

Folium Ginseng (拉) 人参叶

Folium Glycosmis (拉) 山橘叶

Folium Ilicis Chinensis (拉) 冬青叶,四季青叶

Folium Ilici Cornutae (拉) 枸骨叶

Folium Isatidis (拉) 大青叶

Folium Microctis (拉) 布渣叶

Folium Mori (拉) 桑叶

Folium Nelumbinis (拉) 荷叶

Folium Perillae (拉) 紫苏叶

Folium Polygoni Tinctorii (拉) 蓼大青叶

Folium Pyrrosiae (拉) 石韦

Folium Rhododendri Daurici (拉) 满山红

Folium Sauropi (拉) 龙脷叶

Folium Sennae (拉) 番泻叶

Folium Steviae (拉) 甜叶菊

Folium Turpiniae (拉) 山香圆叶

Folium Viticis (拉) 蔓荆子叶

Folium Viticis Negundo (拉) 牡荆叶

follicle [ˈfɔlikl] *n.* 蓇葖果

follow [ˈfɔləu] *v.* 跟随,遵循

follow the criterion below 按照下面标准,以本标准为依据

follow doctor's advice 遵医嘱

follow the instructions 按照说明书(做)

follow up 把…贯彻到底,继续研究,监督执行

Foochow Yam Rhizome (药材学) 福州萆薢(绵萆薢的一种)

footnote [ˈfutnəut] *n.* 脚注 *v.* 给…加脚注

for [fɔː, fə] *prep.* 为了,用于,作为 conj. 因为

for buccal use（用于）含服

Forbes Notopterygium Rhizome（药材学）宽叶羌活（羌活的一种）

forbid [fə'bid] v. 禁止，不许

forbidden [fə'bidn] a. 禁用的，非法的 * It is forbidden to apply it to the eyes, nose and mucosa of the mouth. 严禁用于眼，鼻及口腔黏膜。

force [fɔːs] n. 力（量）v. 强制，迫使·force air bubble broken 消除气泡 /force pump 加压泵 /force the visible particles floating 使可见异物上浮

forced [fɔːst] a. 强制的，加压的

forced degradation testing(ICH) 强力降解试验（稳定性）

forceps ['fɔːseps]（单复数同）n. 镊子

foregoing [fɔː'gəuiŋ] a. 前面（述）的·repeat the foregoing procedure 重复上述操作

foreign ['fɔrin] a. 外来的，异样的

foreign atom 杂原子

foreign impurity 外来杂质，异物

foreign matter 杂质，外来物

foreign metals 金属性异物

foreign odour 异味

foreign organic matter 有机杂质

foreign pigment 有色杂质

foreign visible particle 外来可见微粒，可见异物

forest ['fɔrist] n. 森林，林木

Forest Frog's Oviduct 哈蟆油，田鸡油

fork [fɔːk] n. 叉（子）v. 分叉·three-forked（脐点）三叉状的

form [fɔːm] n. 形状 v. 形成·form a groove 形成沟槽 /form a layer beneath... 在···下面形成一层

formal [fɔːməl] a. 正式的，合法的

formal labeling 正式标签

formaldehyde [fɔː'mældihaid] n. 甲醛

formaldehyde solution 甲醛溶液

formaldehyde TS 甲醛试液

formamide ['fɔːməmaid, fɔː'mæmid] n. 甲酰胺

format ['fɔːmæt] n. 格式 v. 格式化

formate ['fɔːmit] n. 甲酸盐（酯）

formation [fɔː'meiʃən] n. 形成，产生

former ['fɔːmə] n. 前者·the former two 前两者

formic ['fɔːmik] a. 甲酸的

formic acid 甲酸

formic acid anhydrous 无水甲酸

forming ['fɔːmiŋ] n. 形成

formononetin n. 芒柄花黄素

formula ['fɔːmjulə] n. 方程式，定则 * The formula for calculating A is... 计算 A 公式为···

formulary ['fɔːmjuləri] n. 处方（集）·The National Formulary(NF) 美国国家处方集

formulate ['fɔːmjuleit] v. 列成式子，按配方制作

formulate in dosage form 制成一定剂型，制剂成型

formulation [fɔːmjuˈleiʃən] n. 公式化，以公式表达，配方，剂型·in formulation process 在制剂成型过程中

forsythia [fɔː'saiθiə] n. 连翘

Forsythia Fruit （日）连翘

Forsythia （拉）n. 连翘属

Forsythiae Fructus （拉）连翘

Forsythin(=phillyrin) 连翘苷

forsythoside n. 连翘酯苷

fortune ['fɔːtʃən] n. 命运，财富，财产

Fortune Eupatorium Herb 佩兰

Fortune Windmillpalm Petiole 棕榈

Fortune's Drynaria Rhizome 骨碎补

forum ['fɔːrəm]（pl. forums, fora ['fɔːrə] n. 论坛，讲座

forum of drug evaluation 药品技术审评论坛

foul [faul] a. 难闻的，恶臭的

foul smell 难闻的气味，恶臭

four [fɔː] n.a. 四·four angles obtuse 四棱钝圆

Fourleaf Ladybell Root 南沙参

Fourstamen Stephania Root 防己

fraction ['frækʃən] n. 分(小)数，部分，片断，

馏分·common fraction 普通分数 /complex (compound) fraction 繁分数 /decimal fraction 小数 /distillation fraction (蒸馏) 馏分 / improper fraction 假分数 /proper fraction 真分数

fraction collector 分步收集器·馏分收集器

fraction defective 不合格率

fractional [ˈfrækʃənl] *a.* 分(小)数的,部分的,碎片的

fractionation [frækʃəˈneiʃən] *n.* 分步收集,分馏,筛分

fracture [ˈfræktʃə] *n.* 断面

fracture character (药材的)折断面(特征)

fracture even 断面平坦

fracture fibrous 断面纤维性

fracture hollowed 断面中空

fracture horny 断面角质样

fracture irregular 断面不整齐

fracture solid 断面实心

fracture uneven 断面不平坦

fractured [ˈfræktʃəd] *a.* 断(裂)开的

fractured surface 断面·on both fractured surfaces 在(饮片)两侧的断面上

fragile [ˈfrædʒail] *a.* 易碎的

fragment [ˈfrægmənt] *n.* 碎片 *v.* 使成碎片

fragment length polymorphism 片段长度多态性

fragmentate [ˈfrægmənteit] *v.* (使)碎裂

fragmentation [frægmenˈteiʃən] *n.* 碎(破)裂作用

fragrance [ˈfreigrəns] *n.* 芳香,芬芳

fragrant [ˈfreigrənt] *a.* 芳香的,芬芳

Fragrant Solomonseal Rhizome 玉竹

frame [freim] *v.* 草拟,构造,组织,制定,安排

Franchet Groundcherry Fruit 锦灯笼

Frankincense [ˈfræŋkinsens] *n.* 乳香

fraxetin *n.* 秦皮素,白蜡树内酯

fraxinellon *n.* 梣酮

Fraxini Cortex (拉)秦皮

Fraxinus (拉)白蜡树属

free [fri:] *a.* 无 … 的,游离的·to be free from... 没有(不含)/N free 无 N

free acid 游离酸

free alkali 游离碱

free anthraquinone 游离蒽醌

free charge 自由电荷

free electron 自由电子

free energy 自由能

free fatty acid 游离脂肪酸

free from colored mass 无色块,不得检出色块

free from visible particle 无可见微粒

free iodine 游离碘

free of air bubbles 无气泡

free of charge 免费

free radical 自由基,游离基

free radical scavenger 自由基清除剂

free text 自由格式文本

freely [ˈfri:li] *ad.* 随意地,自由地 * Freely absorbs oxygen to form peroxide. 易吸氧形成过氧化物。

freely soluble (in) 易溶

freely volatile 易挥发

freeze [fri:z] *v.* 结冰,冷冻

freeze-dried product 冻干产品

freeze-drying 冷冻干燥

freezing [ˈfri:ziŋ] *n.* 冷冻

freezing mixture 冷冻剂,冷冻混合物

freezing point 冰点

freezing point depression 冰点降低

freezing test 冰冻试验

frequency [ˈfri:kwənsi] *n.* 频率(数)

frequency of dosing 给药频率

frequently [ˈfri:kwəntli] *ad.* 时常,频繁地

frequently-used method 常用方法

fresh [freʃ] *a.* 新鲜的

fresh-blown (花)刚开的

Fresh Ginger 生姜

freshly [ˈfreʃli] *ad.* 新鲜地,新近·freshly boiled and cooled distilled water 新沸并放冷的蒸馏水

friability [fraiəˈbiliti] *n.* 脆性,脆碎度,易碎性

fricative [ˈfrikətiv] *a.*(由)摩擦(引起)的

friction [ˈfrikʃrn] *n.* 摩擦

friction factor　摩擦系数

friction-free　无摩擦的

frictional [ˈfrikʃənl] *a.* 由摩擦引起的

frit [frit] *n.*(半熔的)玻璃料,过滤片 *v.* 烧结,熔融

fritted glass [ˈfritid] 垂熔玻璃

Fritillaria [ˌfritəˈlɛriə] *n.* 贝母属

Fritillariae Cirrhosae Bulbus (拉)川贝母

Fritillariae Hupehensis Bulbus (拉)湖北贝母

Fritillariae Pallidiflorae Bullbus (拉)伊贝母

Fritillariae Thunbergii Bulbus (拉)浙贝母

Fritillariae Ussuriensis Bulbus (拉)平贝母

fritillary [friˈtiləri, ˈfritlˌɛri] *n.* 贝母

frog [frɔg] *n.* 蛙

frond [frɔnd] (拉)*n.*(蕨,棕榈,苏铁)叶

frons [frɔnz] (*pl.*frontes) *n.* 昆虫的额

front [frʌnt] *n.a.* 前面(部,方)(的)

front cover (仪器)前盖

front of developer　展开剂前沿

frontal [ˈfrʌntl] *n.a.* 正(前)面(的),前沿(的)

frontal of the mobile phase　展开剂前沿

frost [frɔst] *n.* 霜·frost-like powder 霜样的粉末,制霜

froth [frɔθ] *v.* 起泡沫·persistent froth 持久性泡沫

frothing [ˈfrɔθiŋ] *n. a.* 起泡沫(的),发泡(的),形成泡沫(的)

frothing subsides　泡沫消失

frozen [ˈfrəuzn] *a.* 结冰的,冰冻的

fructose [ˈfrʌktəus] *n.* 果糖

fructus (拉)*n.* 果实

Fructus Akebiae (拉)预知子

Fructus Alpiniae Oxyphyllae (拉)益智(仁)

Fructus Amomi (拉)砂仁

Fructus Amomi Rotundus (拉)豆蔻

Fructus Anisi Stellati (拉)八角茴香

Fructus Arctii (拉)牛蒡子

Fructus Aristolochiae (拉)马兜铃

Fructus Aurantii (拉)枳壳

Fructus Aurantii Immaturus (拉)枳实

Fructus Benincasae (拉)苦冬瓜

Fructus Broussonetiae (拉)楮实子

Fructus Bruceae (拉)鸦胆子

Fructus Canarii (拉)青果

Fructus Cannabis (拉)火麻仁

Fructus Capsici (拉)辣椒

Fructus Carotae (拉)南鹤虱

Fructus Carpesii (拉)鹤虱

Fructus Caryophylli (拉)母丁香

Fructus Chaenomelis (拉)木瓜

Fructus Chebulae (拉)诃子

Fructus Chebulae(removed the kernels) (拉)诃子(去核)

Fructus Chebulae(stewed) (拉)诃子(煨)

Fructus Chebulae Immaturus (拉)西青果

Fructus Choerospondiatis (拉)广枣(蒙药)

Fructus Citri (拉)香橼

Fructus Citri Sarcodactylis (拉)佛手

Fructus Cnidii (拉)蛇床子

Fructus Corni (拉)山茱萸

Fructus Corni(processed with wine) (拉)山茱萸(酒制)

Fructus Crataegi (拉)山楂

Fructus Crataegi(charred) (拉)山楂(焦)

Fructus Crataegi(stir-baked) (拉)山楂(炒)

Fructus Crotonis (拉)巴豆

Fructus Crotonis(processed) (拉)巴豆(制)

Fructus Evodiae (拉)吴茱萸

Fructus Evodiae(processed) 吴茱萸(制)

Fructus Foeniculi (拉)小茴香

Fructus Forsythiae (拉)连翘

Fructus Galangae (拉)红豆蔻

Fructus Gardeniae (拉)栀子

Fructus Gardeniae Preaparatus (拉)焦栀子

Fructus Gleditsiae Abnormalis (拉)猪牙皂

Fructus Gleditsiae Abnormalis(stir-baked) 猪牙皂(炒)

Fructus Hippophae (拉)沙棘

Fructus Hordei Germinatus (拉)麦芽

Fructus Hordei Germinatus(stir-baked) (拉)麦芽(炒)

Fructus Jujubae (拉)大枣

Fructus Kochiae（拉）地肤子

Fructus Leonuri（拉）茺蔚子

Fructus Ligustri Lucidi（拉）女贞子

Fructus Liquidambaris（拉）路路通

Fructus Litseae（拉）荜澄茄

Fructus Lycii（拉）枸杞子

Fructus Malvae（拉）冬葵果（蒙药）

Fructus Momordicae（拉）罗汉果

Fructus Mori（拉）桑椹

Fructus Mume（拉）乌梅

Fructus Oryzae Germinatus（拉）稻芽

Fructus Perillae（拉）紫苏子

Fructus Phyllanthi（拉）余甘子

Fructus Piperis（拉）胡椒

Fructus Piperis Longi（拉）荜茇

Fructus Podophylli（拉）小叶莲

Fructus Polygoni Orientalis（拉）水红花子

Fructus Psoraleae(processed with salt)（拉）补骨脂（盐炙）

Fructus Punicae Granati（拉）石榴子

Fructus Quisqualis（拉）使君子

Fructus Rose Leavigatae（拉）金樱子

Fructus Rubi（拉）覆盆子

Fructus Sapindi Mukorossi（拉）无患子果

Fructus Schisandrae Chinensis（拉）五味子

Fructus Schisandrae Chinensis (steamed)（拉）五味子（蒸）

Fructus Schisandrae Chinensis (stir-baked with wine)（拉）五味子（酒炙）

Fructus Schisandrae Sphenantherae（拉）南五味子

Fructus Setariae Germinatis（拉）谷芽

Fructus Silybi（拉）水飞蓟

Fructus Sophorae（拉）槐角

Fructus Terminaliae Billericae（拉）毛诃子（藏药）

Fructus Toosendan（拉）川楝子

Fructus Tribuli（拉）蒺藜

Fructus Tribuli(stir-baked with salt)（拉）蒺藜（盐炒）

Fructus Tritici Levis（药材学）（拉）浮小麦

Fructus Tsaoko（拉）草果

Fructus Viticis（拉）蔓荆子

Fructus Viticis Negundo（药材学）（拉）黄荆子

Fructus Vitis Viniferae（拉）白葡萄干

Fructus Xanthii（拉）苍耳子

fruit［fru:t］n. 果实·aggregate fruit 聚合果 / dehiscent fruit 裂果 /dried ripe fruit 干燥成熟果实 /dry fruit 干果 /fleshy fruit 肉质果

Fruit of Silybum Marianum 水飞蓟

fruit spike 果穗

fruit stalk 果柄

fruit stalk scar 果柄痕

fruiting［fru:tiŋ］n. a. 结果实（的）·at fruiting stage 果期

fruiting body 子实体

fry［frai］v. 油炸

fry to char 炸（至）枯（黄）

fry to drying up 炸枯

fry with oil deeply 与油炸枯

fuchsin(e)［'fu:ksin］n. 品红

fuchsin basic 碱性品红

fuchsin-sulfurous acid TS 品红亚硫酸试液

fulfill［ful'fil］v. 完成,满足(to)

fulfill quality 符合技术要求

fulfilling［ful'filiŋ］n. 完成,满足

Fuligo Plantae（药材学）百草霜

full［ful］a.ad. 满的（地）,十分的（地）,全部的（地）

full analysis set 完整数据分析集

full boiling point 终沸点

full load 满负荷,满负载

full range 满量程

full scale 满量程

full tests(ICH) 全面试验

full text 全文本

fumarate［'fju:məreit］n. 延胡索酸盐,反丁烯二酸盐

fumaric acid［fju'mærik］延胡索酸,反丁烯二酸

fume［fju:m］n. 烟尘 v. 熏

fume cupboard 通风橱

fume hood 通风橱

fumigate ['fjumigeit] v. 熏蒸,熏洗

fumigation [fju:mi'geiʃn] n. 熏蒸,熏洗

fuming ['fju:miŋ] n.(有害的,气味难闻而强烈的)烟,气

fuming cupboard 通风橱

fuming hydrochloric acid 发烟盐酸

fuming nitric acid 发烟硝酸

fumy ['fju:mi] a. 冒(发)烟的,烟雾状的

func(HPLC) 功能键(缩写)

function ['fʌŋkʃən] n. 功能,官能,函数 v. 起作用,运行·linear function 线性函数 / plotted function 函数表 * It functions normally. 运行正常。

function table 函数表

functional ['fʌŋkʃənl] a. 官(功)能的,函数的

functional group(FG) 官能团

fundamental [fʌndə'mentl] a. 基(根)本的

fundamental chain 母链

fundamental parameter 基本参数

fundamental procedure 基本操作

fungi ['fʌndʒai, 'fʌŋgai] n.(fugus 的复数)

fungi and yeasts count 霉菌和酵母菌数

fungi tube 菌管

fungic ['fʌndʒik] a. 真菌的,霉菌的

fungicide ['fʌndʒisaid] n. 杀真菌剂

fungistasis [fʌndʒi'steisis] n. 抑制真菌

fungistat ['fʌndʒistæt] n. 抑真菌剂

fungistatic [,fʌndʒi'stætik] a. 抑真菌的

fungus ['fʌŋgəs] (pl.fungi, funguses) n. 真菌,霉菌

funicular [fju:'nikjulə] a. 纤维的,(精)索的,索状的,脐带的

funiculus [fju(:)'nikjuləs] (pl.funiculi) n. 菌索,细索纤维,脐带

funnel ['fʌnl] n. 漏斗

funnel support 漏斗架

funnel tube 长梗漏斗

funnel with filter plate 多孔板漏斗

funnel(l)ed ['fʌnld] a. 漏斗状的

Funneled Physochlaina Root 华山参

furanodiene n. 呋喃二烯

furanose ['fjuərə,nəus] n. 呋喃糖

furanoside ['fjuərænə,said] n. 呋喃糖苷

furcate ['fə:keit] v. 分叉,分枝

furcated ['fə:keitid] a. 分叉的,成叉形的

furfural ['fə:fəræl], furfurol ['fə:fərɔl] n. 糠醛

furfural TS 糠醛试液

furnace ['fə:nis] n.(炉子的)燃烧室

furrow ['fʌrəu] n. 沟,槽 v. 形成沟槽

furrowed ['fʌrəud] a.(具)有(槽)沟的·shallowly furrowed longitudinally on four sides(茎)四面有浅沟槽

further ['fə:ðə] a.ad. 进一步,深一层

further processing 深加工

furthest ['fə:ðist] ad. 最远地,最大程度地

fuse [fju:z] n. 保险丝 v. 熔融

fuse blown 保险丝熔断

fuse holder 保险丝盒

fused [fju:zd] a. 熔融的

fused masses 熔融成块

fusiform ['fju:zifɔ:m] a. 纺锤(梭,流线)形的

fusion ['fju:ʒən] n. 熔融(合),聚合

fusion protein 融合蛋白

fusion reaction 聚合反应

G

gadolinium [ˌgædəˈliniəm] *n.* 钆(Gd)

gage [geidʒ] *n.* 量具(器)*v.* 测量

gain [gein] *v.* 获得,(渐渐)增加,(钟表) 走快了,前进 Gain experience with the manufacture(ICH). 在生产中获得经验。

galactosan [gəˈlæktəsæn] *n.* 半乳聚糖

galactose [gəˈlæktəus] *n.* 半乳糖

galactoside [gəˈlæktəsaid] *n.* 半乳糖苷

Galanga [gəˈlæŋgə] 高良姜

Galanga Galangal Fruit 红豆蔻

Galanga Resurrectionlily Rhizome 山奈

Galangae Fructus (拉)红豆蔻

Galangal [gəˈlæŋgl] (新)*n.* 良姜属

galangin [gəˈlæŋgin] *n.* 高良姜素

gall [gɔ:l] *n.* 胆汁(囊),苦味,五倍子

gall sac 胆囊(形成牛黄,马宝等)

galla [ˈgælə] *n.*(虫)瘿

Galla Chinensis (拉)五倍子

Galli Gigerii Endothelium Corneum (拉) 鸡内金

gallic [ˈgælik] *a.* 没食子酸的

gallic acid 没食子酸

gallium [ˈgæliəm] *n.* 镓(Ga)

Gallus [ˈgæləs] (拉)*n.* 原鸡属

galvano- (词头)(伏打)电流

galvanometer [gælvəˈnɔmitə] *n.* 电流计

galvanometer needle 电流计指针

galvanometric [gælvənəˈmetric] *a.* 电流测 定的,电流计的,检流计的

galvanothermy [gælvənəˈθə:mi] *n.* 电热

Gambir [ˈgæmbiə] (日)*n.* 阿山药

Gambir Plant 钩藤

gamma [ˈgæmə] 希腊语第三个字母以 γ 表示

gamma rays(γ-rays) γ-射线 * Gamma rays can be emitted from a radioisotope such as ^{60}Co or ^{137}Cr.γ-射线来自放射性同位素, 像 ^{60}Co,^{137}Cr 的放射。

gamma radiation γ-辐射

Ganoderma (拉)*n.* 灵芝,灵芝属

Gansui Root 甘遂

gap [gæp] *n.* 缝隙

garden [ˈgɑ:dn] *n.* 花(植物)园,庭院

Garden Balsam Seed 急性子

Garden Burnet Root 地榆

Garden Euphorbia Herb 飞扬草

Garden Ginseng 园参(栽培的人参)

Gardenia [gɑ:ˈdi:niə] *n.* 栀子属

Gardenia Fruit (日)栀子

Gardeniae Fructus (拉)栀子

Gardeniae Fructus Praeparatus (拉)焦栀子

gardenoside *n.* 栀子糖苷,异栀子苷

gargle [ˈgɑ:gl] *n.* 含漱液

Garlic Bulb [ˈqɑ:lik] *n.* 大蒜

Garter Snake [ˈgɑ:tə] (药材学)乌梢蛇

gas [gæs] *n.* 瓦斯,煤气

gas adsorption 气体吸附

gas amplification 气体膨胀

gas bottle 洗气瓶

gas chromatograph 气相色谱仪

gas chromatograph-mass spectrometer 气 质联用仪

gas chromatographic method 气相色谱法

gas chromatography 气相色谱法

gas constant 气体常数

gas control system 气体控制系统

gas displacement pycnometry 气体置换比 重瓶测定法,气体排出比重瓶测定法

gas drying bottle 气体干燥瓶

gas flow 气流

gas flow rate 气体流速

gas-guide tube 导气管(测二氧化硫残留量)

gas law 气体定律

gas leak 漏气

gas sterilization 气体灭菌法

gas tight 气密的,不透气的

gas tightness 气密性

gas washing bottle 洗气瓶

gaseous ［'geisiəs］*a.* 气态的·gaseous phase 气相

gasify ［'gæsifai］*v.* 使气化

gasifying ［'gæsfaiiŋ］*a.* 气化的

gasifying temperature 气化温度

gasket ［'gæskit］*n.* 衬垫,垫圈

gasolene,gasoline ［'gæsəli:n］*n.* 汽油

gastric ［'gæstrik］*a.* 胃的

gastric discomfort 胃部不适

gastric fluid 胃液

gastric juice 胃液

gastritis ［gæs'traitis］*n.* 胃炎·acute gastritis 急性胃炎

Gastrodia (拉)*n.* 天麻属

Gastrodia Tuber (日)天麻

Gastrodiae Rhizoma (拉)天麻

gastrodin *n.* 天麻素

gather ［'gæðə］*v.* 聚(累)集,集合,收集; 渐增

gather into pit groups 集成纹孔群

gather speed 逐渐加速

gather up 收集,集中

gatherer ［'gæðərə］*n.* 收集器,聚焦物,导入 装置

gauge ［geidʒ］*n.* 量计,仪表

gauge pressure 表压

Gauss distribution ［gaus］高斯(正态)分布

gauze ［gɔz］*n.* 纱布,金属网

gazette ［gə'zet］*n.* 公报,报纸 *v.* 在公报发表

gear ［giə］*n.* 齿轮,传动装置 *v.* 开动,连接

Gecko ［'gekəu］(*pl.*geckos,geckoes)(药 材 学)*n.* 蛤蚧

Gei Herba (拉)蓝布正

gel board 胶板

gel capillary 凝胶毛细管

gel chromatography 凝胶色谱法

gel-clot method 凝胶法

gel-clot semi-quantitative test (内毒素)凝 胶半定量试验

gel diffusion 凝胶扩散

gel diffusion chromatography 凝胶扩散色 谱法

gel electrophoresis 凝胶电泳

gel filtration chromatography 凝胶过滤色 谱法

gel imager 凝胶成像仪

gel imaging system 凝胶成像系统

gel permeation chromatography 凝胶渗透 色谱法

gelatin ［'dʒelətin］*n.*(白)明胶,动植物胶

gelatinize ［dʒi'laitinaiz］*v.* 糊化,胶质化

gelatinized ［dʒi'laitinaizd］*a.* 胶(糊)化的

gelatinized starch granule 糊化淀粉粒

gelatinous ［dʒe'lætinəs］*n.* 凝胶的,胶冻(质 黏)的

gelatinous fibre 胶质纤维

gelatinous precipitate 凝胶状沉淀

gelose ［'dʒeləus］*n.* 琼脂糖

gels ［dʒels］*n.* 凝胶剂

Gendarussae Herba (拉)小驳骨

gene ［dʒi:n］*n.* 基因,遗传因子

gene amplification 基因扩增

gene expression 基因表达

gene map 基因图

gene sequence analysis 基因序列分析

gene therapy product 基因治疗产品

general ［'dʒenərəl］*n.* 一般,大体,原则 *a.* 一 般的,大众的·in general 就大体而论

general effect 全身作用

general indication 总的原则

general information 一般信息,基本资料, 总说明

general notice 凡例

general pharmacology (主要药效学以外的)

一般药理学

general population 一般人群

general principles 总则,通则

general-purpose detector 通用检测器

general quality control method for crude drug 药材检验通则

general requirements for preparations 制剂通则

general rules for crude drugs (日)生药通则

general rules for preparation (日)制剂通则

generalization [ˌdʒenərəlaiˈzeiʃən] n. 概括,广义性

generalize [ˈdʒenərəlaiz] v. 全身化,使一般(系统)化

generate [ˈdʒenəreit] v. 发电(热、光),发生,引起,生(形)成

generate strong magnetic fields 产生强磁场

generating [ˈdʒenəreitiŋ] n.a. 产(发)生(的),引起(的)

generation [ˌdʒenəˈreiʃən] n. 产(发)生,引起;一代

generation of static electricity 产生静电

generator [ˈdʒenəreitə] n. 发生器,发电机

generic [dʒiˈnerik] a. 通用(一般)的,非特殊的

generic drugs 通用药名

genetic(al) [dʒiˈnetik(əl)] a. 遗传的,原始的

genetic code 遗传密码

genetic engineering 基因工程

genetic information 遗传信息

genetic manipulation 基因操作

genetic stability 遗传稳定性

genetic variation 遗传变异

geniposide n. 栀子苷

geniposidic acid 京尼平苷酸

Genkwa Flos (拉)芫花

genkwanin n. 芫花素

genom(e) [ˈdʒiːnəum] n. 基因组,染色体组

genomic [dʒiˈnɔmik] a. 基因组的

genomic DNA 基因组 DNA

genomic polymorphism 基因组多态性

genomic polymorphism pattern 基因组多态性样式

genotoxic a. 遗传毒性的

genotoxicity n. (ICH)遗传毒性

genotype [ˈdʒenətaip] n. 基因型,遗传型

genotypic [ˌdʒenəuˈtipik] a. 基因型的

genotypic characteristic 遗传特征

genotypic marker 遗传型标记物

gentamycin [dʒentaːmaisin] n. 庆大霉素

gentamycin sulfate 硫酸庆大霉素

Gentian [ˈdʒenʃən] n. 龙胆

Gentian and Sodium Bicarbonate Powder (日)龙胆重曹散

Gentiana (拉)n. 龙胆属

Gentianae Macrophyllae Radix (拉)秦艽

Gentianae Radix et Rhizoma (拉)龙胆

Gentianae Rhodanthae Herba (拉)红花龙胆

gentianose [ˈdʒenʃənəus] n. 龙胆三糖

gentiopicrin [ˌdʒenʃiəuˈpikrin] n. 龙胆苦苷

genus [ˈdʒiːnəs] (pl. genera) n. (植物的)属

geographic(al) [dʒiəˈgræfik(ə)l] a. 地理学的

geometric(al) [dʒiəˈmetrikəl] a. 几何学的,按几何级数增长的·geometric distance 几何距离/geometric mean 几何平均值

Geranii Herba (拉)老鹳草

Geranium [dʒiˈreinjəm] (拉)n. 老鹳草属

Geranium Herb (日)老鹳草

geriatric population [dʒeriˈætrik] a. 老年人群

geriatrics [dʒeriˈætriks] n. 老年病学

germ [dʒəːm] n. 病菌,芽胞,胚芽 v. 萌芽

germ-free box 无菌箱

germ pore 发芽孔,萌发孔

germacrone [ˈdʒəːməˌkrəun] n. 吉马酮,牻牛儿酮,大根香叶酮

germanium [dʒəːˈmeiniəm] n. 锗(Ge)

germicide [ˈdʒəːmisaid] n. 杀菌剂

germinal [ˈdʒəːminl] a. 萌发的,胚胎的

germinal aperture 萌发孔

germinal pore 萌发孔

germinate [ˈdʒəːmineit] v. 发芽

Germinated Barley [ˈdʒəːmineitid] 麦芽

germination［ˌdʒə:miˈneiʃən］n. 发芽

Geum［dʒi:əm］(拉) n. 水杨梅属

ghost［gəust］n. 鬼,空胞

ghost-causing 引起鬼峰,引起假峰

ghost-cut 消除鬼峰,消除假峰

ghost peak 假峰

giant［ˈdʒaiənt］n. 巨人(物),卓越人物

Giant Knotweed Rhizome 虎杖

Giant Typhonium Tuber 白附子

gibbose［ˈgibəus］,gibbous［ˈgibəs］a. 圆形突出的,凸出的,隆起的,驼背的

Ginger［ˈdʒindʒə］n. 姜

ginger juice 姜汁

Ginger Liquid Extract 姜流浸膏

ginger soup 姜汤

8-gingerol n. 8- 姜酚

10-gingerol n. 10- 姜酚

gingery［ˈdʒidʒəri］a. 姜色的,姜味的

gingery-yellow 姜(黄)色的

Gingko,Ginkgo［ˈgiŋkəu］(pl. gingkoes) n. 银杏,白果树

Ginkgo Biloba Leaf Extract 银杏叶提取物

Ginkgo Folium (叶)银杏叶

Ginkgo Leaf 银杏叶

Ginkgo Leaves Extract 银杏叶提取物

Ginkgo Seed 白果

Ginkgo Semen (拉)白果

ginkgolic acid［giŋˈkəulik］白果酸,银杏酸

ginkgolide 银杏内酯

ginkgoneolic acid 白果新酸

Ginseng［ˈdʒinseŋ］n. 人参

Ginseng Caulis et Folium (拉)人参茎叶

Ginseng Folium (拉)人参叶

Ginseng Leaf 人参叶

Ginseng Radix et Rhizoma (拉)人参

Ginseng Radix et Rhizoma Rubra (拉)红参

ginsenoside［ˌdʒiŋseŋəˈsaid］n. 人参皂苷

girth［gə:θ］n. 周长,尺寸

give off 发(散)出,释放出

gizzard［ˈgizəd］n.(鸟类)砂囊

glabrate［ˈgleibreit］a. 无毛的,(变,有点)光秃的

glabrous［ˈgleibrəs］a. 无毛的,光滑的

Glabrous Greenbrier Rhizome 土茯苓

Glabrous Sarcandra Extract 肿节风浸膏

Glabrous Sarcandra Herb 肿节风

glacial［ˈgleisjəl］a. 冰的

glacial acetic acid 冰醋酸

gland［glænd］n. 腺

glandular［ˈglændjulə］a.(含)腺的

glandular body 腺体

glandular hair 腺毛 * Glandular hair 50-150μm long,with a 1-2 cells stalk and a 1-2 cells head. 腺毛长 50~150μm,腺柄为 1~2 细胞,腺头为 1~2 细胞。

glandular pit 腺窝

glandular-punctate 腺点

glandular scale 腺鳞

glare［glɛə］n. 反光·glare black background 反光黑背景 /glare white background 反光白背景

glass［glɑ:s］n. 玻璃·cover glass 盖玻片 / quartz glass 石英玻璃

glass atomizer 玻璃喷雾器

glass bar 玻璃棒

glass beads 玻璃珠

glass beaker 玻璃烧杯

glass capillary 玻璃毛细管

glass cell 玻璃比色杯

glass column 玻璃柱

glass conduit 玻璃导管

glass container 玻璃容器

glass container with elastomeric closer 带弹性塞的玻璃瓶

glass cylinder 玻璃量筒

glass dish 玻璃(蒸发)皿

glass electrode 玻璃电极

glass fiber 玻璃纤维

glass funnel 玻璃漏斗

glass hydrometer 玻璃比重计

glass joint 玻璃接口

glass mister sprayer 玻璃喷雾器

glass pearl 玻璃珠

glass pencil 玻璃铅笔

glass plate 玻璃片,玻璃板

glass rod 玻璃棒

glass slide 载玻片

glass-stopped centrifuge tube 具塞离心管

glass tube 玻璃管

glassware 玻璃仪器,玻璃器皿

glass wool 玻璃棉

glassiness［ˈglɑːsinis］n. 玻璃质(状)

glassy［ˈglɑːsi］a. 玻璃状的·with glassy lustre 有玻璃状的光泽

Glauber(s) Salt［ˈglaubəzˈsɔlt］n. 芒硝

glaucoma［glɔːˈkəumə］n. 青光眼,绿内障

Glechomae Herba (拉)连钱草

Gledistsia (拉)n. 皂荚属

Gleditsiae Fructus Abnormalis (拉)猪牙皂

Gleditsiae Sinensis Fructus (拉)大皂角

Gleditsiae Spina (拉)皂角刺

Glehnia (拉)n. 珊瑚菜属

Glehniae Radix (拉)北沙参

glisten［ˈglisn］n.v. 反光,闪光(烁)

glitter［ˈglitə］n.v. 闪闪发光

global［ˈgləubəl］a. 球形(面)的,总体的

globe［gləub］n. 球(状物)

Globethistle Root［gləubˈθisl］禹州漏芦

globoid［ˈgləubɔid］n. 球形体 a. 球状的

globose［ˈgləubəus］a. 球形(状)的

globular［ˈglɔbjulə］a. 球形的,红细胞的

globule［ˈglɔbu(ː)l］n. 小球体,滴,(汞)珠; 药丸;血球

globus［ˈgləubəs］a. 球(状)形的 n. 球

gloss［glɔs］n.v.(使有)光泽

glossary［ˈglɔsəri］n. 词汇,术语汇编

glossary of special terms 特殊术语表

glossily［ˈglɔsili］ad. 光滑地

glossy［ˈglɔsi］a. 光滑的,有光泽的

Glossy Ganoderma 灵芝

Glossy Privet Fruit 女贞子

glow［gləu］n.v. 灼热,发光,无焰燃烧

glucitol［ˈgluːsitəl］n. 葡萄糖醇

gluconate［ˈgluːkəuneit］n. 葡萄糖酸盐(酯)

glucosamine［ˌgluːkəuˈsæmin］n. 氨基葡萄糖

glucosamine hydrochloride 盐酸氨基葡萄糖

glucosan gel［ˈgluːkəsændʒel］n. 葡聚糖凝胶

glucose［ˈgluːkəus］n. 葡萄糖

glucose consumption rate 耗糖率

glucoside［ˈgluːkəsaid］n. 糖苷

glucosyl vitexin 牡荆素葡萄糖苷

glucuronic acid［gluːkjuəˈrɔnik］葡萄糖醛酸

glue［gluː］n. 胶,黏结剂

Glue of Tortoise Shell 龟甲胶

glues［gluːs］n. 胶剂

gluey［gluːi］a. 胶质的,黏着的

glutamate［ˈgluːtəmeit］n. 谷氨酸盐

glutamic acid［gluːˈtæmik］谷氨酸

glutarate［ˈgluːtəreit］n. 戊二酸盐(酯)

glutin［ˈgluːtin］n. 明胶

glutinous［ˈgluːtinəs］a. 似面筋的,软质 (黏)的

Glutinous Rice 糯米

Glutinous Rice Powder 糯米粉

4-O-β-D-glucosyl-5-O-methylvisammioside (简写为 5-O-methylvisammioside)5- 氧甲 基维斯阿米醇苷

glycerin(e)［ˈglisəri(ː)n］n. 甘油

glycerin-acetic acid TS 甘油醋酸试液

glycerin-ethanol TS 甘油乙醇试液

glycerin monostearate 单硬脂酸甘油酯

glycerinated gelatin［ˈglisərineitid］甘油明胶

glycerol［ˈglisərɔl］n. 甘油

glyceryl［ˈglisəril］n. 甘油基

glyceryl monostearate 单硬脂酸甘油酯

glyceryl trilinoleate 甘油三亚油酸酯

glyceryl trioleate 甘油三油酸酯

glycinate［ˈglaisineit］n.(蛋白电泳) 甘氨 酸盐

glycinate ion 甘氨酸根离子

Glycine［ˈglaisiːn］(拉)n. 大豆属

glycine［ˈglaisiːn］n. 甘氨酸

glycogen［ˈgl(a)ikəudʒen］n. 糖原

glycol［ˈglaikɔl］n. 乙二醇

glycolate［ˈglaikəuleit］n. 羟乙酸盐

glycoprotein［ˌglaikəuˈprəutiːn］n. 糖蛋白

glycoside［ˈglaikəsaid］n. 苷,葡萄糖苷

glycosyl［ˈgluːkəsil］n. 葡萄糖基

glycosylation [glaikəsi'leifən] n. 糖基化(作用)

glycyrrhetate [glisi'reteit] n. 甘草酸盐

glycyrrhetinic acid [glisiri'tinik] 甘草次酸

Glycyrrhiza [ˌglisi'raizə] n. 甘草,甘草属

Glycyrrhiza Extract (日)甘草浸膏

Glycyrrhizae Radix et Rhizoma (拉)甘草

Glycyrrhizae Radix et Rhizoma cum Melle (拉)炙甘草

glycyrrhizic acid [ˌglisi'raizik] n. 甘草酸

glycyrrhizin [ˌglisi'raizin] n. 甘草甜素(甘草酸钾、钙盐)

Gnetum (拉) n. 买麻藤属

goggles ['gɔglz] n. 护目镜

gold [gəuld] n. 金·gold coated big honeyed pill 包金衣的大蜜丸

golden ['gəuldən] a. 金黄色的

Golden Buckwheat Rhizome 金荞麦

golden Larch Bark 土荆皮

Golden Thread 黄连

gonococcus [ˌgɔnəu'kɔkəs] (pl. gonococci [ˌgɔnəu'kɔkai]) n. 淋病双球菌

Gooch crucible [gutʃ] 古氏坩埚

good agricultural practice (GAP) 中药材种植质量管理规范

good clinical practice (GCP) 药品临床试验质量管理规范

good laboratory practice (GLP) 药物非临床研究质量管理规范

good laboratory practices in a microbiology 药品微生物实验室质量管理规范

good manufacturing practice (GMP) 药品生产质量管理规范

good pharmacy practice (GPP) 医院药房药品质量管理规范

good supply practice (GSP) 药品销售质量管理规范

goodness ['gudnis] n. 优良,精华·goodness of fit 拟合程度,吻合度

Gordon ['gɔ:dn] n. 戈登(人名)

Gordon Euryale Seed 芡实

Gossampini Flos (拉)木棉花

gossypol ['gɔsipɔl] n. 棉(子)酚

GOTO(HPLC) 转到其他程序

gourd [guəd] n. 葫芦,南瓜属·bottle gourd 葫芦 /Spanish gourd 南瓜 /sponge(or towel) gourd 丝瓜 /white gourd 冬瓜

gown [gəun] n. 长袍

grade [greid] n. 等,级,度 v. 分级·grade according to size 按大小分等 ＊ The acetonitrile should be of HPLC grade. 乙腈应是 HPLC 纯。

grade of reagent 试剂等级

graded ['greidid] a. 分等级的·graded according to size and quality 按大小品质分级

gradient ['greidjənt] n. 梯度,陡度·elute in gradient 梯度洗脱

gradient elution 梯度洗脱

gradient elution program 梯度洗脱程序

gradient liquid chromatography 梯度液相色谱法

gradient mixer 梯度混合器

gradient profile 梯度类型

gradually [græɪdjuəli] 逐渐地

gradually darken on keeping 久贮色泽变深

graduate ['græɪdjueit] n. 量筒,量杯 v. 刻度,分度

graduated ['gradjueitid] a. 有刻度的·thermometer graduated in divisions of 2℃ 带有以 2℃为分刻度的温度计

graduated concentration flask (检农药残留的)刻度浓缩瓶

graduated flask 量瓶

graduated funnel 带刻度漏斗

graduated pipet 刻度吸管

graduated receiving tube 刻度接收管

graduation [græɪdju'eifən] n. 刻度,分度

graduation error 刻度误差

graduation line 刻度线

graduation of data 数据修匀

grain [grein] n. 谷物,颗粒,格令(英制单位 = 64.8mg)

gram [græm] (g) n. 克·gram per cubic centimeter 克 / 每立方厘米 (g/cm³)

gram atom 克原子

gram equivalent 克当量

gram ion 克离子

gram molecule 克分子

grammol [ˈɡræməul] n. 克分子,摩尔

gram-negative [ɡræmˈneɡətiv] 革兰阴
性的

gram-negative bacillus 革兰阴性(芽胞)
杆菌

gram-negative bacteria 革兰阴性菌

gram-positive [ɡræmˈpɔzətiv] 革兰阳性的

gram-positive bacteria 革兰阳性菌

gram-stained [ɡræmˈsteind] 革兰染色的

Granati Pericarpium (拉)石榴皮

Granatum [ɡrəˈneitəm] (新)n. 石榴皮

grand [ɡrænd] a. 主(重)要的,极好的

Grand Torreya Seed 榧子

grand total 总计

Granesbill Herb (药材学)短嘴老鹳草(老
鹳草的一种)

grant [ɡrɑːnt] n.v. 允许,许可,授予,承认

granular [ˈɡrænjulə] (pl. Granylae [ˈɡrænjuli])
a. 粒状的,(饮片断面)颗粒状的

granulate [ˈɡrænjuleit] v. 使成颗粒

granulated [ˈɡrænjuleitid] a. 粒化的,成粒的

granulated sugar 砂糖

granulation [ˌɡrænjuˈleiʃən] n. 形成颗粒,
(片剂)制粒法

granules [ˈɡrænjuls] n. 颗粒剂

granules (with sucrose) 有糖型颗粒剂

granules (without sucrose) 无糖型颗粒剂

graph [ɡræf, ɡrɑːf] n. 图谱(表,形),曲线图
v. 用图(曲线)表示

graphic [ˈɡræfik] a. (曲线)图的,用图表示
的,自动记录的

graphite [ˈɡræfait] n. 石墨

graphite furnace atomizer 石墨炉原子化器

graphite oven 石墨炉

Grassleaf Sweetflag Rhizome 石菖蒲

grassy [ˈɡrɑːsi] a. 草(味)的,草绿的

graticule [ˈɡrætikjuːl] n. 格子线,显微镜的
计数线,目镜测微尺,方格图

grating [ˈɡreitiŋ] n. 光栅

grating constant 光栅常数

grating efficiency 光栅效率

grating line 光栅刻线

grating spacing 光栅间距

grating spectrophotometer 光栅分光光度计

gravimeter [ɡræˈvimitə] n. 比重计

gravimetric (al) [ɡræviˈmetrik (əl)] a. 重量
分析的,测定重量(比重)的

gravimetric method 重量(分析)法

gravimetry [ɡrəˈvimitri] n. 重量测定法,重
量分析

gravitometer [ɡræviˈtɔmitə] n. 比重(密度)计

gravity [ˈɡræviti] n. 引力,重力

gravity separation 按比重分离

gravity settling 按比重澄清

grayish [ˈɡreiiʃ] a. 浅灰色的

grease [ɡriːs] n. 油脂,润滑油 v. 涂油

greasing [ˈɡriːsiŋ] n. 润滑

greasing bases 油脂性基质

greasing gels 油性凝胶

greasing substance 润滑剂

greasy [ˈɡriːzi] a. 滑润的,油腻的

greasy food 油腻性食物

Great Burdock Achene 牛蒡子

Greater Celandine Herb 白屈菜

green [ɡriːn] a. 绿的

green onion 葱

Green Tangerine Peel 青皮

green vitriol 绿矾,皂矾

greenish [ˈɡriːniʃ] a. 浅(绿)的

Greenish Lily Bulb (药材学)百合

gregarious [ɡreˈɡɛəriəs] a. 集生的,群集的

grey [ɡrei] a. 灰色的

greyish [ˈɡreiiʃ] a. 浅灰色的

grid [ɡrid] n. 格子,坐标格

grind [ɡraind] v. 研磨,将某物粉碎·grind to
pieces 碾碎 * Grind borneol and menthol to
liquify. 将冰片,薄荷脑研至液化。/Grind
9g of the big honeyed pills, cut into pieces,
with an equal quantity of kieselguhr. 取
大蜜丸 9g,剪碎,加硅藻土等量研磨。/
Grind the above ingredients to fine powder.

将上述各味研成细粉。

grinding ['graindiŋ] *n.* 研磨,制粉

grinding method of isochoric increase by degrees 等量递增混合法,几何稀释法,配研法

grip [grip] *n.* 夹子 *v.* 夹紧

gritty ['griti] *a.* 砂粒质的,多砂的 * when chewed, gritty between the teeth. 嚼之,齿间有砂粒感。

groove [gru:v] *n.* 凹槽,空心槽,沟纹 * The pin slides into the groove. 销子滑入凹槽。

gross [grɔus] *n. a.* 全部(的),总量(的)

gross error 严重误差

gross weight 毛重

Grosvener Siraitia (药材学) 罗汉果

Grosvenor Momordica Fruit 罗汉果

ground [graund] *n.* 土地(壤) *a.* 磨光的,基本(的) *v.* (使)电源接地,基于

Ground Beetle 土鳖虫

ground glass apparatus 磨口玻璃仪器

ground-glass stopper 磨口玻璃(旋)塞

ground glass stoppered flask 磨口玻璃瓶

ground joint (玻璃仪器)磨口接头

ground line 基线

ground noise 本底噪音

ground state (原子)基态

ground stopper bottle 玻璃磨口瓶

ground terminal 接地线

ground the unit (使仪器)单元接地

ground tissue 基本组织

ground water 地下水

ground wire (接)地(导)线

grounding ['graundiŋ] *n.* 接地,地线

grounding cord with clip 带夹接地线

grounding point (地线)接地端

Groundsel (新) *n.* 千里光属

group [gru:p] *n.* 群,小组,(矿物的)族 * plaster stone group 硬石膏族

grow [grɔu] *v.* 生长

grow densely on 簇生于

growth [grɔuθ] *n.* 生长

growth characteristics 生长特性

growth factor 生长因子

growth hormone 生长激素

growth-promoting factor 生长促进因子

guanidine ['gwa:nidin] *n.* 胍

guanosine ['gwa:nəsin] *n.* 鸟苷

guarantee [gærən'ti:] *n. v.* 保证,担保

guaranteed [gærən'ti:d] 确保的,有保证的

guaranteed reagent (GR) 保证试剂

guard [ga:d] *n.* 保护,保卫

guard cell (气孔)保卫细胞

guard column 保护柱

guard mask 保护罩

guard tube 保护管,安全管

guest [gest] *n.* 客体,宾客

guest molecule 宾分子

guideline ['gaidlain] *n.* 指导原则,基本原则,说明书

guidelines for antimicrobial effectiveness testing 抑菌剂效力测定指导原则

guidelines for application of safety tests for injection of traditional Chinese medicine 中药注射剂安全性检查法指导原则

guideline for bioactive assays of traditional Chinese medicine 中药生物活性测定指导原则

guideline for pharmaceutical microbiology laboratory practices 药品微生物实验室规范指导原则

guideline for validation of alternative microbiological methods for pharmaceutical products 药品微生物检验替代方法验证指导原则

guideline for validation of analytical method adopted in traditional Chinese medicine quality specification 中药质量标准分析方法验证指导原则

guideline of the microbial limit tests 微生物限度检查法(应用)指导原则

guinea (-) pig ['ginipig] *n.* 豚鼠,荷兰猪

gular ['gju(:)lə] *a.* 喉部的,外咽的

gum [gʌm] *n.* 树胶

gutta ['gutə] (*pl.* guttae ['guti:]) *n.* 滴

gutta-percha ['gutə'pəːtʃə] *n.* 杜仲胶

Gutzeit's test [gutsait] 古蔡氏试验

gynophore ['dʒainəufɔ:] *n.* 雌蕊柄，子宫柄

gypsogenin-3-O-β-D-glucuronide *n.* 丝石竹皂苷元 -3-O-β-D- 葡萄糖醛酸甲酯

Gypsum ['dʒipsəm] *n.* 石 膏 * Gypsum is natural hydrous calcium sulfate and possibly corresponds to the formula $Ca_2SO_4 \cdot 2H_2O$. 石膏是天然含水硫酸钙，可用分子式 $Ca_2SO_4 \cdot 2H_2O$ 表示。

Gypsum Fibrosum （拉）石膏

Gypsum Fibrosum Praeparatum （拉）煅石膏

Gypsum Rubrum 北寒水石（红石膏）

Gypsum Ustum （拉）煅石膏

H

habit [ˈhæbit] n. 习惯(性),癖好

habit-forming drug 成瘾药

habitual [həˈbitjuəl] a. 习惯的,惯常的

habitually [həˈbitjuəli] ad. 习惯地,惯常地

habitually used drug 习用药

Haematitum (拉) n. 赭石

hair [hɛə] n. 毛发

hair pit 毛窝

hairy [ˈhɛəri] a. 多毛的,毛状的

Hairy Antler (药材学) 鹿茸

hairy-fibrous 多毛须的

Hairyvein Agrimonia Herb 仙鹤草

half [haːf] a. ad. 一半

half-compound grain (淀粉)半复粒

half dryness 半干

half folded 半折叠的

half-life period 半衰期

half-nodding (花)半下垂

half peak width 半峰宽

half period 半衰期

half round 半圆形

halide [ˈhælaid] n. a. 卤化物(的),卤素(的)

Haliotis [hæliˈəutis] (拉) n. 鲍属

Haliotidis Concha (拉) 石决明

Halite n. 大青盐

Halitum [ˈhalitəm] n. 大青盐,岩盐

Halloysit (药材学) n. 赤石脂

halloysite [həˈlɔisait] n. 多水高岭石(土)

Halloysitum Rubrum (拉) 赤石脂

Halloysitum Rubrum (calcined) (拉) 赤石脂(煅)

halogen [ˈhælədʒən] n. 卤素

halogen acid (新)氢卤酸

halogen compound 卤化物

halogen element 卤族元素

halogen hydride 卤化氢

halogenate [ˈhælədʒəneit] v. 卤化,卤代

halogenation [hælədʒəˈneiʃən] n. 卤化(代)作用

halogenide [ˈhælədʒənaid] n. 卤化物

halohydrocarbon [hæləuˈhaidrəukaːbən] n. 卤代烃

haloid acid [ˈhælɔid] 卤代酸

halt [hɔːlt] n. 停止,停车 v. 使停止

halt instruction 停机指令

halve [haːv] v. 平分,分成相等两半

halved [haːvd] a. 分成两半的·cut halved longitudinally 纵切成两半

hamster [ˈhæmstə] n. 大田鼠

hand [hænd] n. 手,人工

hand atomizer 手动喷雾器

hand-driven pump 手动泵

hand opener 手工开瓶器

hand operation 手工操作

hand sampling (HPLC)手动进样

handle [ˈhændl] n. 手柄,把手,摇杆 v. 操纵

handling [ˈhændliŋ] n. 操纵,装运,堆放

hang [hæŋ] v. 悬挂,垂吊 * Hang a piece of paper 3cm by 20cm. 悬挂一片 3cm × 20cm 的滤纸条。

hard [haːd] a. 硬的,坚固的

hard brush 硬刷子

hard capsules 硬胶囊·hard capsules, containing brown granule and powder 本品为硬胶囊,内容物为棕色颗粒和粉末

hard glass 硬玻璃

hard to break 质硬,不易折断

harden [ˈhaːdn] v. 使变硬,硬化

130

hardening [ˈhɑːdəniŋ] *n.* 硬化，变硬

hardness [ˈhɑːdnis] *n.* 硬度

hardware [hɑːdwɛə] *n.* 硬件

harmful [ˈhɑːmful] *a.* 有害的

harmful element 有害元素

harmless [ˈhɑːmlis] *a.* 无害的

harmonisation，harmonization [hɑːmənaiˈzeiʃən] *n.* 协调，一致

harmonise，harmonize [ˈhɑːmənaiz] *v.* 协调，使一致（with）* The test is harmonized with the European Pharmacopoeia and the U.S. Pharmacopoeia. 这项试验与欧洲药典及美国药典协调一致。

harness [ˈhɑːnis] *n.* 导线，电缆

harpagide *n.* 哈巴苷

harpagoside *n.* 哈巴俄苷

harvest [ˈhɑːvist] *v.* 收割，收获

hatchet [ˈhætʃit] *n.* 手斧，砍刀

Hausner ratio （测粉体流动性）豪斯纳比

Hawthorn [ˈhɔːθɔːn] *n.* 山楂

Hawthorn Fruit 山楂

Hawthorn Leaf 山楂叶

Hawthorn Leaves Extract 山楂叶提取物

hazard [ˈhæzəd] *n. v.*（使处于）危险

hazard-free 无危险的

hazardous [ˈhazədəs] *a.* 危险的

hazardous waste 有害废弃物

head [hed] *n.* 头

head holder 泵头支架

head plate （昆虫的）头板·covered with a head plate 有头板覆盖

headspace [ˈhedspeis] *n.* 液面上的空间，顶部空间

headspace analysis 顶空分析

headspace gas 顶空气体，液面上气体

headspace injection 顶空进样

headspace oven 顶空瓶 * The headspace oven equilibration temperature is 90℃. 顶空瓶的平衡温度为 90℃。

headspace screw(-)top 顶空瓶

heal [hiːl] *v.* 使康复，治愈

healing [ˈhiːliŋ] *a.* 治愈的

healing rate 治愈率

health [helθ] *n.* 健康，卫生

healthy [ˈhelθi] *a.* 健康的，卫生的

healthy subject 健康受试者

heart [hɑːt] *n.* 心脏

Heartleaf Houttuynia Herb 鱼腥草

heart(-)wood 心材

heat [hiːt] *v.* 加热 * Heat at the bottom of test tube. 在试管底部加热。/Heat at 100℃ to the spots clear. 在 100℃加热至斑点清晰。/Heat directly on a flame 直火加热。/Heat slowly with direct flame. 用直火缓缓加热。/Heat to boil gently to dissolve. 热至微沸使溶。/Heat about 1mg of chemical reference substance in 10ml of water. 取对照品约 1mg，加水 10ml，加热使溶解。/Heat under a current of hot air to dryness. 热风吹干。/ Heat under a current of hot air to the spots distinct. 热风吹至斑点显色清晰。/Heat under an ultrared lamp to dryness. 在红外灯下烘干。/Heat under reflux and keep boiling for 5 hours. 加热回流 5 小时。/Heat under reflux on a water bath. 在水浴上加热回流。/Heat under reflux to the extract nearly colorless. 热回流至提取液至近无色。

heat gently 温热 * Heat gently to expel the ether. 温热去除乙醚。

heat of solution 溶解热

heat-stable substance 热稳定物质

heat-resistance 耐热性

heat sensitive 对热敏感的

heat source 热源

heat to decompose 加热至分解

heater [ˈhiːtə] *n.* 加热器

heating [ˈhiːtiŋ] *n. a.* 加热（的），保温（的）

heating effect （坎离砂等）热效应

heating funnel 保温漏斗

heating jacket 加热夹套

heating mantle 加热夹套

heating test 加热试验

heating unit 发热体；热（量）单位

heavy ['hevi] a. 重的,稠的,猛烈的

heavy hydrogen 重氢

heavy dosage 大剂量,多量服用

heavy metals 重金属

heavy metals and harmful elements 重金属及有害元素

Hedera ['hedərə] n. 常春藤属

hederagenin ['hedərədʒenin] n. 常春藤皂苷元

hederin ['hedərin] n. 常春藤皂苷

Hedyotidis Chrysotrichae Herba (拉) 黄毛耳草

Hedysari Radix (拉) 红芪

Hedysari Radix Praeparata cum Melle (拉) 炙红芪

Hedysarum (拉) n. 岩黄芪属

heed [hi:d] n. v. 注意,留心·give (pay) heed to,take heed of 注意,留心,提防 / failure to heed 不注意

height [hait] n. 高度 * The height of the foams produced in acid tube is 5 times as high as that in the alkali tube. 酸管内生成的泡沫比碱管高出 5 倍。

heighten ['haitn] v. 提高,增强(进,高)·heighten operation efficiency 提高工作效率

helical ['helikəl] n. 螺线(旋) a. 螺旋状的

helical burr 螺纹

helical condenser 螺旋形冷凝器

helical filament 螺旋丝

helium ['hi:ljəm] n. 氦(He)

helium degasser 氦脱气机

helmet ['helmit] n. 头盔,安全罩

helmeted ['helmitid] a. 头盔状的

help [help] n. v. 帮助·with the help of carrier gas 在载气的帮助下

Helwingia (拉) n. 青荚叶属

Helwingiae Medulla (拉) 小通草

hemadsorbent [ˌhemæd'sɔbənt] a. 吸附红细胞的

Hematite ['hemətait] n. 赭石

hematite n. 赤铁矿

hemi- (词头) 半

hematological [ˌhi:mətəu'lɔdʒikəl] a. 血液(病)学的

hemicycle ['hemisaikl] n. 半圆形

hemispheroidal [hemisfi:'rɔidəl] a. 半球状的

hemolysis [hi:'mɔlisis] (pl. hemolyses [hi:'mɔlisi:z]) n. 溶血

hemolysis and agglutination (注射剂检查项目) 溶血与凝聚

hemorrhage ['heməridʒ] n. v. 出血

hemorrhagenic [hemərə'dʒenik] a. 引起出血的·hemorrhagenic ulcer 出血性溃疡

hemp [hemp] n. 大麻,苎麻,长纤维植物

Hemp Seed 火麻仁

Hempleaf Negundo Chastetree Leaf 牡荆叶

Henbane ['henbein] (新) n. 莨菪

Henbane Seed 天仙子

hepar ['hi:pa:] n. 肝(脏)

heptane ['heptein] n. 庚烷

heptanes sulfonate [ˌhepteinsʌl'fəuneit] 庚烷磺酸盐

herb [hə:b] n. 草,草本,草药

herba (拉) n. 草

Herba Abri (拉) 鸡骨草

Herba Aconiti (拉) (藏药) 榜嘎

Herba Agrimoniae (拉) 仙鹤草

Herba Andrographis (拉) 穿心莲

Herba Arctii Recens (拉) 鲜牛蒡草

Herba Ardisia Japonicae (拉) 矮地茶

Herba Aristolochiae (拉) 天仙藤

Herba Artemisiae Annuae (拉) 青蒿

Herba Artemisiae Anomalae (拉) 刘寄奴

Herba Artemisiae Scoporiae (拉) 茵陈

Herba Belladonnae (拉) 颠茄草

Herba Breyniae fruticosae (拉) 鬼画符

Herba Calophylli (拉) 横经席

Herba Centellae (拉) 积雪草

Herba Centipedae (拉) 鹅不食草

Herba Chelidonii (拉) 白屈菜

Herba Cichorii (拉) 菊苣 (维药)

Herba Cirsii (拉) 小蓟

Herba Cirsii Japonici (拉) 大蓟

Herba Cirsii Japonici Carbonisatus（拉）大
蓟炭

Herba Cissampelotis（拉）亚乎奴（锡生藤）

Herba Cistanches（拉）肉苁蓉

Herba Cistanches（processed with wine）
（拉）肉苁蓉（酒炙）

Herba Clinopodii（拉）断血流

Herba Commelinae（拉）鸭跖草

Herba Corydalis Bungeanae（拉）苦地丁

Herba Cynomorii（拉）锁阳

Herba Desmodii Styracifolii（拉）广金钱草

Herba Dianthi（拉）瞿麦

Herba Dracocephali Tangutici（拉）甘青
青蓝

Herba Ecliptae（拉）墨旱莲

Herba Elephantopi（拉）地胆草

Herba Ephedrae（拉）麻黄

Herba Epimedii（拉）淫羊藿

Herba Equiseti Hiemalis（拉）木贼

Herba Erigerontis（拉）灯盏细辛,灯盏花

Herba Erodii（拉）长嘴老鹳草（老鹳草一种）

Herba Erodii seu Geranii（拉）老鹳草

Herba Euonymi（拉）扶芳藤

Herba Eupatorii（拉）佩兰

Herba Eupatorii Lindleyani（拉）野马追

Herba Euphorbiae Humifusae（拉）地锦草

Herba Gei（拉）蓝布正

Herba Gendarussae（拉）小驳骨

Herba Geranii（拉）短嘴老鹳草（老鹳草
一种）

Herba Glechomae（拉）连钱草

Herba Gueldenstaedtiae（药材学）（拉）甜
地丁

Herba Hedyotidis diffusae（药材学）（拉）
白花蛇舌草

Herba Houttuyniae（拉）鱼腥草

Herba Hypecoi Leptocarpi（拉）节裂角茴
香（藏药）

Herba Hyperici Japonici（拉）地耳草,田
鸡黄

Herba Hyperici Perforati（拉）贯叶金丝桃

Herba Hyptidis（拉）山香

Herba Inulae（拉）金沸草

Herba Inulae Cappae（拉）（药材学）羊耳菊

Herba Ixeritis Chinensis（拉）苦菜

Herba Kalimeridis（拉）马兰

Herba Laggerae（拉）臭灵丹草

Herba Lagotidis（拉）洪连（藏药）

Herba Lamiophlomis（拉）独一味

Herba Leonuri（拉）益母草

Herba Lobeliae Chinensis（拉）半边莲

Herba Lophatheri（拉）淡竹叶

Herba Lycopi（拉）泽兰

Herba Lycopodii（拉）伸筋草

Herba Lygodii（拉）金沙藤

Herba Lysimachiae（拉）金钱草

Herba Lysimachiae Foenum-graeci（拉）零
陵香

Herba Lysionoti（拉）石吊兰

Herba Menthae（拉）薄荷

Herba Moslae（拉）香薷

Herba Orostachyis Fimbriati（拉）瓦松

Herba Oxytropis Chiliopgyilae（拉）莪大夏
（藏药）

Herba Patriniae（拉）败酱（草）

Herba Picriae（拉）苦玄参

Herba Piperis Sarmentosi（拉）假蒟

Herba Plantaginis（拉）车前草

Herba Pogostemonis（拉）广藿香

Herba Polygalae Japonicae（拉）瓜子金

Herba Polygoni Avicularis（拉）萹蓄

Herba Potentillae Chinensis（拉）委陵菜

Herba Portulacae（拉）马齿苋

Herba Pterocephali（拉）翼首草（藏药）

Herba Pyrolae（拉）鹿衔草

Herba Rabdosiae Rubescentis（拉）冬凌草

Herba Sarcandrae（拉）肿节风

Herba Saururi（拉）三白草

Herba Saussureae Involucratae（拉）天山
雪莲

Herba Schizonepetae（拉）荆芥

Herba Schizonepetae Carbonisata（拉）荆
芥炭

Herba Scutellariae Barbatae（拉）半枝莲

Herba Securidacae（拉）五味藤

Herba Sedi（拉）垂盆草

Herba Selaginellae（拉）卷柏

Herba Senecionis Scandentis（拉）千里光

Herba Siegesbeckiae（拉）豨莶草

Herba Siphonostegiae（拉）北刘寄奴

Herba Smilacis Ripariae（拉）牛尾菜

Herba Solani Nigri（拉）龙葵

Herba Solidaginis（拉）一枝黄花

Herba Sonchi Arvensis（拉）北败酱

Herba Spirodelae（拉）浮萍

Herba Swertiae（拉）当药

Herba Swertiae Mileensis（拉）青叶胆

Herba Taraxaci（拉）蒲公英

Herba Taxilli（拉）桑寄生

Herba Thlaspi（拉）菥蓂

Herba Verbenae（拉）马鞭草

Herba Violae（拉）紫花地丁

Herba Visci（拉）槲寄生

Herba Viticis Trifoliae（拉）蔓荆叶

herbaceous［həˈbeiʃəs］a. 草本（质）的

herbaceous stem 草质茎

herbal［ˈhəːbəl］n. 草药书，草本书 a. 草本植物的，草药的

herbal product 草药

herein［ˈhiərin］ad. 在这里，此中，鉴于

hereinafter［ˈhiərinˈaːftə］ad. 在下（文中）

hereinbefore［ˈhiərinbifɔː］ad. 在上（文中），前条

hereof［hiərˈɔf］ad. 于此，关于此点

Hericium（拉）n. 猴头菌属

hermaphrodite［həˈmæfrədait］n. 雌雄同体（株）

hermaphroditic［həːmæfrəˈditik］a. 雌雄同体（株）的

hermetic(al)［həˈmetik(əl)］a. 不漏气的，密封的

hermetic container 密封容器

hermetically［həˈmetikəli］ad. 密封地，不透气地

hermetically sealed 严封

herpes［ˈhəːpiːz］n. 疱疹

hesperidin［hesˈperidin］n. 橙皮苷

hesperidium［hespəˈridiəm］n. 柑果

heteroclitin D n. 异型南五味子丁素

hetero-（词头）异，杂，不同

heteroatom［ˈhetərəuˈætəm］n. 杂原子

heterocellular［ˌhetərəˈseljulə］a. 异形细胞构成的

heterocellular ray 异型细胞射线

heterocycle［ˈhetərəusaikl］n. 杂环

heterocyclics［ˌhetərəˈsaikliks］n. 杂环化合物

heterogeneity［ˈhetrəudʒiːˈniːiti］n. 不均匀性，多相性，异质性

heterogeneous［ˌhetərəuˈdʒiːnjəs］a. 不均匀的，非均相的，多相的

heterogeneous cell 异形细胞

heterogeneous equilibrium 多相平衡

heterogeneous material 非均匀物料

heterogeneous sample 不均匀试样

heterogenicity［hetərəudʒeˈnisiti］n. 不纯一性，不均匀性

heterohybrid［ˌhetərəˈhaibrid］（ICH）n. 异种杂交

heterohybrid cell line 异种杂交细胞系

heteromorphic［ˌhetərəuˈmɔfik］a. 异形的

heterophyllin B n. 太子参环肽 B

Heterophylly Falsestarwort Root［fɔlsˈstaːwət］太子参

heterotrophic［ˌhetərəuˈtrɔfik］a. 异养（生物）的

hex［heks］a. 六角形的

hex head screw 六角头螺钉

hex nut 六角螺母

hex socket head bolt 内六角头螺栓

hex wrench 六角扳手

hexachloride［ˌheksəˈklɔːraid］n. 六氯化合物

hexachlorocyclohexane［ˌheksəklɔrəusaiklə ˈheksein］n. 六氯环己烷，六六六

hexagon［ˈheksəgən］n. 六角形，六面体

hexagonal［hekˈsægənl］a. 六角形的

hexamethyl phosphoric acid triamide 六甲

基磷酸三酰胺

hexamethylene [ˌheksə'meθili:n] *n.* 环己基,环己烷

n-hexane ['heksein] *n.* 正己烷

hexonic acid [hek'sɔnik] (医) 己糖酸

hexosamine [hek'sɔsəmi:n] *n.* 氨基己糖,己糖胺

hexosan ['heksəsæn] *n.* 聚己糖

hexose ['heksəus] *n.* 己糖(类)

Hibisci Mutabilis Folium (拉) 木芙蓉叶

hide [haid] *n.* 皮革,兽皮 *v.* 隐藏

hide powder 皮粉

hidden trouble 潜在危险

high [hai] *a.* 高的,高等级的,高效的 *ad.* 高地,强地,显著地

high boiling point 高沸点

high boiling solvent 高沸点溶剂

high conductance valve 高(导)通阀

high efficient column 高效柱

high electrolyte 强电解质

high energy collision 高能碰撞

high energy electron 高能电子

high frequencing generator 高频发生器

high grade 高纯试剂

high limit 最大限度,上限

high performance column 高效柱

high performance liquid chromatography (HPLC) 高效液相色谱法

high performance silica gel 高效硅胶

high performance thin-layer chromatography plate (HPTLC plate) 高效薄层板

high-power objective 高倍物镜

high pressure gradient elution 高压梯度洗脱

high pressure gradient programs 高压梯度程序

high pressure pump 高压泵

high pressure steel cylinder (气相色谱用) 高压钢瓶

high-purity 高纯的

high purity gas generator 高纯气体发生器

high resolution chromatography 高分辨色谱

high resolution mass spectrometry 高分辨质谱法

high resolution mass spectrum 高分辨质谱

high sensitivity detector 高灵敏度检测器

high speed centrifuge 高速离心机

high speed oscillator 快速振荡器

high temperature probe 高温探头

high voltage 高(电)压

high voltage paper electrophoresis (HVPE) 高压纸电泳法

highly ['haili] *ad.* 高,强,甚

highly hygroscopic 强引湿性

highly refractive 强折光性

highly skilled worker 高度熟练工人

highly starchy 富含淀粉,富粉性

hilum [hailəm] *n.* 脐点

hilum pointed 脐点

Himalayan Teasel Root [ˌhiməˈleinˈti:zl] 续断

hind [haind] *a.* 后面(部)的

hind wing 内翅

hinder ['hində] *v.* 妨碍·hinder the determination 妨碍检查

hindrance ['hindrəns] *n.* 障(妨)碍,干扰

hinge [hindʒ] *n.* 销子,铰链,合叶 *v.* 用铰链结合·hinge M to N 把 M 铰接到 N 上 /fit the hinge on N 把销子固定在 N 上

Hippophae (拉) *n.* 沙棘属

Hippophae Fructus (拉) 沙棘

Hirsute Shiny Bugleweed Herb 泽兰

hirsutine ['hə:sjutin] *n.* 毛帽柱木碱,毛钩藤碱

Hirudo [hi'ru:dəu] *n.* 水蛭

histamine ['histəmi:n] *n.* 组胺

histamine-fast *a.* 抗组胺的

histamine phosphate 磷酸组(织)胺

histidine ['histidi(:)n] *n.* 组氨酸

Hogfennel Root 前胡

Holarrhena (拉) *n.* 止泻木属

hold [həuld] *v.* 握,固定· hold sth. flat 使某物平整 * Hold sth. between fingers and thumb. 用拇指和其他手指握住某物。

holder ['həuldə] *n.* 支持物,支架,把手,持

有者

hole [həul] *n.* 孔,洞,口

hollow ['hɔləu] *n.* 洞,孔穴 *a.* 口空的

holmium ['həulmiəm] *n.* 钬(Ho)·holmium glass 钬玻璃

holmium oxide 氧化钬

Holotrichiae (拉) 蛴螬

Homalomenae Rhizoma (拉) 千年健

home-made 国产的,自制的

home-made plate 自制薄层板

home position 始初位置

Hominis Placenta (拉) 紫河车

Homo ['həuməu] (拉) *n.* 人属

homocellular [,həumə'seljulə] *a.* 同型(一)细胞的

homocellular ray 同型细胞射线

homogeneity [hɔməudʒe'ni:iti] *n.* 均一性

homogeneous [hɔ'mɔdʒinjəs] *a.* 同种的,均一的

homogeneous sample 均匀样品,均匀供试品

homogenization [hɔməudʒini'zeiʃən] *n.* 均一化(作用)

homogenization of the entire sample 全部样品均匀化

homogenize [hɔ'mɔdʒənaiz] *v.* 使均匀,搅匀

homogenizer [hɔ'mɔdʒinaizə] *n.* 匀浆机,高速搅拌器

homologous [hɔ'mɔləgəs] *a.* 相应的,类似的,同族的

homology [hɔ'mɔlədʒi] *n.* 同种性,同源性

Honey ['hʌni] *n.* 蜂蜜 * Honey is saccharine substances obtained from the honeycomb. 蜂蜜是从蜂巢中得到的甜味物质。

Honeycomb ['hʌnikəum] *n.* 蜂房

honeyed ['hʌnid] *a.* 蜜制的

honeyed pills 蜜丸

Honeysuckle Flower ['hʌnisʌkl] 山银花

Honeysuckle Flower Extract 金银花提取物

Honeysuckle Stem 忍冬藤

honokiol *n.* 和厚朴酚

hood [hud] *n.* 外套,气罩,通风橱

hoof [hu:f] (*pl.* hooves) *n.* 蹄,足,有蹄动物

hook [huk] *n.* 钩,钩刺

hooker [hukə] *n.* 挂钩

Hooker Winghead Herb 翼首草

hopper ['hɔpə] *n.* 漏斗,料斗 *v.* 加蜜于(新)

Hordei Fructus Germinatus (拉) 麦芽

hordein ['hɔ:diin] *n.* 大麦醇溶蛋白

Hordeum ['hɔ:diəm] (拉) *n.* 大麦属

horizon [hə'raizn] *n.* 地平线,水平线

horizontal [hɔri'zɔntl] *a.* 水平(线)的,横向的·in the horizontal direction 按水平方向

horizontal burette 横式滴定管

horizontal circular chromatography 水平圆形色谱法

horizontal coordinate 横坐标,水平坐标

horizontal development 水平展开

horizontal growing (根)横生

horizontal level 基准线

horizontal section 横切面,水平切面

horizontal-view ICP light source 水平观察电感耦合等离子体光源

horizontally [hɔri'zɔntli] *ad.* 水平地,横向地

horn [hɔ:n] *n.* 角

horny ['hɔ:ni] *a.* 有角的,角质样的,坚硬的

horseshoe crab 马蹄蟹

Horse Bezoar [hɔ:s] (药材学) 马宝

hose [həuz] *n.* 软管,叶鞘

hosenkoside A *n.* 凤仙萜四醇皂苷 A

hosenkoside K *n.* 凤仙萜四醇皂苷 K

hospital ['hɔspitəl] *n.* 医院·long-term visiting to hospital 长期去医院治疗

hospitalization [,hɔspitəlai'zeiʃən] *n.* 住院(期),入院

host [həust] *n.* 主人,宿主 *v.* 做主人

host cell 宿主细胞

host cell bank 宿主细胞库

host molecule 主分子

host organism 宿主

hot [hɔt] *a.* 热的

hot air drying 热风干燥

hot air sterilization 干热灭菌

hot air sterilizer 干热灭菌器

hot extraction method 热浸法

hot filter 保温漏斗

hot funnel 保温漏斗

Hot Pepper 辣椒

hot-plastic rubber 热可塑性橡胶

hot-pressing method 热压法

hot stage microscopy（ICH）热阶显微镜检
    技术

hot water 热水

hourglass cell［ˈæuəglɑːs］滴漏细胞

house［haus］n. 房子,饲养室 v. 安置,收容,
    把…嵌入·housed in a cartridge 安放于一
    个支架上 /house up to 置于

Houttuynia（拉）n. 蕺菜属

Houttuynia Herb（日）鱼腥草

Houttuyniae Herba（拉）鱼腥草

HPLC（high performance liquid chromato-
    graphy）高效液相色谱法

Hubei Fritillary Bulb 湖北贝母

hue［hjuː］n. 色调

hue number 色号

human［ˈhjuːmən］n. a. 人（的）

human average body weight 人（体）平均
    体重

human dose 人用剂量

human error 人为误差

human pharmacology 人体药理学

Human Placenta 紫河车

human tropism（污染物）人向性

humid［ˈhjuːmid］a. 湿的,湿气重的

humidimetry n. 水分测定法

humidistat［hjuːˈmidistæt］n. 恒湿器,湿度
    调节器

humidity［hjuːˈmiditi］n. 湿度·absolute
    humidity 绝对湿度 /high humidity 高湿（度）/
    low humidity 低湿度 /relative humidity 相
    对湿度

humidity-protecting container 防湿容器

humidometer［hjuːmidiˈɔmitə］n. 湿度计

humidor［ˈhjuːmidɔː］n. 恒湿器

humidostat［hjuːˈmidəˌstæt］n. 恒湿器

Humifuse Euphorbia Herb（药材学）地锦草

hupehenine n. 湖贝甲素

Hupei Fritillary Bulb（药材学）湖北贝母

husk［hʌsk］n. 外皮,果壳 v. 剥去…外皮,
    脱壳

husked［hʌskt］（新）a.（剥去）外壳的,有外
    壳的

hyacinth［ˈhaiəsinθ］n. 风信子,水葫芦

hyacinthin［ˌhaiəˈsinθin］n. 苯乙醛,风信
    子质

hyamine［ˈhaiəmiːn］n. 季胺盐

hybrid［ˈhaibrid］n. a. 杂化（的）,杂合（的）;
    杂交（的）

hybrid orbital 杂化轨道

hybridization［ˌhaibridaiˈzeiʃən］n. 杂化（杂
    交）作用

hybridization technique 杂交技术

hybridize［ˈhaibridaiz］v. 杂交,杂化

hybridoma（ICH）n. 杂交瘤

hydantoin［haiˈdæntəuin］n. 乙内酰脲,海因

Hydnocarpus［ˌhidnəˈkɑːpəs］n. 大风子属

Hydrangea［haiˈdeindʒiə］n. 绣球花属,绣
    球花

Hydrargyri Oxydum Rubrum（拉）红粉

hydrargyrum［haiˈdrɑːdʒirəm］n. 汞（Hg）

hydrate［ˈhaidreit］n. v. 水合（物）,水化（物）

hydrated［ˈhaidreitid］a. 含水的,水合的

hydrated calcium sulfate 含水硫酸钙

hydrated ion 水合离子

hydrated magnesium silicate 含水硅酸镁

hydrated shell 水化层

hydration［haiˈdreiʃən］n. 水合作用

hydration water 结晶水,结合水

hydrazine［ˈhaidrəziːn］n. 肼

hydrazine sulfate 硫酸肼

hydrazone［ˈhaidrəzəun］n. 腙

hydride［ˈhaidraid］n. 氢化物·boron hydride
    氢化硼

hydride generator 氢化物发生器

hydride generating atomizer 氢化物发生
    原子化器

hydride generator device 氢化物发生装置

hydride producing atomizer 氢化物发生原
    子化器

hydrion [haiˈdraiən] *n.* 氢离子

hydrion paper pH 试纸

hydrobiotite [ˌhaidrəuˈbaiɔtait] *n.* 水黑云母

hydrocarbon [ˈhaidrəuˈkɑːbən] *n.* 碳氢化合物,烃类

hydrochloric [ˌhaidrəuˈklɔːlik] *a.* 盐酸的

hydrochloric acid 盐酸

hydrochlorothiazide [ˌhaidrəuklɔːrəuˈθaiəzaid] *n.* 氢氯噻嗪

hydrocyanic acid [ˈhaidrəusaiˈænik] 氢氰酸

hydrofluoric acid [ˈhaidrəfluːˈɔrik] 氢氟酸

hydrogen [ˈhaidridʒən] *n.* 氢(H)

hydrogen bond 氢键

hydrogen cyanide 氰化氢,氢氰酸

hydrogen flame-ionization detector 氢火焰离子化检测器

hydrogen iodide TS 碘化氢试液

hydrogen peroxide 过氧化氢

hydrogen sulfide 硫化氢 * Pass hydrogen sulfide gas into a test tube. 将硫化氢气体通入试管中。

hydrogen sulfide TS 硫化氢试液

hydrogenase [ˈhaidrədʒineis] *n.* 氢化酶

hydrogenate [haiˈdrɔdʒineit] *v.* 氢化 *n.* 氢化物

hydrogenated [haiˈdrɔdʒineitid] *a.* 氢化了的

hydrogenated vegetable oil 氢化植物油

hydrogenation [haidrədʒəˈneiʃən] *n.* 氢化作用

hydrohalic acid [ˌhaidrəˈhælik] 氢卤酸

hydrohalogen acid [ˌhaidrəuˈhælədʒin] 氢卤酸,卤化氢

hydroiodic acid [ˌhaidrəaiˈɔdik] 氢碘酸

hydrolysate [haiˈdrɔliseit] *n.* 水解产物

hydrolyse [ˈhaidrəlaiz] *v.* 水解·hydrolyse on a water bath 在水浴上水解

hydrolysis [haiˈdrɔlisis] *n.* 水解作用

hydrolyst [ˈhaidrəlist] *n.* 水解酶

hydrolytic [ˌhaidrəuˈlitik] *a.* 水解的

hydrolytic enzyme 水解酶

hydrolyze [ˈhaidrəlais] *v.* (使)水解 * Hydrolyze the residue with 20ml of mixture of water and hydrochloric acid (10∶1) on a water bath for 1 hour 残渣加水-盐酸(10∶1) 20ml,置水浴上水解 1 小时。

hydrophilic [ˌhaidrəuˈfilik] *a.* 亲水的

hydrophilic bases 亲水基质

hydrophilic group 亲水基团

hydrophilicity [ˌhaidrəufiˈlisiti] *n.* 亲水性

hydrophobic [ˌhaidrəuˈfəubik] *a.* 疏水的

hydrophobic interaction chromatography (ICH) 疏水作用色谱法

hydrophobicity [ˌhaidrəfəuˈbisiti] *n.* 疏水性

hydroquinone [ˌhaidrəukwiˈnəun] *n.* 氢醌

hydroscopic [ˌhaidrəuˈskəupik] *a.* 吸湿的

hydroscopic agent 吸湿剂

hydroscopicity [ˌhaidrəskəˈpisiti] *n.* 吸湿性,吸水性

hydrostatic(al) [haidrəuˈstætik(əl)] *a.* 流体静力学的

hydrostatic method(=Westphal balance method) 韦氏比重秤法

hydrostatic pressure 静水压

hydrous [ˈhaidrəs] *a.* 含水的,水合的

hydrous lanolin 含水羊毛脂

hydroxide [haiˈdrɔksaid] *n.* 氢氧化物

hydroxy [haiˈdrɔksi] *n.* 羟基

p-hydroxyacetophenone [haiˈdrɔksiæsitəˈfiːnəun] *n.* 对羟基苯乙酮,乙酰苯酚

p-hydroxybenzoic acid ester [haiˌdrɔksibenˈzəuik] 对羟基苯甲酸酯类

hydroxyl [haiˈdrɔksil] *n.* 羟基

hydroxylamine [haiˌdrɔksiləˈmiːn] *n.* 羟胺

hydroxylamine hydrochloride TS 盐酸羟胺试液

hydroxymethyl [ˌhaidrɔksiˈməθil] *n.* 羟甲基

5-hydroxymethyl furfural [ˌhaidrɔksiˌmeθilˈfəːfjurəl] *n.* 5-羟甲基糠醛

3-hydroxymorindone *n.* 3-羟基巴戟醌

hydroxynaphthoquinone *n.* 羟基萘醌

hydroxyproline [haiˌdrɔksiˈprəulin] *n.* 羟基脯氨酸

hydroxypropyl methyl-cellulose *n.* 羟丙甲

基纤维素

hydroxysafflor yellow A 羟基红花黄色素 A

hygiene ['haidʒi:n] *n.* 卫生学,保健学

hygienic (al) [hai'dʒi:nik(əl)] *a.* 卫生的,保健的,洁净的·poor hygienic 卫生条件差

hygienic class 100 (卫生环境)100 洁净级

hygienic standard of living drinking water 生活饮用水卫生标准

hygrograph ['haigrəugra:f] *n.* 湿度计

hygroinstability *n.* 吸湿不稳定性

hygroscopic [haigrəu'skɔpik] *a.* 吸湿性的,吸水的·hygroscopic highly 吸水性强

hygroscopicity *n.* 吸湿性

hygroscopy [hai'grɔskəpi] *n.* 湿度测定法

hygrostability [,haigrɔstə'bility] *n.* 湿稳定性

hyodeoxycholic acid [,haiəudi:,ɔksi'kəulik] 猪去氧胆酸

Hyoscyami Semen (拉)天仙子

hyoscyamine sulfate [,haiə'saiəmi:n] *n.* 硫酸天仙子胺

Hyoscyamus [,haiə'saiəməs] (拉)*n.* 莨菪属

hypaconitine *n.* 次乌头碱,海帕乌头碱

hypanthium [h(æ)i'pænθiəm] (*pl.* hypanthia [hi'pænθiə]) *n.* 隐头花序

hyperchrome ['haipəkrəum] *n.* 增色团

hyperchromic [,haipə'krəumik] *a.* 增色的

hyperchromic effect 增色效应

hyperhydrochloria [,haipə(:)haidrəu'klɔ:riə] *n.* 胃酸过多症

Hyperici Perforati Herba (拉)贯叶金丝桃

Hypericum (拉)*n.* 金丝桃属

hypermenorrhea [,hæipəmenɔ'ri:ə] *n.* 月经过多

hyperoside *n.* 金丝桃苷,槲皮 -3- 半乳糖苷

hyperplasia [,haipə'pleiziə] *n.* 增生

hypersensitive [,haipə(:)'sensitiv] *a.* 高度(超高)灵敏的

hypertension [,haipə(:)'tenʃən] *n.* 高血压

hypertonic [,haipə'tɔnik] *a.* 高渗性的,张力强的

hypertonic solution 高渗溶液

hypha ['haifə] (*pl.* hyphae ['haifi:]) *n.* 菌丝

hyphen ['haifən] *n.* 连字符

hypobromite [,haipəu'brəumait] *n.* 次溴酸钠

hypochlorite [,haipəu'klɔ:rait] *n.* 次氯酸盐

hypochlorous acid [,haipəu'klɔ:rəs] 次氯酸

hypochrome ['haipəu,krəum] *n.* 减色团

hypochromic [,haipəu'krəumik] *a.* 减色的

hypochromic effect 减色效应

hypocotyl [,haipəu'kɔtil] *n.* 子叶下轴,下胚轴

hypodermal [,haipəu'də:məl] *a.* 皮下的,下皮的

hypodermal cell 下皮细胞

hypodermic [,haipəu'də:mik] *a.* 皮下的

hypodermis [,haipəu'də:mis] *n.* 皮下组织,下皮层

Hypoglaucous Collett Yam Rhizome 粉萆薢

hyposulfate [,haipəu'sʌlfeit] *n.* 连二硫酸盐

hyposulfite [,haipəu'sʌlfait] *n.* 连二亚硫酸盐

hypotensive substance 降压物质

hypothesis [hai'pɔ:θisis] *n.* 假设(说),前提,猜测

hypothesize [hai'pɔθisaiz] *v.* 假设(定)

hypsochrome ['hipsə,krəum] *n.* 次色基,向紫增色基

hypsochromic [,hipsə'krɔmik] *a.* 向紫(蓝)移的

hypsochromic shift 向蓝移,向短波移动

Hyptis (拉)*n.* 山香属

hysteranth (o) us [,histə'rænθəs] *a.* 先开花后发叶的

hysteresis [,histə'ri:sis] *n.* 滞后现象

I

icariin(e) *n.* 淫羊藿苷

ice [ais] *n.* 冰

ice bath 冰浴

ice box 冰盒

ice point 冰点

ice point degression 冰点下降

ice water bath 冰水浴

ICH(international conference on harmonization of technical requirements for registration of pharmaceuticals for human use) 人用药品注册技术要求国际协调会

ICH Harmonized Tripartite Guideline ICH 三方协调指导原则

ICH process ICH 程序

ICH regions ICH 区域

ICP(inductively-coupled plasma) 电感耦合等离子体

I. D.(inner diameter) 内径

ideal [ai'diəl] *a.* 理想的，完美的

ideal gas cquation 理想气体方程

ideal gas law 理想气体定律

idealize, idealise [ai'di(:)əlaiz] *v.* 理想化，合于理想

identical [ai'dentikəl] *a.* 相同的，丝毫不差的·be identical with(to)... 和···完全一样

identifiable [ai'dentifaiəbl] *a.* 可鉴别的，可证明是同一的，可看作是相同的·identifiable different batches of drug substance 看作是相同的原料不同批次

identification [ai,dentifi'keiʃən] *n.* 鉴别 * Identification test should optimally be able to discriminate between compounds of closely related structure, which are likely to be present. 鉴别试验应具有将可能存在的结构相近的化合物区分开来的最佳能力。/Identification tests should be specific for the drug product. 鉴别对制剂应具有专属性。

identification primer 鉴别引物

identifier [ai'dentifaiə] *n.* 鉴定用具，鉴定人，鉴别试剂

identify [ai'dentifai] *v.* 鉴别，鉴定为同一 * Identify the peaks with reference to the corresponding peaks of the total ginkgolic acids reference solution. 以总银杏酸对照溶液峰作参考，找出相应的峰位。

identify code 识别码

idioblast ['idiəubla:st] *n.* 异形细胞，细胞原体，自形变晶

if [if] *conj.* 如果，倘若，既然

if any 即使有，也很少 * The solution is clear, or has no turbidity, if any, less than the control solution. 溶液应澄明，无混浊，即使有，也应少于对照溶液。

if necessary 如有必要

IFE (isoelectric focusing electrophoresis) 等电聚焦电泳

ignite [ig'nait] *v.* 点火(燃)，燃烧，炽灼 * Ignite at 500~600℃ until the incineration is complete. 在 500~600 ℃炽灼，使完全炭化。

ignite gently to carbonization 缓缓炽灼炭化

ignite the precipitate to constant weight 炽灼至恒重

ignite to complete carbonization 炽灼至完全炭化

igniter, ignitor [ig'naitə] *n.* 点火器

ignition [ig'niʃən] *n.* 炽灼，点火，燃烧

ignition point 燃点

ignorant [ˈignərənt] *a.* 完全不知道的,无知的

ignore [igˈnɔː] *v.* 不顾,不理,忽略不计

ignore instruction 无效指令

Ilex [ˈaileks] (拉) *n.* 冬青属

Ilex Chinensis Leaf 四季青

ilexin [ˈaileksin] *n.* 冬青苷

Ilecis Chinensis Folium (拉) 四季青

Ilicis Cornutae Folium (拉) 枸骨叶

Ilicis Hainanensis Folium (拉) 山绿茶

Ilicis Rotundae Cortex (拉) 救必应

Illicii Cortex (拉) 地枫皮

Illicium [iˈlisiəm] (拉) *n.* 八角茴香属

illuminant [iˈljuːminənt] *n.* 发光体,光源 照明的,发光的

illuminate [iˈl(j)uːmineit] *v.* 照明(亮) * The pump indicator will illuminate. 泵指示灯会亮。

illumination [il(j)uːmiˈneiʃən] *n.* 光照,发光,照射,照度

illuminator [iˈl(j)uːmineitə] *n.* 照明装置,发光器

illuminophore [iˈljuːminəˌfɔː] *n.* 发光基团

image [ˈimidʒ] *n.* 图像,画面

image collecting equipment 图像采集器

imbed [imˈbed] *v.* 包埋

imbibe [imˈbaib] *v.* 吸(渗)入,浸透,感受

inblbltion [imbiˈbiʃən] *n.* 吸(入,收,取,水,液),透入,吸胀

imbricate [ˈimbrikeit] *v.* (使)折叠 *a.* 叠盖的,覆瓦状的

imbricated [ˈimbrikeitid] *a.* 覆瓦状的

imide [ˈim(a)id] *n.* 吡唑,(酰)亚胺

imido [ˈimidəu,iˈmiːdəu] *a.* 亚胺的

imido group 亚胺基

immature [iməˈtjuə] *a.* 未成熟的

Immature Bitter Orange (药材学) 枳实

Immature Orange (日) 枳实

Immature Orange Fruit 枳实

immediate [iˈmiːdjət] *a.* 直接的,立即的

immediate container (ICH) 直接接触的容器

immediate pack 内包装 * Immediate (primary) pack is that constituent of the packaging that is in direct contact with the drug product. 内包装是由直接接触制剂包装(材料)构成的。

immediate-release dosage 立即释放剂型,速释剂型

immediately [iˈmiːdjətli] *ad.* 直接地

immerse [iˈməːs] *v.* 浸入 * Immerse in a constant-temperature water bath (37℃ ± 2℃) for 1 hr. 浸入 37℃±2℃恒温水浴 1 小时。/Immerse a strip of filter paper in litmus indicator solution until wetted thoroughly. 取滤纸条浸入石蕊指示液中,直到湿透为止。

immersion [iˈməːʃən] *n.* 浸入

immersion fluid 浸液

immiscible [iˈmisibl] *a.* 不混溶的

immiscible phase 不混溶相

immiscible solvent 不混溶溶剂

immiscible with water 与水不混溶的

immobile [iˈməubail] *a.* 固定的,静止的

immobile charge 静止的电荷

immobile liquid 固定液

immobile phase 固定相

immobilization [iˌməubilaiˈzeiʃən] *n.* 固定

immobilize [iˈməubilaiz] *v.* 使固定(不动),停止

immortal [iˈmɔːtl] *a.* 不死的,永生的

immune [iˈmjuːn] *a.* 免疫的

immunity [iˈmjuːniti] *n.* 免疫力·acquired immunity 后天性免疫 /natural immunity 先天性免疫

immunoaffinity column 免疫亲和柱

immunoassay [ˌimjunəuˈæsi] *n.* 免疫测定法

immunochemical [jˌmjunəuˈkemikəl] *a.* 免疫化学的

immunochemistry [iˌmjuːnəuˈkemistri] *n.* 免疫化学

immunodeficiency [iˌmjuːnəudiˈfiʃənsi] *n.* 免疫缺陷

immunoelectrophoresis [ˌimjunəuiˌlektrəufəˈriːsis] *n.* 免疫电泳

immunogenicity [iˌmjunəudʒiˈnaisiti] *n.* 免疫原性

immunoglobulin [iˌmjuːnəuˈglɔbjulin] *n.* 免疫球蛋白

immunoreaction [iˌmjunəuri(ː)ˈækʃən] *n.* 免疫反应

immunoreactivity *n.* 免疫反应性

impact [ˈimpækt] *n. v.* 碰撞, 冲击, 效果, 有严重影响, 填满, 挤入 (in, into) · impact of drug substance on drug product specification 原料对制剂规范的影响

impact assessment 效果评价

impair [imˈpɛə] *n.* 减少, 损害

impaired liver function 肝功能不良

impairment [imˈpɛəmənt] *n.* 损 伤, 损 害, 减少

impartial [imˈpɑːʃəl] *a.* 公平的, 公正的

impartial witness 公平的见证人

Impatiens [imˈpeiʃənz] (拉) *n.* 凤仙花属

Impatientis Semen (拉) 急性子

impediment [imˈpedimənt] *n.* 影响, 妨碍 · be an impediment to product approval 影响产品的批准

impenetrable [imˈpenitrəbl] *a.* 不能透过的

impenetrable to light (ICH) 不透光的, 避光的

Imperata (拉) *n.* 白茅属

Imperata Rhizome (日) 白茅根

Imperatae Rhizoma (拉) 白茅根

imperative [imˈperətiv] *a.* 绝对必要的, 迫切的, 强制的 *n.* 命令, 规则

imperatorin *n.* 欧前胡素

imperfect [imˈpəːfikt] *a.* 非理想的, 不够好的 · imperfect earth 接地不良

implement [ˈimplimənt] *n.* 仪 器, 器 械 implements · 全套工具 *v.* 贯彻, 实施, 补充 · implement multiple preventive measures 实行多种预防措施

implementation [implimenˈteiʃən] *n.* 装置, 仪器, 履行, 执行 (过程, 程序)

implicate [ˈimplikeit] *v.* 暗示, 意指, 含意

implication [impliˈkeiʃən] *n.* 含意, 内涵, 隐含, (复数表示) 推断, 结论

imply [imˈplai] *v.* 意思是, 蕴含, 包括 * It implies that other suitable operating conditions can be used. 意指其他适宜操作条件也可应用。

import [imˈpɔːt] *v.* 输入, 进口

imported [impɔːtid] *a.* 进口的

imported preparation 进口药品 (制剂)

imprecise [ˌimpriˈsais] *a.* 不精确的, 不明确的

imprecision [impriˈsiʒən] *n.* 不精确, 不明确

impregnate [ˈimpregneit, imˈpregneit] *v.* 浸渍, 充满

improper [imˈprɔpə] *a.* 不正确的, 不适当的

improve [imˈpruːv] *v.* 改 进(善), 利 用 * They can improve the solubility of medicaments and stability of preparation respectively. 它们能分别改善药物溶解度和制剂稳定性。

improvement [imˈpruːvmənt] *n.* 改善, 进步

impure [imˈpjuə] *a.* 不纯的

impurity [impjuəriti] *n.* 杂 质, 夹 杂 物 * Impurities may be classified into organic impurities, inorganic impurities, and residual solvent (ICH). 杂质可分为有机杂质, 无机杂质和残留溶剂。

impurity absorption 杂质吸收

impurity content 杂质含量

impurity examination 杂质检查

impurity test 杂质检查

in [in] *prep.* 在…之中, 在…方面

in equatorial view (花粉粒镜检) 赤道面观

in-house 国内的, 自用的, 内部的, 独特的

in-house criterion 内控标准

in-house reference materials 内部参比物质

in lateral view 侧面观

in polar view (花粉粒镜检) 极面观

in process acceptance criterion 按照标准生产过程

in process control 生产过程的控制

in process testing 生产过程检验

in silicone tube 硅胶管入口

in situ [inˈsaitju:](拉)现场,原位

in situ treatment 现场处理

in tangential sectional view 切向纵断面观

in use effectiveness 使用有效性

in vitro [inˈvitrəu](拉)在体外,在试管内

in vitro assay 体外检测

in vivo [inˈviːvəu](拉)体内

in vivo assay 体内检测

inactivate [inˈæktiveit] v. 使失活,减除活性,使不旋光

inactivated [inˈæktiveitid] a. 失活了的,灭活的

inactivated vaccine 灭活疫苗

inactivating agent 灭活剂

inactivation [inˌæktiˈveiʃən] n. 灭活,失活,杀灭

inactivator [inˈæktiveitə] n. 灭活剂

inactive [inˈæktiv] a. 不活动的,惰性的,迟钝的

inactive gas 惰性气体

inactive solvent 惰性溶剂

inactive vaccine 灭活疫苗

inadequate [inˈædikwit] a. 不适当的,不完全的·inadequate to(for)不适于

inadvertent [inədˈvəːtənt] a. 不注意(当心)的,疏忽的

inapplicable [inˈæplikəbl] a. 不适宜的

inappropriate [inəˈprəupriit] a. 不适当(合,宜)的

inboard [ˈinbɔːd] a. 内侧的

incarnate [ˈinkɑːneit] v. 体现 * incarnate the characteristic of traditional Chinese medicine 体现中医药特点

inch [intʃ] n. 英寸(2.54cm) v. 渐进,渐动

inching [ˈintʃiŋ] n. 微动,微调

inch(ing) button 微动按钮

incidence [ˈinsidəns] n. 发生,影响,入射,发病率·high incidence 高发病率

incident [ˈinsidənt] n.事件,差错 a.偶发的,难免的,输入的,入射的

incident angle 入射角

incident beam 入射光束(线)

incident energy 入射能

incident flux 入射光能量(通量)

incident intensity 入射光强度

incident light 入射光

incident strength 入射光强度

incinerate [inˈsinəreit] v. 焚化,灰化,煅烧,炽灼

incineration [inˌsinəˈreiʃən] n. 灰化,炽灼 * Incineration is complete. 灰化完全。

incinerator [inˈsinəreitə] n. 灰化炉

incise [inˈsaiz] v. 切割(开)

incised [inˈsaizd] a. 切开了的,切入的

Incised Notopterygium Rhizome or Root 羌活,竹节羌活

inclination [inkliˈneiʃən] n. 倾斜,斜坡,成角

incline [inˈklain] v.(使)倾斜,偏斜

inclined [inˈklaind] a. 倾斜的,成角度的,偏向一边的·inclined at an angle of 45° 倾斜45°角 /inclined plane 斜面 /inclined to outside 向外倾斜

include [inˈkluːd] v. 包括 包括,但不限于·include but is not limited to...(ICH)包括,但不限于…

included [inˈkluːdid] a. 包括(入)的,内涵的

included phloem 内涵韧皮部

inclusion [inˈkluːʒən] n. 包合

inclusion compound 包合物

incoherence [inkəuˈhiərəns] n. 不相干性,不连贯,无条理,不黏结性

incoherent [inkəuˈhiərənt] a. 不相干的,松散的,支离破碎的

incoherent scattering 不相干散射,杂乱散射

imcompatible [inkəmˈpætəbl] a. 配伍禁忌的(with)·imcompatible with some crude drug 不宜与某种生药同用 / imcompatible with Radix Aconiti and homologous drugs 不宜与乌头类药材同用 / imcompatible with Radix Glycyrrhizae 不宜与甘草同用 / imcompatible with Rhizoma Sparganii 不宜与三棱同用

incomplete [inkəmˈpliːt] a. 不完全的,未完

成的

incomplete combustion 不完全燃烧

incomplete reaction 不完全反应

inconspicuous [inkən'spikjuəs] *a.* 难以察觉的,不引人注意的,不显著的

inconvertible [inkən'və:təbl] *a.* 不可逆的,不能兑换的

incorporate [in'kɔpəreit] *v.* 合并,混合·incorporate M in(into) N 把 M 加到 N 里/ incorporate M with N 把 M 与 N 混合

incorporated [in'kɔpəreitid] *a.* 合而为一的,混合的

increase [in'kri:s] *v.* 增加

increase flow rate (HPLC)增加流速

increased [in'kri:st] *a.* 增加的,提升的·increased viscosity 黏度增加

increment ['inkrimənt] *n.* 增加,递增·graduated in 1ml increments 刻度由小到大,每格 1ml/ appropriate increment dosage for children over 1 year 周岁以上儿童酌加用量

incubate ['inkjubeit] *v.* 接种,保温,培养,孵育

incubation [inkju'beiʃən] *n.* 接种,保温培养

incubator ['inkjubeitə] *n.* 恒温箱,细菌培养箱

IND(investigational new drug) (ICH)研究性新药

IND number 研究性新药编号

indefinite [in'definit] *a.* 不明确的,未确定的,不定的,无限的

indefinite inflorescence 无限花序

indehiscent [indi'hisənt] *a.*(果实成熟时)不开裂的

indehiscent fruit 闭果,不裂果

indent [in'dent] *n.* 凹槽(痕) *v.* 刻痕,刻成凹槽

independent [indi'pendənt] *a.* 独立的,不依靠…的 independent from... 与…无关/(be) independent of... 与…无关,不依赖…

independent data-monitoring committee (ICH)独立的数据监察委员会

independent ethics committee(IEC) (ICH)

独立的伦理委员会

independent variable 自变量

index [indeks] (*pl.*indexes,indices [indisi:z]) *n.* 索引,系数,指标,指数 *v.* 检索,记号码,指向

index component 指标性成分

index number 指数

index plate 分度盘

Indian ['indjən] *a.* 印度(人)的

Indian Bread 茯苓

Indian Madder Root 茜草

Indian Mustard Seed (药材学)芥子

Indian Quassiawood ['kwɔʃiəwu:d] 苦木

Indian Trumpetflower Seed 木蝴蝶

indicate ['indikeit] *v.* 指示,表明·only indicate 只表明

indicate cell 指示细胞

indicating [indi'keitiŋ] *n.* 指示

indicating recorder 指示记录器

indication [indi'keiʃən] *n.* 指示,说明,适应证,主治

indicative [in'dikətiv] *a.* 指(预)示的,表示特征的

indicator ['indikeitə] *n.* 指示剂

indicator cell 指示细胞

indicator electrode 指示电极

indicator illuminates 指示灯亮

indicator paper 试纸

indicator solution 指示液

indifferent [in'difrənt] *a.* 不重要的,无差异的,惰性的

indifferent gas 惰性气体

indifferent solvent 惰性溶剂

indigo ['indigəu] *n.* 靛蓝

Indigo Naturalis (拉)青黛

Indigoplant Leaf 蓼大青叶

indigotin [in'digə(u)tin] *n.* 靛蓝,靛蓝色

Indigowoad Leaf ['indigəuwəud] (药材学)大青叶

Indigowoad Root (药材学)板蓝根

indirect [indi'rekt] *a.* 间接的

indirubin [,indi'rubin] *n.* 靛玉红

indissoluble [ˌindiˈsɔljubl] *a.* 不溶解的

indium [ˈindiəm] *n.* 铟(In)

individual [indiˈvidjuəl] *a.* 个(分)别的,各个的,单独(一)的,特殊的 *n.* 个体(人),特性

individual case safety report (ICH)个例安全性报告

individual characteristics (ICH)个体特征

individual differences (ICH)个体差异

indol(e) [ˈindəul] *n.* 吲哚

Indonesian [indəuˈni:zjən] *a.n.* 印度尼西亚(人)(的)

Indonesian Round Cardamon Fruit 爪哇白豆蔻(豆蔻的一种)

indoor [ˈindɔ:] *a.* 室内的,户内的

indoor indirect daylight 室内间接日光

indoquinone *n.* 吲哚醌

induce [inˈdju:s] *v.* 诱发,诱导,引起 ·to be induced 由…引起

induce acute depressive effect 引起急骤降压作用

induce combustion and explosion 引起燃烧和爆炸

induced [inˈdju:st] *a.* 诱导(发)的,由…引起的

inducer [inˈdju:sə] *n.* 诱导剂

induction [inˈdʌkʃən] *n.* 诱导(发),感应

induction coil 感应圈

inductive [inˈdʌktiv] *a.* 诱导的,电感的

inductive-coupled plasma (ICP) ion source 电感耦合等离子体(ICP)光源

inductively [inˈdʌktivli] *ad.* 电感地

inductively-coupled plasma 电感耦合等离子体

inductively-coupled plasma atomic emission spectrometry 电感耦合等离子体原子发射光谱法

inductively-coupled plasma ion source 电感耦合等离子体离子源

inductively-coupled plasma mass spectrometry 电感耦合等离子体质谱法

industrial [inˈdʌstriəl] *a.* 工业的

industrial control 生产过程控制

industrial grade 工业级

industrial salt 工业盐,原盐

industrial waste water treatment 工业废水处理

industrial water 工业用水

industry [ˈindəstri] *n.* 工业

inequality [iniˈkwɔliti] *n.* 不等式,不平衡

inert [iˈnə:t] *a.* 惰性的

inert carrier 惰性载体

inert gas 惰性气体

inert solvent 惰性溶剂

inert support 惰性载体

inertia [iˈnə:ʃiə] *n.* 惯性,惯量,惰性

inexpensive [ˌiniksˈpensiv] *a.* 廉价的,成本低廉的

infectivity [ˌinfekˈtiviti] *n.* 传染性,传染力

infer [inˈfə:] *v.* 推断·infer from...that... 由…推断…* It may be inferred from specificity data that an analytical procedure is unbiased. 或许从特性资料中推断一种分析过程是无偏差的。

inferior [inˈfiəriə] *a.*(位置)下方的,下等的,差的,劣的

infinite [ˈinfinit] *a.* 无限的

infinite decimal 无限小数

infinitesimal [infiniˈtesiməl] *a.* 无限小量,无限小的

infinitesimal calculus 微积分

inflammability [inflæməˈbiliti] *n.* 易燃性

inflammability point 燃点

inflammable [inˈflæməbl] *a.* 易燃的

inflammation [ˌinfləˈmeiʃən] *n.* 炎症,燃烧

inflatable [inˈfleitəbl] *a.* 可膨胀的,可充气的

inflate [inˈfleit] *v.*(使)膨胀,充气

inflated [inˈfleitid] *a.* 膨大的,充气的

inflation [inˈfleiʃən] *n.* 膨胀,充气

inflorescence [ˌinflɔ:ˈresns] *n.* 花序·definite inflorescence 有限花序 /indefinite inflorescence 无限花序

influence [ˈinfluəns] *v.* 影响,干扰,对…有作用 *n.* 影响,作用,感应·influence sense

影响感观 /influence on the environment at disposal 丢弃对环境的影响

influencing factor 影响因素

inform [in'fɔːm] v. 通知,告知,传送

information [infə'meiʃən] n. 信息,情报,消息

information content 信息容量

information content of a spectrum 谱图信息量

information data 信息数据

informed [in'fɔːmd] a. 有情报根据的

informed consent form 知情同意书

infrared ['infrə'red] n. 红外线 a. 红外(线,区)的

infrared lamp 红外灯

infrared region 红外区

infrared spectrogram 红外光谱图

infrared spectrophotometry 红外分光光度法

infructescence [in'frʌk,tesəns] n. 果序

infuse [in'fjuz] v. 浸渍,泡制;灌输

infusion [in'fjuːʒən] n. 输液(注),灌输

infusion speed 输液速度

ingredient [in'griːdiənt] n. 成分,组成部分,组方成分或药味

ingredients 处方

inhalation [,inhə'leiʃən] n. 吸入(药)

inhalation dosage form 吸入剂型

inhale [in'heil] v. 吸入,吸气

inhale into the nostrils 吸入鼻孔

inhaler [in'heilə] n. 吸入器,空气过滤器,吸入者,吸入剂

inherent [in'hiərənt] a. 本来的,固有的,内在的,遗传的 * The drug being examined has inherent antimicrobial activity. 供试品本身具有的抑菌作用。

inherent toxicity 遗传(固有)的毒性

inhibitor [in'hibitə] n. 抑制剂

inhomogeneity ['inhɔmɔudʒe'niːiti] n. 不均匀性

inhomogeneous [inhɔmə'dʒiːnjəs] a. 不均匀的

initial [i'niʃəl] a. 最初的,起始的

initial adhesive power 初黏力

initial boiling point 初沸点

initial filing 原始文件

initial filtrate 初滤液

initial percolate 初滤液

initial screen (仪器)初始屏幕

initial state (仪器)初始状态

initial submission 最初申报

initial text 最初文本

initial value 初始值

initialize [i'niʃəlaiz] v. 起始,初始化

initialize parameter (HPLC)初始化参数(用于参数初始化和删除时间程序)

initialize screen 使屏幕回到初始状态

initiate [i'niʃieit] v. 开始,着手,发动

initiating agent (毛细管凝胶电泳)引发剂

initiation [iniʃi'eiʃən] n. 开始,启动,产生,发生

initiator [i'niʃieitə] n. 引发剂

inject [in'dʒekt] v. 注射,注入·inject port 进样口 /inject split 针孔 * Inject accurately 1μl of the solution onto column. 精密吸取溶液 1μl,注入色谱柱。

injection [in'dʒekʃən] n. 注射,注射液,进样

injection error 进样(注射)误差

injection needle (注射)针头

injection orifice 注射孔

injection piston 注射柱塞

injection plunger 注射柱塞

injection port 进样口

injection syringe 注射器,注射管

injection valve 进样阀

injection with small dose 小剂量注射液

injector [in'dʒektə] 注射(进样)器

injector mounting plate 注射器安装支架

injury ['indʒəri] n. 损伤,伤害

inlaid [in'leid] a. 嵌入的

inlet ['inlet] n. 入口,进(水,气)口

inlet temperature 进口温度

inlet-to-outlet system 入口至出口系统

inmost [inˈməust] *a.* 最内部的,最深处的

inner [ˈinə] *a.* 内部(侧)的·fracture brownish-yellow in the inner part 断面内部棕黄色

inner characteristics 内部特征

inner diameter 内径

inner layer 内层,(糖衣片的)内衣

inner primer 内侧的引物

inner surface 内表面

inner wall 内壁

inner whorl 内轮

innermost [ˈinəməust] *a.* 最内部(里层,深处)的

innermost core electron 最里层电子

innocence [ˈinəsəns] *n.* 无害,无知,良性

innocent [ˈinəsənt] *a.* 无害的,良性的,无知的

innocuous [iˈnɔkjuəs] *a.* 无害的,无毒的,良性的,安全的

innutrient [iˈnjuːtriənt] *a.* 无营养的,营养不良的

innutrition [ˌinju(ː)ˈtriʃən] *n.* 营养缺乏

innutritious [ˌinju(ː)ˈtriʃəs] *a.* 缺乏营养的

inoculate [iˈnɔkjuleit] *v.* 接种,预防注射

inoculation [inɔkjuˈleiʃən] *n.* 接种

inoculum [iˈnɔkjuləm] (拉) *n.* (*pl.* inocula [iˈnɔkjulə]) 接种物,培养液 ·inoculum size 接种量

inorganic [inɔˈgænik] *a.* 无机的

inorganic analysis 无机分析

inorganic impurity 无机杂质

inorganic salt 无机盐

input [ˈinput] *n. v.* 输入,把数据输入计算机 * Input 2 digits. 输入两位数字 /Input a zero in the tens column. 在十位上输入 0。/ Input new value using the numeric keys. 用数字键输入新数值。

input parameter 输入参数

input password 输入口令

input range 输入量程

input terminal 输入端

input voltage 输入电压

insect [ˈinsekt] *n.* 昆虫

insect body 虫体

insect flower 除虫菊

Insect Wax 虫白蜡

insecticide [inˈsektisaid] *n.* 杀虫剂,农药

insert [inˈsəːt] *v.* 嵌入,插入 * Insert the power cable plugs into the outlet. 将电源线插头插入插座。/Insert the suppository 2.5cm into the anus. 将栓剂插入肛门 2.5cm 深处。

insert sheet 说明书

insert tube 插入管

insertion [inˈsəːʃən] *n.* 插入物,存放

inside [ˈinsaid] *n.* 内部 *prep.* 在内部

inside diameter 内径

inside radius 内(类,拟)半径

insoluble [inˈsɔljubl] *a.* 不溶解的

insoluble materials 不溶物(质)

insoluble matter 不溶物

insoluble matter in ethanol 乙醇不溶物

insoluble residue (阿拉伯胶等)不溶性残渣

inspect [inˈspekt] *v.* 检查 * Inspect the syringe before use. 用前检查注射器。

inspection [inˈspekʃən] *n.* 检查

inspection results sheet 检测合格证

inspection sheet 检查(验)单

instability [instəˈbiliti] *n.* 不稳定性,不安定性

instability constant 不稳定常数

instable [inˈsteibl] *a.* 不稳定的,易变的

instal(l) [inˈstɔːl] *v.* 安装,装配

installation [instɔːˈleiʃən] *n.* 安装,装置,设备· at installation 在安装时

installation diagram 安装图

installation procedure 安装过程

installation site 安装位置

installer [insˈtɔːlə] 安装者,安装工具

instance [ˈinstəns] *n.* 例子,实例,场合·for instance 例如 /in this instance 在这种场合下 *v.* 以…为例

instancy [ˈinstənsi] *n.* 即时,立即

instant [ˈinstənt] *a.* 立即的

instantly [ˈinstəntli] *ad.* 立即地

instead [inˈsted] *ad.* 代替,不是…而是…

instruction [inˈstrʌkʃən] *n.* 说明书，(电脑)指令

instruction manual 使用手册，使用说明书

instruction set 指令系统

instrument [ˈinstrumənt] *n.* 仪器

instrument analysis 仪器分析

instrument calibration 仪器校正 * Instrument should be calibrated every 6 months. 仪器应每六个月校正。

instrument error 仪器误差

instrument method 仪器分析法

insufficiency [insəˈfiʃənsi] *n.* 不充分，不足，机能不全

insufficient [insəˈfiʃənt] *a.* 不足够的，不适当的

insufflate [ˈinsəfleit] *v.* 吹入，喷注 * Small quantity is insufflated to the lesion. 少量，吹敷患处。

insufflation [insəˈfleiʃən] *n.* 吹入法，吹气法

insufflator [insəˈfleitə] *n.* 吹入器

insulate [ˈinsjuleit] *v.* 使绝缘(隔热)(from)

insulated [ˈinsjuleitid] *a.* 绝缘的，隔热的

insulated container 绝缘容器

insulation [insjuˈleiʃən] *n.* 绝缘

insulator [ˈinsjuleitə] *n.* 绝缘体，绝缘物

intact [inˈtækt] *a.* 未受损(触动)的，原封不动的，完整的·intact leaves 完整的叶片 / maintain intact 保持完整

intactness [inˈtæktnis] *n.* 完整(性)·intactness of packing 包装的完整性

intake [ˈinteik] *n.* (管子)入口，吸入量 *v.* 吸入，摄入

intake and discharge 吸入和排出

intake line 入口管

intake rate 入口速度

integral [ˈintigrəl] *a.* 积分的，整体的，完整的

integral absorbance 吸收强度的积分值

integral curve 积分曲线

interal data 积分数据

integral part 整体的一部分

integrality [intiˈgræliti] *n.* 完整性，整体性

integrate [ˈintigreit] *v.* 求积分，使完整，使一体化，表示…的总和，累积

integrated [ˈintigreitid] *a.* 使完整的，积分的

integrated circuit 集成电路

integrating [ˈintigreitiŋ] *n.* 积分

integrating instrument 积分仪

integrating sphere (测色调)积分球

integration [intiˈgreiʃən] *n.* 积分法，整体化

integration events 积分参数

integration line 积分线路·count by integration line 由积分线路计数

integration site 整合位点

integrator [ˈintigreitə] *n.* 积分仪

integrity [inˈtegriti] *n.* 完整性，统一性·membrane integrity 滤膜的完整性

intend [inˈtend] *v.* 计划，预期

intended [inˈtendid] *a.* 预期的

intended effect 预期效果

intended storage period 预计贮藏期

intense [inˈtens] *a.* 强(剧)烈的，深色的·intense red color 深红色 * The color produced in tube A is not more intense than that produced in tube B. 管 A 产生的颜色不得比管 B 的颜色更深。

intensify [inˈtensifai] *v.* 增加，变强烈

intensity [inˈtensiti] *n.* 强度，密度，亮度

intensity coefficient 强度系数

intensity distribution 强度分布

intensity factor 强度因素

intensity of absorption line 吸收线强度

intensity of current 电流强度

intensity of electric field 电场强度

intensity of field 场强度

intensity of illumination (光)照度

intensity of radiation 辐射强度

intensity of suction 吸入强度

intensity radio 强度比

intent [inˈtent] *n.* 意图，目的 *a.* 急切的，热心的

intentional [inˈtenʃənl] *a.* 有意的，人为的

intentional degradation 人为降解

inter- (词头)…间的，相互的

inter-laboratory 实验室间的

interact [ˌɪntəˈrækt] *v.* 互相作用（with）

interaction [ɪntəˈrækʃən] *n.* 相互作用 * Changes in the quality may occur due to the interaction between product and container. 制剂和容器间的相互作用可能会引起制剂质量的变化（ICH）。

intercellular [ɪntəˈseljulə] *a.* 细胞间的

intercellular spaces 细胞间隙

intercept [ɪntəˈsept] *n.* 截距 *v.* 截取，相交

intercept of a line 线的截距

interception [ɪntəˈsepʃən] *n.* 相交处，交点 * The distance between interception and original point represents the concentration of the preparation. 交点至原点距离代表样品浓度。

interchangeable [ɪntəˈtʃeindʒəbl] *a.* 可交换（代替）的，通用的

interchangeable element 可互换元件

interchangeable ground 标准玻璃磨口

interest [ˈintrist] *n.* 兴趣，意义，重要性

interface [ˈintəfeis] *n.* 界面，接口 · at the interface of the two layers 两层界面处

interfacial [intəˈfeiʃəl] *a.* 界面的，层间的

interfacial active agent 界面活性剂

interfacial activity 界面活性

interfacial adsorption 界面吸附

interfacial agent 界面活性剂

interfacial energy 界面能

interfacial tension 界面张力

interfascicular [intəfəˈsikjulə] *a.*（维管）束间的

interfascicular cambium 束间形成层

interfere [intəˈfiə] *v.* 妨碍（with）· interfere with communication 干扰信号传输

interference [intəˈfiərəns] *n.* 妨碍，阻碍 * Interference occurs. 出现干扰，有干扰。

interference coefficient calibration 干扰系数校正

interference equation calibration 干扰方程校正

interference substance 干扰物质，干扰成分

interfering [intəˈfiəriŋ] *n.* 干扰

interfering factor 干扰因子

interfering ion 干扰离子

interfering substance 干扰物质

interferon [intəˈfiərɔn] *n.* 干扰素

interim [ˈintərim] *n. a.* 中间(的)，临时(的)

interim analysis 中间分析

interim specification 暂行规范

interior [inˈtiəriə] *n.* 内部，内面

interior extrapolation method 插入法

interior quality 内在质量

interlaboratory [ˌintəˈlæbərətəri] *a.* 实验室间的

interlace [intəˈleis] *v. n.* 交织，交替，隔行 · be interlaced with... 与…交错在一起

interlacing [intəˈleisiŋ] *n.* 隔行扫描，交错操作 · dot interlacing 跳点扫描 /even line interlacing 隔行扫描

intermediary [intəˈmi:djəri] *n.* 中间体，半成品 *a.* 中间的，媒介的

intermediate [intəˈmi:djət] *n.* 中间体，半成品 *a.* 中间的 *v.* 起媒介作用 * Produce the intermediate products for late preparation manufacture. 制成中间体供以后制剂生产 /Intermediate is a material produced during steps of the synthesis of a new drug substance which must undergo further molecular change before it becomes a new drug substance. 中间体是新药合成中在新药形成前发生分子变化而产生的一种物质（ICH）。

intermediate precision 中间精密度 * Intermediate precision expresses within-laboratories variations: different days, different analysts, different equipments, etc. 中间精密度表示在实验室内部的改变：不同日期，不同分析工作者，不同设备等等。

intermediate product 中间体，半成品

intermingle [intəˈmiŋgl] *v.*（互相）混合，掺杂，掺和

intermingled [intəˈmiŋgld] *a.* 夹杂着的，

互相交错的

intermission [intəˈmiʃən] *n.* 中止(断),间歇,暂停·in the intermission of runs 在操作过程之间 /without intermission 不停的,不间断的

intermittence [ˌintəːˈmitəns] *n.* 间歇(性),中断

intermittent [intəˈmitənt] *a.* 间断的,不连续的

intermittent pain 间歇式疼痛

intermittent operation 间歇式操作

intermural [ˌintəˈmjuərəl] *a.* 壁间的

internal [inˈtəːnl] *a.* 内部的

internal diameter 内径

internal phloem 内生韧皮部

internal standard 内标,内标物,内标法

internal standard calibration 内标校正

internal standard calibrated standard curve method 内标校正的标准曲线法

internal standard element 内标元素

internal standard pipe (电感耦合等离子体质谱)内标管

internal standard solution 内标溶液

internal surface 内表面

internal transcribed spacer 内转录间隔区

internal standard element (ISTD)内标元素

internal volume 内体积

internal wall 内壁

internally [inˈtəːnəli] *ad.* 在内部,内部地

international [intəˈneiʃənl] *a.* 国际的

international atomic weight 国际原子量

International Bureau of Weights and Measures 国际度量衡局

International Conference on Harmonization of Technical Requirements for Registration of Pharmaceuticals for Human Use 人用药品注册技术要求国际协调会

International Nonproprietary Names 国际非专利药名

International Standardization Organization (ISO)国际标准化组织

international unit (IU)国际单位

international unit of endotoxin 内毒素国际单位

international vocabulary of basic and general terms in metrology (VIM)国际通用计量学基本术语

internationally [intəˈnæʃənəli] *ad.* 国际地,世界地

internationally recognized standard 国际认可(公认)标准

internode [ˈintənəud] *n.* (植物)节间部 * The internode of stem is 2.5cm. 茎节间长 2.5cm。

interparticle *a.* 粒子间的,颗粒间的

interparticle friction 颗粒间的摩擦力

interparticle void 颗粒间的孔隙

interpolate [inˈtəːpəuleit] *v.* 内插(推),插入(值) * Interpolate the mean value of readings on the calibration curve to determine the concentration of the sample. 从标准曲线读数平均值推定样品的浓度。

interpolating [inˈtəpəuleitiŋ] *n.* 内插法 * The content of the test solution can be determined by interpolating its absorbance on the curve. 根据标准曲线上供试液的吸光度,用内插法测出其含量。

interpolation [intəpəuˈleiʃən] *n.* 内插法

interpose [intəˈpəuz] *v.* 置于…之间,插入

interpret [inˈtəːprit] *v.* 解释,翻译

interpretation [intəːpriˈteiʃən] *n.* (实验结果)整理分析,翻译,解释·interpretation...as... 把…看做…

interrupt [intəˈrʌpt] *v. n.* 中断,断开

interrupted [intəˈrʌptid] *a.* 中断的,断开的·arranged in an interrupted ring 断续排列成环

interruptedly [intəˈrʌptidli] *ad.* 中断地,断开地,断续地

intersect [intəˈsekt] *v.* 和…交叉 * Y-axis intersects X-axis at zero point. Y 轴和 X 轴在零点交叉。

intersection [intəˈsekʃən] *n.* 交叉(点) *a.* 横断的· hilum at intersection of the two furrows 脐点在两沟的交会处 * Plot standard curve and extend it to the X-axis. 绘制标准曲线,将其延长交于横坐标。

intersection point 交点

interspace [ˈintəspeis] *n.* 空间,空隙

interspace of cells 细胞间隙

intersperse [intəˈspəːs] *v.* 散布,分散,点缀 (with) * The parenchyma interspersed with oil cells. 薄壁组织有油细胞散在。

interstice [inˈtəːstis] *n.* 空隙,间隙

interstitial [intəˈstiʃəl] *a.* 空间(隙)的,裂成缝的

interstitial fraction 间隙部分

interstitial radio 间隙比

interstitial volume 间隙体积

interstitial water 间隙水

interval [ˈintəvəl] *n.* 间隔,区间,范围·after a week's interval 隔一星期后 /at intervals of... 每隔…时间 /at regular intervals 每隔一定时间 /at intervals of 30 seconds 每隔30秒 /in an intervals of 2-3 days between two courses 两个疗程间停药 2~3 天

intervention [intəˈvenʃən] *n.* 干预,妨碍;介入

interweave [intəˈwiːv] *v.* 交织

interxylary [intəˈzailəri] *a.* 木(质部)间的

interxylary cock 木间木栓

interxylary phloem 木间韧皮部

interzonal [intəˈzəunəl] *a.* 区域之间的

interzonal zone 中间区

intestinal [inˈtestinəl] *a.* 肠的

intestinal fluid 肠液

intestinal juice 肠液

intoxicate [inˈtɔksikeit] *v.* 使喝醉,使中毒

intoxication [inˌtɔksiˈkeiʃən] *n.* 中毒·acid intoxication 酸中毒 /alkaline intoxication 碱中毒 * Overdose may cause intoxication. 服用过量可引起中毒。

intracisternal [intrəsiˈstəːnl] *a.* 脑池内的

intracytoplasmic [intrəˌsaitəuˈplæzmik] *a.* 细胞浆内的

intramolecular [intrəməˈlekjulə] *a.* 存在(发生于)分子内的

intramolecular hydrogen bond 分子内氢键

intramuscular [intrəˈmʌskjulə] *a.* 肌肉内的

intramuscular injection 肌肉内注射,肌内注射

intranarial [intrəˈnɛəriəl] *a.* 鼻孔内的

intranasal [intrəˈneizəl] *a.* 鼻内的

intraocular [intrəˈɔkjulə] *a.* 眼内的

intraparticulate *a.* 颗粒内的

intraparticulate void 颗粒内的孔隙

intraperitoneal [intrəperitəˈniːəl] *a.* 腹膜内的

intraspinal [intrəˈspainəl] *a.* 椎管内的,椎根内的

intrathecal [intrəˈθiːkəl] *a.* 鞘内的

intrathecal injections 鞘内注射剂

intratracheal [intrətrəˈkiːəl] *a.* 气管内的

intraureteral [intrəjuˈriːtərəl] *a.* 输尿管内的

intravaginal [intrəˈvædʒainl] (医) *a.* 阴道内的

intravenous [intrəˈviːnəs] *a.* 静脉的

intravenous injection 静脉注射

intravenous transfusion 静脉输液

intrinsic(al) [inˈtrinsik(əl)] *a.* 内在的,固有的,本质(能)的

intrinsic constant 固有常数

intrinsic factor 内在因素

intrinsic property 固有特性

introduce [intrəˈdjuːs] *v.* 把…介绍(引进,加入) * Introduce a short glass cannula into the trachea. 将短玻璃管插入气管内。

intrude [inˈtruːd] *v.* 硬挤入(into),(向内)插入

Inula [iˈnjulə] (新) *n.* 土木香,旋覆花属

Inula Flower 旋覆花

Inula Herb 金沸草

Inula Root 土木香

Inulae Flos (拉)旋覆花

Inulae Herba (拉)金沸草

Inulae Racemosae Radix (拉)藏木香

Inulae Radix (拉)土木香

inulin [ˈinjulin] *n.* 菊淀粉

invalid [ˈinvəlid] *n.* 病人 [inˈvælid] *a.* 无效的;不成立的;作废的

inventory ['invəntri] n.(商品,物质)清单

inverse [in'və:s] a. 相反的,反向的 n. 倒数 v. 使倒转

inverse distance 与距离成反比的数

inverse law 反比定律

inverse of a number 某数的倒数·inverse of 2 2的倒数

inverse phase chromatography 反相色谱 (法)·

inverse proportion 反比例

inverse ratio 反比

inverse relation 反比关系

inverse square of a number 某数的负二 次方

inverse square root 平方根的倒数

inversion [in'və:ʃn] n. 转化

invert [in'və:t] v. 上下颠倒,倒转 * Invert the Petri dish and incubate. 倒置平皿, 培养。

invert sugar 转化糖

invertase [in'və:teis] n. 转化酶

inverted [in'və:tid] a. 反向的,转化的

inverted or horizontal position 倒立或水平 位置

inverting [in'və:tiŋ] n. a. 翻转(的) * Mix the contents by inverting the container several times. 翻转容器数次,使内容物混匀。

invertose ['invə:təus] n. 转化糖

investigate [in'vestigeit] v. 调查,研究,试验

investigation [in,vesti'geiʃən] n. 调查,研 究,试验·qualitative investigation 定性研 究/quantitative investigation 定量研究

investigative [in'vestigeitiv] a. 调查的,研 究的

investigative product destruction 研究产品 销毁

investigator [in'vestigeitə] n. 研究者,试验者

investigator brochure 研究者手册

invisible [in'vizəbl] a. 不可见的

invisible chromatogram 不可见色谱图

invisible light 不可见光

invisible spectrum 不可见光谱

invite [in'vait] v. 邀请,要求

invoke [in'vəuk] v. 求助于

involatile [in'vɔlətail] a. 不挥发的

involatile sample 不挥发性样品

involatile substance 不挥发性物质

involatility n. 不挥发性

involucral [in'vɔljukrəl] n. a. 总苞(的)

involucral scale 总苞(鳞)片

involucre ['invəlu:kə] n. 总苞片

involute ['invəlu:t] a. 向内卷曲的

inward ['inwəd] a. 向(在)内的 ad. 向内地

iodate ['aiədeit] n. 碘酸盐 v. 使与碘结合

iodic [ai'ɔdik] a.(含)碘的,五价碘的

iodic acid 碘酸

iodide ['aiədaid], iodid [aiəbid] n. 碘化物

iodimetric a. 碘滴定的

iodimetric analysis 碘滴定分析

iodimetric titration 碘量法

iodimetry n. 碘量法

iodine ['aiədi:n] n. 碘(I)

iodine absorption number 碘吸收值

iodine bromide 溴化碘

iodine chloride 氯化碘

iodine flask 碘瓶

iodine monochloride 一氯化碘

iodine number 碘值

iodine potassium iodide TS 碘化钾试液

iodine test solution 碘试液

iodine tincture 碘酊

iodine trichloride 三氯化碘

iodine TS 碘试液

iodine value 碘值,碘价

iodobenzene n. 碘(代)苯

iodobismuthate n. 碘化铋盐

iodoform [ai'ɔdəfɔ:m] n. 碘仿

iodoform reaction 碘仿反应

iodometric [aiədəu'metrik] a. 碘量的

iodometry [,aiə'dɔmitri] n. 碘滴定法

iodostarch paper [aiədəu'sta:tʃ] 碘淀粉 试纸

iodostarch reaction 碘淀粉反应

ion ['aiən] n. 离子

ion activity 离子活性,离子活度

ion association 离子缔合

ion beam 离子束

ion channel 离子通道

ion chromatography(IC) 离子色谱法

ion collector 离子收集器

ion concentration 离子浓度

ion current 离子流

ion energy 离子能量

ion exchange 离子交换(作用)

ion exchange capacity 离子交换能力

ion exchange chromatography 离子交换色谱法

ion exchange resin 离子交换树脂

ion fragment 离子碎片

ion lens 离子透镜 * Ion lens is positioned in the high vacuum zone after the skimmer cone. 离子透镜位于截取锥后的高真空区。

ion pair 离子对

ion pair reagent 离子对试剂

ion peak 离子峰

ion source 离子源

ion torch pipe 离子炬管

ion trap (液质联用)离子阱

ionic [ai'ɔnik] a. 离子的

ionic bond 离子键

ionic channel 离子通道

ionic equation 离子方程式

ionic equilibrium 离子平衡

ionic link 离子键

ionic radius 离子半径

ionic reaction 离子反应

ionic replacement 离子取代

ionic strength 离子强度

ionicity [aiɔ'nisiti] n. 电离度,电离性

ionising ['aiɔnaiziŋ] a. 离子化的,解离的,电离的

ionising radiation 电离辐射

ionising radiation sterilization 辐射灭菌法

ionization [aiɔnai'zeiʃən] n. 电离作用,离子化

ionization degree 解离度

ionization energy 电离能

ionization interference 电离干扰

ionization radiation 电离辐射

ionization source 离子源

ionize ['aiɔnaiz] v. 使电离,离子化

ionogen [aiɔ'nɔdʒin] n. 电解质,离子化基团

Ipecac ['ipikæk](日) n. 吐根

Ipecac Syrup (日)吐根糖浆

Ipecacuanha [ipiˌkækju'ænə](新) n. 吐根

ipecacuanhic acid [ˌipəkæ'kwænik] 吐根酸

ipecamine ['ipikæmi:n] n. 吐根碱(胺)

iridescent [ˌiri'desnt] a. 彩虹色的,晕色的

Iridis Tectori Rhizoma (拉)川射干

iridium [ai'ridiəm] n. 铱(Ir)

irigenin n. 野鸢尾黄素,野鸢尾苷元(射干的指标性成分)

Iris ['aiɔris] n. 鸢尾属

iris ['aiɔris] n. 虹膜;光圈

irisflorentin 次野鸢尾黄素

iron ['aiɔn] n. 铁

iron chloride 氯化铁

iron dichloride 氯化亚铁

iron standard solution 标准铁溶液

iron sulfide 二硫化铁

ironic(al) [ia'rɔnik(əl)] a. 铁的

ironic acetate 醋酸铁

ironic hydroxide 氢氧化铁

ironic oxide 三氧化二铁

irradiate [i'reidieit] v. 照射,放射

irradiation [ireidi'eiʃən] n. 照射,辐射,用射线处置

irradiation of ultrasonic waves 超声波处理

irradiation sterilization 辐射(照)灭菌 * Irradiation sterilization refers to methods of killing microorganisms through exposure to ionizing radiation. 辐射(照)灭菌是指通过电离辐射来杀灭微生物的方法。

irregular [i'regjulə] a. 不规则(均匀)的(指某些药材)

irregular masses 不规则团块

irrelative [i'relətiv] a. 无关系的,不相干的

irreproducibility [iri:prədju:sə'biliti] *n.* 不可重复性,非再现性

irreproducible [i‚ri:prə'djusibl] *a.* 不能再生(重复)的

irrespective [iri'spektiv] *a.* 不考虑的,不顾的

irreversible [iri'və:səbl] *a.* 不可逆的,单向的,不能翻转的·irreversible absorption 不可逆吸附

irreversible process 不可逆过程

irreversible reaction 不可逆反应

irreversible toxicity 不可逆毒性(ICH)

irrigate ['irigeit] *v.* 冲洗

irrigation [iri'geiʃən] *n.* 冲洗,灌洗

irritant ['iritənt] *a.* 刺激性的

irritate ['iriteit] *v.* 刺激

irritation [‚iri'teiʃən] *n.* 刺激

irritative ['iriteitiv] *a.* 刺激性的,令人不快的

IS(indicator solution) 指示液

Isatidis Folium (拉)大青叶

Isatidis Radix (拉)板蓝根

isatin ['aisətin] *n.* 吲哚醌,靛红

isatin TS 吲哚醌试液

Isatis ['aisətis] (拉)*n.* 菘蓝属

Isatis Root 板蓝根

is-at-least 大于等于

is-at most 小于等于

islct ['ailit] *n.* 小岛状物

isoalantolactone *n.* 异土木香内酯

isoallyl [‚aisəu'ælil] *n.* 丙烯基

isoamyl [‚aisəu'æmil] *n.* 异戊基

isoamyl acetate 乙酸异戊酯

isoamylene [‚aisəu'æməli:n] *n.* 异戊烯

isobar ['aisəuba:] *n.* 同量异序元素,同质(量)异位素

isobaric [‚aisəu'bærik] *a.* 同质异位的,同量异位的

isobilateral [aisəbai'lætərəl] *a.* 两侧相等的,等面的

isoborneol [‚aisəu'bɔ:niɔl] *n.* 异龙脑

isobutanol [aisəu'bju:tənəl] *n.* 异丁醇

isobutyl [‚aisəu'bju:til] *n.* 异丁基

isobutyl acetate 乙酸异丁酯

isobutylene [‚aisəu'bjutili:n] *n.* 异丁烯

isobutyryl [‚aisəu'bjutiril] *n.* 异丁酰

isochoric [‚aisə'kɔrik] *a.* 等体积的

isochrone ['aisəkrəun] *n.* 等时线

isochronic [aisəu'krɔnik] *a.* 等时的

isoconcentration [‚aisəukɔnsen'treiʃən] *n.* 等浓度

isocratic [‚aisəu'krætik] *a.* 溶剂成分不变的,等浓(度)的

isocyclic [‚aisəu'saiklik] *a.* 同环的;碳环形的

isoelectric [aisəi'lektrik] *a.* 等电(位)的

isoelectric focusing 等电聚焦

isoelectric focusing electrophoresis (IFE) 等电聚焦电泳

isoelectirc point 等电点

isoenzyme [‚aisəu'enzaim] *n.* 同工酶

isoferulic acid 异阿魏酸

isoflavone [‚aisəu'fleivəun] *n.* 异黄酮

isoform pattern [‚aisəu'fɔ:m] 异构体类型(ICH)

isofraxidin *n.* 异秦皮定

isogeneric [‚aisəudʒi'nə:rik] *a.* 同属生物的

isogonal [ai'sɔgənl] *a.* 等角的

isohydric [aisəu'haidrik] *a.* 等氢离子的

isoimperatorin *n.* 异欧前胡素

isolate ['aisəleit] *v.* 隔离,离析,分离出,绝缘 * Isolate the volatile oil from material drug by distillation and collect the aqueous solution in another container. 药材用蒸馏法提取挥发油,溶液另器收集。

isolated ['aisə(u)leitid] *a.* 隔离的,分离出的,孤立的

isolated fibre bundle 单一的纤维束

isolated organ 离体器官

isolation [‚aisə'leiʃən] *n.* 分离,隔离

isolator ['aisəleitə] *n.* 隔离者,隔离场,绝缘体

isoleucine [‚aisəu'lu:si:n] *n.* 异亮氨酸

isolimonene [‚aisə'liməni:n] *n.* 异柠檬烯

isomer(e) ['aisəumə] *n.* 异构体

isomer ratio 异构体比率

isomeric (al) [aisəu'merik(əl)] *a.* 同分异构的

isomeride [ai'sɔməraid] *n.* 异构体

isomerism [ai'sɔmərizm] *n.* 异构现象

isomerization [ai,sɔmərai'zeiʃən] *n.* 异构化（作用）

isomerize [ai'sɔməraiz] *v.* 异构化

isometric [aisəu'metrik] *a.* 立方的,等体积的,等距的

isomorphous [aisəu'mɔ:fəs] *a.* 同晶(形)的

isonitrile [,aisə'naitril] *n.* 异腈

isooctane [,aisəu'ɔktein] *n.* 异辛烷

iso-osmotic [,aisəuɔz'mɔtik] *a.* 等渗的(with)

isoosmotic with tear 与泪液等渗

isopentane [aisəu'pentein] *n.* 异戊烷

isopentanol *n.* 异戊醇

isopentene [aisəu'penti:n] *n.* 异戊烯

isopentyl [,aisəu'pentil] *n.* 异戊基

isopentyl acetate 乙酸异戊酯

isopiestic [,aisəupai'estik] *n.* 等压

isopotential ['aisəupə'tenʃəl] *n.* 等电

isopotential point 等电点

isoprene ['aisəupri:n] *n.* 异戊二烯

isopropanol [,aisəu'prɔupənɔl] *n.* 异丙醇

isopropyl [,aisəuprɔupil] *n.* 异丙基

isopropyl acetate 乙酸异丙酯

isopropyl ether 异丙醚

isopropyl myristate 十四酸异丙酯

isopsoralen [,aisəu'sɔ:rələn] *n.* 异补骨脂素

isoquercitrin *n.* 异槲皮苷

isoquinolin (e) [,aisəu'kwinəlin] *n.* 异喹啉

isoquinolyl [,aisəu'kwinəlil] *n.* 异喹啉基

isorhamnetin [,aisəuræm'neitin] *n.* 异鼠李素

isorhamnetin-3-O-neohesperidoside *n.* 异鼠李素-3-O-新橙皮苷

isorhynchophylline [,aisəuriŋkəu'fəlin] *n.* 异钩藤碱

isosceles [ai'sɔsili:z] *n.* 等腰的,二等边的

isosceles deltoid (山药淀粉粒)等腰三角形

isotachophoresis (ITP) [,aisəu,tækəfə'ri:sis] *n.* 等速电泳

isothermal [aisəu'θə:məl] *a.* 等温的

isothermal line 等温线

isotonic [aisəu'tɔnik] *a.* 等渗的,等张的

isotope ['aisəutəup] *n.* 同位素

isotope-labeling 同位素标记

isotope mass ratio 同位素质量比

isotope peak 同位素峰

isotope tracer 同位素示踪物

isotopic [aisəu'tɔpik] *a.* 同位素的

isotopic abundance 同位素丰度

isotopic abundance measurement 同位素丰度测量

isotopic analysis 同位素分析

isotopic peak 同位素峰

isotopic tracer 同位素示踪物

isotopic tracing 同位素示踪

issue ['isju:,iʃju:] *v.* 发行,出来,流出·liquid issues in a continuous flow 液体连续流出

issue from... 从…喷出

itch [itʃ] *n.* 痒病 *v.* 发痒

itching ['itʃiŋ] *n.* 发痒·skin itching 皮肤瘙痒

item ['aitəm] *n.* 项目,物品,条款

ivy ['aivi] *n.* 常春藤 *a.* 学院的

J

Jack Bean 或 Jackbean [dʒæk biːn] *n.* 刀豆

jacket ['dʒækit] *n.* 套管,外壳,夹套

Jackinthepulpit Tuber 天南星

jacobine ['dʒækəˌbiːn] *n.* 夹可宾,千里光碱

jacoline ['dʒækəliːn] *n.* 夹可灵(生物碱)

jade [dʒeid] *n.* 翡翠

jade green color 翠绿色

Japanese [dʒæpəˈniːz] *a.* 日本的

Japanese Ampelopsis Root 白蔹

Japanese Angelica Root (日)大和归

Japanese Ardisia Herb 矮地茶

Japanese Climbing Fern Spore 海金沙

Japanese Flowering Fern Rhizome (药材学) 紫萁贯众

Japanese Gentian (日)龙胆

Japanese Ginseng 竹节参

Japanese Honeysuckle Flower 金银花

Japanese Honeysuckle Stem (药材学) 忍冬藤

Japanese milkwort Herb 瓜子金

Japanese Osmunda Rhizome 紫萁贯众

Japanese Pagodatree Pod 槐角

Japanese Stemona Root (药材学)蔓生百部 (百部的一种)

Japanese Thistle Herb 大蓟

Japanese Valerian (日)日本缬草

jasmin(e) ['dʒæsmin] *n.* 茉莉,浅黄色

Jatamans Valeriana Rhizome 蜘蛛香

jateor(r)hizine *n.* 药根碱

jatrorrhizine *n.* 药根碱

jatrorrhizine hydrochloride 盐酸药根碱

Java ['dʒaːvə] *n.* 爪哇

Java Brucea Fruit 鸦胆子

jaw [dʒɔ] *n.* 颌,上颚

jel [dʒel] *n.* 凝胶

jell [dʒel] *v.* 胶凝

jellies ['dʒeliz] *n.* 凝胶剂

jelly ['dʒeli] *n.* 胶体

jeopardize ['dʒepədaiz] *v.* 危害 * Preservatives must not jeopardize the safety of human being. 防腐剂不能危害人的安全。

Jequirity [dʒiˈkwiəriti] (新) *n.* 相思子

jet [dʒet] *n.* 射流,气流,喷嘴 *v.* 喷射,射出 *a.* 喷气推进的,乌黑发亮的

jet-black 乌黑色

jig [dʒig] *n.* 夹具,筛选机 *v.* 筛,上下振(簸)动

jigging ['dʒigiŋ] *n.* 筛,振动,上下簸动

jigging screen 振动筛

jiggle ['dʒigl] *v.* 轻轻摆动,摇晃

join [dʒɔin] *n.* 连接(处),结合 *v.* 参加,加入

joint [dʒɔint] *n.* 接口,接合处

joint ring 垫圈

joint strip 密封胶条

Jolly balance ['dʒɔli] 比重天平

Jolly's spring balance 弹簧秤

Joule [dʒaul] *n.* 焦耳(热、能量单位)

Joule's heat 焦耳热

joule's law 焦耳定律

judge [dʒʌdʒ] *n.* *v.* 裁判,评价,审理·judge by(from)... 根据…来推测,由…来分析 / judge the specimen as passing the test 判定样品通过试验

judge analysis 仲裁分析

judgement ['dʒʌdʒmənt] *n.* 仲裁,判决

judgement of results 结果判定(断)(ICH)

jugate ['dʒuːgeit] *a.* (叶子)对生的,成对的

Juglandis Semen (拉)核桃仁

Juglans ['dʒuːglæ(u)nz] *n.* 胡桃属

juice [dʒu:s] n. 汁
juice removed 除(取)去浆汁的
juice vesicle 汁囊
juicy [ˈdʒu:si] a. 多汁的
Jujubae Fructus 大枣
Jujube [dʒu:dʒu(:)b] n. 大枣,枣属植物
Jujube Seed (日)枣仁
jujubogenin 酸枣仁皂苷元
jujuboside 酸枣仁皂苷
jump [dʒʌmp] n. v. 跃迁,突跃,跳跃
Junci Medulla (拉)灯心草
Juncus [ˈdʒʌŋkəs] n. 灯心草属
junction [ˈdʒʌŋkʃən] n. 交界处,接合处·at the junction of the liquids 在液面交界处 / at the junction of the two liquids 在两液面交界处

just [dʒʌst] a.ad. 恰好的(地),仅仅
justification [dʒʌstifiˈkeiʃən] n. 认为有理,证明正确
justify [ˈdʒʌstifai] v. 证明…是正确的
juvantia [dʒuˈvænʃiə] n. 佐药,缓和药
juxtapose [ˈdʒʌkstəˈpəuz] v. 把…并列,并置
juxtaposed [ˈdʒʌkstəpəuzd] a. 并列的
juxtaposition [dʒʌkstəpəˈziʃən] n. 并列(置),邻近,交叉重叠法

K

K-band K 带(苯在 202nm 处的紫外吸收带)

kabicidin [ˌka:biˈsidin] *n.* 杀真菌素

Kadsura Pepper Stem 海风藤

Kadsurae Caulis (拉)滇鸡血藤

Kaempferia (拉) *n.* 山奈属

Kaempferiae Rhizoma (拉)山奈

kaempferide [ˈki:mpfəraid] *n.* 茨非素

kaempferol *n.* 山奈素

kaempferol-3-O-rutinoside *n.* 山奈酚 -3-O-芸香糖苷

kainic acid 红藻氨酸

Kaki Calyx (拉)柿蒂

kali [ˈkeili] *n.* 苛性钾

kalium [ˈkeiliəm] *n.* 钾(K)

kanamycin [ˌkænəˈmaisin] *n.* 卡那霉素

Kansui Radix (拉)甘遂

kaolin(e) [ˈkeiəlin] *n.* 高岭土,白陶土

karaya [kəˈlaijə] *n.* 刺梧桐

karaya gum 刺梧桐胶

Karl Fischer reagent [ka:lˈfiʃə] 卡尔·费歇尔试剂

Karl Fischer's method 卡尔·费歇尔水分测定法

Karl Fischer titration apparatus 卡尔·费歇尔水分测定仪

Karl Fischer titration method 卡尔·费歇尔滴定法

karyology [ˌkæriˈɔlədʒi] *n.* 细胞核学

karyomit(e) [ˈkæriəmit] *n.* 染色体,核网丝

katabolic [ˌkætəˈbɔlik] *a.* 分解代谢的,异化的

katabolism [kəˈtæbəlizm] *n.* 分解代谢

katakinetic [ˌkætəˌkaiˈneitik] *a.* 放能的

katalase [ˈkætəleis] *n.* 过氧化氢酶

katalaze [ˈkætəleiz] *n.* 催化酶

katalysis [kəˈtælisis] *n.* 催化作用

kathode [ˈkæθəud] *n.* 阴极,负极

kation [ˈkætaiən] *n.* 阴离子

Katsumada Galangal Seed 草豆蔻

keel [ki:l] *n.* 龙骨,起棱 *v.* 装以龙骨,倾覆
· on a level keel 平稳地

keep [ki:p] *v.* 保持

keep a spread state in... 在…中保持伸展状态

keep away from the carbon dioxide and moisture in air 避免与空气中的二氧化碳及湿气接触

keep constant at...℃ 保持温度在…℃

keep doing sth. 继续不断(一直)做某事

keep for a week 保存一周

keep gentle boiling 保持微沸

keep in mouth to dissolve gradually 噙化(含至溶化)

keep inside the range 45%-85% 保持在 45%~85%

keep slight boiling 保持微沸

keep the animal under observation for 7 days 对动物观察 7 日

keep the filtrate for latter use 滤液备用

keep the test paper a distance from the solution 使试纸与溶液保持一定距离(勿使试纸与溶液接触)

keep the volume of column-external liquid as low as possible 保持死体积尽量少

keep up 遵守

keep warm at...℃ for 1 hour 在…℃保温 1 小时

Kelp or Tangle [kelp] 昆布

Kelvin [ˈkelvin] *n.* 开尔文

Kelvin's temperature scale 开尔文温标,绝对温标

kern [kə:n] *n.* 核·remove from kern 除去果核

kernel [ˈkə:nl] *n.* 果核,果仁,种仁 * The kernel is separated from the shell. 除去外壳,收集种仁。

kernelled [ˈkə:nld] *a.* 有核的

kerosen(e) [ˈkerəsi:n] *n.* 煤油

keto- (词头)酮基

ketohexose [ˌki:təuˈheksəus] *n.* 己酮糖

ketone [ˈki:təun] *n.* 酮类

ketone group 酮基,羰基

ketonic [kiˈtɔnik] *a.* 酮的

ketonization [ˌki:təunaiˈzeiʃən] *n.* 酮基化作用

ketonize [ˈki:təuˌnaiz] *v.* 酮化

ketose [ˈki:təus] *n.* 酮糖

ketoside [ˈki:təusaid] *n.* 酮糖苷

key [ki:] *n.* 键,按钮,关键词 *v.* 键控,用键固定

keyboard [ˈki:bɔ:d] *n.* 键盘

keyed [ki:d] *a.* 有键的,键控的

keypad [ˈki:pæd] *n.* 小键盘

key parameter 关键参数

keys on keypad 小键盘上的键

khaki [ˈka:ki] *n. a.* 黄褐色(的),土黄色(的)

khaki color 土黄色

kidney [ˈkidni] *n.* 肾

kieselgu(h)r [ˈki:zəlguə] *n.* 硅藻土

kill [kil] *v.* 杀死·to kill the pain 止痛

killeen [ˈkili:n] *n.* 角叉菜

killing [ˈkiliŋ] *a.* 致死的,杀伤的

killing log value 杀菌对数值

killing rate 杀菌率

killing time(KT) 杀菌时间

kilo- (词头)千

kilobar [ˈkiləuba:] *n.* 千巴

kilobecquerel [kiləuˈbeˈkwerəl] *n.* 千贝可

kilobyte [ˈkiləubait] *n.* 千字节

kilocalorie [ˈkiləkæləri] *n.* 千卡

kilodalton [ˌkiləuˈdɔ:ltən] *n.* 千道尔顿(质量单位 KD 或 KDa)

kiloelectron-volt [ˌkiləuiˈlektrɔn vəult] *n.* 千电子伏特(kV)

kilogram(me) [ˈkiləgræm] *n.* 千克(kg)

kilogram per cubic metre 千克每立方米(kg/m³)

kilohertz [ˈkiləuhə:tz] *n.* 千赫(兹)

kiloliter,kilolitre [ˈkiləuli:tə] *n.* 千升(kl)

kilomega [kiləˌmegə] *n.* 吉(10⁹)

kilometer,kilometre [ˈkiləˌmi:tə] *n.* 千米(km)

kilorad [ˈkiləuræd] *n.* 千拉德

kilovolt [ˈkiləvəult] *n.* 千伏(kV)

kilowatt [ˈkiləwɔt] *n.* 千瓦(特)

kilowatt-hour [ˈkiləwɔtˈauə] *n.* 千瓦小时

kind [kaind] *n.* 种类·a kind of 一种 * The solvent should be of the kind for use with HPLC. 所用溶剂应为 HPLC 级。

kinematic [kainiˈmætik] *a.* 运动(学)的

kinetic [kaiˈnetik] *a.* 运动的,动力的

kinetic-chromogenic test (内毒素检查的)动态显色试验

kinetic turbidimetric test (内毒素)动态浊度试验

kinetics of chemical reaction 化学反应动力学

kingdom [ˈkiŋdəm] *n.* 界·animal kingdom 动物界 /mineral kingdom 矿物界 /plant(vegetable)kingdom 植物界

kit [kit] *n.* (DNA)试剂盒,成套工具,用具,元件·flyaway kit 随机器材包 /repair kit 修理工具包

Kjeldahl [ˈkelda:l] *n.* 凯氏

Kjeldahl determination 凯氏定氮法

Kjeldahl flask 凯氏烧瓶

knead [ni:d] *v.* 揉(成团),捏和(制),混合,搅拌

kneader [ˈni:də] *n.* 捏合机,碎纸机

kneading [ˈni:diŋ] *n.* 揉面(丸)· powdered in kneading 捏之成粉 /powdered on kneading 捏之成粉

knob［nɔb］n. 柄,把手,节,疙瘩 v. 装以把手

knobby［ˈnɔbi］a. 多节的,疙瘩多的

knot［nɔt］n. v. 结,结节

knotless［ˈnɔtlis］a. 无节的,无结的

knotted［ˈnɔtid］a. 有节的,多节的

knotty［ˈnɔti］a.(木材)多节的,瘤状的,难以解决的

knotty rhizome 有节的根茎

knowledge［ˈnɔlidʒ］n. 知识,知道,了解,资料

known［nəun］a. 已知的 n. 已知物·to be known as...(通)称为···/a known mass of powder 一份已知质量的粉末 /a known volume of vessel 一个已知体积的容器

known number 已知数

known sample 已知试样

known substance 已知物

Knoxia Root［ˈnɔksjə］红大戟

Knoxiae Radix（拉）红大戟

Kochia（拉）n. 地肤属

Kochiae Fructus（拉）地肤子

kraft［kra:ft］n. 牛皮纸

kraft paper 牛皮纸

kresol［ˈkresɔl］n.=cresol 甲酚,煤酚

kryoscopy［kraiˈɔskəpi］n. 冰点测定法,凝固点测定仪

Kudzuvine Root 葛根

kurtosis［kəˈtəusis］n. 峭度,峰度,峰态

Kusnezoff Monkshood Leaf 草乌叶

Kusnezoff Monkshood Root 草乌

Kwangtung Beautyberry Stem and Leaf 广东紫珠

L

lab [læb] *n.* 实验室

lab table 实验台

label ['leibl] *n.* 标签 *v.* 贴标签,注明,把…称为,把…注上标记·on the label 在标签上

label amplified (PCR) products 标记扩增(PCR)产物

label claim (ICH) 标称值,标示量

label (l) ed ['leibld] *a.* 贴上标签的,标定的·containers labeled by volume 标示装量以容量计的容器 /containers labeled by weight 标示装量以重量计的容器 / injection with a labeled volume of...ml 标示装量为…ml 的注射液

labeled amount 标示量* None is less than 95 percent of the labeled amount. 不得少于标示量的95%。/It contains not less than 85.0 percent and not more than 115.0 percent of the labeled amount of berberine hydrochloride ($C_{20}H_{17}NO_4.HCl$) per tablet. 每片含盐酸小檗碱应为标示量的85%~115%。

labeled atom 标记原子

labeled compound 标记化合物

labeled molecule 标记分子

labeled quantity 标示装量

labeled sensitivity (内毒素检查中的)标示灵敏度

labeled single weight 标示单一重量

labeled substrate 标记底物,标记(酶)作用物

labeled total weight 标示总量

labelling ['leibəliŋ] *n.* 标签,标记,标号·labelling of PCR product with sequencing reagents 用测序试剂标记 PCR 产物

Lablab Semen Album (拉)白扁豆

labial ['leibjəl] *a.* 唇的

labiate ['leibieit] *a.* 唇形的

labile ['leibail] *a.* 不稳定的·heat labile 不耐热的

lability [lə'biliti] *n.* 不稳定性

labium ['leibiəm] (*pl.* labia ['leibiə]) *n.* 唇

laboratory [lə'bɔrətəri, 'læbərətəri] *n.* 实验室

laboratory apparatus 实验仪器

laboratory automation 实验室自动化

laboratory evaluation 实验室(量)值

laboratory hood 实验室通风橱

laboratory information management system 实验室信息管理系统

laboratory manipulation 实验室管理

laboratory networking 实验室联网

laboratory procedure 实验室研究方法

laboratory reagent 实验室试剂

laboratory record 实验记录

laboratory sample 实验室样品

laboratory-scale 实验室规模的,小规模的

laboratory-simulated 实验室模拟的

laboratory simulation 实验室模拟

laboratory test 实验室实验

laboratory timer 实验室自动定时仪

laboratory washing machine 实验室洗涤机

laboratory write-up 实验室原始记录

labware ['læbwɛə] *n.* 实验室器皿

lacerable ['læsərəbl] *a.* 易划破的,易撕裂的

lacerate ['læsəreit] *v.* 划破,撕裂

laceration [læsə'reiʃən] *n.* 划破,撕裂

laciniate [lə'sini(e)it] *a.* 有穗的,(叶子)裂

161

成条状的

lack [læk] *n. v.* 缺少,不足(of)

lack of approval 未批准

lack of specificity 专属性差·lack of specificity of an analytical method 分析方法专属性差 * Lack of specificity of an analytical procedure may be compensated by other supporting analytical procedures. 分析过程缺乏专属性可用其他支助分析方法来补充。

lacking ['lækiŋ] *a.* 缺少的,不足的·be lacking in... 缺少…的, …不足

lacmus ['lækməs] *n.* 石蕊

lacmus paper 石蕊试纸

lacquer ['lækə] *n.* 漆 *v.* (涂,喷)漆·lacquer like 漆样的

lactamic acid [læk'teimik] *n.* 丙氨酸,2- 氨基丙酸

lactate ['lækteit] *n.* 乳酸盐

lactic acid ['læktik] *n.* 乳酸

lactic dehydrogenase 乳酸脱氢酶

lactose ['læktəus], lactosum [læk'təusəm] *n.* 乳糖

lactose fermentation culture medium 乳糖发酵培养基

lacuna [lə'kju:nə] (*pl.* lacunas, lacunae [lə'kju:ni:]) *n.* 空隙,空白, (解)腔隙

ladder ['lædə] *n.* 梯子,梯形物

Ladybell *n.* 沙参属

Ladybell Root (药材学)南沙参

lag [læg] *n. v.* 滞后,惯性· time lag 时间滞后

lag screw 方头螺钉

Laggerae Herba (拉)臭灵丹草

lagging ['lægiŋ] *n.* 滞后,隔热,保温

lagging material 保温材料

Lagotidis Herba (拉)洪连

Lalang Grass Rhizome 白茅根

Lambert-Beer's Law ['læmbə(:)t biəs] 朗伯 - 比尔定律

lamella [lə'melə] (*pl.* lamellas, lamellae [ləmeli:]) *n.* 薄片

lamellar [lə'melə] *a.* 多层的,片状的,层状的

lamellate ['læməleit, lə'meleit] *a.* 排成薄片状的,层状的

lamelliform [lə'melifɔ:m] *a.* 薄片形的,片状的

lamina ['læminə] (*pl.* laminae ['læmini:]) *n.* 叶片,薄层(板,片),叠片

laminal ['læminəl] (与 laminar, laminary 通用) *a.* 叠片的,层流的,层片的

laminar ['læminə] *a.* (薄) 片状的

laminar-airflow 单向流空气,层流空气

laminar-airflow zone 层流空气区

laminar crystal 片状结晶

laminar flow (实验室,车间空气)层流

laminar flow cabinet 层流净化台

Laminaria (拉) *n.* 昆布属

Laminaria Thallus, Eckloniae Thallus (拉) 昆布(前者为来自海带中植物"昆布",后者为来自翘藻科植物"昆布")

laminate ['læmineit] *v. n.* 成层,分成薄片

laminate crystal 片状结晶

laminating ['læmineitiŋ] *n.* 分层,成薄片,叠层, (包装材料)层合法

laminating vein 层纹

lamination [,læmi'neiʃən] *n.* 层片,叠合

Lamiophlomis Herba (拉)独一味

lamp [læmp] *n.* 灯,照明器

lamp test 灯检(法)

lanceolate ['lænsiəlit] *a.* 披针形的,柳叶刀形的

Langdu Root (药材学)狼毒

lanolin(e) ['lænəlin] *n.* 羊毛脂

lanthanum ['lænθənəm] *n.* 镧(La)

lanthanum TS 镧试液

lapis ['læpis, 'le(i) pis] (*pl.* lapides ['læpi:z, 'lepədiz]) *n.* 青金石

Lapis Chloriti (拉)青礞石

Lapis Chloriti (calcined, levigated) 青礞石(煅,水飞)

Lapis Micae Aureus (拉)金礞石

larch [la:tʃ] *n.* 落叶松(木)

lard [la:d] *n.* 豚脂

large [la:dʒ] *a.* 大的

Largehead Atractylodes Rhizome 白术

Largeleaf Gentian Root 秦艽

Largeleaf Japanese Ginseng Rhizome 珠子参

largest peak 最大峰

Largetrifoliolious Bugbane Rhizome 升麻

larva [ˈla:və] *n.* 幼虫

laser [ˈleizə] *n.* 激光

laser diffraction measurement of particle size 粒径激光衍射测定(法)

laser-induced fluorescence detector (LIFD) 激光诱导荧光检测器

laser photosource 激光光源

Lasiosphaera,Calvatia 马勃(前者为蛲皮马勃;后者为大马勃或紫色马勃)

last [la:st] *a.* 最后的 *ad.* 最后地,上次 *v.* 持续,延长

lasting [la:stiŋ] *n. a.* 持久(的)* A lasting fine foam is produced. 产生持久性小泡沫。

late [leit] *a.* 晚期的,最近的

late autumn 深秋,秋末

latent [ˈleitənt] *a.* 潜在的,隐性的

latent bud 潜伏芽

latent energy 潜能

latent heat 潜热

latent solvent 助溶剂,潜溶剂

lateral [ˈlætərəl] *a.* 侧面的,旁边的,单侧的 *n.* 侧生枝·in lateral view 侧面观

lateral branching 侧枝

lateral leaflet (掌状叶的)外侧小叶

lateral root 侧根

lateral vein 侧脉

lateral veinlet 小侧脉

lateral wall 侧壁

laterally [ˈlætərəli] *ad.* 在侧面,横向地

latex [ˈleiteks] (*pl.* latices [ˈleitisi:z], latexes) *n.* 乳状液

latex tube 乳管

laticifer [ˈlætisifə] *n.* 乳汁管,胶乳细胞

laticiferous [ˌlætiˈsifərəs] *a.* (植物)产生乳液的

laticiferous tube 乳管

latifoliate [ˌlætiˈfəulieit] *a.* (植物)阔叶的

latitude [ˈlætitju:d] *n.* 纬度,范围

lattice [ˈlætis] *n.* 格子,晶格,阵点

lattice energy 晶格能

latticework [ˈlætiswə:k] *n.* 网格,格子

lauryl [ˈlɔ:ril] *n.* 十二烷基

laurylsulfate *n.* 十二烷基硫酸盐

law [lɔ:] *n.* 定律,法规

lax [læks] *a.* 松弛的,(植物)散开的

lax and fragile 松脆(指药材质地)

lay [lei] *v.* 放置·lay aside for a while 放置片刻 /lay sth. on sth. 将…放在…上

layer [leiə] *n.* 层(次),夹(分,薄)层,膜

layout [leiaut] *n.* 布局,陈列· laboratory layout 实验室布局

leach [li:tʃ] *v.* 沥出,浸出,滤取·leach away (out) ... 滤出…/leach out sth.from sth. 从…中沥出…

leachable [ˈli:tʃəbl] *a.* 可浸出的

leachate [ˈli:tʃeit] *n.* 浸出液

lead [led] *n.* 铅(Pb)

lead acetate 醋酸铅

lead acetate TS 醋酸铅试液

lead monoxide 一氧化铅

lead nitrate 硝酸铅

lead standard solution 标准铅溶液

lead standard stain 标准铅斑

lead subacetate 碱式醋酸铅

lead subacetate TS 碱式醋酸铅试液

leading [ˈli:diŋ] *n. a.* 前面(的),引导(的)

leading edge 前沿

leading electrolyte (LE) 前导电解质

leaf [li:f] (*pl.* leaves [li:vz]) *n.* 叶·basal leaf 基生叶 /compound leaf 复叶 /palmately compound leaf掌状复叶 /pinnately compound leaf/ 羽状复叶 /simple leaf 单叶 /ternately compound leaf 三出复叶

leaf apex 叶尖

leaf axis 叶轴

leaf base 叶基

leaf blade 叶片

leaf gap 叶隙

leaf margin 叶缘

leaf sheath 叶鞘

leaf trace 叶迹

leaf trace vascular bundle 叶迹维管束

leaflet ['li:flit] *n.* 小叶,复叶中每片小叶·the middle leaflet(掌状叶)中间小叶

leafy ['li:fi] *a.* 叶状的,多叶的

leak [li:k] *n.* 漏(液,气) *v.* 使(空气或液体)渗漏 * Leaks are drained. 漏液排放。

leak-proof test 检漏试验

leakage ['li:kidʒ] *n.* 泄漏,漏失

leaking ['li:kiŋ] *n. a.* (易)泄漏(的),漏出(的),不密闭(的)·leaking test 泄漏试验,检漏

least [li:st] *a. ad.* 最小的(地)·at(the)least 至少/at least 3 lots of production at pilot scale 至少三批中试制品

least common multiple 最小公倍数

least-square linear regression 最小二乘方线性回归

least square method 最小二乘方法

leathery ['leðəri] *a.* 革质的,似革的

leathery elytra 革质鞘翅

leave [li:v] *v.* 离开,留下,遗留,保存 * Leave an acrid taste 留下辛辣味。/ When the loaded bottle is placed in the desiccator, leave the stopper on the bottle in half open position. 当将装有样品称瓶放入干燥器时,可将瓶盖放于瓶上半开放置。

leaves basal 叶基生

leaves simple opposite 单叶对生

leaves palmately compound 掌状复叶

leaves pinnately compound 羽状复叶

leaving ['li:viŋ] *n.* 离开,留下 * It has slightly better taste, leaving a sensation of numbness in the tongue. 味微苦,留有麻舌感。

lecithin ['lesiθin] *n.* 卵磷脂

LED(light-emitting diode) 发光二极管

LED indicator LED(发光二极管)指示灯

Leech [li:tʃ] *n.* 水蛭

leg [leg] *n.* 足

legal ['li:gəl] *a.* 法律上的,合法的,法定的

legal standard 法定标准 * The analytical method is adopted as legal standard. 该分析方法被法定方法采用法定标准。

legally ['li:gəli] *ad.* 合法地

legally acceptable representative 合法的代表(ICH)

legume ['legju:m] *n.* 豆,豆荚,荚果

lemma ['lemə] (*pl.* lemmata ['lemətə], lemmas) *n.* (禾本科小穗的)外稃,辅助定理

lemonade [ˌleməˈneid] *n.* 柠檬水

length [leŋθ] *n.* 长度,时间范围,程度,段,节·focal length 焦距 /a length of time 一段时间 * Cut the tube into two lengths. 把管子切成两段。

length of change 变化范围

length of delay 延迟值

length of life 使用寿命

length of intervals 一段间隔时间

lengthwise ['leŋθwaiz] *a.* 纵向的,长度方向的 *ad.* 纵长地

lengthwise section 纵断面

lens [lenz] *n.* 透镜,镜头·high power lens 高倍镜 / low power lens 低倍镜

lenticel(le) ['lentisəl] *n.* 皮孔· lenticel like 皮孔样的

Leonuri Fructus (拉)茺蔚子

Leonuri Herba (拉)益母草

leonuridine [li:əˈnjuəridi:n] *n.* 益母草亭碱,益母草定

leonurine hydrochloride [li:əˈnjuəri:n] *n.* 盐酸益母草碱

leonurinine [li:əˈnjuərini:n] *n.* 益母宁,益母草次碱

Leonurus (拉) *n.* 益母草属

Leonurus Liquid Extract 益母草流浸膏

Lepidium (拉) *n.* 独行菜属

lesion ['li:ʒən] *n.* 损伤,损害·spread over the lesion 撒于患处

lessen ['lesn] *v.* 减少,变小,衰减·lessen inward 向内逐渐减少

lesser ['lesə] *a.* 较小的,次要的

Lesser Galangal Rhizome 高良姜

lessor [le'sə:] *n.* 出租人

lethal ['li:θəl] *a.* 致死的

lethal dose 致死量·median lethal dose 半数致死量 /minimum lethal dose 最低致死量

leucine ['lu:si(:)n] *n.* 亮氨酸,白氨酸

leukemia [lju:'ki:miə] *n.* 白血病

level ['levl] *n.* 水面,平面 * The level in water bath should be higher than that of liquid in flask. 水浴液面应在烧瓶液面之上。

levigate ['levigeit] *v.* 磨细,水飞

levigating ['levigeitiŋ] *n. a.* 水飞(的),研细(了的)

levigation [levi'geiʃən] *n.* 研细,研末

levislolide *n.* 欧当归内酯

levo- (词头)左旋,在左方

levocompound [,li:vəu'kɔmpaund] *n.* 左旋化合物

levogyration *n.* 左旋

levoisomer [,li:və'aisəmə] *n.* 左旋异构体

levorotary [,li:və'rəutəri] *a.* 左旋的

liable ['laiəbl] *a.* 有责任(义务)的,有可能的·liable to... 有…倾向的 / liable to infection 易感染的

lianoid [li'a:nɔid] *a.* 藤本的

lianoid stem 藤茎

liberate ['libəreit] *v.* 释出,放出 * It liberates much heat when dissolved in water. 溶于水时,大量释热。

libriform ['laibrifɔ:m] *a.* 似韧皮的,韧型的

libriform fiber 韧型纤维

licence,license ['laisəns] *n.* 许可证,执照·a licence to practise as a doctor 医生开业执照 *v.* 发给许可证

licencer,licenser ['laisənsə] *n.* 有权批准执照的人,颁发执照者

licensure ['laisənʃə] *n.* 许可证的发给,发给执照

licentiate [lai'senʃiit] *n.* 执照所有人

lichen ['laikən] *n.* 地衣,苔藓

lick [lik] *v.* 舐

licking ['likiŋ] *n.* 舐·adhesive to the tongue on licking 舐之吸舌(天竺黄经验鉴别时的一种特性)

Licorice ['likəris] *n.* 甘草

Licorice Extract 甘草浸膏

Licorice Liquid Extract 甘草流浸膏

lid [lid] *n.* 垫,盖,眼睑

lie [lai] (lay,lain,lying) *v.* 被放置,处于

lie in 在于 * Trouble lies in some shortcoming in the analytical method being used. 毛病产生于所用分析方法之缺欠。

liensinine [,laiən'sini:n] *n.* 莲心碱

liensinine perchlorate 莲心碱高氯酸盐

lieu [lju:] *n.* 场所·in lieu of... 代替…

life [laif] (*pl.* lives [laivz]) *n.* 生命

life cycle 生活史

life span 寿命,平均生命期,使用寿命

life-threatening 危及生命的

life time 一生,终生,(仪器等)寿命

ligand [ligənd] *n.* 配位体 * Ligand is an agent with a strong affinity to a metal ion. 配位体是一种对金属离子有很强亲和力的试剂(ICH)。

ligate ['laigeit] *v.* 绑扎,结扎·ligate into small bundle 扎成小把

light [lait] *n.* 光线,日光,白昼 *a.* 光线的,轻的,(色)淡的 *v.* 点亮,照明·a light film of 薄薄的一层 /in light 光线照着 /in the light of 按照,根据 /light-resistant 避光

light absorbance 光吸收 * Light absorbance of the resulting solution exhibits a maximum at 254nm. 所得溶液在254nm处有最大吸收。

light absorption 光吸收

light baffle 遮光板

light band (显微镜检的)光辉带

light beam 光束

light beam oscillograph 光束示波器

light-emitting diode (LED) 发光二极管

light fastness 耐光性

light filter 滤光器

light in color 色略浅

light line 光辉带(种皮栅状细胞层中可见

1~2 条折光率很强的亮带,如牵牛子、菟丝子)

light metal 轻金属

light obscuration 光阻(法)

light obscuration particle count test 光阻微粒计数试验法

light pen 光笔

light quantity 光通量

light quantum 光量子

light radiation 光辐射

light resistance 耐光性

light resistant packaging 避光包装

light resistant vessel 避光容器

light scattering(method) 光散射(法)

light screen 遮光板

light shielding 遮光的

light signal 光信号

light source 光源

light spectrum 光谱

light splitter 分光镜

light spot scanning 光点扫描

light stability 光稳定性,耐光性

lighter [ˈlaitə] *n.* 点火器 *a.* 更轻的

lighting [ˈlaitiŋ] *n.* 照明,光线,减轻

lighting power 照明功率,发光能力

lighting switch 照明开关

Lightyellow Sophora Root 苦参

lignification [ˌlignifiˈkeiʃən] *n.* 木质化

lignified [ˈlignifaid] *a.* 木(质)化的

lignified cell wall 木质化细胞壁

lignify [ˈlignifai] *v.* (使)木质化

lignum [ˈlignəm] *n.* 木材,木质组织

Lignum Aquilariae Resinatum (拉)沉香

Lignum Dalbergiae Odoriferae (拉)降香

Lignum Pini Nodi 油松节

Lignum Santali Albi (拉)檀香

Lignum Sappan (拉)苏木

ligulate [ˈligjulit] *n.* 叶舌 *a.* 舌状的

ligulate floret 舌状花

Ligustici Rhizoma et Radix (拉)藁本

Ligusticum (拉)*n.* 藁本属

ligustilide *n.* 藁本内酯

Ligustri Lucidi Fructus (拉)女贞子

ligustroflavone *n.* 女贞苷

Ligustrum (拉)*n.* 女贞属

likelihood [ˈlaiklihud] *n.* 可能性,可能发生的事物

lilac [ˈlailək] *n.* 紫丁香,丁香花 *a.* 淡紫色的

Lilac Daphne Flower Bud 芫花

Lilac Pink Herb 瞿麦

Lilii Bulbus (拉)百合

Lilium (拉)*n.* 百合属

Lily [ˈlili] *n.* 百合属

Lily Bulb 百合

lilyturf [ˈlilitəːf] *n.* 百合草

limb [lim] *n.* 四肢

lime [laim] *n.* 石灰,氧化钙

lime water 石灰水

liminal [ˈlimin(ə)l] *a.* 阈(值)的,最低的

liminal value 最低极限值,阈值

limit [ˈlimit] *n.* 限度

limit of acceptance(ICH) 可接受限度

limit of administration 给药限度

limit of content variation 含量差异限度

limit of detection(LOD) 最低检测线

limit of oxidizing substances(ICH) 氧化物限度

limit of quantification 定量线

limit of quantitation(LOQ) 最低定量线

limit range of content 含量限度范围

limit test 限度检查

limit test for aconitine 乌头碱限量

limit test for arsenic 砷限度检查

limit test for chlorides 氯化物限度检查(法)

limit test for iron 铁盐检查(法)

limit test for heavy metals 重金属限度检查

limit test for rancidity 酸败度测定法

limitation [limiˈteiʃən] *n.* 限制,制约,局限性,缺点,条件的限制 * This method has limitation due to inadequate resolution. 这种方法由于分辨率不足而有局限性。

limitation value 限量值

limiter [ˈlimitə] *n.* 限制器 * Pressure limiter is activated. 压力限制器被驱动。

Limonite ['laimə,nait] n. 禹余粮

limonite ['laimə,nait] n. 褐铁矿

Limonitum (拉) n. 禹余粮

limulus ['limjuləs] (pl. limuli ['limjulai]) n. 鲎

limulus amo(e)bocyte lysate 鲎试剂, 鲎阿米巴样细胞溶解产物

limulus reagent 鲎试剂

linalo(o)l [li'næl ə(əu)l] n. 芳樟醇

Lindera (拉) n. 钓樟属

Lindera Root (日) 乌药

Linderae Radix (拉) 乌药

linderalactone n. 钓樟内酯 (乌药一种成分)

linderane ['lindərein] n. 乌药醚内酯

Lindley Eupatorium Herb 野马追

line [lain] n. 线 (条, 路), 管 路 v. 排 列 成行· in line with 跟…一致, 符合 * Vessel portions and medullary rays lined alternately and radially. 导管与髓射线呈放射状交错排列。

line filter (防止颗粒堵塞) 管路过滤器

line plumbing 管路

linear ['liniə] a. 直 (线, 型) 的

linear calibration 线性校正

linear compound 直链化合物

linear correlation 线性相关

linear dependence 线性相关

linear extrapolation method 线性外插法

linear flow-rate 线性流速

linear graph 线性图

linear independence 线性无关

linear interpolation method 线性内插法

linear range 线性范围· to be within linear range 在线性范围内

linear regression (method) 线性回归 (法)

linear relationship 线性关系

linearity [lini'æriti] n. 线 性 * The linearity of an analytical procedure is its ability (within a given range) to obtain test results which are directly proportional to the concentration (amount) of analyte in the sample. 分析方法的线性是指在给定的范围内所得试验结果与样品中被分析物的浓度 (量) 成比例关系的能力。

linearity error 线性误差

linearity range 线性范围

linearity range of the standard curve 标准曲线的线性范围

linearity relationship 线性关系

liner ['lainə] n. 衬里

Lini Semen (拉) 亚麻子

liniments ['linimənts] n. 搽剂

link [link] n. 键

linoleic acid [linə'li:ik] 亚油酸

linolenate [,linə'li:neit] n. 亚麻酸盐

linolenic acid [linə'lini:k] 亚麻酸

linolin ['linəlin] n. 亚麻油脂, 亚油精

Linseed ['linsi:d] n. 亚麻子

Linseed Oil 亚麻子油

lint [lint] n. 棉花, 绒布· lint free 不起绒毛的

Linum ['lainəm] (拉) n. 亚麻属, 亚麻子

lip [lip] n. 唇 (状物)

lipid ['l(a)ipid] n. 油脂

lipophilic [,lipə'filik] a. 亲脂的

lipophilic group 亲脂基团

liposoluble [lipə'sɔljubl] a. 脂溶性的

liquefaction [,likwi'fækʃən] n. 液 化 作 用, 变成液态

liquefied ['likwifaid] a. 液化的, 熔化的

liquefy ['likwifai] v. 液化, 变成液态

liquescence [li'kwesns] n. 液化

liquescent [li'kwesnt] a. 液化的

liquid ['likwid] n. a. 液体 (的)

liquid chromatogram 液相色谱图

liquid chromatography 液相色谱 (法)

liquid-contacting part material 接触液体件的材料

Liquid Extract of Motherwort Herb 益母草流浸膏

liquid extracts 流浸膏剂

liquid flow 液流

liquid for injection 注射液 * Liquid for injection with large volume for intravenous drip are called intravenous transfusion. 静

脉滴注用大体积注射液叫静脉输液。

liquid gas 液态气体·liquid gas with lower boiling point 低沸点的液态气体

liquid junction 液体接界

liquid layer 液层

liquid-liquid extraction 液 - 液萃取

liquid medium 液体介质

liquid nitrogen 液氮

liquid oral dosage forms 液体口服制剂

liquid paraffin 液体石蜡

liquid phase 液相

liquid phase hydrolysis 液相水解（ICH）

liquid preparations 液体制剂

liquid reagent 液体试剂

liquid-solid extraction 液 - 固萃取

liquidambar [ˈlikwidæmbə] n. 枫香树, 枫香树香脂

Liquidambar (拉) n. 枫香树属

liquidambaric acid [likwidæmˈbærik] 路路通酸

Liquidambaris Fructus (拉) 路路通

Liquidambaris Resina (拉) 枫香脂

liquify [ˈlikwifai] v. 液化, 熔化

liquiritigenin n. 甘草素

liquiritin n. 甘草苷(甘草素 -4′β- 葡萄糖苷)

liquor [ˈlikə] n. 液汁·liquor room 配液室 / ammoniacal liquor 氨 液 / mother liquor 母液

liquoric acid 甘草酸

Liquorice [ˈlikəris] n. 甘草

Liquorice Extract 甘草浸膏

Liquorice Liquid Extract 甘草流浸膏

Liquorice Root 甘草

Liriope Root Tuber 山麦冬

liriope muscari baily saponins C 短葶山麦冬皂苷 C

Liriopes Radix (拉) 山麦冬

Litchi [ˈli(:)tʃi:] (新) n. 荔枝属, 荔枝

Litchi Semen 荔枝核

liter, litre [ˈli:tə] (L.) n. 升

literature [ˈlitəritʃə] n. 文献, 著作

lithium [ˈliθiəm] n. 锂(Li.)

lithium battery 锂电池

lithium sulfate 硫酸锂

lithocyst [ˈliθəsist] n. 晶细胞

lithocyte [ˈliθəsait] n. 石细胞

lithospermoside n. 紫草氰苷

litmus [ˈlitməs] n. 石蕊

litmus paper 石蕊试纸

Litsea [litsiə] (拉) n. 木姜子属

Litseae Fructus (拉) 荜澄茄

little [ˈlitl] a. 小的, 少量的, 几乎没有的 ad. 少, 稍许· a little 少量 * Little precipitate may be produced when being stored for a long time. 久置有少量沉淀。

Little Multibanded Krait (药材学) 金钱白花蛇

live [laiv] a. 活的, 有生命力的·live culture area 活菌操作区

live vaccine 活疫苗

living [ˈliviŋ] a. 活的, 现存的 *Living culture spills should be handled on the spot to avoid diffusing. 活的培养物洒出必须就地处理以免扩散。

living cell 活细胞

load [ləud] n. v. 装(负, 荷) 载, 装入·in the load 装载方式和(或)装载量, 载样能力

loaded a. 荷重的, 填料的·loaded weighing bottle 装有样品的称瓶 /plate loaded with sample 载有样品的薄层板

loading [ˈləudiŋ] n. a. 加载(的), 装载(的)

loading amount 上样量

loading buffer solution 上样缓冲液

loading board 加载板

lobate [ˈləubeit] a. (叶)浅裂的

lobe [ləub] n. (植物的) 裂片, 瓣 * The leaf is divided palmately in 3-5 lobes. 叶掌裂为 3~5 裂片。

lobed [ləubd] a. 小齿的, 小裂片的, 叶(瓣) 形的·5-lobed at the apex 先端 5 裂

Lobelia [ləuˈbi:ljə] n. 半边莲属, (北美)山梗菜

Lobeliae Chinensis Herba (拉) 半边莲

lobelike [ˈləubaik] a. 裂片状

lobetyolin *n.* 党参炔苷

lobulated [ˈlɔbjuˌleitid] *a.* 分成小叶的

lobulation [lɔbjuˈleiʃən] *n.* 具小叶片,分成小叶

lobule [ˈlɔbjuːl] *n.* 小叶

local [ˈləukəl] *a.* 地方的,局部的

local administration 局部给药,局部用药

local administration preparation 局部给药制剂·local administration preparation containing crude drugs used for complete skin or mucosa 用于表皮或黏膜完整的含药材原粉的局部给药制剂 /local administration preparation containing crude drugs used for incomplete skin or mucosa 用于表皮或黏膜不完整的含药材原粉的局部给药制剂 /local administration preparation for surgery, burn or serious injury 用于手术、烧伤或严重创伤的局部给药制剂

local effect 局部作用

locality [ləuˈkæliti] *n.* 地点,场所

localize [ˈləukəlaiz] *v.* 定位,把…固定在局部,确定…的位置

localizer [ˈləukəlaizə] *n.* 定位器

locate [ləuˈkeit] *v.* 位于,定位,安排 * Locate the position under ultraviolet light at 365nm. 在紫外灯(365nm)下给斑点定位。

location [ləuˈkeiʃən] *n.* 位置,定位,安装,地址,现场部位

lock [lɔk] *n.* 锁

lock catch 锁卡(扣)

locular [ˈlɔkjulə] *a.* 小室(腔)的,细胞的

locule [ˈlɔkjuːlə] *n.* (子房,花药,果实的)小腔

loculus [ˈlɔkjuləs] (*pl.* loculi [ˈlɔkjulai]) *n.* (果实中的)小腔,小室 * Each loculus contains 10 to 20 seeds joining by aril. 每一小室含 10~20 粒种子,与假种皮联结。

locus [ˈləukəs] (*pl.* loci [ˈləusai]) *n.* 轨迹,位置,地点

LOD(limit of detection) 最低检测线

lodicule [ˈlɔdiˌkjuːl] *n.* 鳞片,浆片

log [lɔg] *n.* 圆木,对数(符号),工作日记

log reduction value 对数下降值

loganin *n.* 马钱苷

logarithm [ˈlɔgəriθəm] *n.* 对数·take the logarithm of N 取 N 的对数 /take the logarithm to the base 10 取以 10 为底的对数

logarithmic [lɔgəˈriθmik] *a.* 对数的

logarithmic equation 对数方程

logarithmic paper 对数坐标纸

logarithmic scale 对数级

logarithmic table 对数表

logbook [ˈlɔgbuk] *n.* 日志(航空,航海)

lone [ləun] *a.* 孤独的

lone electron pair 孤电子对

long [lɔŋ] *a.* 长的·in long diameter (在)长径

long neck funnel 长柄漏斗

Long-nosed Pit Viper (药材学)蕲蛇

Long Pepper 荜茇

long plate-shaped 长板状的

long range coupling 远程偶合

long-term administration 长期用药 * Long-term administration in large doses may cause side effects. 大剂量长期用药可出现副作用。/Long-term administration is prohibited for addiction. 长期用药防止成瘾。

long-term oral administration 长期服用

long term testing 长期(稳定性)试验

Longan [ˈlɔŋgən] *n.* 龙眼,龙眼树

Longan Aril 龙眼肉

Longan Arillus (拉)龙眼肉

longitudinal [lɔndʒiˈtjuːdinl] *a.* 纵向的,长度的,经度的

longitudinal rib 纵棱

longitudinal section 纵切面

longitudinally [ˌlɔndʒiˈtjuːdinəli] *ad.* 纵长地·in longitudinally cut surface 纵剖面

Longstamen Onion Bulb 薤白

Longtube Ground Ivy Herb 连钱草

Lonicera (拉)*n.* 忍冬属

Lonicera [ləuˈnisərə] (新)*n.* 忍冬,金银花

Lonicerae Flos (拉)山银花

Lonicerae Japonicae Caulis (拉)忍冬藤

Lonicerae Japonicae Flos (拉)金银花

loop [lu:p] *n.* 环,圈,匝,程序中一种指令的重复

LOOP (高效液相色谱仪显示屏)重复程序

loop command 循环程序命令

loop ended 循环结束

loose [lu:s] *a.* 松散的 *v.* 弄松·outer bark loose or tight 外皮松紧不一

loose bowel 腹泻,便溏

loose masses (散剂在运输或贮存中形成的)松散团块

loose stools 便溏

loose-packed 散装的,不严密包装的

loosely [ˈlu:sly] *ad.* 松散地,不严密地

loosen [ˈlu:sən] *v.* 弄松,使疏松

Lophatheri Herba (拉)淡竹叶

Lophatherum Herb 淡竹叶

LOQ (limit of quantitation) 最低定量线

loquat [ˈləukwɔt, ˈləukwæt] (新) *n.* 枇杷(树)

Loquat Leaf 枇杷叶

Loquat Leaf Concentrated Decoction 枇杷叶膏

loral [ˈlɔ:rəl] *a.* (鱼,鸟,爬虫)眼端的

loreal *a.* 眼端的,颊鳞的,眼先麟的

lose [lu:z] *v.* 使失去·loses not more than... 减失(量)不超过…* It loses 5 molecules of watcr in dry air. 它在干燥空气中失去5个分子的水。

loss [lɔs] *n.* 损失,减少,降低

loss in (of) weight 失重,减轻重量

loss of activity 活性丧失

loss of appetite 食欲缺乏

loss on drying 干燥失重

loss on ignition 灼烧失重

lot [lɔt] *n.* 批(次)

lot identification mark (产品)批号

lot release 批签发

lot size 批量

lotions [ˈləuʃənz] *n.* 洗剂

lotus [ˈləutəs] (新) *n.* 荷(花),莲(花)

Lotus Leaf 荷叶

Lotus Plumule 莲子心

Lotus Receptacle 莲房

Lotus Rhizome Node 藕节

Lotus Seed 莲子

Lotus Seed Pot (药材学)莲房

lotus-shape 莲座状

Lotus Stamen 莲须

loureirin A *n.* 龙血素 A

loureirin B *n.* 龙血素 B

lovage [lʌˈvidʒ] (新) *n.* 欧当归,圆叶当归

low [ləu] *a.* 低的

low boiler 低沸点化合物

low boiling 低沸点的

low energy collision 低能碰撞

low energy electron 低能电子

low level 低水平

Low Lily Bulb (药材学)百合

low melting-point 低熔点的

low moisture 低湿度

low molecular 低分子的

low molecule 低分子

low-noise 低噪音的

low pressure 低压

low pressure gradient elution 低压梯度洗脱

low pressure gradient mode 低压梯度模式

low prcssurc gradicnt opcration 低压梯度操作

low pressure gradient programs 低压梯度程序

low pressure gradient system 低压梯度系统

low pressure gradient unit 低压梯度单元

low-purity 低纯度的

low-quality 低质量的

low temperature 低温

low-valent 低价的

low viscosity 低黏度

lower [ˈləuə] *a.* 较低的,下级的·lower layer of a mixture of M and N M 和 N 混合物的下层

lower limits 下限

lower-observed effect level（LOEL） 能观察到反应的最低量

Lowry assay［ˈlauəri］(测蛋白质总量的)劳里定量法

lozenge［ˈlɔzindʒ］*n.* 菱形,菱形物(锭剂,玻璃)

lubricant［ˈluːbrikənt］*n.* 润滑剂

lubricate［ˈluːbrikeit］*v.*(使)润滑

lubrication［luːbriˈkeiʃən］*n.* 润滑(作用,法)

lucid［ˈluːsid］*a.* 光滑的,清澈的,明亮的

Lucid Ganoderma (药材学)灵芝

lucidin［luːsidin］*n.* 芦西定

lucipetal［ˌluːsiˈpetəl］*a.* 趋光的

luffa［ˈlʌfə］(新)*n.* 丝瓜

Luffa (拉)*n.* 丝瓜属

Luffa Vegetable Sponge 丝瓜络

Luffae Fructus Retinervus (拉)丝瓜络

lukewarm［ˈljuːkwɔːm］*a.* 微温的,不冷不热的

lukewarm water 温水

lumen［ˈluːmin］(*pl.* lumina［ˈluːminə］)*n.*(细胞)腔,(光学术语)流明

luminosity［l(j)uːmiˈnɔsiti］*n.* 发光度,明度,亮度

luminosity index 明度指数

luminous［ˈljuːminəs］*a.* 发光的

luminous intensity 发光强度,照度

luminous power 发光能力(本领)

luminous when heated 加热时发光

lumogallion *n.* 荧光镓(试剂)

lumogallion complexing method 荧光镓试剂络合法

lump［lʌmp］*n.* 小块(田鸡油),团 *v.*(使)成块 · a lump of 一块 /broken lump 碎块 * Do not use dehydrated media with lumps or color change. 不得使用结块或变色的脱水培养基。

lump shaped 块状物

lumped［lʌmpt］*a.* 成块状的

lumpy［ˈlʌmpi］*a.* 块状的

lunate［ˈljuːneit］*a.* 半月形的,新月形的

luster, lustre［ˈlʌstə］*n.* 光泽 *v.*(使有)光泽 · red crystalline powder with green lustre 带绿色光泽的红色结晶性粉末

lusterless［ˈlʌstəlis］*a.* 无光泽的

lustrous［ˈlʌstrəs］*a.* 有光泽的

lustrous strip (粉末镜检中的菟丝子的)光辉带

luteo- (词头)金黄色,淡黄色

luteolin［ˈluːtiəlin］*n.* 木犀草素

luteolin-7-O-glucoside 木犀草苷

lux［lʌks］(*pl.* luxes, luces［ˈljuːsiːz］)(lx)*n.* 勒克斯,米烛光 * Lux is intensity of illumination, abbreviated to lx. 勒克斯为光照强度,缩写为 lx。

luxmeter［ˈlʌksmiːtə］*n.* 照度计

luxuriant［lʌɡˈzjuəriənt］*a.* 茂盛的,丰富的

lychee［ˈliːtʃiː, ˈlitʃi］(=litchi)*n.* 荔枝,荔枝树

Lychee Seed 荔枝核

Lycii Cortex (拉)地骨皮

lycine［ɬaisin］*n.* 甜菜碱

Lycii Fructus (拉)枸杞子

Lycium (拉)*n.* 枸杞属

Lycium Bark (日)地骨皮

Lycopi Herba (拉)泽兰

Lycopodii Herba (拉)伸筋草

Lycopodium［ˌlaikəˈpəudiəm］(拉)*n.* 石松属,石松子

Lycopus (拉)*n.* 地笋属

Lygodii Spora (拉)海金砂

Lygodium (拉)*n.* 海金砂属

lymphocyte［ˈlimfəsait］*n.* 淋巴细胞

lyophilic［ˌlaiə(u)ˈfilik］*a.* 亲液的

lyophilize［laiˈɔfilaiz］*v.* 冻干

lyophilized［laiˈɔfilaizd］*a.* 冻干的

lyophilized cake (粉针剂等)冻干块,冻干粉饼

lyophilization［laiˌɔfilaiˈzeiʃən］*n.* 真空冷冻干燥法,低压冻干法

lyophilizer［laiˈɔfilaizə］*n.* 冻干器

lyophobic［ˌlaiəˈfəubik］*a.* 疏液的

lysate［ˈlaiseit］*n.* 溶成剂(用人工消化方法从动物器官中获得的药物制剂)

Lysimachia（拉）*n.* 珍珠菜属
Lysimachiae Herba（拉）金钱草
lysine［'laisi:n］*n.* 赖氨酸
Lysionoti Herba（拉）石吊兰

lysis［'laisis］（*pl.* lyses［'laisi:z]）*n.* (细 胞，细菌)溶解，溶化，裂解
lysis buffer 裂解缓冲液
lysyl *n.* 赖氨酰基

M

MacC（Mac Conkey's agar medium） 麦康凯琼脂培养基

macerate ['mæsəreit] v.浸渍,浸软 * Macerate for 20 minutes with shaking frequently. 浸泡 20 分钟,时时振摇。

macerate warmly 温浸

maceration [ˌmæsə'reiʃən] n.浸渍

maceration extract 浸渍液

maceration method 浸渍法

macranthoidin B n.灰毡毛忍冬皂苷 乙

macro ['mækrəu] n.宏观(肉眼)检查 a.宏观的,常量的

macro analysis 常量分析

macro method 常量法

macrocyclic [ˌmækrəu'saiklik] a.大环的

macrocyclic compound 大环化合物

macrogol ['mækrəgɔl] n.聚乙二醇

macrogol（PEG）-20M（气相色谱固定相）聚乙二醇 -20M

macrolide ['mækrəlaid] n.大环内酯物

macromolecular [ˌmækrəu'mɔlikju:lə] a.大分子的,高分子的

macromolecular materials 高分子材料

macromolecular porous microsphere 高分子多孔微球

macromolecule n.大分子,高分子

macropore ['mækrəpɔ:] n.大孔

macroporous [ˌmækrə'pɔrəs] a.大孔(性)的

macroporous absorption resin 大孔吸附树脂

macroporous resin 大孔树脂

macroreticular [ˌmækrəri'tikjulə] a.大孔的

macroreticular resin 大孔树脂

macrosclereid n.大石细胞

maculate ['mækjuleit] n.弄脏,加上斑点 a.有斑点的,不清洁的

maculation [mækju'leiʃən] n.(有,成)斑点,斑纹

madder ['mædə] n.茜草属植物,茜草根,茜草染料,鲜红色

madecassoside n.羟基积雪草苷

magenta [mə'dʒentə] n.碱性品红,品红色

magnesium [mæg'ni:ziəm] n.镁(Mg)

magnesium acetate 醋酸镁

magnesium ammonium chloride 氯化铵镁

magnesium chloride 氯化镁

magnesium nitrate 硝酸镁

magnesium oxide 氧化镁

magnesium sulfate TS 硫酸镁试液

magnet ['mægnit] n.磁石,磁铁

magnetic（al） [mæg'netik(əl)] a.有磁性的,能吸引的

magnetic field 磁场

magnetic mixer 磁力搅拌器

magnetic resonance 磁共振

magnetic shielding 磁屏蔽

magnetic spin 磁自旋

magnetic stirrer 电磁搅拌器

magnetic switch 磁力开关

magnetic valve 电磁阀

Magnetite ['mægnitait] n.磁石

Magnetite（calcined） 磁石(煅)

Magnetitum ['magnetitəm]（拉）n.磁石

magnification [mægnifi'keiʃən] n. 放大·to give a magnification of 100× 放大 100 倍 /use 100× magnification 放大 100 倍

magnifier ['mægnifaiə] n.放大镜,放大之物

magnify [ˈmæɡnifai] v. 放大·to magnify object with a microscope 用显微镜放大物体

magnifing glass 放大镜 * Under magnifying glass, a transverse section reveals a dark purple color at the out portion of cortex. 用放大镜可见,横断面皮层外侧显深紫色。

magnitude [ˈmæɡnitjuːd] n. 量值,幅度,等级·equal in magnitude 大小相等

Magnolia [mæɡˈnəuliə] (拉) n. 木兰属

Magnolia Bark (日) 厚朴

Magnolia Flower (日) 辛夷

Magnoliae Flos (拉) 辛夷

Magnoliae Officinalis Cortex (拉) 厚朴

Magnoliae Officinalis Flos (拉) 厚朴花

magnolin(e) [mæɡˈnəuli(ː)n] n. 木兰脂素

magnolol [mæɡˈnɔlɔl] n. 厚朴酚

Mahonia (拉) n. 十大功劳属

Mahoniae Caulis (拉) 功劳木

Mahoniae Folium (拉) 功劳叶

main [mein] a. 主要的,基本的

main band 主带

mainboard (计算机) 主板

mainbody 主体

main component 主成分

main cover (仪器) 主箱盖

main group element 主族元素

main peak 主峰

main reaction 主(要) 反应

main root 主根

main switch 总开关

main unit 主单元,主机,主件

main wavelength 主波长

maintain [menˈtein] v. 保持·maintain the body temperature 保持体温 /maintain the column temperature at 30℃ 保持柱温在 30℃ / maintain the temperature at a range of 50-60℃ 保持温度范围在 50~60℃ * Add a sufficient amount of hot water to maintain the original volume lost by evaporation. 加水足量以保持因蒸发而损失的体积。

maintaining [menˈteiniŋ] n. 保持,保留

maintaining power 持续力

maintenance [ˈmeintinəns] n. 保养,维修,维持·operating maintenance 小修,日常维修

maintenance charge 维修费

maintenance down time 修复时间

maintenance information 维修(护)信息

maintenance log displays 显示维修记录

maintenance man 维修工

maintenance manual 维修手册

maintenance panel 维护面板

mantenance regulations 技术保养细则,维修细则

maintenance schedule 维修日程表

maintenance screen 维护屏幕

maintenance staff 维护人员

maintenance supply 维修器材

maintenance test 维护测试

maize [meiz] n. 玉蜀黍,玉米

major [ˈmeidʒə] a. (两部分中) 较大的,主要的,重点的,多数的

major constituent 主(要)成分

major overhaul 大修

major repair 大修

major service 大修

major spot (薄层) 主斑点

majority [məˈdʒɔriti] n. 大多数 * The majority of root is occupied by wood. 木质部占根的主要部分。

make [meik] v. 制造,生产,使成 * Make granules with 100g of honey and a quantity of water. 加蜂蜜 100g 与水适量制成颗粒。/Make a liquid extract with a relative density of 1.10. 制成相对密度为 1.10 的流浸膏。/Dissolve 10mg of barbaloin in methanol to make exactly 100ml. 取芦荟苷 10mg 加甲醇精密制成 100ml。

make alkaline with ammonia 用氨使成碱性

make big honeyed pills 制成大蜜丸

make more substantial 更切合实际,使内容更加充实

make note 记录

make pills with water 用水泛丸

make prompt 使更迅速

make setting (仪器运转参数)设定

make small honeyed pills 制成小蜜丸

make the shape of square mass 制成方块

make up 配制,制作,补充(足),形成,组成
·make up sth. into sth. 将某物制成某物
* Add a sufficient amount of hot water to make up the lost water by evaporation. 加热水足量以补充蒸发失去的水分。/ Make up the loss in weight with methanol to the initial weight. 用甲醇补足损失重量至最初量。/Make up the loss of weight with solvent. 用溶剂补充损失重量。Make up the volume to 10ml. 使成 10ml。/ The atomic absorption cell is made up with silica tube and heater. 原子吸收池由石英管和加热器组成。

make use of 利用

Malabarica Flower 木棉花

malathion [mælə'θaiɔn] *n.* 马拉硫磷,马拉息昂

Malaytea Scurfpea Fruit 补骨脂

male [meil] *a.* 雄性的

Male Fern Rhizome 绵马贯众

male inflorescence 雄花序

male nut 螺帽

male PEEK nut (仪器用的)PEEK 螺帽

maleic acid [mə'li:ik] *n.* 顺丁烯二酸,马来酸

maleinoid [mə'leinɔid] *n.* 顺式异构化合物

maleinoid form 顺式

malformation [ˌmælfɔ:'meiʃən] *n.* 畸形,变形

malfunction [mæl'fʌnkʃən] *n.* 故障,障碍,疾病,机器失灵,不正确操作,不正常启动

malic acid [mælik, meilik] 苹果酸

Mallotus (拉)*n.* 野桐属,楸属

malodo(u)r [mæ'ləudə] *n.* 恶臭

malodorous [mæ'ləudərəs] *a.* 恶臭的

malonate [mæləu'neit] *n.* 丙二酸盐

malonic [mə'lɔnik] *a.* 丙二酸的

malonic acid 丙二酸

malonylurea [mæˌlɔni'ljuəriə] *n.* 丙二酰脲

maloperation [mælˌɔpə'reiʃən] *n.* 操作(维护,运转)不当(错误),停止运转,失去作用

Malt [mɔ(:)lt] (药材学)*n.* 麦芽

maltase ['mɔlteis] *n.* 麦芽糖酶

maltose ['mɔ:ltəus] *n.* 麦芽糖

maltopentaose *n.* 麦芽五糖

Malva ['mælvə] (拉)*n.* 锦葵属

Malvae Fructus (拉)冬葵果

mammal ['mæməl] *n.* 哺乳动物

mammalian [mæ'meiljən] *a.* 哺乳动物的

man [mæn] *n.* 人

man-caused 人为的

man-machine language 人机语言

man-made fault 人为故障

man-made plate 手工制薄层板

manage ['mænidʒ] *v.* 管理

management ['mænidʒmənt] *n.* 管理

management information system 管理信息系统

management policy 管理策略

management science 管理科学

management signature 主管签名

management software 管理软件

Manchurian [mæn'tʃuəriən] *n. a.* 满洲人(的)

Manchurlan Lllac Bark 暴马子皮

Manchurian Wildginger Root [wald'dʒindʒə] 细辛

mandatary ['mændətəri] *n.* 受托者,代理人 *a.* 命令的,必须遵从的

mandelonitrile [ˌmændiləu'naitrail] *n.* 杏仁腈,苯乙醇腈(日本一种制造杏仁水的原料)

manganate ['mæŋgəneit] *n.* 锰酸盐

manganese [ˌmæŋgə'ni:z] *n.* 锰(Mn)

manganese dioxide 二氧化锰

manganese sulfate 硫酸锰

manganic [mæŋ'gænik] *a.* 锰的,三价锰的,六价锰的

manganite ['mæŋgənait] *n.* 亚锰酸盐

manganous [ˈmæŋɡənəs] *a.* 亚锰的, 二价锰的

mangiferin [manˈdʒifərin] *n.* 芒果苷, 芒果素

manipulate [məˈnipjuleit] *v.* 操作, 控制

manipulation [mənipjuˈleiʃən] *n.* 操作, 控制, 处理

manipulative [məˈnipjulətiv] *a.* 手工(操作)的, 手控的

Manis (拉) *n.* 穿山甲属

Manis Squama (拉) 穿山甲

mannitol [ˈmænitəl] *n.* 甘露醇

mannitol high salts agar medium 甘露醇氯化钠琼脂培养基

mannopyranose [ˌmænəuˈpairəˌnəus] *n.* 甘露吡喃糖

mannose [ˈmænəus] *n.* 甘露糖

manometer [məˈnɔmitə] *n.* 压力计, 压力表

manostat [ˈmænəstæt] *n.* 稳压器

mantis [ˈmæntis] (*pl.* mantises, mantes [ˈmantiːz]) *n.* 螳螂

Mantis Egg-Case 桑螵蛸

Mantidis Oötheca (拉) 桑螵蛸

mantle [ˈmæntl] *n.* 罩, 壳, 表层, 套

manual [ˈmænjuəl] *a.* 手动的, 人工的 *n.* 手册, 袖珍本, 说明书

manual computation 笔算

manual control 手动控制

manual injection 手动进样

manual injector 手动进样器

manual labour 手工, 体力劳动

manual operation 人工操作

manually [ˈmænjuəli] *ad.* 手工地

manufacture [ˌmænjuˈfæktʃə] *n. v.* 制造, 加工·foreign (home) manufacture 外国(本国)制造

manufacture procedure 生产过程, 生产工艺

manufacturer [mænjuˈfæktʃərə] *n.* 制造商

manufacturing [mænjuˈfæktʃəriŋ] *n. a.* 制造(的), 生产(的)·in the manufacturing process 在生产过程中

manufacturing of preparations 药品生产

manufacturing scale 生产规模 * Manufacturing scale production is meant that manufacture at the scale typically encountered in a facility intended for product production for marketing. 生产规模的生产是指面对生产上市产品特有一种设备规模。

Manyhead Clinopodium Herb (药材学) 断血流

Manyinflorescenced Sweetvetch Root 红芪

many [ˈmeni] *n. a.* 许多(的), 多数(的)

Manyprickle Acanthopanax 刺五加

Manyprickle Acanthopanax Extract 刺五加浸膏

marble [ˈmaːbl] *n.* 大理石(状物品) *a.* 大理石样的

Margarita [ˌmaːɡəriːtə] (拉) *n.* 珍珠

Margaritana (拉) *n.* 珍珠蚌属

Margarite [ˈmaiɡərait] *n.* 珍珠

Margarites (拉) *n.* 珍珠蚌属

Margaritifera Concha (拉) 珍珠母

margin [ˈmaːdʒin] *n.* 边缘, 范围, 差数·fracture brownish black at the margin 断面边缘处显棕黑色 * The margin of the determined value and the amount of substance being examined. 实测值与被测物中含量之差。

margin dentate (叶) 边缘锯齿状

margin entire (叶) 全缘

margin of error 误差限度

margin of safety 安全限度

margin of stability 稳定限度

margin phenomenon 边沿现象

margin serrulate 边缘细锯齿状·margin sparsely serrulate and entire near base 边缘少有细锯齿, 近基部全缘

margin sinuous 边缘波状

marginal [ˈmaːdʒinəl] *a.* 边缘的

marginal effect 边缘效应

mark [maːk] *n.* 记号, 刻度, 标记 *v.* 加标记·mark M by N 用 N 标出 M * Mark the position of each component in the graph.

标出每个成分在图中的位置。/Mark the position of the solvent frontal. 标出展开剂前沿的位置 * Add water until it reaches the mark. 加水至刻度。

marked [ma:kt] *a.* 有记号的,标记的

marked compound 标记化合物

marked content 标示含量

marked dropping bottle 有标记的滴瓶

markedly [ˈma:kitli] *ad.* 标记地,明显地,显著地

markedly adulterated 明显掺假的

markedly deformed (地黄等)明显变形的

markedly different 显著差异

marker [ˈma:kə] *n.* 标记,标志物

marker chromosome 标志染色体

marker enzyme 标志酶

marker-free immunoassay 无标记免疫分析

marker method (=internal standard method) 内标法

marker peak 标志峰

marketing [ˈma:kitiŋ] *n.* 市场交易,市场商品

marketing application 上市申请

marketing approval 上市批准

marketing authorization 上市审批,上市许可

marketing authorization holders 上市审批机构

marketing drug 上市药物

marketing license 上市执照

marketing medicine 上市药物

marketing pack 上市包装 * Marketing pack is the combination of immediate pack and other secondary packaging such as carton. 上市包装由内包装和其他次层包装(如纸盒)组成。

marking [ˈma:kiŋ] *n.* 标记,标号

marking out 划号

marking pencil 玻璃用铅笔

marmorate [ˈma:mareit] *a.* 具大理石纹脉的

marmoration [ˌma:məˈreiʃən] *n.* 大理石状纹理,大理石表面装饰

Marsdenia (拉) *n.* 牛奶菜属

Marsdeniae Tenacissimae Caulis (拉)通关藤

Martin [ˈma:tin] *n.* 马丁

mask [ma:sk] *n.* (面,口,防护)罩

masking [ˈma:skiŋ] *n.* 设盲,遮蔽(作用)

mass [ˈmæs] (*pl.* masses [ˈmæsiz]) *n.* 物质,质量,团块,大量,成批

mass action law 质量作用定律

mass analyzer (质谱)质量分析器

mass axis 质量轴

mass balance 质量平衡;物料平衡

mass-charge ratio (m/z) 质荷比

mass number (原子)质量数

mass percent (%) 质量百分数

mass per volume percent 单位体积质量百分数

mass produce 大量生产

mass production 大量生产(制造)

mass production scale 大量生产规模

mass spectral 质谱的

mass spectrometer 质谱检测器

mass spectrometric data 质谱数据

mass spectrometric detector 质谱检测器

mass spectrometry 质谱法,质谱学

mass spectrum 质谱

mass spectrum scanning 质量扫描

mass-to-charge ratio 质荷比

mass unit 质量单位

mass variation 质量偏差

massa [ˈmæsə] (*pl.* massae [ˈmæsi:]) (拉) *n.* 物质,块,团

Massa Medicata Fermentata (拉)六神曲

Massa Medicata Fermentata (stir-baked) (拉)六神曲(炒)

Massa Medicata Fermentata Fujianensis (拉)建曲

massive [ˈmæsiv] *a.* 笨重的,大块的,整体的

master [ˈma:stə] *n.* 主人,主管者,原版 *a.* 基本的,校对用的,标准的 *v.* 控制,掌握

master cell bank (原始)细胞库

master seed lot (标准菌种的)原代,0代

mastoid [ˈmæstɔid] *n.* 乳状突起 *a.* 乳房(头)

状的

mat [mæt] *n.* 垫 *a.* 无光泽的,毛面的

match [mætʃ] *n.* 相配物 *v.* 对照,比较,相匹配

matched [mætʃt] *a.* 匹配的,符合的 * The colors can't be matched. 颜色不一致。

matched condition 符合条件

matched set 配套之物

matchless [ˈmætʃlis] *a.* 不匹配的

material [məˈtiəriəl] *n.* 原料,材料

material balance 物料平衡

material failure 材料失效(不足)

materials in injection 注射剂的有关物质

maternal [məˈtəːnl] *a.* 母亲的,母性的

matglass [ˈmætglaːs] *n.* 毛玻璃

mathematic(al) [mæθəˈmætik(əl)] *a.* 数学的

mathematical power 乘方

mathematical transformation 数学转换

mathematical treatment 数学运算,数学处理

mathematically [mæθəˈmætikli] *ad.* 数学地

matrine [ˈmætriːn] *n.* 苦参碱

matrix [ˈmeitriks] *n.* (原子吸收分光)基体,基质,矩阵,模片

matrix graph 矩阵图

matrix modifier 基体改性剂

matrixing [ˈmeitrksiŋ] *n.* 矩阵化(设计),转换,折算

matter [ˈmætə] *n.* 物质,材料,要件,毛病

matter(question)of principle 原则性问题

mature [məˈtjuə] *a.* 成熟的,成年的 *v.* 使成熟,使成长

matured [məˈtjuəd] *a.* 成熟的

max. [mæks] (maximum 的缩写)

max-light cartridge cell (高效液相)最大光强卡套池

maxilliped [mækˈsili‚ped] *n.* (昆虫的)颚肢,(甲壳的)颚足

maximal [ˈmæksiməl] *a.* 最大的,最高的

maximal common divisor 最大公约数

maximum [ˈmæksiməm] (*pl.* maximums, maxima [ˈmæksimə]) *n.* 最大量,最高点 *a.* 最大(极限)的

maximum absorption 最大吸收 * It exhibits maximum absorption at around 228nm, 274nm and 313nm. 在波长 228nm,274nm 和 313nm 处有最大吸收。

maximum daily dose 每日最大剂量

maximum dose 极量

maximum-number 最大号的

maximum tolerance 最大许可范围

maximum valid dilution (MVD)(内毒素检查)最大有效稀释倍数

mean [miːn] *n.* 均值 *a.* 平均的,中间的 *v.* 意指

mean deviation 平均偏差

mean kinetic temperature (稳定性考察)平均动力学温度

mean molecular weight 平均分子量

mean pore size 平均孔径

mean square 均方

mean square deviation 均方差

mean value (平)均值

meaningful [ˈmiːniŋful] *a.* 富有意义的

means [ˈmiːnz] *n.* 工具,方法· by means of... 以…方法 / by suitable means 以适当方法

measurand [ˈmeʒərənd] *n.* 被测的(物理)量(性质,状态),被测对象

measure [ˈmeʒə] *n.* 度量,量器,方法 *v.* 量取,恒量,判断 * Measure indicates that measuring apparatus being used complies with requirements for measurement of volume to the significant numerical place. 量取是指所用量具按照量取体积有效数字位要求符合规定。/ Measure the absorbance at 250nm, not less than 0.50. 在 250nm 处测定吸光度,不得低于 0.50。/ Measure the absorbance, read out the weight of rutin (μg) in the test solution from the calibration curve and calculate. 测定吸收度,从标准曲线读出供试品溶液中芦丁的重量(μg)计算。

measure accurately 精密量取 * Measure

accurately indicates the accuracy of the volume being measured complies with the national standard of pipet being used for the measurement of required volume. 精密量取是指量取体积的准确度,应符合国家标准中对该体积的移液管的精密度的要求。/Measure accurately 0.1ml of reference solution into a 5ml volumetric flask. 精密量取对照品溶液 0.1ml 置 5ml 量瓶中。

measure the area of N 测量 N 的面积

measure the integration values of absorbance 测量吸光度积分值 * Measure the integration values of absorbance from the test solution and the reference solution respectively. 分别测量供试品溶液和对照品溶液吸光度的积分值。

measure on the independent triplicate sample of the same batch 测量三份独立的同批样品

measurement [ˈmeʒəmənt] *n.* 量度,测量(法)

measurement apparatus for solidification point 凝固点测定装置

measurement error 测量误差

measurement meter 计量表

measurement method of melting point 熔点测定法

measurement of peak area 峰面积测量法

measurement range 测定范围

measurement wavelength 测定波长

measuring [ˈmeʒəriŋ] *n.* 测量,量度

measuring apparatus 计量仪器

measuring buret 量液滴定管

measuring cell 测量池

measuring cylinder 量筒

measuring error 测量误差

measuring flask (容)量瓶

measuring glass 量杯

measuring head 探头,测量头

measuring implement 量具,测量仪器

measuring out 量出

measuring pipet(te) 刻度移液管

measuring range 测量范围

measuring rule 计量规则

measuring ruler 测量尺

measuring tube 计量管 * Measuring tube is graduated into division of 0.1ml. 计量管的刻度为 0.1ml。

mechanic(al) [miˈkænik(l)] *a.* 机械的

mechanical agitator 机械搅拌器

mechanical stirrer 机械搅拌器

mechanical vibration 机械振动

mechanics [miˈkæniks] *n.* 力学,机械学

media [ˈmiːdiə] *n.* 培养基

media prepared in-house 自配培养基

media storage 培养基储藏

median [ˈmiːdiən] *n. a.* 中值(的),当中(的)

median diameter 中值直径,中径

median immunizing dose 半数免疫剂量

median lethal dose(LD$_{50}$) 半数致死量

median size 中值粒径

medical [ˈmedikəl] *a.* 医学的,医疗的,内科的

medical devices 医疗器械

medical history 病史

medicament [meˈdikəmənt] *n.* 药物,医疗用物质

medicate [ˈmedikeit] *v.* 用药治疗,投药,加入药品,使含药物

medicated [ˈmedikeitid] *a.* 加有药品的,含药的

medicated cosmetics (日)药用化妆品

medication [ˌmediˈkeiʃən] *n.* 药物,药剂.药疗法,投药法

medicinal [meˈdisinl] *a.* 医药的,药用的,有疗效的

medicinal bag-packed teas 袋装茶剂

medicinal carbon 药用炭

Medicinal Changium Root 明党参

Medicinal Cyathula Root 川牛膝

medicinal distillates 露剂

Medicinal Euodia Fruit 吴茱萸

medicinal herb 草药

Medicinal Indianmulberry Root (药材学)

巴戟天

medicinal juice 药汁

medicinal product 医疗用品

medicinal substance 药用物质

medicinal tea lumps 块状茶剂

medicinal teas 茶剂

medicinal teas for decoction 煎(煮)茶剂

medicinal wines 药酒

medicinally [me'disinəli] ad. 用为医药地,药用地

medicine ['medsin] n. 医学,医药,药物

Medicine Terminalia Fruit 诃子

medium ['mi:djəm] n. 培养基,中等

medium value 中间值

medulla [me'dʌlə] (pl.medullae [medʌli:]) n. 髓心,木髓

Medulla Junci (拉)灯心草

Medulla Stachyuri; Medulla Helwingiae (拉)小通草

Medulla Tetrapanacis (拉)通草

medullary [me'dʌləri] a(骨)髓的,髓心的

medullary bundles 髓维管束,髓束

medullated ['medəleitid] a. 有髓的·fracture medullated in the center 断面中心有髓

medullation [medə'leiʃən] n. 髓(形成),有髓(状态)

medwatch 严重不良反应通知书(ICH)

meet [mi:t] v. 会见,符合,满足

meet the requirements 符合规定(要求)

meet the specification 合乎规范

meet the test of experiment 用实验证明

mega ['megə] n. 百万(10^6)

megabar ['megəba:] n. 兆巴(压力)

megahertz [ˌmegəˌhə:ts] (MHz)n. 兆赫

megapoise ['megəpɔis] n. 兆泊(黏滞度单位)

mel [mel] n. 蜂蜜

melanterite [mə'læntəˌrait] n. 皂矾,绿矾

Melanteritum (拉)n. 皂矾,绿矾

Melastoma (拉)n. 野牡丹属

Melastomae Herba (拉)地稔

Melia (拉)n. 楝属,苦楝皮

Meliae Cortex (拉)苦楝皮

Melis Adeps (拉)獾油

mella (拉)n. 蜜剂

mellein ['meliin] n. 蜂蜜曲霉素

melline ['meli:n] a. 蜜黄色的

mellisic [mə'lisik] a. 蜂蜡的

mellite ['melait] n. 蜜蜡石

mellitoxin ['melitɔksin] n. 蜂毒

mellitum [mə'laitəm] (pl. amellite [məlaitə])n. 蜜剂

melt [melt] v. 熔融 * Melt the plaster over gentle flame. 取膏,用文火熔化。

melting ['meltiŋ] n. 熔(融)化

melting endotherm 熔融吸热

melting point 熔点 * Melting point is not lower than 180℃. 熔点不低于180℃。/Melting point is 199~201℃ with decomposition. 熔点 199~201℃,熔融时分解。

melting point apparatus 熔点测定装置

melting point lowering 熔点降低

melting range 熔程

membranaceous [ˌmembrə'neiʃəs] a.(叶)膜质的

membranaceous leaf 膜状叶

membrane ['membrein] n. 薄膜

membrane charge 膜电荷

membrane disk 膜片

membrane equilibrium 膜渗平衡

membrane filter 膜滤器

membrane filtration method 膜式过滤法

membrane junction 膜接界

membrane permeability 膜渗透性

membrane potential 膜电位

membrane semipermeability 膜半渗透性

membrane separation process 薄膜分离法

membrane separation technique 膜分离技术

membraneous [mem'breiniəs] a. 薄膜的,膜质(状)的

membranous [mem'breinəs] a. 薄膜的,膜质(状)的

Membranous Milkvetch Root (药材学)膜荚黄芪(黄芪的一种基源)

memory ['meməri] n. 记忆(力),存储

MEMORY CHECK（runs check on memory）（高效液相）运行内存检查

memory device 存储装置,存储设备

memory effect 记忆效应,存储效应

memory factor 记忆因子

memory system 存储系统

Mendel（y）eeff's chart [ˌmendə'leif]（医）门捷列夫周期表

Mendel（y）eev's law 门捷列夫周期律

meniscoid [mə'niskɔid] a. 弯液面的,弯月面的

meniscus [mi'niskəs]（pl.meniscuses, menisci [mi'nisai]）n. 弯液面,弯月面

Menispermi Rhizoma（拉）北豆根

Menispermum [ˌmeni'spə:məm]（拉）n. 蝙蝠葛属;防己属

menstrual ['menstruəl] a. 每月一回的,月经的

menstrual period 经期 * Not taken in menstrual periods. 经期停药。

mental ['mentl] a. 精神的,脑力的,颏的

mental labour 脑力劳动

Mentha ['menθə] n. 薄荷

Mentha（拉）n. 薄荷属

Mentha Haplocalyx Oil 薄荷油

Mentha Herb（日）薄荷 * Mentha Herb gives a cool feeling on keeping in the mouth. 薄荷含于口腔中有清凉感。

Mentha Oil（日）薄荷油

Mentha Water（日）薄荷水

Menthae Haplocalycis Herba（拉）薄荷

L-menthol ['menθɔl] n. L- 薄荷醇(脑)

mentholum（拉）n. 薄荷脑

menthone ['menθəun] n. 薄荷酮

mention ['menʃən] n. v. 讲述,提到

mentioned ['menʃənd] a. 提到的·as mentioned above 如上所述

menu ['menju:] n. 菜单,指令单

mercurate ['mə:kjureit] n. 汞化产物,汞盐 v. 使与汞化合

mercurial [mə'kjuəriəl] a. 汞的,水银的

mercurial vapo（u）r 汞蒸汽

mercurial vapor producer 汞蒸汽发生器

mercuric [mə'kjuərik] a. 汞的,二价汞的

mercuric acetate TS 醋酸汞试液

mercuric bromide 溴化汞

mercuric chloride TS 氯化汞试液

mercuric iodide red 碘化汞(红色)

mercuric nitrate TS 硝酸汞试液

mercuric oxide 氧化汞

mercuric oxide yellow 氧化汞(黄色)

mercuric potassium iodide TS 碘化钾汞试液,碘化汞钾试液

mercuric sulfate TS 硫酸汞试液

mercurous ['mə:kjurəs] a. 亚汞的,一价汞的

mercurous chloride 氯化亚汞

mercurous nitrate TS 硝酸亚汞试液

mercury ['mə:kjuri] n. 汞(Hg)

mercury globule 汞珠

mercury lamp 汞灯

mercury porosimetry（粉体）水银孔隙测定法

mercury potentiometric titration 汞电位滴定法

Meretricis Concha；Cyclinae Concha（拉）蛤壳(前者称"文蛤";后者称"青蛤")

Meretrix ['meritriks]（拉）n. 文蛤属

merge ['mə:dʒ] v. 融合,消失,合并

mericarp ['merika:p] n.(双悬果之)悬果瓣,分果

meristele [ˌmeri'sti:li] n. 分体(分生)中柱(网状中柱中的一个维管束)

meristem ['meristem] n. 分生组织

mesaconitine [ˌmesə'kɔniti:n] n. 新乌头碱

mesh [meʃ] n. 筛孔号,筛目,网眼

mesh filter 筛网过滤器

mesh gauze filter 筛网过滤器

mesh number 筛号,网目号

mesh range 筛目范围

mesh screen 筛目

mesh size 筛目大小

meso-（词头）正中,半,内消旋

mesocarp ['mesəka:p] n. 中果皮

mesoisomer [ˌmesəu'aisəmə] n. 内消旋异

构体

mesomeric [mesə'merik] a. 内消旋的

meso method 半微量法

meso sample 半微量试样

mesophile ['mesəfail] n. 嗜温菌

mesophilic [mesə'filik] a. 嗜常温的，中温的

mesophyll ['mesəfil] n. 叶肉

mesophyll cell 叶肉细胞

mesophllic [mesəu'filik] a. 叶肉的

meta- (词头)元，亚，次，后，间，偏

metabisulphite [metəbai'sʌfait] n. 焦亚硫酸盐

metabolic [ˌmetə'bɔlik] a. 代谢的

metabolite [me'tæbəlait] n. 代谢物

metacresol [metə'kri:sɔl] n. 间甲酚

metacresol purple 间甲酚紫

metaderm ['metədə:m] n. 后生皮层

metal ['metl] n. 金属

metal cation 金属阳离子

metal compound 金属化合物

metal gloss 金属光泽

metal hook (测融变时限)金属挂钩

metal needle 金属探针

metal probe 金属探针

metal salt 金属盐

metallic [mi'tælik] a. 金属的 ·with metallic luster 有金属光泽

metallic sodium 金属钠

metamorphic [metə'mɔfik] a. 变质的(岩类)，变形现象的

metamorphic group 变质岩类矿石

metasilicate [metə'silikit] n. 偏硅酸盐

metasilicic acid [ˌmetəsi'lisik] 硅酸

metastable [metə'steibl] a. 亚稳的

metastable ion (MI) 亚稳离子

metastable ion peak 亚稳离子峰

metastable level 亚稳能级

metastable peak 亚稳峰值

metastable state 亚稳态

metastable transition 亚稳过渡，亚稳跃迁

metathesis [me'tæθəsis] (pl. metatheses [me'tæθəsi:z] n. 置换作用，复分解作用

metathesise [me'tæθəsaiz] v. 变换，换位

metathetic [metə'θetik] a. 复分解的，置换的

metazoan [metə'zəuən] n. a. 后生动物(的)，多细胞动物(的)

metazoan cell 后生细胞

metazoon [metə'zəuɔn] (pl. metazoa [ˌmetə'zəuə])n. 后生动物

meter ['mi:tə] n. 米，测量计 v.(用计量仪)测量

metered ['mi:təd] a. 测定的，计量的

metered dose inhalers 剂量型吸入剂(ICH)

metered-dose valve 计量阀，定量阀

methacrylate [me'θækrileit] n. 甲基丙烯酸盐(酯，树脂)，异丁烯酸盐(酯)

methamidophos [ˌmæθə'midəufɔs] n. 甲胺磷

methanoic acid 甲酸

methanol ['meθənɔl, 'meθənəul] n. 甲醇

methene ['meθi:n] n. 亚甲基

methenyl ['meθənil] n. 次甲基，甲川

methidathion [məθi'dæθiɔn] n. 甲(杀)扑磷

method ['meθəd] n. 方法

method-dependent (ICH) 结果因方法不同而不同的，依赖于方法的

method for levigating 水飞法

method for calcining openly (炮制的)明煅法

method for frost-like powder (炮制的)制霜法

method for processing with salt water (炮制的)盐水制法

method for processing with scalding (炮制)烫法

method for processing with vinegar 醋制法

method for rinsing in boiling water (炮制杏仁)焯法

method for simple stir-baking (炮制的)清炒法

method for stir-baking with bran 麸炒法

method for stir-baking with wine 酒制法

method interference 方法干扰

method of enrichment 富集法，浓缩法

method of evaporation 蒸发法

method of external standard 外标法

method of identification 鉴别(定)法

method of internal normalization 内标归一化法

method of least square 最小二乘法

method of operation 操作法

method of particle size measurement 粒度测定法

method of preparation (日)制法

method of pendant drop 悬滴法

method of sampling 取样法

method of substitution 取代法

method validation 方法的验证

methodology [ˌmeθəˈdɔlədʒi] n. 方法学,方法论,教学法,研究法

methodology research 方法学研究

methodology study 方法学研究

methoxide [meˈθɔksaid] n. 甲醇盐

4-methoxybenzaldehyde [ˌmeθɔksibenˈzældihaid] n. 4- 甲氧基苯甲醛,茴香醛

methoxybenzene [məˌθɔksiˈbenzi:n] n. 茴香醚,甲氧基苯

2-methoxyethanol [meˌθɔksiˈeθənɔl] n. 2- 甲氧基乙醇

4-methoxysalicylaldehyde n. 4- 甲氧基水杨醛

methoxyl [meˈθɔksil] n. 甲氧基

methyl [ˈmeθil, ˈmi:θail] n. 甲基

methyl acetate 乙酸甲酯

3-methyl-1-butanol n. 3- 甲基 -1- 丁醇

1-methyl hydantoin n. 1- 甲基海因

5-methyl mellein n. 5- 甲基蜂蜜曲霉素

methyl orange 甲基橙

methyl parahydroxybenzoate 对羟基苯甲酸甲酯

methyl parathion 甲基对硫磷

methyl polysiloxane (SE-30)(气相色谱)甲基硅橡胶

2-methyl-1- propanol 2- 甲基 -1- 丙醇

N-methyl -2-pyrrolidone N- 甲基吡咯烷酮

methyl red 甲基红

methyl salicylate 水杨酸甲酯

methyl violet 甲(基)紫

methylbenzene [ˌmeθilbenˈzi:n] n. 甲苯

methylbutyl ketone 甲基丁基酮

methylcellulose [ˌmeθilˈseljuləs] n. 甲基纤维素

methylcyclohexane n. 甲基环己烷

methylene [ˈmeθili:n] n. 亚甲基,甲叉

methylene blue 亚甲蓝

methylene chloride 二氯甲烷

methylethyl ketone 甲乙酮,丁酮

N-methylformamide n. N- 甲基甲酰胺

methylisobutyl ketone 甲基异丁酮

methylisopropyl ketone 甲基异丙酮

methylnonylketone [meθilˌnɔnilˈki:təun] n. 甲基正壬酮

methylpolysiloxane [ˌmeθilpɔlisəˈlɔksein] n. 甲基聚硅氧烷

N-methylpyrrolidone n. N- 甲基吡咯烷酮

methylsalicylate [ˌmeθilsæˈlisileit] n. 水杨酸甲酯

methylsilicone oil 甲基硅油

methylsilicone rubber (SE-30)(气相色谱)甲基硅橡胶(ES-30)

4-methylumbelliferyl-β-D-glucuronide medium (MUG medium) 4- 甲基伞形酮葡糖苷酸基培养基

4′-O-β-D-glucosyl-5-O-methylvlsammioside n. 4′-O- 甲基维斯阿米醇苷

meticulous [miˈtikjuləs] a. 细微(致)的,谨小慎微的

meticulous striations (肌肉)细纹理

metric [ˈmetrik] a. 米制的,公尺的

metric system 米制

metric unit 米制单位

metrological [ˌmetrəˈlɔdʒikəl] a. 度量衡的,计量学的

metrological accreditation 计量认证

metrological management 计量管理

metrological supervision 计量监督

metrological verification 计量检定

metrological verification regulation 计量检

定规程

metrology [miˈtrɔlədʒi] *n.* 计量学

mica [ˈmaikə] *n.* 云母

Mica-schist 金礞石

Micae Lapis Aureus (拉) 金礞石

micell(e) [miˈsel, maiˈsel] (*pl.* micell(e)s [miˈselz, maiˈselz]) *n.* 胶束, 微胶粒(团)

micellar electrokinetic capillary chromato-graphy (MEKC, MECC) 胶束电动毛细管色谱法

micelle reagent 胶束试剂

micro [ˈmaikrəu] *n. a.* 微小(的), 细微(的), 百万分之一(10^{-6})

microbe [ˈmaikrəub] *n.* 微生物

microbial [maikˈrəubiəl] *a.* 微生物的

microbial cell 微生物细胞

microbial contamination limits of pharmaceutical preparation (药物)制剂微生物污染限度

microbial expression system 微生物表达系统

microbial limit test 微生物限度检查

microbial number 菌数

microbial number report rule 菌数报告规则

microbial toxin 微生物毒素

microbioassay [ˌmaikrəubaiəuˈæsei] *n.* 微生物测定法

microbiological [ˌmaikrəubaiəˈlɔdʒkəl] *a.* 微生物学的

microbiology [ˌmaikrəubaiˈɔlədʒi] *n.* 微生物学

micro-crystal 砂晶; 微晶体

microcrystalline [maikrəuˈkristəlain] *n. a.* 微晶(的)

microcrystalline cellulose 微晶纤维素

microcrystallite [ˈmaikrəˈkristəlait] *n.* 微晶(粒)

microgram [ˈmaikrəugræm] (μg) *n.* 微克, 10^{-6} 克

microliter [maikrəuˈliːtə] *n.* 微升, 10^{-6} 升 (μl)

microliter capillary 微升毛细管

microliter pipet(te) 微升移液管

microliter syringe 微升注射器

micrometer [maiˈkrɔmitə] *n.* 测微尺, 测微计

micrometer, micrometre [ˈmaikrəˌmitə] *n.* 微米, 10^{-6} 米 (μm)

micronize [ˈmaikrənaiz] *v.* 微粒化, 微粉化

micronizing [ˈmaikrənaiziŋ] *n. a.* 微粉化(的)

micronizing silica gel 微粉化硅胶

microorganism [ˈmaikrəuˈɔːgənizm] *n.* 微生物

micropore [ˈmaikrəupɔː] *n.* 微孔, 细孔

microporous [ˌmaikrəuˈpɔːrəs] *a.* 微孔性的, 多微孔的

microporous filter membrane 微孔滤膜

micropyle [ˈmaikrəpail] *n.* (动植物)珠孔, 精孔, 卵孔

microscope [ˈmaikrəskəup] *n.* 显微镜·binocular microscope 双筒显微镜 /simple microscope 单筒显微镜 /under microscope 在显微镜下

microscope carrier 显微镜载物台

microscope desk 显微镜台

microscope stage 显微镜载物台

microscopic(al) [ˌmaikrəˈskɔpik(əl)] *a.* 显微镜的

microscopic examination 显微鉴别

microscopic identification 显微鉴别

microscopic measure 显微测量

microscopic particle count test 显微微粒计数法

microscopic slide 载玻片

microscopic slides of crude drugs 药材显微制片

microscopic test 显微计数法 * Microscopic test should be followed to reach a conclusion on conformance to requirement. 应用显微计数法进行测定, 应符合规定。

microscopy [maiˈkrɔskəpi] *n.* 显微镜检查, 显微镜学, 显微技术

microsphere [ˈmaikrəusfiə] *n.* 微球

microstat [ˈmaikrəstæt] *n.* 显微镜载物台

microsublimate [ˌmaikrəˈsʌblimeit] *v.* 微量升华 * Microsublimate a small quantity of the powder, rhombus crystal is shown. 取少量粉末进行升华,可见菱形结晶(微量升华鉴别)。

microsublimation [ˌmaikrəusʌbliˈmeiʃən] *n.* 微量升华

microsyringe [ˈmaikrəuˌsirindʒ] *n.* 微量注射器

microtitration [ˈmaikrəuˈtaitreiʃən] *n.* 微量滴定法

microtitre, microtiter [ˌmaikrəuˈtaitə] *n.* 微量滴定

microtitre plate 微量滴定板(盘)

microtome [ˈmaikrətəum] *n.* 切片机,切片刀

microtomy [maiˈkrɔtəmi] *n.* (显微)切片技术

microwave [ˈmaikrəweiv] *n. a.* 微波(的)

microwave digestion 微波消解法

microwave irradiation 微波照射

microwave oven 微波炉

microwave slaking tank 微波消解仪

microzyme [ˈmaikrə(u)zaim] *n.* 酵母菌;微胶粒;分子团

mid [mid] *n.* 中央,中间 *a.* 中央(间,部)的 prep 在…之中

mid concentration 中间浓度

middle [ˈmidl] *n.* 中间,中等· in the middle of... 在…中间

middle heat 中火

midrib [ˈmidrib] *n.* 主脉(位于叶片中央粗大的脉)· midrib on lower surface distinctly prominent 主脉于下表面显著突出

midvein [midˈvein] *n.* 中脉·in midvein 在中脉

migrate [maiˈgreit] *v.* 迁移,移动

migration [maiˈgreiʃən] *n.* 迁移,移动

migration amount 迁移量

migration marker 迁移标记物

migration time(t_m) 迁移时间

migration velocity 迁移速度

migration velocity under the unit electric field strength 淌度(单位电场强度下的迁移速度)

mild [maild] *a.* 温和的,缓和的,轻度的

mild diarrhea 轻度腹泻

mildew [ˈmildju:] *n.* 霉菌,霉点 *v.* 使发霉

mile [mail] *n.* 英里(1.609公里),海里,较大的间隔,较长的距离

Mile Swertia Herb 青叶胆

milieu [ˈmi:ljə] *n.* 环境,周围

Milkvetch [ˈmilkvetʃ] (新)*n.* 黄芪

Milkvetch Root 黄芪

Milkwort [ˈmilkwə:t] (新)*n.* 远志

milky [ˈmilki] *a.* 牛奶的,乳状的,乳白色的

milky white 乳白色

mill [mil] *n.* 磨坊,研磨机 *v.* 碾磨,磨细

milled [ˈmild] *a.* 磨碎了的,

millet [ˈmilit] *n.* 稷,粟,小米

millet soup 小米汤

Millet Sprout 谷芽

milli- (词头)毫,千分之一(10^{-3})

millibar [ˈmiliba:] *n.* 毫巴,10^{-3} 巴(气压单位)

milliequivalent [ˌmiliiˈkwivələnt] *n.* 毫克当量

milligamma [ˈmiligæmə] *n.* 纳克(10^{-9} 克),毫微克

milligram [ˈmiligræm] *n.* 毫克(mg)

milliliter [ˈmilili:tə] *n.* 毫升(ml)

millimeter [ˈmilimi:tə] *n.* 毫米(10^{-3} 米)

millimeter ruler 毫米刻度尺

millimole [ˈmiliməul] *n.* 毫摩尔

millimole number 毫摩尔数

millinormal [ˌmiliˈnɔməl] *a.* 毫(克)当量的

million [ˈmiljən] *n.* 百万

milliosmole [ˈmiliˈɔzməul] n 毫渗(透压)摩尔

milliosmole concentration 毫渗透压摩尔浓度

millipore [ˈmilipɔ:] *n.* 微孔

millipore filter 微孔过滤器

millipore filtration 微孔过滤

millipore membrane 微孔滤膜

millirad [ˈmiliˌræd] *n.* 毫拉德

millivolt [ˈmilivəult] *n.* 毫伏(特)(mV)

mimic [ˈmimik] *n.* 仿造物,仿制品 *a.* 模仿的,拟态的 *v.* 仿制,模仿

mineral [ˈminərəl] *n.* 矿 物·a mineral of

silicate 硅酸盐类矿物 /a mineral of oxides 氧化物类矿物

mineral acid 无机酸

mineral drug 矿物药

mineral of limonite of hydroxides 氢氧化物类矿物褐铁矿

mineral of sulfates 硫酸盐类矿物

mineral water 矿泉水

mineralization [ˌminərəlaiˈzeiʃən] n. 矿质化(作用)

minimal [ˈminiməl] a. 最低限度的,最小的

minimise, minimize [ˈminimaiz] v. 使成为最小,将…减至最低程度

minimum [ˈminiməm] (pl.minimums, minima [ˈminimə]) n. a. 最小(的),最低(的),最少(的)·a minimum of... 最少…

minimum container 最小包装单位

minimum detectability 最小检出度

minimum detectable amount (MDA) 最小检出量

minimum detectable concentration 最小检出浓度

minimum detectable quantity 最小检出量

minimum detection amount (quantity) 最小检出量

minimum effective dose 最小有效剂量

minimum exposure time 最低作用(接触, 暴露)时间

minimum fatal dose 最小致死量

minimum fill 最低装量(检查法)

minimum lethal dose (MLD) 最低致死量

minimum of pilot plant 最低中试规模

minimum peak width 最小峰宽

minimum time (所需)最短时间

ministry [ˈministri] n. (政府的)部

Ministry of Health, Labor and Welfare (日本)厚生劳动省

minor [ˈmainə] a. 小的,次要的,无生命危险的

minor injury 轻伤,轻度损伤

Mint [minit] (新) n. 薄荷(属植物)

minuend [ˈminjuend] n. 被减数

minus [ˈmainəs] n. 负数,减 a. 减去的,负的 prep. 减去

minus charge 负电荷

minus sign 减号,负号

minute [ˈminit] n. 分钟 [maiˈnju:t] a. 微小的

Mirabilite [miˈræbilait] n. 芒硝

Mirabilite Preparation 西瓜霜

Mirabilitum (拉) n. 芒硝

Mirabilitum Praeparatum (拉) 西瓜霜

mirror [ˈmirə] n. 镜子

mirror image 镜像

mis- (词头) 错,误,不当,不良

misapplication [misæpliˈkeiʃən] n. 误用,使用不正确

misapply [misəˈplai] v. 误用,不正确使用

misbrand [ˈmisˈbrænd] v. 错贴商标,把…贴上假标记(商标)

miscalculate [ˌmisˈkælkjuleit] v. 错算,计算错误

miscalculation [ˌmiskælkjuˈleiʃən] n. 错算,计算错误

miscellaneous [misiˈleiniəs] n. 其他 a. 杂的,各种各样的,多方面的

miscible [ˈmisibl] a. 可混合的,易混的(with) ·freely miscible with ethanol 与乙醇任意混合

miscible with water 能与水混合的

misclassify [ˌmiˈsklæsifai] v. 把…分错类,对…错误分类

miscount [ˈmisˈkaunt] v. 误算,算错,数错

misdescription [ˈmisdisˈkripʃən] n. 不完全记述,错误的描写

mislead [misˈli:d] v. 使误解

misleading [misˈli:diŋ] a. 使人迷惑的

mismatch [misˈmætʃ] v. 失配,错连,不重合,未对准

misoperation [ˈmisɔpəˈreiʃən] n. 操作不当

misregistration [ˌmisredʒiˈstreiʃən] n. 误登录

misreport [ˌmisriˈpɔ:t] v. 误报,谎报

missing [ˈmisiŋ] n. 遗漏,失去 a. 缺少的,

丢失的

missing data 数据缺失

missing value 漏测值

mist [mist] *n.* 雾

mist drops (喷雾剂)雾滴

mistake [miˈsteik] *n. v.* 弄错,出错

mistake error 过失(人为)误差

mister [ˈmistə] *n.* 先生,喷雾器

Mistletoe [ˈmisltəu] (新) *n.* 槲寄生属,槲寄生

misuse [ˈmisˈjuːz] *v.* 错用,误用,滥用

mite [mait] *n.* 螨(虫)

mite borne 螨传播的

mited [ˈmaitid] *a.* 螨蛀的

mitigate [ˈmitigeit] *v.* 减轻,缓和,镇静

mix [miks] *v.* 混合

mix in equal portions 等量混合

mix sth.with sth. 将…与…混合

mix well 充分混合,混匀 * Mix well 9g of big honeyed pill in pieces with 4.5g of kieselguhr. 取大蜜丸 9g,剪碎,与硅藻土 4.5g 混匀。

mix ratio setting range 混合比例设定范围

mixed [mikst] *a.* 混合的

mixed indicator solution 混合指示液

mixed reference solution 混合对照品溶液

mixed solution 混合溶液

mixed solvent 混合溶剂

mixer [ˈmiksə] *n.* 混合器,搅拌器

mixer cover 混合器盖子

mixture [ˈmikstʃə] *n.* 混合物 * It is a mixture of the three isomers o-, m- and p-xylene. 为二甲苯的邻,间,对位异构体的混合物。

mixtures [ˈmikstʃəs] *n.* 合剂

mobile [ˈməubail] *n.* 运动物体 *a.* 易(流,运,活,移)动的

mobile equilibrium 动态平衡

mobile liquid 易流动的液体

mobile phase 流动相

mobile phase front 流动相前沿

mobility [məuˈbiliti] *n.* 移动性,淌度,迁移率·ionic mobility 离子迁移率 * Mobility indicates migration velocity of the components under the unit electric field strength. 淌度是指组分在单位电场强度下的迁移速度。

mock [mɔk] *n. a.* 假(的)模仿(的),模拟(的),仿制品(的)*v.* 模仿,骗

mock run 空白对照试验

mock standard 模拟标准

mode [məud] *n.* 方(形)式,样式;众数值

mode change (HPLC 显示屏)改变输液模式

mode change enter (HPLC 显示屏)设定输入方式

model [ˈmɔdl] *n.* 模式,典型 *v.* 作…模型·on the model of 仿造

model comparison group (动物)模型对照组

moderate [ˈmɔdərit] *a.* 适度的,中等的,有节制的 *v.* 缓和,减轻

moderate polarity 中等极性

Moderate Asiabell Root (药材学)素花党参(党参基源的一种)

moderately [ˈmɔdəritli] *ad.* 适度地,普通地,中等地

moderately polar 中等极性的

moderately polar phase 中等极性固定相

moderator [ˈmɔrəreitə] *n.* 缓和剂,减速器

modern [ˈmɔdən] *a.* 现代的,新式的

modern color vision theory 现代颜色视觉理论

modern liquid chromatography 现代液相色谱法

modification [mɔdifiˈkeiʃən] *n.* 变更,改变,修改

modified [ˈmɔdifaid] *a.* 改良的,变更的,改性的,修改的

modified Martin agar medium 改良马丁琼脂培养基

modified Martin medium 改良马丁培养基

modified polyethylene glycol column 改良(性)聚乙二醇柱

modified potassium iodobismuthate test solution 改良碘化铋钾试液

modified-release dosage form 修改释放的剂型

modifier ['mɔdifaiə] *n.* 调节器,调节(改良)剂,改性剂 ·addictive modifier 添加的改性剂

modify ['mɔdifai] *v.* 变更,改变(良,性)

modifying ['mɔdifaiiŋ] *a.* 改正的,修正的

modifying factor (毒理学的)修正因子

module ['mɔdjul] *n.* 模件,单元件,组件 ·solvent delivery module 溶剂传输组件(泵)

mogroside V *n.* 罗汉果皂苷 V

moiety ['mɔiəti] *n.* 一半,一部分,组成部分

moist [mɔist] *a.* 湿(性)的

moist heat 湿热

moist heat sterilization 湿热灭菌

moisten ['mɔisn] *v.* 使湿润· moisten uniformly 均匀湿润 /moisten sth. with sth. 用…湿润…* Moisten 5g of the pills, in pieces, in 3ml of concentrated ammonia TS. 取药丸 5g 剪碎,加浓氨试液 3ml,使湿润。

moisture ['mɔistʃə] *n.* 水分,湿气

moisture-absorbing drug 易吸水的药物

moisture chamber 控制湿度展开槽

moisture content 水分,水含量

moisture detector 湿度检测器

moisture determination 水分测定

moisture equilibrium 水分平衡

moisture-free 无水的,干燥的

moisture level 水分

moisture-proof 防潮的

moisture-resistant 防潮的,抗湿的

moisture teller 水分快速测定仪

mol [mɔul] (=mole) *n.* 克分子(量),摩尔(单位)

mol concentration 摩尔浓度

molal ['mɔuləl] *a.* 质量摩尔浓度的,重模的

molal concentration 质量摩尔浓度

molal depression constant 质量摩尔(冰点)下降常数

molal elevation constant 质量摩尔(沸点)上升常数

molal solution 质量摩尔溶液

molality [mɔu'læliti] *n.* 质量摩尔浓度(每 1000g 溶剂中溶质的克分子数),重模浓度

molar ['mɔulə] *a.* 摩尔的,容摩的,容量克分子浓度的

molar absorption coefficient 摩尔吸光系数

molar concentration 摩尔浓度,体积克分子浓度

molar depression (of freezing point) 摩尔冰点下降

molar elevation (of boiling point) 摩尔沸点上升

molar extinction coefficient 摩尔吸光系数

molar ratio 摩尔比

molar solution 摩尔溶液,容模溶液

molarity [mɔu'læriti] *n.* 体积摩尔浓度 (1000ml 中溶质的克分子数),物质的量浓度

molasses [mə'læsiz] *n.* 糖蜜(砂糖精制过程中产生的黑色糖浆),饴糖

mold [mɔuld] (=mould) *n.* 霉,霉菌 *v.* 发霉

moldy ['mɔuldi] (=mouldy) *a.* 发霉的

mole [mɔul] *n.* 克分子量,摩尔,克模

mole per liter (mol/L) 每升摩尔数

molecular [mɔu'lekjulə] *a.* 分子的

molecular activity 分子活性

molecular collision 分子碰撞

molecular configuration 分子构型

molecular diffusion 分子扩散

molecular feature finding (高分辨质谱)分子特征寻找

molecular formula 分子式

molecular fragment 分子碎片

molecular ion peak 分子离子峰

molecular mass 分子量

molecular sieve 分子筛

molecular size 分子大小

molecular structure 分子结构

molecular turbo pump 分子涡轮泵

molecular weight 分子量

molecular weight estimation 分子量测定

mollugin *n.* 大叶茜草素

molten ['mɔultən] *a.* 融化了的

molybdate [mɔ'libdeit] *n.* 钼酸盐

molybdenum [mɔ'libdinəm] *n.* 钼(Mo)

molybdic acid [mɔ'libdik] *n.* 钼酸

molybdophosphate [mə,libdəu'fɔs,feit] *n.* 磷钼酸盐

molybdophosphoric acid [mə,libdəufɔ'sfɔrik] 磷钼酸

moment ['məumənt] *n.* 瞬间

momentarily ['məuməntərili] *ad.* 一瞬间, 刹那间

Momordica (拉)*n.* 苦瓜属

Momordicae Semen (拉)木鳖子

MON FLOW (monitors solvent delivery flow rate)(HPLC 显示屏)在恒压模式下监测输液速度

MON ID (for remote pump control, monitors pump ID)(HPLC 显示屏)对于泵遥控时, 监测泵的 ID

MON REV (monitors cumulative number of pump revolutions)(HPLC 显示屏)监测泵累计运行的次数

MON TIME (monitors elapsed time when running a time program)(HPLC 显示屏)监测当前时间程序已运行的时间

monacid [mɔn'æsid] *n. a.* 一元酸(的)

Mongol ['mɔŋgɔl] *n. a.* 蒙古人(的)

Mongolian [mɔŋ'gəuljən] *n. a.* 蒙古(人,语)(的)

Mongolian Milkvetch Root (药材学)蒙古黄芪(黄芪的一种基源)

Mongolian Snakegourd Root (药材学)天花粉

moniliform [məu'nilifɔ:m] *a.* 念(串)珠形的,项圈形的

monitor ['mɔnitə] *n.* 监测(视)器 *v.* 监测,检查 * Monitor cumulative number of pump revolutions. 监测泵的运行的次数。/ Monitor elapsed time. 监测已运行的时间 /Monitor integrated number of pump revolutions. 监测泵的运转累积次数。/ Monitor solvent delivery flow rate. 监测输液流速 / Appropriate method should be adopted to monitor any leakage or explosion. 应采用适当方法监测渗漏和爆裂。

monitoring ['mɔnitəriŋ] *n.* 监视(测),控制,追踪

monitoring report 检测(监察)报告

Monkshood ['mʌŋkshud] *n.* 乌头(属)

monoacid [,mɔnəu'æsid] *n.* 一元酸

monoatomic [,mɔnəuə'tɔmik] *a.* 单原子的,一元(价)的

monoatomic acid 一元酸

monoatomic base 一元碱

monobromide [,mɔnə'brəumaid] *n.* 一溴化物

monochasium [,mɔnəu'keiziəm] (*pl.* monochasia ['mɔnəu'keiziə])*n.* 单歧聚伞花序

monochloride [,mɔnəu'klɔ:raid] *n.* 一氯化物

monochroic [mɔnəu'krəuik] *a.* 单色(光)的

monochrom ['mɔnəkrəum] (拉)*n.* 单色

monochromatic [,mɔnəukrəu'mætik] *a.* 单色的

monochromatic analysis 单色分析

monochromatic burner 单色灯

monochromatic emission 单色发射

monochromatic filter 单色滤光片

monochromatic lamp 单色灯

monochromatic light 单色光

monochromatic radiation 单色辐射

monochromatic ray 单色光

monochromator [,mɔnəu'krəumeitə] *n.* 单色器

monochrome ['mɔnəkrəum] *n.* 单色

monoclinic [,mɔnə'klinik] *a.* 单(斜)晶系的 *n.* 两性花

monoclinic crystal 单斜晶

monoclinous [,mɔnə'klainəs] *a.* 雌雄同花的,两性花的

monoclonal [mɔnə'kləunl] *a.* 单细胞的,单克隆的

monoclonal antibody (Mab)单克隆抗体

monoclonal antibody labelling 单克隆抗体标记

monocolo(u)r ['mɔnəukʌlə] n. 单色

monocotyledon [mɔnəukɔti'li:dən] n. 单子叶植物

monocrotaline n. 野百合碱

monocrotophos n. 久效磷(有机磷杀虫剂)

monocrystal ['mɔnəkristəl] n. a. 单晶(的)

monoecious [mə'ni:ʃəs] a. 雌雄同株的,雌雄同体的

monoecism [mə'ni:sizəm] n. 雌雄同株

monofilm ['mɔnəfilm] n. 单层分子膜

monofluoride ['mɔnəflu:əraid] n. 一氟化物

monoglyceride [ˌmɔnəu'glisəˌraid] n. 单酸甘油酯

monograph ['mɔnəgrɑ:f] n. 药典正文,专论

monohalide ['mɔnəhælaid] n. 一卤化物

monohydrate [ˌmɔnəu'haidreit] n. 一水化物

monohydric [ˌmɔnəu'haidrik] a. 一氢的

monohydroxy [mɔnəuhai'drɔksi] a. 一羟基的

monoiodide ['mɔnəˌaiədaid] n. 一碘化物

monomer ['mɔnəmə] n. 单体

monomeric [ˌmɔnə'merik] a. 单体的

monophase ['mɔnəfeiz] n. a. 单相(的)

monoradical [ˌmɔnə'rædikəl] n. a. 单价基团(的)

monosaccharide [ˌmɔnə'sækəraid] n. 单糖

monostearate [ˌmɔnəstiəreit] n. 单硬脂酸酯

monosubstituted [ˌmɔnə'sʌbstiˌtjutid] a. 单基取代的

monoterpene [ˌmɔnə'tə:pi:n] n. 单萜

monoterpenes n. 单萜类

monotonous [mə'nɔtənəs] a. 单调的

monotropein [ˌmɔnə'trɔpi:ən] n. 水晶兰苷

monovalence [mɔnəu'veiləns] n. 一价,单价

monovalency [mɔnəveilənsi] n. 一价,单价

monovalent [ˌmɔnəu'veilənt] a. 单(一)价的

monoxide [mɔ'mɔksaid] n. 一氧化物

Montreal [mɔntri'ɔ:l] n.(加拿大)蒙特利尔

Montreal protocol 蒙特利尔协议书

Moonseed ['mu:nsi:d] n. 蝙蝠葛

morbidity [mɔ:'biditi] n. 病态,发病率

more [mɔ:] n. a. ad. 更多·more than 多于/

not more than 不多于

Mori Cortex ['mɔrai](拉)桑白皮

Mori Folium (拉)桑叶

Mori Fructus (拉)桑椹

Mori Ramulus (拉)桑枝

Morinda (拉)n. 巴戟天属

Morinda Root 巴戟天

Morindae Officinalis Radix (拉)巴戟天

morphine ['mɔ:fi:n] n. 吗啡

morphine hydrochloride 盐酸吗啡

morphologic(al) [ˌmɔ:fə'lɔdʒik(əl)] a. 形态学的

morphology [mɔ:'fɔlədʒi] n. 形态学

morroniside n. 莫诺苷

mortality [mɔ:'tæliti] n. 死亡率

mortar ['mɔ:tə] n. 乳钵· agate mortar 玛瑙乳钵 * Pulverize in the mortar. 在乳钵中研细。

Morus ['mɔrəs](拉)n. 桑属

mosaic [məu'zeiik] n. a. 镶嵌(的),嵌合(的)

Moschus ['mɔskəs] n. 麝香

Mosla (拉)n. 石荠苧属

Moslae Herba (拉)香薷

most [məust] n. a. ad. 最多(高)

mostly used in 多用于

moth [mɔθ] n. 蛀虫,蛾

mother ['mʌðə] n. 母亲,本源

mother liquid 母液

mother liquor 母液

mother nuclide 母核

Motherwort (新)n. 益母草(属)

Motherwort Fruit 茺蔚子

Motherwort Herb 益母草

motion ['məuʃən] n. 运动,位移

motor ['məutə] n. 马达,发动机 * Motor runs. 马达运转。/Motor is slipping. 马达打滑。

mottle ['mɔtl] n. 斑点,混色斑纹 v. 弄上斑点

mottled ['mɔtld] a. 杂色的,有斑点的

mould [məuld] n.(=mold)n. 霉,霉菌 v. 发霉

mouldy ['məuldi] (=moldy)a. 发霉的

mount [maunt] *v.* 把…装在…上, 制作标本 *n.*(显微镜)载玻片· prepare a mount 装片 * Mount a small quantity of powder with chloral hydrate. 取粉末少许, 用水合氯醛装片。/ Mount the section of dried drug. 取干燥药材, 切片。

Mountain Spicy Fruit 荜澄茄

mountant [ˈmauntənt] *n.*(显微鉴别用)封固剂

mounting [ˈmauntiŋ] *n.* 安装, 装片, 封固

mounting hole 安装孔

mounting plate 安装平台, 安装板

mouse [maus] (*pl.* mice [mais]) *n.* 小鼠, 鼠标

Moutan Bark (日)牡丹皮

Moutan Cortex (拉)牡丹皮

mouth [mauθ] *n.*(出, 入, 容器)口, 开口处, (动物的)口 * Place a funnel on the mouth of the flask. 将漏斗放入烧瓶口中。/It has a slightly cool feeling on keeping in the mouth. 口含有清凉感。

mouthpart (昆虫的)口器

mouthpiece [ˈmauθpi:s] *n.* 容器(管)口, 管接头 * Wash the mouthpiece with water. 用水清洗瓶口。

movable [ˈmu:vəbl] *a.* 可移动的

movable spreader 移动式涂布器

move [mu:v] *v.* 移动, 运转·move about 来回运动 /move in 向里移动 /move on to... 移到…之上

movement [ˈmu:vmənt] *n.* 运动, 移动, 运转, 输送

Moxa [ˈmɔksə] (新)*n.* 艾蒿, 艾绒

moxibustion [mɔksiˈbʌstʃən] *n.* 艾灸(术)

much [mʌtʃ] *n.* 许多, 大量 * How much vaseline do you need? 你要多少凡士林?

much-branched 多分枝的

mucilage [ˈmju:silidʒ] *n.* 黏液(浆), 胶浆(水)

mucilage cell 黏液细胞

mucilage striation (镜检)黏液质纹理

mucilaged [ˈmju:silidʒd] *a.* 黏液的

mucilaginous [mju:siˈlædʒinəs] *a.* 黏性的 * Tasteless, but produce mucilaginous

sensation on the tongue. 无味, 但在舌上有黏液感。

mucosa [mju:ˈkəusə] *n.* 黏膜

mucous [ˈmju:kəs] *a.*(分泌)黏液的

mucronate [ˈmju:krəneit] *a.*(叶端)短尖的, 棘状的·apex mucronate 先端短尖

mucronulate *a.* 具小短尖的

mucus [ˈmju:kəs] *n.*(黏膜分泌的)黏液

mud [mʌd] *n.* 泥(浆)

muddy [ˈmʌdi] *a.* 污(混)浊的, 多泥的

muddy green 污绿色

mulberroside A *n.* 桑皮苷 A

mulberry [ˈmʌlbəri] *n.* 桑树

Mulberry Bark (日)桑白皮 * Mulberry Bark is the root bark of *Morus alba* L. (Moraceae). 桑白皮是桑科植物的根皮。

Mulberry Fruit 桑椹

Mulbery Leaf 桑叶

Mulberry Twig 桑枝

multi- (词头)多重, 多次

multi-atomic ion 多原子离子

multianalysis [mʌltiəˈnæləsis] *n.* 多组分分析

multiarray integrated circuit 多阵列集成电路

multibranched [mʌltiˈbræntʃt] *a.* 多分枝的

multicellular [ˌmʌltiˈseljulə] *a.* 多细胞的, 多室的, 多孔的

multicentre [ˈmʌltiˈsentə] *n. a.* 多中心(的)

multicentre study 多中心研究

multicentre trial 多中心试验

multicomponent [ˈmʌltikəmˈpəunənt] *a.* 多组分的

multicomponent mixture 多组分混合物

multidose [ˌmʌltiˈdəus] *a.* 多剂量的

multi-dose container 多剂量容器

multi-dose study 多剂量试验

multielement [ˈmʌltiˈelimənt] *a.* 多元素的

multielement analysis 多元素分析

multifactor [ˈmʌltiˌfæktə] *n.* 多因素

multifunctional [ˌmʌltiˈfʌnktʃənəl] *a.* 多功能的

multifunctional vacuum sample processor
（检测有机磷农药残留）多功能真空样品
处理器

multilevel［ˌmʌltiˈlevəl］n. a. 多水平（的）

multinecked flask［ˌmʌltiˈnekt］多颈烧瓶

multinomial［ˈmʌltiˈnəumiəl］n. 多项式
a. 多项的

multinomial regression 多项式回归

multiple［ˈmʌltipl］n. a. 多（重，倍，级，数）
（的）v. 成为多重

multiple chiral centers 多个手性中心

multiple development 多次展开

multiple doses packed 多剂量包装的·in
multiple doses pack 多剂量包装

multiple epidermis 复表皮

multiple factor 多因素（子）

multiple fruit 复果，聚花果（由整个花序育
成的果实）

multiplet n. 多重峰，多重态

multiplicand［mʌltipliˈkænd］n. 被乘数

multiplication［mʌltipliˈkeiʃən］n. 乘法，
倍增

multiplicator［ˈmʌltiplikeitə］n. 乘数

multiplier［ˈmʌltiplaiə］n. 乘式，乘数，倍
增器

multiply［ˈmʌltiplai］v. 乘，增＊3 multiplied
by 2 equals（or is）6. 3 乘 2 得（或是）6. /
Multiply 5 by itself. 5 自乘（5 的平方）。

multiseriate［ˈmʌltiˈsiərieit］a. 多列的

multistep［ˈmʌltiˌstep］a. 多步的，多级的

multivalence［ˌmʌltiˈveiləns］n. 多价

multivalent［mʌltiˈveilənt］a. 多价的

multivariant［ˌmʌltiˈvɛəriənt］a. 多变的，多
变量的

multivariate［mvltiˈvɛərieit］n. 多变性

Mume Flos（拉）梅花

Mume Fructus（拉）乌梅

municipal［mjuˈnisipəl］a. 市政的，城市的

municipal institute for drug control 市药
品检验所，市药检所

murine［ˈmjuərain］n. 鼠科动物，鼠灰色
a. 鼠（性，科）的

Murraya（拉）n. 九里香属

Murrayae Folium et Cacumen（拉）九里香

murrayone n. 九里香酮

muscle［ˈmʌsl］n. 肌肉

muscle fibres 肌纤维

muscone［ˈmʌskəun］n. 麝香酮

musculature［ˈmʌskjulətʃə］n. 肌肉组织，肌
肉系统

musculus［ˈmʌskjuləs］（pl. musculi
［ˈmʌskjulai］）（拉）n. 肌肉

Musk［mʌsk］n. 麝香

musk deer 麝

musk sac（麝的）香囊

Muskmelon Seed 甜瓜子

Muskroot-like Semiaquilegia Root 天葵子

mussel［ˈmʌsl］n. 贝壳类

Mustard［ˈmʌstəd］（新）n. 芥子

Mustard Seed 芥子

mutagen［ˈmjutədʒən］n. 致突变物

mutagenesis［ˌmjutəˈdʒenisis］n. 引起突变

mutagenize［ˈmjuːtədʒənaiz］v. 致突变

mutarotation［mjuːtərəuˈteiʃən］n. 变旋（现
象，作用）

mutate［ˈmjuː(ː)teit］v.（使）突变，（使）变异

mutation［mjuː(ː)ˈteiʃən］n. 突变·genomic
mutation 基因突变

muttony a. 羊膻气的

mutual［ˈmjuːtjuəl］a. 相互的

mutual action 相互作用

mutual affinity 相互吸引

mutual solubility 互溶性

mycelial［maiˈsiːliəl］a. 菌丝体的

mycelioid［maiˈsiːliɔid］a. 菌丝体的

mycelium［maiˈsiːliəm］n. 菌丝体

mycete［ˈmaisiːt］n. 霉菌，真菌

mycoplasma［ˌmaikəuˈplæzmə］n. 支原体

myeloma［ˌmaiəˈləumə］n. 骨髓瘤

Mylabris（拉）n. 斑蝥

myricetrin n. 杨梅苷

Myristica［miˈristikə］（拉）n. 肉豆蔻属

Myristicae Semen（拉）肉豆蔻

myristate［miˈristeit］n. 肉豆蔻酸盐（酯），

十四(烷)酸盐(酯)

myrrh [mə:] *n.* 没药

Myrrh (processed with vinegar) *n.* 没药

(醋制)

myrrhic [ˈmə:rik] *a.* 没药的, 没药树脂的

Myrrhtree (拉) *n.* 没药属

N

Nacker, Nacre [ˈnækə, ˈneikə] *n.* 珍珠母

naked [ˈneikid] *a.* 裸的

naked eyes 肉眼

name [neim] *n.* 名称·the name law 命名法，命名原则 /the official name 法定名称

named [neimd] *a.* 命名的，被指定名称的，标着名字的

nameless [ˈneimlis] *a.* 没有名字(称)的，无名的

namely [ˈneimli] *ad.* 即，就是，换句话说

nameplate [ˈneimpleit] *n.* 名牌，商标

nanogram [ˈneinəˌɡræm] *n.* 纳克 10^{-9} 克(ng)

nanometer [ˈneinəˌmiːtə] *n.* 纳米，10^{-9} 米(nm)

nap [næp] *n.* 绒毛·soft like a nap 绵软如绒 *v.* 起绒毛

naphthalene [ˈnæfθəliːn] *n.* 萘，樟脑球

naphthalenediol *n.* 萘二酚，二羟基萘

naphthalin [ˈnæfθəliːn] *n.* 萘，樟脑球

naphthaquinone [ˌnæfθəkwiˈnəun] *n.* 萘醌

naphthene [ˈnæfθiːn] *n.* 环烷(烃)

naphthenic [næfˈθiːnik] *a.* 环烷的

naphthol [ˈnæfθɔl] *n.* 萘酚·α-naphthol(TS) α- 萘酚(试液)/β-naphthol β- 萘酚

naphthyl [ˈnæfθil] *n.* 萘基

α-naphthylamine [næfˈθileimin] *n.* α- 萘胺

naphthylenediamine [ˈnæfθilinəˈdaiəmiːn] *n.* 萘二胺

narcotic [naːˈkɔtik] *n.* 麻醉药 *a.* 麻醉的

nardosinone *n.* 甘松新酮

Nardostachyos Radix et Rhizoma (拉)甘松

Nardostachys Root 甘松

Nardostachys (拉)*n.* 甘松属

naringin [nəˈrindʒən] *n.* 柚皮苷

narrow [ˈnærəu] *a.* 狭窄的，细的

narrow mouthed bottle 细口瓶

narrow necked bottle 细颈瓶

nasal [ˈneizəl] *a.* 鼻的

nasal cavity 鼻腔

nasal creams 鼻用乳膏剂

nasal drops 滴鼻剂

nasal ointments 鼻用软膏剂

nasal pastes 鼻用糊剂

nasal powders 鼻用散剂

nasal preparations 鼻用制剂

nasal sprays 鼻用喷雾剂

nasal washes 洗鼻剂

nascent [ˈnæsnt, ˈneisnt] *a.* 初生的，新生的

nascent oxygen 初生态氧

nascent state 初生态

national [ˈnæʃnl] *a.* 国家的

National Bureau of Standards (NBS) (美国)国家标准局

National Formulary (美国)国家药品处方集

National Adverse Drug Reaction Monitoring Center 国家药品不良反应监测中心

National Institute for Food and Drug Control 中国食品药品检定研究院

national or international reference material 国家或国际参比物质

national standard 国家标准

nationality [ˌnæʃəˈnæliti] *n.* 民族 * The crude drug is used by Mongol nationality commonly. 该药材是蒙古族习用药材。

native [ˈneitiv] *n.* 当地人(动植物) *a.* 天然的，原来的

native sulphur 天然硫

native virus 天然病毒

Natrii Sulfas 芒硝

Natrii Sulfas Exsiccatus 玄明粉,元明粉

natrium ['neitriəm] n. 钠(Na)

natural ['neitʃərəl] a. 自然界的,天然的

natural bacteria 自然菌

Natural Borneol 天然冰片

Natural Indigo 青黛

natural logarithm 自然对数

nature ['neitʃə] n. 自然,性质,特性· in nature 从性质上来说,实质上 * When the crude drugs are carbonized,the nature of the crude drugs should be preserved. 炒炭时药材应存性。

nature of the product 产品的性质

nausea ['nɔ:sjə] n. 恶心

navel ['neivəl] n. 脐,中央,中心

N₂-blowing instrument 氮吹仪

NDA (narcotic drug application) number 麻药申请编号(ICH)

near [niə] a. ad. 接近的(地)

near infrared (NIR) 近红外的

near infrared ray 近红外线

near infrared region 近红外区

near the middle of standard curve 靠近标准曲线中间

near ultraviolet lamp 近紫外灯

near ultraviolet ray 近紫外线

near ultraviolet region 近紫外区

neat [ni:t] a. 整洁的,精巧的

neatly [ni:tli] ad. 整洁地,精巧地

neatly arranged 整齐地排列

nebulization [ˌnebjulai'zeiʃən] n. 雾化(喷雾)作用

nebulization efficiency 雾化效率

nebulization stability 雾化稳定性

nebulize ['nebjulaiz] v. 使成雾状,喷洒,喷雾

nebulizer ['nebjulaizə] n. 喷雾器,雾化器

nebulizer-burner 原子化器,雾化器

necessary ['nesisəri] n. 必需 a. 必要的·if necessary 必要时

necessary condition 必要条件

necessitate [ni'sesiteit] v. 需要,以…为条件,迫使·necessitate sb.to sth. 迫使…做…

necessity [ni'sesiti] n. 必要性,必然性

neck [nek] n. 颈

necrosis [ne'krəusis] (pl. necroses [ne'krəusi:z]) n. 坏死

nectarium [nek'tɛəriəm] n. 蜜腺

nectary ['nektəri] n. 蜜腺

needle ['ni:dl] a. 针状的

needle crystal 针状结晶

needle port (进样)针孔

needle-shaped fibre bundle 针状维管束

negative ['negətiv] a. 负的,阴性的,否定的

negative charge 负电荷

negative control 阴性对照

negative effects 负效应

negative electrode 负极

negative ion 阴离子

negative ion formation 阴离子形成

negative peak 负峰,反峰;倒峰

negative pressure injection 负压进样

negative sign 负号

neglect [nig'lekt] v.n. 忽略

negligible ['neglidʒəbl] a. 可忽略不计的,微小的

Negundo (拉) n. 梣叶槭属植物

Negundo Chastetree Oil 牡荆油

neighbo(u)ring ['neibəriŋ] a. 邻接的,相邻的

neighboring group effect 邻(近)基(团)效应

Nelumbinis Folium (拉)荷叶

Nelumbinis Plumula (拉)莲子心

Nelumbinis Receptaculum (拉)莲房

Nelumbinis Rhizomatis Nodus (拉)藕节

Nelumbinis Semen (拉)莲子

Nelumbinis Stamen (拉)莲须

Nelumbium [ni'lʌmbiən] (pl. Nelumbo [ni'lʌmbəu] (拉) n. 莲属

Nelumbo Seed (日)莲子

neodymium [ni:ə'dimiəm] n. 钕(Nd)

neohesperidin [ˌniəuhe'speridin] n. 新橙皮苷

neon [ni:ən] n. 氖(Ne)

neon lamp 氖灯,霓虹灯

neptunium [nep'tju:niəm] n. 镎(Np)

neptunium series 镎系

nerve [nə:v] n. 神经,叶脉

nerved [nə:vd] a. 神经的,叶脉的

Nessler ['neslə] n. 奈斯勒

Nessler's colorimetric method 奈氏比色法

Nessler cylinder 奈氏比色管

Nessler tube 奈氏比色管

Nessler's reagent 奈斯勒试剂

Nessler's solution 奈斯勒溶液

Nessler's test 奈斯勒试验

nest [nest] n. 鸟巢

nested ['nestid] a. 巢状的

nested PCR 巢式 PCR

net [net] n. 网 a. 净的

net absorption 净吸收

net density 净密度

net volume 净体积,检查装量

net weight 净重,检查重量

net weight per piece 每贴净重

nether ['neðə] a. 下面的·upper and nether 上面和下面

network ['netwə:k] n. 网络

network architecture 网络体系结构

network structure 网络结构(组织)

neutral ['nju:trəl] a. 中性的

neutral aluminium oxide 中性氧化铝

neutral atom 中性原子

neutral carrier 中性载体

neutral degree 中性

neutral ethanol 中性乙醇

neutral compound 中性化合物

neutral filter 中性滤光片

neutral molecule 中性分子

neutral point 中性点

neutral reaction 中性反应

neutral red 中性红

neutral resin 中性树脂

neutral solution 中性溶液

neutral solvent 中性溶剂

neutral sugar 中性糖

neutral titration 中和滴定法

neutrality [nju(:)'træliti] n. 中性

neutralization [nju:trəlai'zeiʃən] n. 中和法, 中和作用

neutralization equivalent 中和当量

neutralization indication 中和指示剂

neutralization titration 中和滴定(法)

neutralize ['nju:trəlaiz] v. 中和(常与 with 连用)·neutralize with ammonia TS 用氨试 液中和

neutralizer ['nju:trəlaizə] n. 中和剂

neutralizing ['nju:trəlaiziŋ] n. 中和

neutralizing agent 中和剂

neutro-molecular 中性分子

neutron ['nju:trɔn] n. 中子

nevadensin [,nevə'densin] n. 石吊兰素

never ['nevə] ad. 从来不,绝不·never for per os 不可口服 * The absolute zero of temperature can never be reached. 温度的 绝对零度是永远不可能达到的。

new [nju:] a. 新的 ad. 新近

new admission 新增

new dosage form (ICH) 新剂型 * A new dosage form is defined as a drug product which is different pharmaceutical product type, but contains the same active substance as included in the existing drug product approved by the pertinent regulatory authority. 新剂型是指含有与有关当局批 准的制剂具有相同活性物质,而具有不 同的药物剂型的药品。

new drug application 新药申请

new drug application number (NDA number) 新药申请编号

new drug product 新药制剂

new drug submission 新药申请

new drug substance 新原料

new molecular entity 新分子本体

newly ['nju:li] ad. 新近地,重新地

newly-prepared 新配制的

newton ['nju:tn] n. 牛顿(米千克秒制力单 位)=10^5 达因

63-Ni-electron capture detector 63Ni 电子捕获检测器

nick [nik] *v.* 作刻痕

nickel ['nikl] *n.* 镍(Ni)

nidus ['naidəs] (*pl.* nidi ['naidai], niduses) *n.*(昆虫)储卵处, 孵卵所

Nidus Vespae (拉)蜂房

Nigella (拉) *n.* 黑种草属

Nigellae Semen (拉)黑种草子

ninhydrin(e) [nin'haidrin] *n.* 茚三酮

ninhydrin TS 茚三酮试液

nipper ['nipə] *n.* 钳子, 镊子·a pair of nippers 一把钳子

Nippon ['nipɔn] *n.* 日本

Nippon Yam Rhizome 穿山龙

nitidine chloride 氯化两面针碱

nitramine [ˌnaitrəu'æmi:n] *n.* 硝胺

nitrate ['naitreit] *n.* 硝酸盐

nitric ['naitrik] *a.* 硝酸的

nitric acid 硝酸

nitric oxide 一氧化氮

nitride ['naitraid] *n.* 氮化物

nitrile ['naitrail] *n.* 腈

nitrite ['naitrait] *n.* 亚硝酸盐(酯)

nitrite titration 亚硝酸盐滴定法

nitro ['naitrəu] *n.* 硝基 *a.* 含硝基的

nitro group 硝基

nitro- (词头)硝基

nitroaniline [ˌnaitrəu'ænilain] *n.* 硝基苯胺

nitro-anisol [ˌnaitrəu'ænisɔl] *n.* 硝基茴香醚

nitrobenzene [ˌnaitrəu'benzi:n] *n.* 硝基苯

nitroethane [ˌnaitrə'əθein] *n.* 硝基乙烷

nitrogen ['naitrədʒən] *n.* 氮(N)

nitrogen bulb (凯氏定氮的)氮气球

nitrogen-containing substances 含氮物质

nitrogen dioxide 二氧化氮

nitrogen- filled 充氮的

nitrogen-free filter paper 无氮滤纸

nitrogen phosphorous detector (NPD) (检测有机磷农药用的)氮磷检测器

nitrogen-sealed 氮密封的

nitrogenous [nai'trɔdʒinəs] *a.* 含氮(化合物)的

nitromethane [ˌnaitrə'meθein] *n.* 硝基甲烷

(p-nitrophenyl-azo)-resorcinol *n.* 对硝基偶氮间苯二酚

nitroprusside [ˌnaitrəu'prʌsaid, ˌnaitrə'prusaid] *n.* 亚硝基铁氰化物, 硝普盐·sodium nitroprusside 亚硝基铁氰化钠, 硝普钠

nitroso- (词头)亚硝基

nitroso group 亚硝基

nitrous ['naitrəs] *a.* 含有三价氮的, 亚硝酸的

nitrous acid 亚硝酸

nitrous oxide 氧化亚氮, 笑气

nitroterephthalic acid modified polyethylene glycol 硝基对苯二甲酸改性聚乙二醇为固定相(固定相)

NMR (nuclear magnetic resonance) 核磁共振

NMR apparatus 核磁共振仪

NMR spectrometer 核磁共振波谱仪

NMR spectroscopy 核磁共振波谱法

No. (number 的缩写)数目, 序号

no [nəu] *a.* 无, 没有 *ad.* 不, 否, 非

no constant boiling mixture 非恒沸混合物

no dressing 无包扎的, 不需要包扎的

no effect level(ICH) 不产生反应的剂量

no load 无载, 空载

no-observed effect level 不能观察到反应的剂量

no obvious melting point 无明显熔点

No.of tubes 试管号

no other than 正是

noble ['nəubl] *a.* 贵重的, 高贵的, 惰性的

noble crude drug 贵重药材

noble gas 惰性气体, 稀有气体

noble metals 贵金属

nod [nɔd] *v.* 点头, 摇摆, 倾斜, 俯垂

nodakenin *n.* 紫花前胡苷

nodal ['nəudl] *a.* 节 的·with nodal scar 具节疤

nodding ['nɔdiŋ] *n.* 摇摆, 倾斜, 俯垂

node [nəud] n.(植物)茎节

node swollen 节膨胀

nodiferous [nəu'difərəs] a.具节的

nodiform ['nəudifɔ:m] n.结节状

nodose ['nəudəus, 'nɔdɔs] a.多节的,(木材)结疤多的

nodular ['nɔdjulə] a.(结)节(状)的

nodus ['nəudəs] (pl.nodi ['nəudai])(拉) n.结,节

Nodus Nelumbinis Rhizomatis (拉)藕节

noise [nɔiz] n.噪声

noise background 背景噪声

noise control 噪声控制

noise elimination 噪声消除

noise energy 噪声能量

noise filter 噪声过滤器

noise-free 无噪声的

noise level 噪声水平

noise peak 噪声峰

nomenclature [nəu'menklətʃə] n.命名法,术语·binomial nomenclature 双名法 * There may be differences in crude drug nomenclature between different countries. 不同国家有不同的生药命名法。

nominal ['nɔminl] a.标称的,名义上的,额定的

nominal diameter 标称直径

nominal pore size 标称孔径

nominal pressure 标称压力,额定压力

nominal value 标称值

non [nɔn] ad.非,无

non- (词头)不,非,无

non-adsorbed 不吸附的

non aqueous solution 非水溶液

non aqueous solvent 非水性溶剂

non-aqueous titration 非水滴定

non(-)articulate 不分节

non(-)articulated 不分节的

nonclinical study 非临床研究

non-coding 非编码的

nonconforming 不一致的,不符合的

noncovalent 非共价的

noncovalent bond 非共价键

non-crystalline mass 非晶形物

nondisintegrate 不崩解

nondispersive [,nɔndi'spə:siv] a.非色散的

non-endogenous virus 非内源病毒

nonequivalence [,nɔn'ikwivələns] n.非等价

non-ferrous container 非铁质容器

nonfixiform ['nɔn'fiksifɔ:m] n.无定形 a.无定形的

nongaseous [,nɔn'gəisiəs] a.非气态

nonglandular hairs 非腺毛

non-glare 不反光的,无闪光的

non-hazardous area 安全区

nonhygroscopic ['nɔnhaigrə'skɔpik] a.不吸潮的,不吸湿的,防潮的

noninjectable [,nɔnin'dʒektəbl] a.非注射的

noninterchangeable [,nɔnintə'tʃeindʒəbl] a.不能切换的,非通用的

non-interfering dose 无干扰剂量

non-instrumental method 非仪器分析法 (ICH)

nonionic ['nɔnai'ɔnik] n.非离子物质 a.非离子的,非电离的

non-life-threatening 无生命威胁

non(-)lignified 非木质化

nonlinear [,nɔn'liniə] a.非线性的

nonlinear equation 非线性方程

nonlinear regression 非线性回归

nonlinearity [,nɔnlini'æriti] n.非线性

nonluminous [nɔn'lju:minəs] a.不发光的

nonluminous flame 不发光火焰,无色火焰

non-mammalian animal cell 非哺乳动物细胞

non medicinal parts 非药用部位

non-metallic manual injector 非金属制造的手动进样器

non-metered-dose valve 非定量阀

non-pharmacopoeial excipient 药典未收载的辅料

nonpolar ['nɔn'pəulə] a.非极性的

nonpolar compound 非极性化合物

nonpolar packing materials 非极性填充剂

nonpolar solvent 非极性溶剂

non pregnant 未孕的

nonprescription [nɔnpri'skripʃən] n. 非处方

nonprescription drug 非处方药

nonproprietary [ˌnɔnprə'praiərəri] a. 非专利的

non-recombinant cell culture expression system 非重组细胞培养表达系统

non-recombinant product 非重组制品

non-recombinant vaccine 非重组疫苗

non-resolved peak 未分开峰

non return-to-zero 不归零

non-return valve 回止阀,止逆阀

non-specific model 非特异性模型

non-spectroscopic interference 非光谱干扰

nonstaining ['nɔn'steiniŋ] a. 未污染的

non (-) sterile [ˌnɔn'sterail] a. 非无菌的,微生物污染的·nonsterile air 非无菌空气,微生物污染的空气

nonsterile pharmaceutical product 非灭菌制剂

non-sterile preparation 非灭菌制剂

non-surface-active 非表面活性的

nonsuperimposable a. 不能够叠加的

non-target 非目标

nontransparency [ˌnɔntræns'pɛərənsi] n. 不透明性,不透光性

nontransparent [ˌnɔntræns'pɛərənt] a. 不透明的

nonvolatile [nɔn'vɔlətail] a. 不挥发的

nonvolatile matter 不挥发物

nonvolatility ['nɔnˌvɔlə'tiliti] n. 不挥发性

nonyl ['nɔnil] n. 壬(烷)基

norisoboldine n. 去甲异波尔定

normal ['nɔ:məl] a. 标准的,当量的;正常的

normal boiling point 标准沸点

normal burette 标准滴定管

normal concentration 规定浓度,(克)当量浓度

normal condition 标准状态

normal coordinate 正规坐标

normal curve 正态曲线

normal deviate 正态偏差

normal distribution (=Gaussian distribution) 正态分布(高斯分布)

normal electrode 标准电极

normal ground joint 标准磨口接头

normal operation 正常操作(运行)

normal phase 正相

normal phase method 正相法

normal pressure 标准压力

normal range 正常范围

normal saline 生理盐水

normal solution 当量溶液

normal speed 正常速度

normal temperature 常温

normal toxicity 正常毒性

normalisation, normalization [ˌnɔ:nəlai'zeiʃən] n. 规范,正常,归一化

normality [nɔ:'mæliti] n. 规定浓度,当量浓度(每升克当量)

normalization coefficient 归一化系数

normalization method 归一化(方)法·peak area normalization method 峰面积归一化法

normalize ['nɔ:mɔlaiz] v. 正常化,归一化

normally ['nɔ:məli] ad. 正常地

nose [nəuz] n. 鼻(子)

nostril ['nɔstril] n. 鼻孔·blow into nostrils 吹入鼻孔

not [nɔt] ad. 不,未,非

not-acidified 未酸化的,未加酸的

not detected 未检测出的

not less than 不(得)少于

not more than 不多于,不得超过

not specified 未说明技术条件的,未标明的

not used in long term administration 不宜久服

not used in overdosage 不宜超量,不宜过量服用

not used unprocessed 不宜生用

notable ['nəutəbl] a. 值得注意的,著名的

notably ['nəutbli] ad. 值得注意地,著名地

notch [nɔtʃ] n. 切口,凹槽,V形刻痕·at the notch marked 5 在(天平杆)标记 5 处的刻痕

note [nəut] n. 笔记,草稿

notice ['nəutis] 通知

notice of compliance 通知件

notifiable ['nəuti,faiəbl] a. 应通知的,须报告的

notifiable change 申请的改变

notification [nəutifi'keiʃən] n. 通知(书),文告

Notoginseng Radix et Rhizoma (拉)三七

Notoginseng Total Saponins 三七总皂苷

Notoginseng Triol Saponins 三七三醇皂苷

notoginsenoside R₁ [,nəutədʒinsə'nəusaid] n. 三七皂苷 R₁

notopterol n. 羌活醇

Notopterygii Rhizoma et Radix (拉)羌活

Notopterygium (拉)n. 羌活属

Notopterygium Rhizome (日)羌活

notum ['nəutəm] n.(昆虫)背板,(动物)背部

noxious ['nɔkʃəs] a. 有害的,有毒的

noxious gas 有害气体,有毒气体

nozzle ['nɔzl] n. 喷嘴,排气管

nozzle flow meter 喷嘴流量计

nozzle voltage (液质联用)喷嘴电压

NST(the national standard for endotoxin) (细菌)内毒素国家标准

nuciferine n. 荷叶碱

nuclear [nju:kliə] a. 原子核的,含核的

nuclear magnetic resonance (NMR) 核磁共振

nuclear magnetic resonance spectrometer 核磁共振波谱仪

nuclear magnetic resonance spectroscopy 核磁共振波谱法

nuclear relaxation 核弛豫

nuclear resonance 核共振

nuclear spin 核自旋

nuclear spin-spin coupling 核自旋自旋耦合

nucleic acid ['nju:kli:ik] 核酸

nucleic acid amplification technique 核酸扩增技术

nucleic-acid amplification test 核酸扩增试验

nucleic acid gel stain 核酸凝胶染色剂

nucleotide ['nju:kliətaid] n. 核苷酸

nucleus ['nju:kliəs] (pl. nuclei ['nju:kliai], nucleuses) n.(细胞)核

nucleus-like mass 核状物

nuclide ['nju:klaid] n. 核素

nuclide mass 核素质量

nuisance ['nju:sns] n. 公害,有害的东西

null [nʌl] a. 零位的,零点的

null detector 零点检测器

null point 零点

numb [nʌm] a. 麻木的 v. 使麻木

numbness ['nʌmnis] n. 麻木,无感觉 * It has a pungent taste, followed by numbness of the tongue. 味辛,继而有麻舌感。

number ['nʌmbə] n. 数,数字,序号·broken number 分数 /decimal number 十进位数

number mean molecular weight 数均分子量

number of analyses 分析次数

number of effective plates 有效塔板数

number of genomic dinucleotide repeat 基因组双核苷酸重复数目

number of levels 水平数

number of plate 塔板数

number of population doubling 群体倍增数

number of products to be tested 检验数量 (一次试验所用供试品最小包装容器的数量)

number of replicates 重复次数,复制次数

number of replications 重复(测定)次数,复制次数

number of solvents mixed 混合溶剂数目

number of tandem repeats 串联重复数目

number of theoretical plate 理论塔板数

numeric(al) [nju:'merik(əl)] a. 数字(值)的

numeric keys 数字键

numerical approximation 近似数值

numerical data 数据

numerical limit 限度值

numerous ['nju:mərəs] *a.* 许多的,无数的

numerous annular nodes 密生环节

Nuphar ['nju:fə] (新) *n.* 黄睡莲,萍蓬草属

nursing women ['nə:siŋ] 哺乳妇女

nut [nʌt] *n.* 坚果,螺帽

nut(-)shell 核壳

nutgall ['nʌtgɔ:l] *n.* 没食子

Nutgrass Galingale Rhizome ['nʌtgra:s 'gæliŋgeil] 香附

nutlet ['nʌtlit] *n.* 小坚果

Nutmeg ['nʌtmeg] *n.* 肉豆蔻,豆蔻

nutrient ['nju:triənt] *a.* 营养的

nutrient agar medium 营养琼脂培养基

nutrient broth agar medium 营养肉汤琼脂培养基

nutrient broth medium 营养肉汤培养基

nutriment ['nju:trimənt] *n.* 营养品

nutrition supplement 营养补充剂

nutritious [nju:'triʃəs] *a.* 有营养的

nutritive ['nju:tritiv] *n.* 营养品,滋养品 *a.* 营养的,滋养的

nutritive layer (植物组织的)营养层

nutschfilter ['nʌtʃfiltə] *n.* 吸滤器

Nutsche funnel 布氏漏斗

nux [nʌks] *n.* 核果,坚果

Nux Prinsepiae (拉)蕤仁

Nux Vomica 马钱子

Nux Vomica (scald with sand) 马钱子(砂烫)

Nux Vomica Extract Powder 马钱子浸膏粉

Nux Vomica Extract (日)马钱子浸膏

Nux Vomica Tincture (日)马钱子酊

nylon ['nailən] *n.* 尼龙

nylon pad 尼龙垫

nylon pad web 尼龙垫网

nymph [nimf] *n.* (昆虫的)幼虫,蛹

nymphaeine ['nimfeiin] *n.* 睡莲碱

nystose *n.* 耐斯糖(巴戟天中一种糖)

O

obaculactone *n.* 黄柏内酯

obacunone *n.* 黄柏酮

obconic (al) [ɔb'kɔnik (əl)] *a.* 倒圆锥形的

obconical root 倒圆锥形根

obcordate [ɔb'kɔdeit] *a.* (叶子)倒心形的

obcordiform [ɔb'kɔ:difɔ:m] *a.* 倒心形的

obcuneate [ɔb'kju:niit] *a.* 倒楔形的

obey [ə'bei] *v.* 遵照,服从·obey general rule for... 遵照…的通则

object ['ɔbdʒikt] *n.* 物品(体,件),目标,对象

object being examined 被检物,受试对象

object glass 物镜

objectionable [əb'dʒekʃnəbl] *a.* 使人不快的,有害的,不得检出的

objectionable bacteria (微生物限度检查)不得检出的细菌,(药典)控制菌

objectionable constituent 有害成分

objectionable impurity 有害杂质

objective [ɔb'dʒektiv] *a.* 客观的,物体的,物镜的

objective micrometer 物镜测微尺

oblanceolate [ɔb'la:nsiəl (e) it] *a.* (叶)倒披针形的

oblate ['ɔbleit] *a.* 扁圆形的,扁球形的

oblique [ə'bli:k] *a. ad.* 倾(歪)斜的(地),非垂直的(地)*n.* 倾斜·base oblique 基部倾斜

oblique section 斜切面

oblique slice (饮片加工切成的)斜片

obliquely [ə'blikli] *ad.* 斜向地,倾斜地

obliquely alternate 斜向交错

obliquely striated muscle 斜纹肌

obliquely triangular 斜三角形

obliqueness [əb'liknis] *n.* 倾斜,斜度,斜角,斜面

obliquity [ə'blikwiti] *n.* 倾斜,斜度

obliterate [ə'blitəreit] *v.* 消去,使消失

obliterated tissue [ə'blitəreitid] *a.* 颓废组织

oblong ['ɔblɔŋ] *a.* 长方形的,长椭圆形的

obovate [ɔ'bəuveit] *a.* (叶)倒卵形的

obovoid [ɔ'bəubɔid] *a.* (果实)倒卵球形的

obscuration [ɔbskjuə'reiʃən] *n.* 阴暗,模糊

obscure [əb'skjuə] *a.* 暗的,模糊的,不可见的 *v.* 弄暗,遮蔽

Obscured Homalomena Rhizome 千年健

observable [əb'zə:vəbl] *a.* 可察觉的,看得出来的

observation [ɔbzə'veiʃən] *n.* 观察,观测

observation duration 观察时间

observation error 观察误差

observation items 观察指标

observe [əb'zə:v] *v.* 观察,观测,看到

observe against light 对光观察

observe on mounting in ethanol 用乙醇装片后(置显微镜下)观察

observed [əb'zə:vd] *a.* 观察到的,观测到的

observed reading 观测读数,测量值

observed value 观测值

observer [əb'zə:və.] *n.* 观察者,观测人员

obstruct [əb'strʌkt] *v.* 阻碍,遮断,妨碍

obstructing [əb'strʌktiŋ] *n.* 阻碍,遮断,妨碍

obstructing from light 遮光

obtain [əb'tein] *v.* 获得

obtain a licence 获得许可证

obtain an analytical experience 获得分析经验

obtainable [əb'teinəbl] *a.* 能获得的,能达到的

obtained [əb'teind] *a.* 获得的，得到的·solution obtained under assay 取含量测定项下的溶液 * Chloride is obtained by the action of hydrochloric acid and manganese dioxide. 氯气是由二氧化锰与盐酸制得的。

obtuse [əb'tju:s] *a.* 钝的，钝角的

obtuse angle 钝角

obtuse-dentoid 钝锯齿形

Obtuseleaf Erycibe Stem 丁公藤

obtusely [əb'tjusli] *ad.* 钝地，圆头地

obverse ['ɔbvə:s] *n.* 正面·obverse upward 正面向上

obvious ['ɔbviəs] *a.* 明显的，清楚的，显著的

obviously ['ɔbviəsli] *ad.* 显著地，显而易见地

occasional [ə'keiʒənl] *a.* 偶尔的

occasionally [ə'keiʒnəli] *ad.* 偶尔地

occult [ɔ'kʌlt] *a.* 隐蔽的，看不见的 *v.* 掩盖，隐藏

occult peak 隐蔽峰

occur [ə'kə:] *v.* 发生，出现，存在·occur as... 以…存在 * No physicochemical reaction should occur between the bases and medicaments. 药物与基质间不得发生反应。/Powdered clove occurs as a dark brown powder. 丁香粉以深褐色粉末形式存在。

occurrence [ə'kʌrəns] *n.* 发生，出现，存在，现象

occurrent [ə'kʌrənt] *a* 正在发生的，偶发的

occuring [ə'kəriŋ] *n.* 出现，发生·occurring juice on being crumpled 揉之有汁

ocher,ochre ['əukə] *n.* 赭色，赭(黄)褐色

ocherous ['əukərəs] *a.* 赭色的

Ocimum ['ɔsiməm] (拉) *n.* 罗勒属

Ocimum Gratissimum Oil 丁香罗勒油

Ocimum Oil 丁香罗勒油

ocrea ['ɔkriə,əukriə] (*pl.* ocreae ['ɔkri:, əukri:]) *n.* 托叶鞘

octadecane *n.* 正十八烷

octadecylsilane [,ɔktədesil'silein] *n.* 十八烷基硅烷

octadecylsilanized silica gel [,ɔktədisil 'silənaizd] 十八烷基硅烷键合硅胶

octahedral [ɔktə'hi:drəl] *a.* 八面体的

octahedron [,ɔktə'hidrən] (*pl.* octahedra [,ɔktə'hi:drə]) *n.* 八面体

octane ['ɔktein] *n.* 辛烷

octanesulfonate [,ɔktein'sʌlfəneit] *n.* 辛烷磺酸盐

octanol ['ɔktənɔl] *n.* (正)辛醇

octanone [ɔk'teinəun] *n.* 辛酮

octyl ['ɔktil] *n.* 辛基

octyl acetate 乙酸辛酯

octylsilane ['ɔkyil'silein] *n.* 辛基硅烷

octylsilane bonded silica gel 辛烷基硅烷键合硅胶

ocular ['ɔkjulə] *n.* 目镜 *a.* 眼睛的，视觉的

ocular glass 目镜

ocular micrometer 目镜测微尺·mark the ocular micrometer 标定目镜测微尺

OD value(optical density) 光密度值

odd [ɔd] *a.* 奇数的，单数的，不平的，偶然的，临时的

odd number 奇数

odd pinnate leaves 奇数羽状复叶

odo(u)r ['əudə] *n.* 臭，气味·aromatic and characteristic odor 气芳香特异 * It has aromatic odor when rubbed. 揉搓时有香气。

odor alliaceous 有蒜臭的

odor aromatic 气(芳)香

odor characteristic 气特异

odor delicate fragrant and characteristic 气微香而特异

odor slight 气微 *Odor slight,powder irritates the mucous of the nose. 气微,粉末刺激鼻黏膜。

odor slightly fishy 气微腥

odor slightly characteristic offensive 微弱的特异性臭气

odor stinking 气腥,恶臭

odor strong 气浓

odor with agreeable burnt smelling 具焦香气

odorless ['əudəlis] *a.* 无臭的

off [ɔ(:)f] *a.* 停止了的,远离的 *ad.* (与动词连用表示)离开,完成,结束 *prep.* 从…离开,除外·cut off 切断 /draw off 抽去 /filter off 滤去 /switch off 切断,关闭 /turn off 关闭

off-balance 不平衡的

off-centre(d) *a.* 偏心的

off-color(ed) *a.* 变色的

off-design 非设计的,脱离设计值的

off-duty [ɔ:fˈdjv:ti] *a.* 不值班的

off-gas 废气

off-grade 等外品

offend [əˈfend] *v.* 犯法,违犯

offense [əˈfens] *n.* 过错,违反,犯罪

offensive [ˈəfensiv] *a.* 令人不快的,冒犯的,无礼的,难闻的(气味);难看的

offgrade [ɔfˈgreid] *a.* 等外的,不合格的

official [əˈfiʃəl] *a.* 官方的,正式的,政府的

official labeling(ICH) 官方认可的用药标志

official monographs 法定药典正文

official procedure 法定方法,公认方法

officinal [ˌɔfiˈsainl,ɔˈfisinl] *a.* 法定的,药房常备有售的 *n.* 法定药物

officinal dose 法定用量

officinal drug 法定药

Officinal Magnolia Bark 厚朴

Officinal Magnolia Flower 厚朴花

off-line *a.* 不在线的,脱机的

off-line data handling 脱机处理数据

off-line operation 脱机操作

off-peak 非高峰的,离开峰点的

off-print [ɔ:fˈprint] *n.* 单行本 *v.* 翻印

officious [əˈfiʃəs] *a.* 非官方的

offset [ˈɔfset] *n. v.* 偏离,失调

off-the-books 黑市的

off-the-cuff [kʌf] *ad.* 无准备地,即兴地,当场

off-the record 不留记录的,不许发表的 * It is forbidden to perform test off-the-record. 做实验不作记录是不允许的。

off(-)white 近于白色的,灰白色的,米色的

oil [ɔil] *n.* 油

oil-bath 油浴

oil canal 油管

oil cavity (植物组织)油室

oil cell 油细胞

oil droplet 油滴

oil globule 油滴

oil-in water creams 水包油乳膏剂

oil sac 油腺,油胞

oil-spot 油点

oily [ˈɔili] *a.* 多油的,富油性的

oily drop 油滴

oily droplet 小油滴

oily layer 油层

oily-moistened 油(浸)润的

oily substance 油状物

ointment [ˈɔintmənt] *n.* 软膏

ointment base 软膏基质

ointments *n.* 软膏剂

old [ˈəuld] *a.* 老的

old branch 老枝

old stem 老茎

Oldenlandiae Diffusae Herba (拉) 白花蛇舌草

Oleaceae [ˈɔliəsii] *n.* 木犀科

oleaginous [əuliˈædʒinəs] *a.* 油质的,含油的

oleanolic acid 齐墩果酸

oleic acid [əuˈliːik] 油酸

oleophilic [ˌəuliəuˈfilik] *a.* 亲脂的,亲油的

oleophobic [ˌəuliəuˈfəubik] *a.* 疏油的,憎油的

oleoresin [ˌəuliəuˈrezin] *n.* 油树脂,松脂

oleum [ˈəulium] (*pl.* olea [ˈəuliue]) (拉) *n.* 油

Oleum Anisi Stellati (拉) 八角茴香油

Oleum Camelliae (拉) 茶油

Oleum Cinnamomi (拉) 肉桂油

Oleum Curcumae (拉) 莪术油

Oleum Eucalypti (拉) 桉油

Oleum Folii Perillae 紫苏叶油

Oleum Linderae (拉) 香果脂

Oleum Ocimi Gratissimi (拉) 丁香罗勒油

Oleum Pogostemonis (拉) 广藿香油

Oleum Rhododendri Daurici (拉) 满山红油

Oleum Ricini (拉) 蓖麻油

Oleum Sesami（拉）麻油

Oleum Terebinthinae（拉）松节油

Oleum Viticis Negundo（拉）牡荆油

Olibanum [ɔ'libənəm, əu'libənəm] *n.* 乳香

Olibanum（processed with vinegar）*n.* 乳香（醋制）

oligo-（词头）少,寡

oligomer ['ɔligəmə] *n.* 低聚物

oligomeric [əuligə'merik] *a.* 低聚物的

oligonucleotide [ˌɔligəu'njukliətaid] *n.* 低聚（寡）核苷酸

oligosaccharide [ˌɔligəu'sækəraid] *n.* 低聚糖,寡糖

oligose ['ɔligəus] *n.* 寡糖

oligotrophic [ˌɔligəu'trɔfik] *a.* 寡营养的,贫瘠的

olive ['ɔliv] *n.* 橄榄 *a.* 橄榄的.黄褐色的

olive branch 橄榄枝

olive green 橄榄绿

olive oil 橄榄油

omission [əu'miʃən] *n.* 省略,删除

Omphalia（拉）*n.* 雷丸

on a（或 the）case by case basis 根据不同情况

on line 在线（计算机）,联机

on-line analysis 在线分析

on-line degasser 在线脱气机

on-line data handling 联机数据处理

on-off-on design 交叉设计

on-site analysis 现场分析

on-site inspection 现场检验（检查）

one dimensional development 单向展开

one factor experiment 单因素试验

one-way cock 单向阀（门）

one-way valve 单向阀（门）

one-way vision mirror 半透明镜

onion ['ʌnjən] *n.* 洋葱

onset ['ɔnset] *n.*（有力的）开始,动手·at the very onset 就在刚一开始

onward ['ɔnwəd] *a. ad.* 向前

onychomycosis [ˌɔnikəumai'kəusis] *n.* 甲癣

ootheca [əuə'θi:kə]（*pl.* oothecae [əuə'θi:si:]）*n.* 卵鞘,卵巢,卵囊

Oötheca Mantidis（拉）桑螵蛸

opacity [əu'pæsiti] *n.* 不透明性,混浊,浊度

opalescence [əupə'lesns] *n.* 乳白色,乳光,白色混浊

opalescent [əupə'lesnt] *a.* 发乳白色的,乳光的,白色混浊的

opaline ['əupəlain] *a.* 发乳光的,乳白色的

opaque [əu'peik] *n.* 不透明体 *a.* 不透明的,不导电（热）的

opaque background 不透明背景

open ['əupən] *n.* 室外 *a.* 开着的 *v.* 打开

open bundle 开放性维管束

open fire 明火

open flame 直火式加热,开放式火焰,明火

open hole 空心

open hole column 空心柱

open return bend U 形管

open tube 空心管

opening of sieve 筛孔

operant ['ɔpərənt] *n.* 工作（发生作用）的人或物 *a.* 工作的,有效果的

operate ['ɔpəreit] *v.* 操作,开启,运转,管理,使用

operate a machine 开动机器

operate protected from light 避光操作

operating ['ɔpəreitiŋ] *n. a.* 操作（的）,控制（的）

operating buffer 操作缓冲液（毛细管电泳）

operating floor 操作台

operating instruction 操作指南（细则,规程）

operating manual 操作手册（程序）

operating panel 操作面板,操纵台

operating sequence 操作程序,工序

operating table 操作台,手术台

operating temperature 操作温度

operating time 操作时间

operation [ɔpə'reiʃən] *n.* 操作,实施,运行,开动

operation condition 操作（试验）条件

operation error 操作误差

operation log（显示）操作记录

operation mode 操作模式

operational [ˌɔpəˈreiʃənl] a. 操作上的,运算的

operational character 运算符号

operational error 操作误差

operational sequence 操作程序,工作程序

operator [ˈɔpəreitə] n. 操作人员

operator error 操作者误差

Ophicalcite [ɔfiˈkælsait] n. 花蕊石

Ophicalcitum [ˌɔfiˈkælsitəm] (拉) n. 花蕊石

Ophiopogon [ˌɔfiəˈpəugɔn] (拉) n. 沿阶草属

Ophiopogonis Radix (拉) 麦冬

ophthalmic [ɔfˈθælmik] a. 眼的

ophthalmic drops 滴眼剂

ophthalmic ointments 眼膏

ophthalmic preparations 眼用制剂

Opium [ˈəupjəm] n. 鸦片,罂粟

Opium Ipecac Powder (日) 鸦片吐根散

opposite [ˈɔpəzit] a. 相对的,面对的,(叶)对生的

opposite-folding 对折

optic(al) [ˈɔptik(əl)] a. 光学的

optical activity 旋光性(度)

optical axis 光轴

optical cable 光纤电缆

optical chopper 斩光器

optical densitometer 光密度计

optical density 光密度

optical emission spectroscopy 发射光谱法

optical enantiomorph 光学对映体

optical excitation 光激发

optical extinction coefficient 消光系数

optical filter 滤光器,滤光片

optical glass 光学玻璃

optical grating 光栅

optical instrument 光学仪器

optical isomer 光学(旋光)异构体

optical microscope 光学显微镜

optical microscopy 光学显微学

optical path 光程,光路

optical picture 光学照片

optical rotation 旋光度

optical spectroscopy 分光法

optical spectrum 光谱

optically [ˈɔptikəli] ad. 光学(上)地

optically active 旋光的

optically active isomer 旋光异构体

optically inactive 不旋光的

opticity [ɔpˈtisiti] n. 旋光性

optimal [ˈɔptiməl] a. 最佳的,最适的

optimal activity 最佳活性

optimal control 最优控制

optimal design 最优设计

optimal mixer (梯度洗脱)选件混合器

optimal time 最佳时间

optimal value 最佳值

optimisation, optimization [ɔptimaiˈzeiʃən] n. 最优化,优化法

optimise, optimize [ˈɔptimaiz] v. 优选,选择最佳条件,选定最佳参数

optimised [ˈɔptimaizd] a. 最佳的,最优化的

optimised split value (农药残留气相用) 最佳分流比

optimum [ˈɔptiməm] a. 最佳的,最优的

optimum condition 最佳条件

optimum pH 最适 pH

optimum resolution 最佳分辨率

optimum seeking method 优选法

optimum size 最佳粒度,最佳尺寸

optimum temperature 最佳温度

option [ˈɔpʃən] n. 选择,选件,备送样机

option box 选件盒

optional [ˈɔpʃənl] a. 可选择的,任选的

optional box 选件盒

optional equipment 可选设备

optional test 选定试验

opto- (词头) 光,视力

optoelectronic [ˌɔptəuilekˈtrɔnik] a. 光电子的

oral [ˈɔːrəl] a. 口的,口服的,口头的

oral administration 内服,内服给药

oral cavity 口腔

oral liquids 口服液

oral preparations 口服制剂·oral preparations containing animal tissues (including extracts) and crude drug of animal origin (except honey, royal jelly, cornu and colla corii asini) 含动物组织（包括提取物）及动物原药材（蜂蜜，王浆，动物角，阿胶除外）的口服制剂

orange ['ɔrindʒ] *n.* 橘子，橙子，橙（黄）色，橘黄色

orange Ⅳ (tropaeolin 00) *n.* 橙黄Ⅳ（金莲橙 00）

orange essence 橘子香精

Orange Fruit 枳壳

orange oil 橙油

Orange Peel Syrup （日）橙皮糖浆

Orange Peel Tincture （日）橙皮酊

orbicular [ɔ:'bikjulə] *a.* 球状的，圆形的

orbiculate [ɔ:'bikjulit] *a.* 球状的，圆形的

orbit ['ɔ:bit] *n.* 轨道，（解剖）眼眶，（动物）眼睑 ·electron orbit 电子轨道 /in orbit 在轨道上

orbital ['ɔ:bitl] *n. a.* 轨道(的)· π-orbital π-轨道 / σ -orbital σ - 轨道

orbital angular momentum 轨道角动量

orbital effect 轨道效应

orbital energy 轨道能量

orbital stability 轨道稳定性

order ['ɔ:də] *n. v.* 命令，指令，幂指数，数量级，次(程)序，序数· be in order of.... 按照…的次序 /in order to 为了

order arrangement 有序排列

order code 指令码

order lattice 有序晶格

order number 原子序(数)，指令编码

order of magnitude 数量级

order of reaction 反应级数

order of units 位数

ordinal ['ɔ:dinl] *a.* 次序的，依次的

ordinance ['ɔ:dinəns] *n.* 条例，法令·government ordinance 政令 /ministerial ordinance 部颁法令

ordinary ['ɔ:d(i)n(ə)li] *ad.* 普通地，平常地

ordinary pressure 常压

ordinary ray 普通光线

ordinary temperature 常温

ordinary water 常水，普通水

ordinate ['ɔ:d(i)nit] *n.* 纵坐标·use Y as ordinate 以 Y 为纵坐标

ore [ɔ:] *n.* 矿石·crude(original, raw) ore 原矿(石)

organelle [,ɔ:gə'nel] *n.* 细胞器

organic [ɔ:'gænik] *a.* 有机的

organic acid 有机酸

organic analysis 有机分析

organic anion 有机阴离子

organic base 有机碱

organic cation 有机阳离子

organic chemistry 有机化学

organic functional group 有机官能团

organic impurity 有机杂质

organic ion 有机离子

organic phosphor detemination 有机磷测定

organic reagent 有机试剂

organic solvent 有机溶剂

organically [ɔ:'gænikli] *ad.* 有机地

organisation, organization [ɔ:gənai'zeiʃən] *n.* 组织，机构，有机体

organize ['ɔ:gənaiz] *v.* 组织，构成，使有机化

organochlorine [,ɔ:gənəu'klɔ:ri:n] *n.* 有机氯

organochlorine pesticide 有机氯农药

organogenesis [,ɔ:gənəu'dʒenisis] *n.* 器官发生

organoleptic [ɔ:gənəu'leptik] *a.* 传入感觉器官的，能直接感受的

organophilic [,ɔ:gənəu'filik] *a.* 亲有机质的

organophosphorus [,ɔ:gənəu'fɔsfərəs] *n.* 有机磷

organophosphorus pesticide 有机磷农药

oridonin *n.* 冬凌草甲素

orient ['ɔ:rient,'ɔ:riənt] *v.* 定向，定位 * Orient the column with its outlet at the top. 将柱出口处朝向上端。

oriental [ɔ:ri'entl] *n.* 东方人 *a.* 东方的

Oriental Bezoar 牛黄 * Oriental Bezoar is a stone formed in the gall sac of Bos taurus domesticus Gmelin. 牛黄是在牛的胆囊中形成的结石。

Oriental Waterplantain Rhizome 泽泻

orientation [ɔ:rienˈteiʃen] *n.* 定向,定位,校正方向,方针·crystal orientation 晶状体取向 /disordered orientation 不规则取向

orifice [ˈɔrifis] *n.* 小孔,注孔,管口,测流孔

origin [ˈɔridʒin] *n.* 基源,来源

origin of replication 复制起点

origin point 原点

original [əˈridʒənl] *a.* 来源的,基源的,原始的,最初的

original donor 原供体

original master seed lot 原菌株次代(0 次代)

original record 原始记录

originate [əˈridʒineit] *v.* 起源,发生于(from)

originating investigator [əˈridʒineitiŋ] 一线研究者

Orostachyis Fimbriatae Herba (拉)瓦松

Orostachys fimbriatus (拉)瓦松(植物)

Oroxyli Semen (拉)木蝴蝶

oroxylin [əˈrɔksilin] *n.* 木蝴蝶素

Oroxylum (拉) *n.* 木蝴蝶属

orpiment [ˈɔ:pimənt] *n.* 雌黄,三硫化二砷

ortho- (词头)正,直(线,角),垂直,原,邻位

orthogonal [ɔ:ˈθɔgənl] *a.* 正交的,直角的,垂直的,矩形的

orthogonal coordinate 直角坐标

orthogonal design 正交设计

orthogonal experimental design 正交试验设计

orthogonal table 正交表

orthophosphate [ˌɔ:θəuˈfɔsfeit] *n.* 正磷酸盐

orthophosphoric [ˌɔ:θəfɔsˈfɔ:rik] *a.* 正磷酸的

orthophosphoric acid 正磷酸

Oryza [ˈɔrizə] (拉) *n.* 稻属

os [ɔs] (*pl.* ora [ˈɔ:rə] (拉) *n.* 口(腔),孔穴,通路;(*pl.* ossa [ˈɔsə])骨

Os Draconis (药材学)龙骨

osazone [ˈəusəˌzəun] *n.* 脎

oscillate [ˈɔsileit] *v.* 振荡,抖动

oscillation [ɔsiˈleiʃən] *n.* 振荡,振动,来回摆动,上下运动

oscillation frequency 振荡频率

oscillation motion 往复运动

oscillator [ˈɔsileitə] *n.* 振荡器,混匀器

oscillograph [ɔˈsiləgra:f] *n.* 示波器

osmolality [ɔsməˈlæliti] *n.* 渗透压摩尔浓度,同渗重摩

osmolar [ɔzˈməulə] *a.* 渗透的,容积渗克分子的

osmolarity [ˌɔzməˈlærəti] *n.* 渗透性,渗透度;同渗容摩

osmole [ˈɔsməul] *n.* 渗透压摩尔(重摩和容摩)

osmole concentration ratio 渗透压摩尔浓度比 * The ratio of osmole concentration of the test sample to that of 0.9% (g/ml) sodium chloride solution is called osmole concentration ratio. 供试品溶液与 0.9%(g/ml)氯化钠(标准)溶液的渗透压比称为渗透压摩尔浓度比。

osmosis [ɔzˈməusis] *n.* 渗透作用

osmotic [ɔzˈmɔtik] *a.* 渗透性的

osmotic adjustor 渗透压调节剂

osmotic agent 渗透压调节剂

osmotic coefficient 渗透系数

osmotic effect 渗透效应

osmotic equilibrium 渗透平衡

osmotic membrane 渗透膜

osmotic pressure 渗透压,浓压差 * The pressure that is needed to prevent osmosis is called osmotic pressure. 阻止渗透所需施加的压力叫渗透压。

Osmunda (拉) *n.* 紫萁属

Osmundae Rhizoma (拉)紫萁贯众

ossi- (词头)骨

ossified [ˈɔsifaid] *a.* 骨化的

ossified antler 骨化的鹿角

ossify [ˈɔsifai] *v.* 使成骨,使骨化

osteosclereid(e) [ˌɔstiəuˈskliəriid] *n.* 骨状石细胞

osthol(e) *n.* 蛇床子素

Ostrea [ˈɔstriə](拉)*n.* 牡蛎属

Ostreae Concha (拉)牡蛎

Ostreae Testa (日)牡蛎

other [ˈʌðə] *a.* 其余的,另外的,不同的·no other than 一定是它,除此之外无别的 / on the other hand 另一方面 * The other successive filtrate for identification use. 其余的继滤液供鉴别用。

other alkaloids 其他生物碱

other lactones 其他内酯

other oils 其他油类

other requirements 其他要求

other than 与…不同,除…之外的

otic [ˈəutic] *a.* 耳的

otic products 耳用制剂

ounce [auns] *n.* 英两,盎司

out [aut] *a.* 外面的,偏离的 *ad.* 向外,在外部,完结 *prep.* 通过…而出 *v.* 拿出,逐出

out of 从…中出来,在…之外,超出,放弃

out of date 过时(期)的

out silicone tube 硅胶管出口

out of use 不使用

outage [ˈautidʒ] *n.* 停机,停电,运转中断

outboard [ˈautbɔːd] *a.* 外侧的 *n.* 外侧

outcome [ˈautkʌm] *n.* 结果,后果·affect the outcome of the test 影响试验结果

outdoor [ˈautdɔː] *a.* 室(户)外的,露天的

outdoor daylight 室外日光

outer [ˈautə] *n.* 外线 *a.* 外部的,外面的表面的

outer layer 外层,(糖衣片的)外衣

outer primer 外引物,外侧的引物

outer surface 外表面

outerbark *n.* 外皮

outerface *n.* 外面

outerfield *a.* 外层的,外侧的

outer-whirls 外轮

outgrowth [ˈautgrəuθ] *n.* 生长物,突出物,自然产物,副产品,幼芽,枝条,分枝

outlet [ˈautlet] *n.* 出口,排泄口,出线口,插座

outlier [ˈautlaiə] *n.* 离开本体的部分,异常值

outline [ˈautlain] *n.* 外形,轮廓,草图 *v.* 画轮廓,草拟出,概述,提出要点· outline below 下述

outmost [ˈautməust] *a.* 最外层的,最远的,最高的,最后头的·the outmost layer 最外层

output [ˈautput] *n.* 产量,输出量,供给量,功率,出口

output circuit 输出电路

output range 输出范围,输出量程

output signal(data) 输出信号

output terminal 输出端

output voltage 输出电压

outside [autˈsaid] *n.* 外部 *a.* 外部的 *ad.* 在外面,在户外

outside packaging 外包装

outward [ˈautwəd] *a.* 外表的,向外的 *ad.* 在外部,表面上

oval [ˈəuvəl] *n. a.* 椭圆形(的),卵形(的)

ovary [ˈəuvəri] *n.* 子房 ·half-inferior ovary 子房半下位 /inferior ovary 子房下位 / superior ovary 子房上位

ovate [ˈəuveit] *a.* 卵形的(叶)

ovate-lanceolate 卵状披针形

Ovateleaf Holly Bark (药材学)救必应

oven [ˈʌvn] *n.* 炉,烘箱,柱温箱

oven temperature 烘箱温度,柱箱温度

overall [ˈəuvərɔːl] *n.* 工作服 *a.* 总的,综合的 *ad.* 全面地

overall length 总长度

overall level 总体水平

overall quality 总体质量

overall test 总试验

overcome [əuvəˈkʌm] *v.* 克服 * Interference may be overcomed by suitable treatment. 通过适宜的方法克服干扰。

overdosage [ˌəuvəˈdəusidʒ] *n.* 过剂量 * Overdosage is forbidden as it contains poisonous ingredients. 本品含毒药,不可多服。/Overdosage may cause intoxication 内服不宜过量,以免中毒。/Overdosage should be avoided, because of its toxicity 本品有毒, 不宜过量服用。

overdose [ˈəuvədəus] *n.* 过量, 超剂量 *v.* [əuvəˈdəus] 使…服用过量

overestimate [əuvəˈestimeit] *v.* 估计过高

overflow [əuvəˈfləu] *v.* 溢流

overflow pipe 溢流管

overheat [ˈəuvə hi:t] *v.* 过热

overheated [ˈəuvəhi:tid] *a.* 过热的

overheated water 过热水

overlap [əuvəˈlæp] *v.* 重叠, 部分叠合

overlapped [əuvəˈlæpt] *a.* 部分重叠的

overlapping [əuvəˈlæpiŋ] *n.* 重叠

overlapping peaks 重叠峰

overlay [ˈəuvəlei] *n.* 外罩, 表层, 覆盖板

overload [ˈəuvəˈləud] *v.* 过载, 使超载

over-riding [əuvəˈraidiŋ] *a.* 占优势的, 主要的, 基本的, 最主要的, 严格的

oversaturated [ˈəuvəˈsætʃəˌreitid] *a.* 过饱和的

oversaturation [ˈəuvəsætʃəˈreiʃən] *n.* 过饱和

overtake [ˌəuvəˈteik] *v.* 赶上, 压倒

overtighten [əuvəˈtaitn] *v.* 使过紧, 过度拧紧

overtitration [ˈəuvətaiˈtreiʃən] *n.* 滴定过量

overwork [ˈəuvəwə:k] *n.* 额外工作, 工作过度, 过劳 *v.* 使过劳

oviduct [ˈəuvidʌkt] *n.* 输卵管

Oviductus Ranae (拉) 哈蟆油, 田鸡油

ovoid [ˈəuvɔid] *a.* 卵形的

ovule [ˈəuvju:l] *n.* 卵细胞, 胚珠

owing [ˈəuiŋ] *a.* 因为, 由于 (to)

ownership [ˈəunəʃip] *n.* 所有权

ox [ɔks] (*pl.* oxen [ˈɔksən]) *n.* 牛 (不分性别的通称)

ox bile salt 牛胆盐

ox fibrinogen 牛纤维蛋白原

oxalate [ˈɔksəleit] *n.* 草酸盐

oxalic acid TS [ɔkˈsælik] 草酸试液

oxidable [ˈɔksidəbl] *a.* (可)氧化的

oxidant [ˈɔksidənt] *n.* 氧化剂

oxidase [ˈɔksideis] *n.* 氧化酶

oxidase test 氧化酶试验

oxidate [ˈɔksideit] *n.* 氧化物 *v.* 氧化

oxidation [ɔksiˈdeiʃən] *n.* 氧化作用

oxidation-reduction 氧化还原(法)

oxidation time 氧化时间

oxidative [ˌɔksiˈdeitiv] *a.* (有)氧化(作用)的

oxide [ˈɔksaid] *n.* 氧化物

oxidisation, oxidization [ɔksidaiˈzeiʃən] *n.* 氧化作用

oxidise, oxidize [ˈɔksidaiz] *v.* 氧化·oxidise into acid 氧化为酸

oxidiser, oxidizer [ˈɔksidaizə] *n.* 氧化剂

oxidizable *a.* 可氧化的

oxidizing [ˈɔksidaiziŋ] *n.* 氧化作用

oxidizing agent 氧化剂·powerful oxidizing agent 强氧化剂 /strong oxidizing agent 强氧化剂

oxim(e) [ˈɔksi:m] *n.* 肟

oximido [ɔkˈsimidəu] *n.* 肟基

oxirane [ˈɔksirein] *n.* 环氧乙烷

oxydol [ˈɔksidɔl] *n.* 双氧水

oxydum (拉) *n.* 氧化物

oxyful [ˈɔksiful] *n.* 双氧水

oxygen [ˈɔksidʒən] *n.* 氧 (O)

oxygen consumption 耗氧率 (ICH)

oxymatrine [ˌɔksiˈmætrin] *n.* 氧化苦参碱

Oxytropis *n.* 棘豆属

Oyster Shell 牡蛎 * Oyster Shell is the shell of Ostrea gigas, O. talienwhanensis Crosse and O. rivularis Gould. 牡蛎来源于长牡蛎, 大连湾牡蛎和近江牡蛎的贝壳。

ozazone *n.* 脎

ozone [ˈəuzəum] *n.* 臭氧

ozonic [əuˈzɔnik] *a.* (含)臭氧的

ozonide [ˈəuzəunaid] *n.* 臭氧化物

ozoniferous [ˌəuzəuˈnifərəs] *a.* 含臭氧的

ozonize [ˈəuzənaiz] *v.* 用臭氧处理

P

pace [peis, pes] *n.* 速度, 步子, 一步 *v.* 为…定步调, 配合 ·to keep pace with progress in medical and pharmaceutical sciences 与医药科学发展并进

pack [pæk] *n.* 包, 包装 *v.* 包装 ·pack in 装入 /pack...into... 把…装(挤)入…之中 /pack out 拆开 /pack...with... 用…装满… * 1 pack, twice a day. 一次 1 袋, 一日 2 次。

pack into capsule 装入胶囊

pack seal 灌封

package ['pækidʒ] *n.* 包装 ·single-dose-package 单剂量包装 /multiple-dose-package 多剂量包装

package insert 说明书

packaging ['pækidʒiŋ] *n.* 打包, 包装, 装配, 包装材料 ·packaging intended for marketing 拟包装上市

packed [pækt] *a.* 挤满的, 压紧的 * They are packed in the form of solid along with solvent in the package. 它们以固体形式包装, 另备有溶剂。

packed capillary 填充毛细管

packed column 填充柱

packed height 填充高度

packed in tens 每十个(包成)一包

packed weight 填充量

packed with... 用…填充

packing ['pækiŋ] *n.* 包装, 填充, 密封, 灌注

packing material 填充剂, 填料, 包装材料

packing operation 填充操作

packing the absorbent into the column 吸附剂的装柱

pad [pæd] *n.* 垫, 垫片

paddle ['pædl] *n.* 桨状物, 叶片, 刮板

paddle mixer 桨叶式搅拌机

paediatrics [pi:di'ætriks] *n.* 小儿科

Paeonia (拉) *n.* 芍药属

Paeoniae Radix Alba (拉) 白芍

Paeoniae Radix Rubra (拉) 赤芍

paeoniflorin [pi:əuni'flɔrin] *n.* 芍药苷

paeonol [pi:əunəul] *n.* 丹皮酚

pagodatree [pə'gəudə'tri:] *n.* 槐树

Pagodatree Flower 槐花

Pagodatree Flower Bud (药材学) 槐米

Pagodatree Pod (药材学) 槐角

pale [peil] *a.* 淡色的

Pale Butterflybush Flower 密蒙花

palea ['peiliə] (*pl.* paleae ['peilii:]) *n.* (植物)鳞片, 小苞片, (禾本科植物的)内稃, (菊科植物的)托苞

palea hair 托毛

paleaceous [,peili'eiʃəs] *a.* (植物)有小鳞片的

palisade [,pæli'seid] *n.* (植物细胞排列)栅栏 *v.* 用栅栏围绕

palisade cell 栅栏细胞

palisade ratio 栅状比(一个表皮细胞下的平均栅栏细胞数目)

palisade tissue 栅栏组织

palladium [pə'leidjəm] *n.* 钯(Pd)

palladium chloride 氯化钯

pallium ['pæliəm] (palliums, pallia ['pæliə]) *n.* 大脑皮层

palm [pælm] *n.* 棕榈(树, 叶, 枝), 掌状物

palm fibre (纤维状的)棕毛

palm oil 棕榈油

palmate ['pælmit] *a.* 掌状的

palmately ['pælmitli] *ad.* 掌状地

palmatine [ˈpælməti:n] *n.* 巴马汀

palmatine hydrochloride 盐酸巴马汀

palmatisect [pælˈmætisekt] *a.* 掌状全裂的

Palmleaf Raspberry Fruit 覆盆子

pan [pæn] *n.* 天平盘,皿,锅

Panacis Japonici Rhizoma (拉)竹节参

Panacis Majoris Rhizoma (拉)珠子参

Panacis Quinquefolii Radix (拉)西洋参

Panax [ˈpeinæks] (拉)*n.* 人参属

panaxadiol [ˌpænəksəˈdail] *n.* 人参二醇

panaxatriol [ˌpænəksəˈtraiəl] *n.* 人参三醇

pancreatic [ˌpæŋkriˈætik] *a.* 胰(腺)的

pancreatic digest of casein 酪蛋白胰消化物,胰胨

pancreatic digest of heart 心胰酶消化物

pancreatin [ˈpæŋkriətin, ˈpæŋkriətin] *n.* 胰酶

pancreatin hydrolysate 胰酶水解物

panel [ˈpænl] *n.* 操纵台,面板,(凹凸)方格,小组(委员会)·control panel 控制盘,操纵板/key panel 键盘

panel board 配电盘

pangen [ˈpændʒen] *n.* 胚芽,泛子(生命的最小单位)

pangolin [pæŋˈgəulin; pænˈgɔlin] *n.*(动物)穿山甲

Pangolin Scales 穿山甲

panicle [ˈpænikl] *n.* 圆锥花序

paniculate [pəˈnikjuleit] *a.* 具圆锥花序的

Paniculate Bolbostemma 土贝母

Paniculate Microcos Leaf 布渣叶

Paniculate Swallowwort Root 徐长卿

paniculated [pəˈnikjuleitid] =paniculate *a.* 具圆锥花序的

Panthaica Yam Rhizome 黄山药

papain [pəˈpeiin; pəˈpaiin] *n.* 木瓜蛋白酶

Papaver [pəˈpeivə] (拉)*n.* 罂粟属

papaverine [pəˈpævərin] *n.* 罂粟碱

papaverine hydrochloride 盐酸罂粟碱

Papaveris Pericarpium (拉)罂粟壳

papaya [pəˈpa:jə; pəˈpaiə] *n.* 番木瓜(树,汁)

paper [ˈpeipə] *n.* 纸,论文,文件 *a.* 纸制的,书面的

paper-based format 书面格式

paper cartridge case (索式提取器折叠的)滤纸筒

paper chromatography (PC)纸色谱法

paper disk chromatography 圆纸色谱法

paper electrophoresis 纸电泳

paper partition chromatography 纸分配色谱法

paper strip 条形纸

Papermulberry Fruit 楮实子

papery [ˈpeipəri] *a.* 纸质的,薄如纸样的·texture papery(药材质地)纸质

papilionaceous [pəˌpiliəˈne(i)ʃəs] *a.* 蝶形的(花冠)

papilla [pəˈpilə] (*pl.* papillae [pəˈpili:]) *n.* 乳头状小突起

papillary [pəˈpiləri] *a.* 乳头状的

papillated [ˈpæpəˌle(i)tid] *a.* 乳头状的

papillose [ˈpæpiləus], papillous [ˈpæpiləs] *a.* 乳头状的,多疣的

pappus [ˈpæpəs] (*pl.* pappi [ˈpæpai] *n.* 冠毛

parabola [pəˈræbələ] *n.* 抛物线

parabolic(al) [pærəˈbɔlik(əl)] *a.* 抛物线的

parachor [ˈpærəˌkɔ] *n.* 等张比容,摩尔(克分子)等张体积

parachor value 等张比容值

paracytic(al) [ˌpærəˈsaitik(əl)] *a.* 细胞旁的,平轴的

paracytic stoma 平列型气孔,平轴式气孔

paraffin(e) [ˈpærəfin] *n.* 石蜡

paragraph [ˈpærəgra:f] *n.* 文章段落

parallax [ˈpærəlæks] *n.* 视差

parallel [ˈpærəlel] *n. a.* 平行(的),并联(的)·in the parallel with... 与…并联/with the test on parallel... 与…同时检查

parallel analysis 平行分析

parallel beam 平行光束

parallel circuit 并联电路

parallel control assay 平行对照含量测定,平行对照分析

parallel determination 平行测定

parallel group design 平行设计

parallel line 平行线

parallel-line scale 平行线刻度

paralyse [ˈpærəlaiz] v. 麻痹,使瘫痪

paramagnetic [ˌpærəmægˈnetik] a. 顺磁(性)的

paramagnetic rasonance 顺磁共振

paramagnetism [pærəˈmægnitizm] n. 顺磁性

paramecium [ˌpærəˈmiːsiəm] (新) n. 草履虫

parameter [pəˈræmitə] n. 参数·actual parameter 实际参数 /damping parameter 阻尼参数 /design parameter 设计参数 / dynamic parameter 动态参数

parameter initialization 参数始初化

parameter measurement 参数测量

parameter table 参数表

parameter test 参数检验

parameter variation 参数变更

parametric [pærəˈmetrik] a. 参数的

parametric amplification 参数放大

parasite [ˈpærəsait] n. 寄生虫,寄生菌,寄生植物

parasitic (al) [pærəˈsitik (əl)] a. 寄生的

parasitize [ˈpærəsaitaiz] v. 寄生于

parathion [ˌpærəˈθaion] n. 对硫磷,硝苯硫磷酯

parboil [ˈpaːbɔil] v. 煮成半熟,预煮

pare [pɛə] n. 作业组 v. 削(剥) 去…的皮(down 或 away),削(剥) 去

pared [pɛəd] a. 削下来的

Pared Skin of Indian Bread 茯苓皮

parenchyma [pəˈreŋkimə] n. 薄壁组织

parenchymatous [ˌpəreŋˈkimətəs] a. 薄壁的(细胞),柔软的

parenchymatous cell 薄壁细胞

parent [ˈpɛərənt] n. 双亲,亲代,母体,根源 a. 原来的,母的

parent compound 母体化合物

parent guideline 总指导原则(ICH)

parent ion 母离子

parent ion stability 母离子稳定性

parent material 原材料

parent molecule ion 母分子离子

parent root 母根

parent stability guideline 稳定性总指导原则

parental [pəˈrentl] a. 父母的,亲本的,作为来源的

parental cell line 母细胞系

parental preparation 原制剂

parenteral [pæˈrentərəl] a. 非肠道的,不经肠的

parenterally [pæˈrentərəli] ad. 不经肠道地

parenthesis [pəˈrenθisis] n. 括号,插句·in parenthesis 在括号中

Paridis Rhizoma (拉)重楼

paring [ˈpɛəriŋ] n. 剥,削,去皮

Paris [ˈpæris] n. 重楼属

Paris Rhizome 重楼

parotid [pəˈrɔtid] n. 腮腺,(蟾酥)耳旁腺 a. 耳边的,耳下腺的

parotid gland 耳下腺,腮腺

parquet [ˈpaːkei] n. 镶木细工,镶嵌状排列 v. 细工镶嵌

parquetry [ˈpaːkitri, ˈpaːkɛtri] n. 镶木细工

parquetry layer (粉末镜检的)镶嵌层

parrot [ˈpærət] n. 鹦鹉

parrot-beak-like 鹦鹉嘴状的

Parslane Herb (药材学)马齿苋

part [paːt] n. 部分,几分之一,零件

part No. 零件编号

part per billion (ppb) 十亿分之一

part per million (ppm) 百万分之一

part per trillion (ppt) 万亿分之一

part replacement record 部件更换记录

parted [ˈpaːtid] a. (叶)深裂的

partial [ˈpaːʃ(ə)l] a. 部分的,不完全的

partial dryness 半干

partial pressure of gas 气体分压

partial processing 部分加工

partial sequences of divergent region 分散

区的部分序列

partially [ˈpɑːʃəli] *ad.* 部分地,不完全地

partially dried 略干

particle [ˈpɑːtikl] *n.* 颗粒

particle counting 微粒计数

particle density 粒密度

particle diameter 粒径

particle free 无微粒

particle movement 微粒运动

particle shape characterization 微粒形状特征

particle size 粒径,粒度

particle size characterization 微粒尺寸特征,粒径表征

particular [pəˈtikjulə] *n.* 特点,项目,详细资料 *a.* 特有的,单独的,个别的

particular case 特例

particular data 详细数据

particulate [pəˈtikjulit] *n. a.* 微粒(的)

particulate matter in injections (注射剂的)不溶性微粒

partite [ˈpɑːtait] *a.* (叶)深裂的,分裂的,分成若干部分的·2-partite·2- 深裂

partition [pɑːˈtiʃən] *n. v.* 分配,划分,分离,分隔,隔板·partition with two 15ml quantities of ethyl acetate 用乙酸乙酯提取 2 次,每次 15ml/with a longitudinal partition wall in the middle(连翘)在中间带有纵隔

partition capacity 分配容量

partition chromatography(method) 分配色谱(法)

partition coefficent 分配系数

partition equilibrium 分配平衡

partition law 分配定律

partition ratio 分配比

partition wall 间隔

parvifoliate *a.* 小叶的

parvovirus [ˌpɑːvəuˈvaiərəs] *n.* 细小病毒

pass [pɑːs] *n.* 小路 *v.* 通过,合格·pass into 进入,使通入 * Pass the gas into calcium hydroxide TS. 将气体通往氢氧化钙试液中。

pass the test 检查合格

pass through 穿过 * Pass through a layer of a solution 1 dm thick containing... . 通过含有…1dm 厚度的液层。

pass word 口令

passable [ˈpɑːsəbl] *a.* 还可以的,合格的,能行(通过)的

passage [ˈpæsidʒ] *n.* 通道 *v.* 移种,传代·five passages removed from the original master seed lot. 从原菌株 0 代传代五代/one passage 1 代/zero passage(菌株)0 代

passage cell 传代细胞

passage history of the cell line (ICH)细胞系传代史

Passer [ˈpɑːsə] (拉)*n.* 麻雀属

passer *n.* 质检员,考试合格者

paste [peist] *n.* 浆,糊,糊剂 *v.* 粘贴 * Paste the viscid side of specimen to the surface of the test board,standing vertically. 将样品有黏性的一侧垂直地贴于试验板上。/ Add starch to above concentrate to prepare a paste. 上述浓缩液加入淀粉成浆。

pasted [ˈpeistid] *a.* 糊(制)的

pasted pills 糊丸

pasteurization [ˌpæstəraiˈzeiʃən] *n.* 巴(斯德)氏消毒法

patch [pætʃ] *n.* 斑块,补丁,碎片(屑)

Patchouli [ˈpætʃuli(ː)] (新)*n.* 广藿香

patchouli alcohol 百秋李醇

Patchouli Oil 广藿香油

paten [ˈpætən] *n.* (金属制的)平皿

patent [ˈpeitənt;ˈpætənt] *n. a.* 专利(的)*v.* 获得专利

pathogen [ˈpæθədʒin] *n.* 致病菌,病原体(菌)

pathogenesis [ˌpæθəˈdʒenisis] *n.* 致病原因,发病

pathogenic [pæθəˈdʒenik] *a.* 致病的,病原的

pathogenic agent 致病因子

pathogenic potential 有致病可能

pathogenic microorganism 病原微生物

pathogenicity [ˌpæθədʒiˈnisiti] *n.* 致病(病

原)性

patient ['peiʃənt] n. 病人,患者

patient at risk 危重病人

patient population 病例数

Patrinia (拉) n. 败酱属

pattern ['pætn] n. 模式,图形,花纹

pattern analysis 图形分析

pattern of degradation 降解方式

pattern recognition 图形识别

pave [peiv] v. 铺

PCNB (pentachloronitrobenzene) n. 五氯硝基苯

PCR (polymerase chain reaction) 聚合酶链式反应

PCR instrument PCR 仪

PCR parameters PCR 参数

PCR reaction PCR 反应

PCR reaction solution PCR 反应液

PDE (permitted daily exposure) (有机溶剂残留) 允许日接触量

peach [pi:tʃ] n. 桃子,桃树 a. 桃色的,粉红色的

peach glue 桃胶

Peach Kernel 桃仁

Peach Seed 桃仁

Peach Twig 桃枝

peak [pi:k] n. 峰

peak absorption 峰值吸收

peak area 峰面积

peak area normalized method 峰面积归一化法

peak area ratio 峰面积比 * The peak area ratio of quercetin to kaempferol is 0.8 to 1.5. 槲皮素与山奈素的峰面积之比为 0.8~1.5。

peak asymmetry 峰不对称性

peak base 峰底

peak broadening 峰加宽

peak detection 峰检测

peak form 峰形

peak half-width 半峰宽

peak height 峰高

peak identification 峰鉴别

peak kurtosis 峰峭度

peak matching 峰匹配

peak maximum 峰的顶点

peak number 峰数

peak overlapping 峰重叠

peak position 峰位

peak response 峰值响应 (最大灵敏度)

peak shape 峰形

peak shift 峰位移

peak symmetry 峰形对称

peak tail 峰尾

peak time 出峰时间

peak-to-peak noise 峰间噪音

peak-to-peak resolution 峰与峰间分辨率

peak valley 峰谷

peak value 峰值

peak width 峰宽

peak width at half height 半高峰宽

peak with heading 前延峰

peakness ['pi:knis] n. 峰度

pearl [pə:l] n. 珍珠(状物),微粒

pearl form on dropping 滴(水)成珠

pectic ['pektik] a. (含)果胶的,从果胶中得到的

pectin ['pektin] n. 果胶(质)

pectolinarigenin n. 柳穿鱼黄素

pectolinarin n. 柳穿鱼(叶)苷

pectoral ['pektərəl] a. 胸部的

pectoral fin 胸鳍

peculiar [pi'kju:ljə] a. 特有的,独特的

peculiar odour 特殊气味

pedate ['pedit] a. 有管足的,足状开裂的

pedestal ['pedistl] n. 底座,支架

pedicel ['pedisəl] n. 蒂,花梗,植物细长的柄

pedicle ['pedikl] n. 蒂,花梗

pedipalp ['pedipælp] n. (蛛形动物)须肢

peduncle [,pi'dʌŋkl] n. 花茎,蒂

peek resin parts 树脂部件

peel [pi:l] n. 果皮,外皮 v. 剥(落),剥皮

peel in several lobes 剥成数瓣

peel lose 皮疏松

peel off 剥落

peeling [ˈpiːliŋ] n. 剥离,脱壳机

peeling load 剥离负荷

peeling strength 剥离强度

PEG (polyethylene glycol) 聚乙二醇

Pegaeophyti Radix et Rhizoma (拉)高山辣根菜

peimine n. 贝母素甲

peiminine n. 贝母素乙

peimisine n. 贝母辛

Peking Euphorbia Root 京大戟

pellet [ˈpelit] n. 小球,小丸,药丸,团粒,片块
·a small pellet of sodium hydroxide 一小粒氢氧化钠

pellicles [ˈpelikls] n. 膜剂

peltate [ˈpelteit] a. (叶)盾形的

pelvic [ˈpelvik] n. a. 骨盆(的)

Puncturevine Caltrop Fruit 蒺藜

pendent [ˈpendənt] a. 悬垂的,下垂的

pendent drop method 悬滴法

penetrant [ˈpenətrənt] n. 渗透剂,透皮吸收剂

penetrate [ˈpenitreit] v. 透入,渗入,深入

penetration [ˌpeniˈtreiʃən] n. 穿透(率),透过,贯穿

pennywort [ˈpeniwəːt] n. 破铜钱属植物

pentachloronitrobenzene [ˌpentəˌklɔːrəunaitrə(u)ˈbenziːn] n. 五氯硝基苯

pentad [ˈpentæd] n. 五价元素,五价物

pentadecane n. 正十五烷

pentagon [ˈpentəgən] n. 五角形

pentagonous [penˈtægənəs] a. 五角形的

pentagynous [penˈtædʒinəs] a. 有五个雌蕊的

pentane [ˈpentein] n. 戊烷

pentanol [ˈpentənɔːl] n. 戊醇

pentavalence [ˌpentəˈveiləns] n. 五价

pentavalent [ˌpentˈveilənt] a. 五价的

pentosan [ˈpentəsæn];pentosane [ˈpentəsein] n. 戊聚糖,多缩戊糖

pentose [ˈpentəus] n. 戊糖

pentoside [ˈpentəsaid] n. 戊糖苷

pentoxide [ˌpenˈtɔksaid] n. 五氧化物

peony [ˈpiəni] (新) n. 芍药,牡丹

Peony (拉) n. 芍药属

Peony Root (日) 芍药

pepo [ˈpiːpəu] n. 瓠果

pepper [ˈpepə] n. 胡椒

Pepper Fruit 胡椒

Pepper Oil 花椒油

Peppermint [ˈpepəmint;ˈpɛpəmint] n. 薄荷

Peppermint Oil 薄荷油,薄荷素油

Pepperweed Seed [ˈpepəwiːd];Tansymustard Seed [ˈtænziˈmʌstəd] 葶苈子(前者称南葶苈子,后者称北葶苈子)

peppery [ˈpepəri] a. 胡椒的,辛辣的

pepsin(e) [ˈpepsin] n. 胃蛋白酶

pepsin digest of beef 牛胃蛋白酶消化物

peptide [ˈpeptaid],peptid [ˈpeptid] n. 肽

peptide chain 肽链

peptide mapping 肽图谱 * Peptide mapping is an identity test for proteins, especially those obtained by r-DNA technology. 肽图谱是一种蛋白质,尤其是通过重组 DNA 技术获得的蛋白质的鉴别技术。

peptone [ˈpeptəun] n. 蛋白胨

per [pəː] (拉) prep. 经,由,每·1g per 10 pills 每 10 丸 1g

per bag 每袋

per bottle 每瓶

per capsule (胶囊)每粒

per centimeter (cm⁻¹) 每厘米

per gram 每克

per ml 每毫升

per os 口服,经口

per pack 每袋

per pill 每丸

per tablet 每片

per vial (液体制剂)每支,每瓶

perceive [pəˈsiːv] v. 觉察,感觉 * Perceive a characteristic odor. 闻到一种特殊气味。

percent [pəˈsənt] (=per cent) n. 百分数·5 percent 百分之五 /2 percent weight/volume aqueous solution of quine monohydro-chloride dihydrate.2%（w/v）盐酸奎宁二水化合物水溶液（ICH）。

percent of pass 合格率

percent recovery （ICH）回收率

percent transmittancy 透光百分率

percentage [pəˈsentidʒ] *n.* 百分数

percentage by volume 体积百分数

percentage by weight 重量百分数

percentage concentration 百分浓度

percentage content 百分含量

percentage error 误差百分数

percentage extraction （百分）提（萃）取率

percentage humidity 湿度百分数

percentage loss of weight 失重百分率

percentage of moisture 含水率

percentage of voids 空隙率

perceptible [pəˈseptəbl] *a.* 可（易）感觉的，觉察得到的，明显的 * The odor of ethyl acetate is perceptible. 有明显的乙酸乙酯臭。

perchlorate [pəˈklɔːreit] *n.* 高氯酸盐

perchloric [pəˈklɔːrik] *a.* 高氯酸的

perchloric acid 高氯酸

percolate [ˈpəːkəleit] *n.* 渗滤液 *v.* 渗滤，渗漉 * Percolate slowly at a speed of 1-3ml per minute. 以每分钟 1~3ml 的速度缓慢渗漉。

percolater [ˈpəːkəleitə] （=percolator）*n.* 渗漉器

percolating [ˈpəkəleitiŋ] *n.* 渗漉

percolating filter 渗漉器

percolation [ˌpəːkəˈleiʃən] *n.* 渗漉

percolation filter 渗漉器

perfluoro- （词头）全氟化

perfluoroelastomer 全氟弹性体，全氟醚橡胶

perfoliate [pəˈfəuliit] *a.* 抱茎的

Perfoliote Knotweed Herb （药材学）杠板归

perforate [ˈpəːfəreit] *v.* 打孔，打眼，穿孔

perforated [ˈpəːfəreitid] *a.* 穿孔的，开孔的

perforated plate （植物导管的）穿孔板，（滤器的）滤板

perforation [ˌpəːfəˈreiʃən] *n.* 穿孔，打眼，孔眼

perforative [ˈpəːfəreitiv] *a.* 穿孔的，打眼的

perforator [ˈpəfəreitə] *n.* 打孔器，剪票夹

perform [ˌpəˈfɔːm] *v.* 履行，完成，做 * Perform a blank determination and make any necessary correction. 将试验结果用空白试验并作必要校正。/Perform a blank determination with the relative test solution. 用相应试液做空白测定。/Perform a blank in the same reagent. 用同样试剂做空白试验。

perform the test 做试验

performance [pəˈfɔːməns] *n.* 性能，特性，操作，表演·optimum performance 最佳性能（特性）

performance characteristic 工作特性，操作特性

performance chart （操作）特性图

performance curve 特性曲线

performance index 特性指数

performance level （仪器）运行水平

performance parameter 性能参数

perfume [ˈpəːfjuːm] *n.* 香料

perianth [ˈperiænθ] *n.* 花被（包括花萼和花冠）

pericarp [ˈperikɑːp] *n.* （植物）果皮·remove from pericarp 除去果皮

pericarpial [periˈkɑːpjəl] *n. a.* 果皮（的）

Pericarpium Arecae （拉）大腹皮

Pericarpium Citri Reticulatae （拉）陈皮

Pericarpium Citri Reticulatae Viride （拉）青皮

Pericarpium Granati （拉）石榴皮

Pericarpium Papaveris （拉）罂粟壳

Pericarpium Trichosanthis （拉）瓜蒌皮

Pericarpium Zanthoxyli （拉）花椒

periclinal [ˌperiˈklainəl] *a.* 平周的

periclinal wall 平周壁

pericycle [ˈperisaikl] *n.* 中柱鞘

pericyclic [periˈsaiklik] *a.* 中柱鞘的

pericyclic fiber 中柱鞘纤维

periderm ['peridə:m] n.(植物)周皮,表皮,皮上层 * The tube periderm has been usually removed. 通常除去该块茎的外皮。

Perilla [pə'rilə](拉)n. 紫苏属

Perilla Fruit 紫苏子

Perilla Herb 紫苏

Perilla Leaf 紫苏叶

Perilla Oil 紫苏(子)油

Perilla Stem 紫苏梗

Perillae Caulis (拉)紫苏梗

Perillae Folium (拉)紫苏叶

Perillae Fructus (拉)紫苏子

perillaldehyde n. 紫苏醛

perillene n. 紫苏烯

perimedullary [ˌperimi'dʌləri] a. 环髓的,髓周的

perimedullary region 环髓区,髓鞘

period ['piəriəd] n. 周期,时期,期间

period of element 元素周期

period of half life 半衰期

periodate [pə'raiədeit] n. 高碘酸盐

periodic [piəri'ɔdik] a. 周期的,定期的,[pərai'ɔdik] 高碘酸的

periodic acid 高碘酸

periodic decimal 循环小数

periodic inspection 定期检查

periodic table 周期表

periodic testing (ICH)(稳定性考察等)定期试验,定期检验

periodical [piəri'ɔdikəl] a. 周期的,定期的

periodically [piəri'ɔdikəli] ad. 周期地,定期地

periostracum [peri'ɔstrəkəm] n. 角质层,几丁质层,外壳膜

Periostracum Cicadae (拉)蝉蜕

Periostracum Serpentis (拉)蛇蜕

peripheral [pə'rifərəl] a. 周边的,外围的

peripheral zone 环周区域

periphery [pə'rifəri] n. 周边,周围

Periploca [pə'ripləkə](拉)n. 杠柳属

Periplocae Cortex (拉)香加皮

periplocin [ˌperi'plɔusin] n. 杠柳苷,萝藦苷

periplocymarin [ˌperiplɔu'saimərin] n. 杠柳苦苷,萝藦苦苷

periplogenin [ˌperi:'plədʒinin] n. 杠柳苷元,萝藦苷元

perishable ['periʃəbl] n. 易腐品 a. 易腐烂的,会枯萎的

perisperm ['perispə:m] n. 外胚乳

peristaltic [ˌperi'stæltik] a. 蠕动的,有压缩力的

peristaltic pump 蠕动泵

peristaltic pump flow rate 蠕动泵流量

peritoneal [ˌperitou'ni:əl] a. 腹膜的

peritoneal cavity 腹腔

perivascular [peri'væskjulə] a. 环管的,血管周围的

perivascular fiber 周外纤维,中柱鞘纤维

permanence ['pə:mənəns] n. 永久,耐久,安定

permanent ['pə:mənənt] a. 永久的,恒定的

permanently ['pə:mənəntli] ad. 永久地,持久地

permanganate [pə:'mæŋgənit] n. 高锰酸盐

permanganic [ˌpə:mæn'gænik] a. 高锰酸的

permanganic acid 高锰酸

permeability [ˌpə:miə'biliti] n. 渗透性
·permeability into... 渗入…

permeable ['pə:miəbl] a. 可渗透的

permissible [pə:'misəbl] a. 允许的

permissible dose 允许剂量

permissible error 允许误差

permissible range 允许范围

permit ['pə:mit] n. 许可证,执照[pə'mit] v. 许可,同意

permitted [pə:'mitid] a. 允许的

permitted daily exposure (PDE)(ICH)(有机溶剂残留)允许日接触量

peroxid(e) [pə'rɔksaid] n. 过氧化物

peroxide value 过氧化物值

perpendicular [pə:pen'dikjulə] a. 垂直的
·perpendicular line 垂线,中轴线

Persica (拉)n. 桃属

Persicae Ramulus (拉)桃枝

Persicae Semen (拉)桃仁

persimmon [pə'simən] *n.* 柿子

Persimmon Calyx 柿蒂

persistence [pə'sistəns] *n.* 持久,保留,稳定

persistence duration 保留时间

persistence of energy 能量守恒

persistent [pə'sistənt] *a.* 持久的,不变的,稳定的 * Persistent external use is prohibited. 禁止长期外用。

persistent calyx 宿萼

persistent perianth 宿存花被

persisting [pə'sistiŋ] *n. a.* 持久(的),坚持(的)

persisting foam 持久性泡沫

personal ['pə:sənl] *a.* 个人的,自身的

personal error 个人操作误差

perspective [pə'spektiv] *n. a.* 透视(的),投影(的),观点

persulfate,persulphate [pə'sʌlfeit] *n.* 过硫酸盐

pertain [pə:'tein] *v.* 从属于(to),与…有关系(to),适合,相称(to)

pertinent ['pə:tinənt] *a.* 适当的,中肯的,切题的,与…有关的

pertinent regulation 相关规定

pertinent regulatory authority (ICH) 相关部门,有关管理部门

pesticide ['pestisaid] *n.* 杀虫剂·remains of pesticide 杀虫剂残留

pesticide residue 农药残留(量)

pestle ['pes(t)1] *n.* 研棒,杵

petal ['petl] *n.* 花瓣

petiolate(d) ['petiəleit(id)] *a.* 有叶柄的

petiole ['petiəul] *n.* 叶柄· petioles very short 叶柄短

petiolule ['petiəlju:1; ˌpeti'ɔlju:1] *n.* 复叶的小叶柄

petiolus ['petiələs] *n.* 柄(茎)

Petiolus Trachycarpi (拉)棕榈

Petridish ['peitri diʃ] (Julius R. Petri) *n.* 佩特里细菌培养皿

petroleum [pi'trəuliəm] *n.* 石油

petroleum ether 石油醚

Peucedani Decursivi Radix (拉)紫花前胡

Peucedani Radix (拉)前胡

Peucedanum (拉)*n.* 前胡属

pH (potential of hydrogen) 酸碱度(氢离子浓度负对数值)

pH glass electrode pH 玻璃电极

pH indicator pH 指示剂

pH meter pH 计,酸度计

pH test paper pH 试纸

pH value pH 值 * pH value becomes lower. pH 值降低。/pH value becomes higher pH 值增高。

phage [feidʒ] *n.* 噬菌体

Pharbitidis Semen (拉)牵牛子

Pharbitis ['fa:bitis] (拉)*n.* 牵牛属

Pharbitis Seed (日)牵牛子

pharmaceutic(al) [ˌfa:mə'sju:tik(əl)] *a.* 药学的·the pharmaceutical affairs law 药事法 /the pharmaceutical affairs law, enforcement ordinaces/(日)药事法施行令 /the pharmaceutical affairs law, enforcement regulations/ 药事法施行规则 /the pharmaceutical and medical devices agency(日)医药医疗机器综合机构 /the pharmaceutical affairs and food sanitation council (PAFSC)(日)药事食品卫生审议会

pharmaceutical analysis 药物分析

pharmaceutical botany 药用植物学

pharmaceutical chemist 药物化学家

pharmaceutical chemistry 药物化学

pharmaceutical effectiveness 药效

pharmaceutical forum 药品论坛

pharmaceutical industry 医药工业

pharmaceutical manufacture equipment 制药设备,制药器具

pharmaceutical product 药品

pharmacist ['fa:məsist] *n.* 药剂师,药学家

pharmacodynamic [ˌfa:məkəud(a)i'næmik] *a.* 药效的

pharmacodynamic response 药效学反应

pharmacodynamic studies 药效学研究

pharmacodynamics [fa:mə͵kəudaiˈnæmiks] n. 药效学

pharmacogenetics [͵fa:məkəudʒiˈnetiks] n. 药理遗传学

pharmacognostics [͵fa:məkɔgˈnɔstiks] n. 生药学

pharmacognosy [͵fa:məˈkɔgnəsi] n. 生药学

pharmacokinetic [͵fa:məkəukaiˈnetik] a. 药代动力学的

pharmacokinetic screen 药动学筛选

pharmacokinetics [͵fa:məkəukaiˈnetiks] n. 药代动力学

pharmacologic (al) [͵fa:məkəuˈlɔdʒik (əl)] n. 药理学的

pharmacological activity 药理学活性

pharmacological action 药理作用

pharmacological effect 药理效应

pharmacological property 药理特性

pharmacologically [͵fa:məkəˈlɔdʒikəli] ad. 药理学地

pharmacologically active compound 药理活性化合物

pharmacologist [͵fa:məˈkɔlədʒist] n. 药理学家

pharmacology [͵fa:məˈkɔlədʒi] n. 药理学

pharmacophore [ˈfa:məkəfɔ:] n. 药效基团

pharmacop (o) eia [͵fa:məkəˈpi:ə] n. 药典·British Pharmacopoeia (B. P.) 英国药典 /European Pharmacopoeia (Ph. Eup.) 欧洲药典 /Pharmacopoeia of the people's Republic of China 中华人民共和国药典 /The International Pharmacopoeia (Ph.Int.) 国际药典 /The United States Pharmacopoeia (USP) 美国药典 /The Japanese Pharmacopoeia (JP) 日本药局方

Pharmacop (o) eial [͵fa:məkəˈpi:əl] a. 药典的 * Pharmacopoeial analytical method is established. 建立药典分析方法。

pharmacopoeial discussion group (PDG) (欧，美，日药典会组成的关于一致性) 药典讨论组

pharmacopoeial specification 药典规范

pharmacopoeial standard 药典标准

pharmacy [ˈfa:məsi] n. 药学，药剂学，药房

phase [feiz] n. 相

phase analysis 物相分析

phase balance 相平衡

phase diagram 相图

phase equilibrium 相平衡

phase interface 相界面

phase partition (GC) (相) 分配行为

phase transition 相变

Phaseolus [fəˈseələs] (拉) n. 菜豆属

phellandrene [ˈfeləndri:n] n. 水芹烯，水茴香萜，菲兰烯

phellem [ˈfeləm] n. 木栓 (层)，栓皮

Phellodendri Amurensis Cortex (拉) 关黄柏

Phellodendri Chinensis Cortex (拉) (川) 黄柏

phellodendrine hydrochloride [͵feləˈdendri:n] n. 盐酸黄柏碱

phellodendron [͵feləˈdendrən] n. 黄柏

Phellodendron (拉) n. 黄柏属

phelloderm [ˈfelədə:m] n. 栓内层

phellogen [ˈfelədʒən] n. 木栓形成层

O-phenanthroline [fəˈnænθrəli:n] n. 邻 - 二氮 (杂) 菲

phenazine [ˈfenəzi(:)n] n. 吩嗪

phenetole [ˈfenitəul͵ˈfenitɔl] n. 苯乙醚

phenol [ˈfi:nɔl͵ˈfi:nəl] n. 酚

phenol liquefied 液化苯酚

phenol red 酚红

phenolic [fiˈnɔlik] a. 苯酚的

phenolic acid 酚酸

phenolphthalein [͵fi:nɔlˈfəæli:n] n. 酚酞

phenolsulfonphthalein [͵fi:nɔl͵sʌlfəunˈθæli:n] n. 酚磺酞，酚红

phenomenon [fiˈnɔminən] (pl.phenomena [fiˈnɔminə]) n. 现象，征兆

phenotype [ˈfi:nətaip] n. (基团) 表型

phenotype pattern 表型型式

phenotypic (al) [ˈfi:nə͵tipik (əl)] a. 表型的

phenotypic analysis 表型分析 * Phenotypic analysis is widely used for microorganism identification. 表型分析广泛地用于微生物鉴别。/The identification of microorganisms based on phenotypic analysis needs special knowledge and judgment is often subjective. 以表型分析为基础的微生物鉴别必须专业知识,而其判定常常是主观的。

phenotypic characteristic 表型特征

phenotypic marker 表型标记物

phenoxyethanol *n.* 苯氧乙醇

pheny OV-17(气相色谱用)苯基甲基硅酮(OV-17)

phenyl［ˈfenəl；ˈfi:nəl；ˈfi:nil］ *n.* 苯基

phenyl bonded silica gel 苯基键合硅胶

phenylacetic acid［ˈfenələˈsi:tik］苯乙酸

phenylacetyl［ˌfenəlˈæsitil］ *n.* 苯乙酰

phenylamine［ˌfenəlˈæmi:n］ *n.* 苯胺

phenylate［ˈfenəˌleit］ *n. v.* 苯基化,苯代

phenylated［ˈfenəˌleitid］ *a.* 苯代的,苯基化的

phenylated silica gel(高效液相色谱柱的一种填料)苯基键合硅胶

phenylcarbinol［fenilˈka:binəl］ *n.* 苯甲醇,苄醇

phenylethylene［ˌfenəlˈeθli:n］ *n.* 苯乙烯

phenylhydrazine hydrochloride［fenəlˈhaidrəzi:n］盐酸苯肼

phenylhydrazone［fenəlˈhaidrəzəun］ *n.* 苯腙

phenylic［fiˈnilik］ *a.* 苯基的

phenylmethylpolysiloxane HP-5 *n.*(一种气相色谱固定相)苯基甲基聚硅氧烷 HP-5

Pheretima(拉)*n.* 环毛蚓属,地龙

phial［ˈfaiəl］ *n.* 小玻璃瓶,小药瓶,管形瓶·5ml per phial 每瓶 5ml

Philippine［ˈfilipi:n］ *n. a.* 菲律宾(人的)

Philippine Violet Herb(药材学)紫花地丁

philosophic(al)［ˌfiləˈsɔfik(əl)］ *a.* 哲学上的,哲学家的

phloem［ˈfləuem］ *n.* 韧皮部

phloem fiber 韧皮纤维

phloem strand 韧皮纤维束

Phlomis(拉)*n.* 糙苏属

phloroglucin(ol)［ˌflɔrəˈglusin(ɔl)］ *n.* 间苯三酚,藤黄酚

phony［ˈfəuni］ *n.* 假冒者,假货 *a.* 伪造的,假的

phosphate［ˈfɔsfeit］ *n.* 磷酸盐

phosphatide［ˈfɔsfətaid］ *n.* 磷脂

phosphatidic［ˌfɔsfəˈtidik］ *a.* 磷脂的

phosphite［ˈfɔsfait］ *n.* 亚磷酸盐

phosphomolybdate［ˈfɔsfəuˌməˈlibdeit］ *n.* 磷钼酸盐

phosphomolybdic［ˌfɔsfəuˌməˈlibdik］ *a.* 磷钼酸的

phosphomolybdic acid 磷钼酸

phosphoric［fɔsˈfɔrik］ *a.* 磷酸的

phosphoric acid 磷酸

phosphorus［ˈfɔsfərəs］ *n.* 磷(P)

phosphorus pentoxide 五氧化二磷

phosphorylate［ˈfɔsfərileit］ *v.* 使磷酸化

phosphorylation［fɔˌsfɔriˈleiʃən］ *n.* 磷酸化(作用)

phosphotungstate［ˌfɔsfəˈtʌnsteit］ *n.* 磷钨酸盐

phosphotungstic［ˌfɔsfəˈtʌnstik］ *a.* 磷钨酸的

phosphotungstic acid 磷钨酸

photodensitometer［ˌfəutəuˌdənsiˈtɔmitə］ *n.* 光密度计

photodiode［fəutəuˈdaiəud］ *n.* 光电二极管

photodiode array detector 光电二极管阵列检测器

photo effect 光电效应

photoelectric(al)［ˌfəutəuiˈlektrik(əl)］ *a.* 光电的

photoelectric effect 光电效应

photo(-)electric integrating color difference meter 光电积分型色差计

photoelectric multiplier 光电倍增管

photoelectric tube 光电管

photoelectricity［ˌfəutəuilekˈtrisiti］ *n.* 光电(学,现象)

photoelectricity multiplier 光电倍增器

photofluorimeter [ˌfəutəuˈfluəˈrimitə] n. 荧光计

photograph [ˈfəutəgra:f] n. 照片

photolysis [fəˈtɔlisis] n. 光解作用

photolytic [fəutə(u)ˈlitik] a. 光分解的,光解作用的

photometric [ˌfəutəuˈmetrik] a. 光度测定的

photomultiplier [fəutəuˈmʌltiplaiə] n. 光电倍增管

photon [ˈfəutɔn] n. 光子,光量子,辐射量子

photosensitive [ˈfəutəˈsensitiv] a. 光敏的,感光的

photosensitive diode 光电(敏)二极管

photosensitive element 光敏元件

photosensitive paper 感光纸

photosource [ˈfeutəusɔ:s] n. 光源

photostability [ˈfəutəsteibiliti] n. 对光稳定性,耐光性

photostability testing 光稳定性试验

photostable [ˈfəutəˌsteibl] a. 耐光的,对光稳定的

photovoltaic [fəutəuvɔlˈteiik] a. 光电(池)的

Phragmites n. 芦苇属

Phragmitis Rhizoma (拉)芦根

o-phthalaldehyde [θælˈældihaid] n. 苯二醛

phthalate [ˈθæleit] n. 邻苯二甲酸盐(酯)

phthalic [ˈθælik] a.(邻)苯二甲酸的

phthalic acid (邻)苯二甲酸,酞酸

phthalyl [ˈθælil] n. 酞酰,邻苯二甲酰

Phyllanthi Fructus (拉)余甘子

Phyllanthus (拉)n. 叶下珠属

phylloid [ˈfilɔid] a.(植物)如树叶状的 n. 叶状枝

phyllotaxy [filəˈtæksi] n. 叶序

physalin L [ˈfaisəlin] n. 酸浆苦味素 L

Physalis [ˈfaisəlis](拉)n. 酸浆属

Physalis Calyx seu Fructus (拉)锦灯笼

physcion n. 大黄素甲醚

physical [ˈfizikəl] a. 物理的

physical absorption 物理吸附

physical and chemical examination 理化鉴别

physical appearance 物理性质

physical chemistry 物理化学

physical condition 物理状态

physical constant 物理常数

physical interference 物理干扰

physical phenomenon 物理现象

physico(-) chemical [ˌfizikəuˈkemikəl] a. 物理化学的

physico-chemical analysis 物理化学分析

physico-chemical change (物)理化(学)改变

physico-chemical constant 理化常数

physico-chemical method 理化方法

physico-chemical properties 理化特性

physiologic(al) [ˌfiziəˈlɔdʒik(el)] a. 生理学的

physiological solution 生理盐水

physisorption [ˌfiziˈsɔ:pʃən] n. 生理吸附

Physochlainae Radix (拉)华山参

phytochemical [ˌfaitəuˈkemikəl] a. 植物化学的

phytochemistry [ˌfaitəuˈkemistri] n. 植物化学

phytocoenology [ˌfaitəuˌsiːˈnɔlədʒi] n. 植物群落学

phytocoenosis [ˌfaitəusiˈnəusis] (pl. phytocoenoses [ˌfaitəusiˈnəusi:z]) n. 植物群落

Phytolacca (拉)n. 商陆属

Phytolaccae Radix (拉)商陆

phytolaccatoxin [ˌfaitəulækəˈtɔksin] n. 商陆毒素

phytolaccine [ˌfaitəuˈlæksi:n] n. 商陆碱

phytology [faiˈtɔlədʒi] n. 植物学

picfeltarraenin I$_A$ n. 苦玄参苷 I$_A$

pick [pik] n. 选择,传感器 v. 拾,采集

pick-up camera 摄像机

pick-up pump 真空泵

pick up the suction 抽真空

picogram [ˈpikəgræm;ˈpaikəgræm] n. 皮克,10^{-12} 克

picometer [ˈpikəuˌmitə] n. 皮米,10^{-12} 米

Picrasma（拉）*n.* 苦树属

Picrasma Wood（日）苦木

Picrasmae Lignum（日）苦木

Picrasmae Ramulus et Folium（拉）苦木

Picria Herba（拉）苦玄参

picric acid ['pikrik] 苦味酸

picrinine *n.* 鸭脚树叶碱

picro-（词头）苦味

Picrorhiza [pikrə'raizə]（医）*n.* 胡黄连属

Picrorhizae Rhizoma（拉）胡黄连

picroside I 胡黄连苷 I

picroside II 胡黄连苷 II

piebald ['paibɔ:ld] *n.* 杂种动物 *a.* 花斑的，两色混杂的

piece [pi:s] *n.* 块，丝，条

pig gall acidic extract 猪胆酸提取物

Pig Gall Powder 猪胆粉

pigenin *n.* 芹菜素

pigment ['pigmənt] *n.* 色素

pigment cell 色素细胞

pile [pail] *n.* 堆 *v.* 堆，垛

pile up 堆积，堆置

pileus ['pailiəs; 'piliəu]（*pl.* pilei ['pailiai]）*n.* 菌盖，菌伞

pill [pil] *n.* 丸，片，小球 *v.* 形成小球状物

pill core 丸芯

pillar ['pilə] *n.* 支柱，柱状物

pills [pils] *n.* 丸剂

pills core 丸芯，片芯，素片，基片

pilo-（词头）毛，发

piloerection [,pailəui'rekʃən] *n.* 立毛，竖毛

pilose ['pailəus] *a.* 被毛的，多毛的

Pilose Antler 鹿茸

pilot ['pailət] *n.* 引导，调节装置 *a.* 引导的，操纵的，中间（实验）规模的，试验性的

pilot experiment 中间试验

pilot lamp 指示灯

pilot plant 中试装置

pilot plant scale 中试生产规模

pilot production 试产，中试试制

pilot project 中试计划

pilula ['piljulə]（*pl.* pilulae ['piljuli:]）*n.* 丸剂

pilular ['piljulə] *a.* 药丸（状）的，丸剂的

pilule ['piljul] *n.* 小丸剂，小糖丸

pin [pin] *n.* 别针，大头针 . 插头，销钉 *v.*（用针）别住，钉住

pin-hole-like pore 针眼状小孔

pin-hole plotter 打孔器

pin(s) of the power cord plug 电源线插头销钉（针）

pincer ['pinsə] *a.* 钳子的，钳形动作的

pincers ['pinsəz] *n.*（单复数相同）钳子，镊子，钳状物，（蟹等）的螯

pincette [pæn'set] *n.* 钳子，小镊子

pinch [pintʃ] *n. v.* 挤压，挟，捏 . pinch fingers 挤压手指

pinch-clamp 弹簧夹

pinchcock [pintʃ'kɔk] *n.* 弹簧（节流）夹

pine [pain] *n.* 松

Pine Nodular Branch（药材学）油松节

Pine Pollen 松花粉

pineapple ['painæpl] *n.* 菠萝

Pinellia Tuber 半夏

PinelliaTuber Prepared with Alum 清半夏

Pinellia Tuber Prepared with Ginger 姜半夏

Pinelliae Rhizoma（拉）半夏

Pinelliae Rhizoma Praeparatum（拉）法半夏

Pinelliae Rhizoma Praeparatum cum Alumine（拉）清半夏

Pinelliae Rhizoma Praeparatum cum Zingibere et Alumine（拉）姜半夏

α-pinene ['paini:n] *n.* α- 蒎烯

β-pinene *n.* β- 蒎烯

pingpeimine A *n.* 平贝碱甲

pinhead ['pinhed] *n.* 针头

Pini Lignum Nodi（拉）油松节

Pini Pollen（拉）松花粉

pink [piŋk] *a.* 粉红色

Pink Herb（药材学）瞿麦

pinna ['pinə] *n.* 复叶的羽片

pinnat(ed) ['pinit(id)] *a.* 羽状的 . veins pinnated 羽状（叶）脉

pinnate-lobed (叶片)羽状浅裂

pinnate(d)ly ［'pinit(id)li］ad. 羽状地

pinnatifid ［pi'nætifid］a.(叶)羽状半裂的

pinnatilobate ［pi,nætə'ləubeit］n. 羽状浅裂

pinnatipartite ［pinæti'pa:tait］a. 成羽状深裂的

pinnatisect ［pi'nætisekt］a. 羽 状 全 裂 ·bipinnatisect 二回羽状全裂/tripinnatisect 三回羽状全裂

pinocembrin n. 乔松素

pinoresinol diglucoside n. 松脂醇二葡萄糖

Pinus ［'painəs］(拉)n. 松属

pipe ［paip］n. 管子,导管

pipe earth 导管接地

pipe line 管道,管线

pipe line interface 管道接口,管道交界

pipe liner 管套,套管

pipe sealing 封管的

pipe system 管道系统

pipe tee T形管

Pipe Fish ［'paipfiʃ］(药材学)n. 海龙

Piper ［'paipə］(拉)n. 胡椒属

piperazin(e) ［pi'perəzi:n］n. 哌嗪,胡椒嗪

piperine ［'pipərin］n. 胡椒碱

Piperis Fructus (拉)胡椒

Piperis Kadsurae Caulis (拉)海风藤

Piperis Longi Fructus (拉)荜茇

pipet(te) ［pi'pet］n. 移液管 v. 吸取,量取 * Pipet 5ml of the solution 精密量取溶液 5ml。

pipet stand 移液管架

pipet support 移液管架

pipet tip 移液管吸头

pipet washer 移液管洗涤器

pipet with single bench mark 单标线吸量管

Pipewort Flower 谷精草

pistil ［'pistl］n. 雌蕊

piston ［'pistən］n. 活塞,注射器活塞,塞子

piston buret 活塞滴定管

piston release force (注射器)活塞释放力

piston travel force (注射器)柱塞移动力

pit ［pit］n. 纹孔

pit aperture 纹孔眼,纹孔口

pit area 纹孔群

pit canal 孔沟

pit-groups 纹孔群

pitch ［pitʃ］n. 间距,节距,斜角,色调

pitch-black 乌(深)黑色(的)

pith ［piθ］n.(双子叶植物)髓

pith hollowed 髓部中空

pitted ［'pitid］a. 有纹孔的,有凹痕的

pitted vessel 孔纹导管

pitted wall 壁孔

pivot ［'pivət］n. 转轴,支点,旋转中心,要点 a. 在枢轴上转动的 v. 把…装于枢轴上,由…而定

pivot axis 旋转轴

pivot point 支(枢)点,中心点

pivotal ［'pivətl］a. 作为枢轴的,非常重要的,关键性的

pivotal stability studies 关键的稳定性研究,重要的稳定性研究

pixel ［'piksəl］n. 像素

pixel parameter 像素参数

place ［pleis］v. 放置,安排· place in 置于·in place of 代替 * Place a beaker containing solution on a magnetic stirrer. 将盛溶液烧杯置于磁力搅拌器上。/Place the contents of 20 capsules. 取(本品)胶囊 20 粒内容物。/Place 1 tablet,finely powdered,in a test tube,add 5ml of ethanol. 取本品 1 片,研细,置试管中,加乙醇 5ml。/Place the residue along with the filter paper in the flask. 滤渣与滤纸一起放入烧瓶中。

placebo ［plə'si:bəu］n. 安慰剂

placebo concurrrent control 安慰剂并行对照

placebo-conctrolled trial 安慰剂对照试验

placenta ［plə'sentə］n. 胎座,胎盘

Placenta Hominis (拉)紫河车

plan ［plæn］n. 计划,设计方案,方法 v. 设计,计划

plane ［plein］n. 平面,投影 a. 平的 v. 弄(平,光),掠过

plant [pla:nt] *n.* 植物,工厂,装置 *.v.* 栽培,设置·chemical plant 化工厂 /development plant 研制设备 /distillation plant 蒸馏装置 /full-scale plant 足尺寸设备 /pilot plant 中试设备

Plantaginis Herba (拉)车前草

Plantaginis Semen (拉)车前子

Plantago [plæn'teigəu] (拉)*n.* 车前草属

Plantago Herb (日)车前草

Plantago Seed (日)车前子

Plantain ['plæntin] (新)*n.* 车前(草,叶)

Plantain Herb 车前草

Plantain Seed 车前子

plantamajoside *n.* 大车前苷

plaque [pla:k] *n.*(金属,陶瓷)板,盘,斑块;菌斑;血小板

plasma ['plæzmə] *n.* 等离子体,血浆

plasma assay 血浆测定

plasma flame torch 等离子体焰炬

plasma ionization 等离子体电离

plasma zone 等离子区

plasmid ['plæzmid] *n.* 质粒(染色体外的所有遗传因子),原核质体

plasmid bank 质粒库

plaster ['pla:stə] *n.* 石膏,硬膏(剂),膏药

plaster base 硬膏基质

plaster content 含膏量

plaster stone 生石膏

plasters ['pla:stə:s] *n.* 膏药

plastic ['plæstik;'pla:stik] *n.* 塑料 *a.* 可塑的

plastic bottle 塑料瓶

plastral ['plæstrəl] *a.*(动物龟等)腹甲的

plastron ['plæstrən] *n.*(动物)腹甲

plastrum ['plæstrəm] =plastron(动物)腹甲

plate [pleit] *n.* 薄板,盘,皿,塔板 *v.* 电镀

plate coater 色谱板涂布器

plate culture 平皿培养

plate storage rack 薄层板贮存箱

plate weight 片状砝码

platform ['plætfɔ:m] *n.* 平台,站台,台,天平称量盘

platform balance 台秤

platform(weighing)scale 台秤

plating ['pleitiŋ] *n.* 电镀

platinic [plə'tinik] *a.*(四价)铂的,白金的

platinic chloride 四氯化铂

platinichloride [ˌplætini'klɔraid] *n.* 氯铂酸盐

platinum ['plætinəm] *n.* 铂(Pt)

platinum crucible 铂坩埚,白金坩埚

platinum electrode 白金电极

platinum filament 白金丝

platinum wire 白金丝

Platycladi Cacumen (拉)侧柏叶

Platycladi Seed (药材学)柏子仁

Platycladi Semen (拉)柏子仁

platycodin D *n.* 桔梗皂苷 D

Platycodon (拉)*n.* 桔梗属

Platycodon Fluid Extract 桔梗流浸膏

Platycodon Root 桔梗

Platycodonis Radix (拉)桔梗

pledget ['pledʒit] *n.* 填絮,小拭子·a pledget of absorbent cotton 一块小脱脂棉

Pleione ['plaiɔn] (拉)*n.* 独蒜兰属

Pleiones Pseudobulbus (拉)山慈菇

pleiochasium [plaiə'kæsiəm] *n.* 多歧聚伞花序

pliable ['plaiəbl] *a.* 易弯的,柔韧的,柔软的

plot [plɔt] *n. v.* 绘制

plot chromatogram 绘制色谱图

plot the standard curve 绘制标准曲线

plotter ['plɔtə] *n.* 绘迹器,图形显示仪

plotting ['plɔtiŋ] *n.* 绘图,画曲线 * The curve can be produced by plotting the absorbance against concentration. 以吸光度为纵坐标,浓度为横坐标,可绘制出标准曲线。

plug [plʌg] *n.* 插头,栓,(软木)塞,填料 *v.* 插入(in)堵塞(up)·test tube with plug 具塞试管

plug board 配电盘

plug receptacle 插座

plug's pin 插座脚

plum [plʌm] *n.* 李,梅

Plum Flower 梅花

plumb [plʌm] *n. v.* 垂直 *a. ad.* 垂直的(地)

plumbi [ˈplʌmbai] (plumbum [ˈplʌmbəm] 的所有格)(拉)*n.* 铅

plumbing [ˈplʌmiŋ] *n.* 液压系统管道,管道装置

plumbing splitting 管路断裂

plumbous [ˈplʌmbəs] *a.* 二价铅的,亚铅的

plumbum [ˈplʌmbəm] *n.* 铅(Pb)

plump [plʌmp] *a.* 饱满的,丰满的,肥厚的·endosperm plump 胚乳丰富

plump and fresh 肥厚新鲜

plumula [ˈplʌmjulə] (拉)*n.* 胚芽

Plumula Nelumbinis (拉)莲子心

plumule [ˈpluːmjuːl; ˈplʌmjul] *n.* 幼芽,绒毛

plunge [plʌndʒ] *n. v.* 插入,浸渍,沉入,插进(into) * Plunge the buret into solution so that about two thirds of the tip is under the liquid surface. 将滴定管插入溶液,约使管头的三分之二在液面之下。

plunger [ˈplʌndʒə] *n.* 柱塞,活塞,插杆,针芯

plunger chip 冲头

plunger cleaning line 柱塞杆冲洗管路

plunger of syringe 注射器针芯 * Plungers of syringe are individually fitted to the barrels to achieve a perfect seal. 注射器针芯与针管单独匹配,以达到密封完好的目的。

plunger pump 柱塞泵

plunger rod 柱塞杆

plunger seal 柱塞杆圈,密封圈

plunger set 柱塞杆位置设定

plunger tool 柱塞杆工具

plural [ˈpluərəl] *n.* 复数 *a.* 多于一个的

pluri- (词头)多个

pluriflorous [ˌpluriˈfloːrəs] *a.* 多花的

plurifolious [ˌpluriˈfəuliəs] *a.* 多叶的

plurifurcate [ˌpluriˈfəːkit] *a.* 多分叉的

plurilobed [ˈpluriˌləubd] *a.* 多叶的

plurilocellate [ˌpluriˈlosilit] *a.* 多孔洞的

plurilocular [ˌpluəriˈlokjulə] *a.* 多室(腔)的

plurinuclear [ˌpluriˈnjuːkliə] *a.* 多核的

pluriperforate [ˌpluriˈpəːfərit] *a.* 多穿孔的

pluripertalous [ˌpluriˈpəːtələs] *a.* 多花瓣的

pluripileate [ˌpləuriˈpiliit] *a.* 多菌盖的

pluripolar [ˌpluəriˈpəulə] *a.* 多极的

pluripotent [pluəˈripətənt] *a.* 多能的

pluriresistant [ˌpluəririˈzistənt] *a.* 抗多种药的

plurisegmental [ˌpluriseɡˈmentl] *a.* 多节的

pluriseptate [ˌpluriˈsepteit] *a.* 多隔膜的,多横隔的

plurisetose [ˌpluriˈsetəus] *a.* 多刚毛的

plurisporous [ˌpluriˈspoːrəs] *a.* 多孢子的

plurivalent [ˌpluriˈveilənt] *a.* 多价的

plurivoltine [ˌpluriˈvoltain] *a.* 多代的

plus [plʌs] *n.* 加,增益 *a.* 正的,加的,略大的 *prep.* 加上

plus mesh (颗粒)大于筛孔,筛上料

plus (-) minus [plʌsˈmainəs] *n.* 正负,加减

plus (-) minus sign 正负号

plus sign (数学)加号

plutonium [pluːˈtəunjəm] *n.* 钚(Pu)

pneumatic [njuːˈmætik] *a.* 气动的,由压缩空气操纵的,有空气的

pneumatic control 气动控制

pneumatic outlet 气体出口

pneumatic pump 气动泵

pneumatic restriction 气流限制

pneumatic system 气动系统

pneumatic valve 气动阀

pneumatics [njuːˈmætiks] *n.* 气体力学

pneumatology [ˌnjuːməˈtolədʒi] *n.* 气体力学

pocket [ˈpokit] *n.* 衣袋,囊,腔 *a.* 袖珍的

pocket and dotted root scars 麻点状的根痕

pocket book 袖珍笔记本

pocket chamber 小型电离室

pocket dosimeter 袖珍剂量计

pocket knife 小折刀

pocket tape 钢皮卷尺

pockmark [ˈpokmaːk] *n.* 麻点,痘痕 *v.* 使布满麻点

pockmarked [ˈpokmaːkt] *a.* 有麻点的

pod [pod] *n.* 豆荚 *v.* 结荚

podophyllin [ˌpɔdəˈfilin] n. 鬼臼(树)脂

podophyllotoxin [pɔdəfiləˈtɔksin] n. 鬼臼素,足叶草毒素

Podophyllum [ˌpɔdəuˈfiləm] (拉) n. 鬼臼属

Pogostemon (拉) n. 广藿香属

Pogostemonis Herba (拉) 广藿香

pogostone n. 广藿香酮

point [pɔint] n. 点

point mutation 点突变

point of attachment 连接点

point of contact 接触点

point of curve 曲线起点

point of inflexion 拐点,弯曲点

point of neutralization 中和点

pointer [ˈpɔintə] n. 指针

poison [ˈpɔizn] n. 毒,毒(药,物) v. 使中毒 ·acrid poison 刺激性毒性 /mild poison 轻度毒性

poison control center 毒物控制中心

poisoning [ˈpɔizniŋ] n. 中毒·long term poisoning 长期中毒

poisonous [ˈpɔizənəs] a. 有毒的,有害的

poisonous ingredient 毒性药

Poisson [pwaˈsɔn] n. 泊松

Poisson distribution 泊松分布

Poisson ratio 泊松比

Pokeberry Root [ˈpəukberi] 商陆

polar [ˈpəulə] a. 极性的

polar absorbent 极性吸收剂

polar absorption 极性吸收

polar contribution 极性分布

polar effect 极性效应

polar group 极性基团

polar packing material 极性填充剂

polar solvent 极性溶剂

polar view 极面观

polarimeter [pəuləˈrimitə] n. 旋光计

polarimetry [pəuləˈrimitri] n. 旋光测定法

polariscope [pəuˈlæriskəup] n. 偏振光镜,旋光镜,起偏镜

polaristrobometer [pəulærˌistəuˈbɔmitə] n. 旋光计,偏振计

polarity [pəuˈlæriti] n. 极性,极化,偏光性

polarity parameter of solvent 溶剂的极性参数

polarization [pəuləraiˈzeiʃən] n. 极化作用,偏振化作用

polarization effect 极化效应

polarize [ˈpəuləraiz] v. (使)极化,(使)偏振化

polarized [ˈpəuləraizd] a. 极化的,偏振的

polarized light 偏振光

polarizing [ˈpəuləraiziŋ] n. a. 偏振化(的)

polarizing microscope 偏(振)光显微镜

polish [ˈpɔliʃ] v. 打光

poliumoside n. 金石蚕苷

pollen [ˈpɔlin; ˈpɔlən] n. 花粉

pollen grain 花粉粒

Pollen Pini (拉) 松花粉

pollen pocket 花粉囊

Pollen Typhae (拉) 蒲黄

polliniferous [pɔliˈnifərəs] a. 具花粉的

poloxamer [pɔˈləukseimə] n. 泊洛沙姆

poly- (词头) 多,聚,复

polyacid [ˌpɔliˈæsid] n. 多元酸 a. 多酸的

polyacrylamide n. 聚丙烯酰胺

polyacrylamide gel electrophoresis 聚丙烯酰胺凝胶电泳

poly-alcohols n. 多元醇

polyamide [pɔliˈæmaid] n. 聚酰胺

polyamide film 聚酰胺薄膜

polyamide membrane 聚酰胺薄膜

polyamine [ˌpɔliˈæmiːn] n. 聚酰胺,多胺

polyandrian [ˌpɔliˈændriən] a. 多雄蕊的

polyanthous [ˌpɔliˈænθəs] a. 多花的

polycellular [ˌpɔliˈseljulə] a. 多细胞的,多空隙的

polychoris [ˌpɔliˈkɔris] n. 聚心皮果

polychromate [ˌpɔliˈkrəumeit] n. 多色物质

polychromatic [ˌpɔlikrəuˈmætik] a. 多色的

polyclonal [ˌpɔlikləunl] a. 多细胞系的,多克隆的

polyclonal antibody 多克隆抗体

polydatin [ˌpɔliˈdeitin] n. 虎杖苷

polyderm [ˌpɔliˈdə:m] *n.* 复周皮，复皮层

polydextran gel [ˌpɔliˈdekstrən] 葡聚糖凝胶

polyene [ˈpɔlii:n] *n.* 多烯，聚烯

polyenic [pɔliˈi:nik] *a.* 多烯的，聚烯的

polyester [ˈpɔliestə] *n.* 聚酯

polyester film 聚酯膜

polyetherether ketone 聚醚醚酮

polyethylene [ˌpɔliˈeθili:n] *n.* 聚乙烯

polyethylene glycol (PEG) 聚乙二醇

polyethylene glycol glutarate 聚乙二醇戊二酸酯

Polygala [pəˈligələ] (拉) *n.* 远志属

Polygala Liquid Extract 远志流浸膏

Polygala Root （日）远志

Polygalae Japonicae Herba (拉) 瓜子金

Polygalae Radix (拉) 远志

polygalasaponin F [pəˌligələˈsæpənin] *n.* 瓜子金皂苷己

polygalaxanthone [pəˌligələˈzæθəun] *n.* 远志叫酮

polygalic acid [pəligəˈlæsik] 远志酸

Polygonum Herb 杠板归

polygynoecial [ˌpɔlidʒaiˈni:ʃəl] *a.* 多雌蕊的

polyhedral [ˈpɔliˈhedrəl] *a.* 多面体的，多面角的

polyhedron [pɔliˈhedrən] (*pl.* polyhedrons, polyhedra) *n.* 多面体

polyhydric [ˌpɔliˈhaidrik] *a.* 多羟基的

polyhydroxy [pɔliˈhaidrɔksi] *n. a.* 多羟基（的）

polymer [ˈpɔlimə] *n.* 聚合物，多聚物·high polymer 高分子聚合物 /low polymer 低分子聚合物

polymerase [ˈpɔliməreis] *n.* 聚合酶

polymerase chain reaction 聚合酶链式反应

polymerise, polymerize [pɔˈlimeraiz] *v.* 聚合·polymerise to form 聚合形成

polymerism [pɔˈlimerizm] *n.* 聚合现象

polymerization [pɔliməraiˈzeiʃən] *n.* (高分子)聚合作用

polymethylmethacrylate [ˌpɔlimeθilmeˈθækrəleit] *n.* 聚甲基丙烯酸甲酯，有机玻璃

polymorph [ˈpɔlimmɔ:f] *n.* 多晶型物

polymorph ratio change 多晶型比例变化

polymorphic [ˌpɔliˈmɔ:fik] *a.* 多晶型的

polymorphism [ˌpɔliˈmɔfizəm] *n.* 多晶型现象，多型性，多态性 * Polymorphism is the occurence of different crystalline forms of the same drug substance. 多晶型是同一药物不同晶型的一种现象。

polymorphy [ˈpɔlimɔ:fi] *n.* 多晶型现象

polyoxyethylene [ˌpɔliɔksiˈeθili:n] *n.* 聚氧乙烯

polyoxyethylene stearate 聚氧乙烯硬脂酸酯

polypeptide [ˌpɔliˈpeptaid] *n.* 多肽

polyphenol [ˌpɔliˈfi:nɔl] *n.* 多酚

polyphyllin [ˌpɔliˈfilin] (Ⅰ、Ⅱ) *n.* 重楼皂苷(Ⅰ、Ⅱ)

polyphyllin Ⅵ，Ⅶ (polyphyllin Ⅵ=polyphyllin F) *n.* 重楼皂苷Ⅵ，Ⅶ

Polyporus [pəˈlipərəs] (拉) *n.* 多孔菌属，猪苓

Polyporus Sclerotium （日）猪苓

polysaccharide [ˌpɔliˈsækəraid] *n.* 多糖

polysaccharide of barbary wolfberry fruit 枸杞多糖

polysiloxane [ˌpɔlisiˈlɔksein] *n.* 聚硅氧烷，聚硅醚

polysorbate [ˌpɔliˈsɔ:beit] *n.* 聚山梨醇酯

polysorbate-80 吐温80

polystyrene [pɔliˈstaiəri:n] *n.* 聚苯乙烯

polyterpene [ˈpɔliˈtə:pi:n] *n.* 聚萜烯

polytetrafluoroethylene [ˈpɔlitetrəfluərəˈeθili:n] *n.* 聚四氟乙烯

polytomy [pəˈlitəmi] *n.* 多歧式，多歧花序

polyvinyl [pɔliˈvainil] *n.* 聚乙烯

polyvinyl chloride 聚氯乙烯

polyvinyl plastic bottle 聚乙烯塑料瓶

polyvinylpyrrolidone [ˌpɔlivainilpirəˈlidəun] *n.* 聚乙烯吡咯烷酮

polyxylose [ˌpɔliˈzailəus] *n.* 聚木糖

pome [pəum] *n.* 梨果

pomegranate [ˈpɔmgrænit] (新) *n.* 石榴,石榴树

Pomegranate Rind 石榴皮

pool [pu:l] *n.* 水池,集中备用物质,基因库 *v.* 把…集中起来·data pool 数据库

pooled [pu:ld] *a.* 混合的,集合的

pooled harvest 集中收取,集中回收

pooling [ˈpu:liŋ] *n.* 合并,集中控制

poor [puə] *a.* 贫穷的,低劣的

poor operating performance 操作能力下降

poor reproducibility 再现性不佳

poppy [ˈpɔpi] *n.* 罂粟,鸦片,深红色

Poppy Capsule 罂粟壳

population [pɔpjuˈleiʃən] *n.* 总体,总数,群

population doubling 细胞数倍增,群体倍增

population mean 总体平均值

population of parameters 参数群

poral [ˈpɔ:rəl] *a.* (有)细孔的

porcelain [ˈpɔ:slin] *n.* 瓷(制品) *a.* 瓷的

porcelain crucible 瓷坩埚

porcelain dish 瓷皿

porcelain plate 瓷板

porcine [ˈpɔ:sain] *n. a.* 猪(的)

pore [pɔ:] *n.* 孔

pore diameter 孔径

pore distribution 孔径分布

pore size 孔径

pore size distribution 孔径分布

pore structure 孔结构

pore volume 孔体积

pored [pɔ:d] *a.* 有孔的

Poria [ˈpɔ:riə] (拉) *n.* 卧孔菌属,茯苓

Poria Sclerotium (日)茯苓

Poriae Cutis 茯苓皮

poro (词头)- 孔隙,细(微)孔,多孔

porogenous [pɔrəˈdʒenəs] *a.* (分生孢子)孔生的

porosimetry [ˌpɔrəˈsimitri] *n.* 孔隙度测量法

porosity [pəˈrɔsiti] *n.* 多孔性,孔隙度·4.6μm in porosity 孔径 4.6μm/a membrane filter with a porosity not more than 0.8μm 孔径 不超过 0.8μm 微孔滤器

porous [ˈpɔ:rəs] *a.* 素烧的,多孔的,疏松的,似海绵状的

porous free 无孔的

porous glass bead 微孔玻璃珠

porous polymer bead 高分子多孔微球

porous silica bead 多孔硅珠

porous silica gel 多孔硅胶

porous structure 多孔结构

porphyrize [ˈpɔ:firaiz] *v.* 研细

port [pɔ:t] *n.* 口,孔· access port 入口孔 / exhaust port 排出孔

portable [ˈpɔ:təbl] *a.* 手提式的,便携的

portable instrument 手提式仪器

portion [ˈpɔ:ʃən] *n.* 部分,一份 *v.* 将…分成(几)份,把(一份)分给····a large portion of the product 大部分产品 /boiler portion 蒸发部分 /distribute in equal portions 按份儿平均分配 /incremental portion 曲线上升部分 /sloping portion 曲线下降部分 / the great portion of sth.…的大部分

Portulaca [pɔ:tjuˈlɑ:kə; pɔ:tjuˈlækə] (拉) *n.* 马齿苋属,半枝莲

Portulacae Herba (拉)马齿苋

pose [pəuz] *n.* 姿势 *v.* 提出,形成,摆好姿势

position [pəˈziʃən] *n.* 位置,地点,场所,地位 *v.* 把…放在适当位置·horizontal position/ 水平放置 inverted position 倒立放置 / upright position 正立放置 /level position 水平位置

positive [ˈpɔzitiv] *a.* 正的,阳性的

positive charge 正电荷

positive control 阳性对照

positive correlation 正相关

positive effects 正效应

positive injection 加压进样

positive ion 阳离子

positive peak 正峰

positive phase 正相

positive phase chromatographic system 正相色谱系统

positive pole 正极,阳极

positive pressure injection 加压进样

positive reaction 阳性反应,正反应

positive sign 正号

positive slope 正斜率

positive valency 正价

positron [ˈpɔzitrɔn] n. 正电子

possess [pəˈzes] v. 具有,拥有(of, with)

possessed [pəˈzest] a. (具,拥)有的·to be
possessed 具有,占有

possessing [pəˈzesiŋ] n. 具有

possible [ˈpɔsibl] a. 可能的

possible error 可能的误差

possibly [ˈpɔsəbli] ad. 可能地,合理地,大
概地

post- (词头)后

postabdomen [ˌpəustˈæbdəumen] n. (昆虫
的)后腹部

post-approval 批准后

post-chromatographic derivative method
(测黄曲霉毒素残留)柱后衍生法

postcolumn 后置柱,柱后

posterior [pɔˈstiəriə] n. 后面的,(动物)尾
部的

posterior part 后部 * "Crude drugs and related
drugs" are placed together in the posterior
part of the official monographs. "生药及
其相关药物"一并列入法定正文后部。

post-licensure 发证后

postmarketing clinical safety reporting 上
市后临床安全性报告

postocular [pəustˈɔkjulə] n. 眼后部,眶后鳞
a. 眼球后的

post-translational modification 翻译后修饰

pot [pɔt] n. 锅,盆

potassium [pəˈtæsjəm] n. 钾(K)

potassium acetate 醋酸钾

potassium acid tartrate 酒石酸氢钾

potassium alum(=aluminium potassium
sulfate) 硫酸钾铝,明矾

potassium bichromate 重铬酸钾

potassium biphthalate 邻苯二甲酸氢钾

potassium bisulfate 硫酸氢钾,酸式硫酸钾

potassium bitartrate 酒石酸氢钾

potassium borohydride 硼氢化钾,四氢硼
钾,钾硼氢

potassium bromate 溴酸钾

potassium bromide 溴化钾

potassium carbonate 碳酸钾

potassium carbonate anhydrous 无水碳酸钾

potassium chlorate 氯酸钾

potassium chloride 氯化钾

potassium chromate 铬酸钾

potassium cyanide 氰化钾

potassium dichromate 重铬酸钾

potassium dihydrogen phosphate 磷酸二
氢钾

potassium ferricyanide 铁氰化钾

potassium ferrocyanide 亚铁氰化钾

potassium fluoride 氟化钾

potassium hydroxide 氢氧化钾

potassium iodate 碘酸钾

potassium iodide 碘化钾

potassium iodide starch paper 碘化钾淀粉
试纸

potassium iodobismuthate 碘化铋钾

potassium iodobismuthate modified 改良
碘化铋钾

potassium ion 钾离子

potassium nitrate 硝酸钾

potassium periodate (高,过)碘酸钾

potassium permanganate 高锰酸钾

potassium salt 钾盐

potassium sodium tartrate 酒石酸钾钠

potassium sulfate 硫酸钾

potassium tetrahydroborate 四氢硼钾

potassium tetraoxalate 草酸三氢钾,四乙
二酸钾

potassium thiocyanate 硫氰酸钾,硫氰化钾

potato [pəˈteitəu] (pl. potatoes) n. 马铃薯

potato starch 马铃薯淀粉

potency [ˈpəutənsi] n. 效力,效价,功效
* Potency is the specific ability to achieve
its intended effect. 效价是制剂能达到其

预期作用的能力。

potency assay (生物)效价测定

potent ['pəutənt] *a.* 强有力的,有效力的,使人信服的,功效的

potent candidate 令人信服的选择对象

potent medicaments 有强效的药物,小剂量起作用的药物

potential [pə'tenʃəl] *n.* 电势,潜能 *a.* 潜在的,可能的,电位差的

potential adverse consequences 潜在不良后果

potential difference 电位差

potential excipient (ICH)准赋形剂

potential harm to the patients 对患者(健康)的潜在危害

potential impurity 潜在杂质

potential jump 电位突跃

potential new drug product (ICH)准新药制剂

potential new drug substance (ICH)准新药原料

Potentilla [ˌpəutən'tilə] (拉) *n.* 委陵菜属

Potentillae Chinensis Herba (拉)委陵菜

Potentillae Discoloris Herba (拉)翻白草

potentiometer [pətenʃi'ɔmitə] *n.* 电位计

potentiometric [pətenʃiə'metrik] *a.* 电位测定的

potentiometric titrlmetry 电位滴定法

potentiostat [pətenʃiəstæt] *n.* 稳压计

pouch [pəutʃ] *n.* 盒,袋,囊,袋鼠的育儿袋,海龙的育儿囊 *v.* 把⋯放入袋中,使成袋状

pound [paund] *n.* 镑(常衡镑=453.6g,药衡镑=373g) *v.* 捣碎,研碎,重击·pound to pieces 捣碎

pour [pɔ:,pɔə] *n. v.* 灌,倒·pour into moulds (栓剂基质)倒入模具之中 * Pour about 100ml of water into a 200ml beaker. 将约100ml水倒入200ml烧杯之中。/Pour the supernatant into evaporator. 将上清液倒入蒸发皿内。/Weigh 10mg of anthracene, put into a 100ml of measuring flask and pour acetonitrile till the contents reach the full 100ml. 称量 10mg 蒽,置于 100ml 量瓶中,加乙腈至刻度。

powder ['paudə] *n.* 粉末·very coarse powder 最粗粉 /coarse powder 粗粉 /medium powder 中粉 /fine powder 细粉 /very fine powder 最细粉 /ultra fine powder 极细粉

Powder Cow-bile 牛胆粉

powder flow 粉体流动,粉体流速

powder particle density determination 粉体粒密度测定

powder particle size determination 粉末微粒尺寸测定

powder refined ore 精矿粉

powder tablet (中药材)原粉片

powdered ['paudəd] *a.* 粉末的,研成粉的

Powdered Buffalo Horn Extract 水牛角浓缩粉

powdered cellulose 纤维素粉

powdered drugs 粉末状(药材)

powders ['paudəs] *n.* 散剂

powdery ['paudəri] *a.* 粉性的,粉末状的

powdery crystal 粉(末)状结晶

power ['pauə] *n.* 功率,电源;乘方

power cable plug 电源线插头

power comes on 通电

power connector 电源接口

power consumption 功率消耗,耗电量

power cord 电源线

power cord plug 电源线插头

power exponent 幂指数

power off 切断电源

power on 接通电源

power outage 停电

power outlet 电源输出端

power panel 配电盘,电源板,插排

power plug disconnects 电源插头没连接好

power source 电源

power supply line 电源线

power supply specification 供电技术要求

power supply voltage 电源电压

power switch 电源开关

power tap with filter（避免磁场影响，除去仪器噪音）电源过滤器

ppb（parts per billion）十亿分之一

ppm（parts per million）百万分之一

ppt（parts per trillion）万亿分之一

practical ['præktikəl] *a.* 事实上的，实际上的

practical column temperature 实用柱温

practical insoluble 几乎不溶

practical unit 实用单位

practice ['plæktis] *n.* 实践，操作规程，惯例，营业，实践 *v.*（使）有…习惯，开业

praeruptorin [priːərʌp'tɔrin]（A，B）*n.* 白花前胡（甲，乙）素

preabdomen [ˌpriː'æbdəumen，ˌpriː'æbdəmen] *n.*（昆虫的）前腹部

pre- and post-pump 泵前和泵后（滤过）

preamble [priː'æmbl] *n.* 序言，结论，前言

pre-approval 批准前

preassemble ['priə'sembl] *v.* 预先安装

precast [priː'kaːst] *v. a.* 预制（的）

precaution [priː'kɔːʃən] *n.* 注意，小心·take precaution 采取措施

precautionary [priː'kɔːʃnəri] *a.* 预防的，小心的

precautionary measure 预防措施

precede [priː'siːd] *v.* 居先，领先，比…优先

preceding [priː'siːdiŋ] *a.* 以前的，前面的

precious ['preʃəs] *a.* 贵重的，珍贵的

precious drug 贵重药（材）

precious metal 贵金属

precipitant [pri'sipitənt] *n.* 沉淀剂

precipitate [pri'sipiteit] *n.* 沉淀物 *v.* 使沉淀

precipitation [prisipi'teiʃən] *n.* 沉淀（物）

precipitation reaction 沉淀反应

precise [pri'sais] *a.* 精确的，确切的

precisely [prisaisli] *ad.* 精确地，确切地

precision [prisiʒən] *n.* 精密度，精确度 * Precision of an analytical procedure expresses the closeness of agreement (degree of scatter) between a series of measurements obtained from multiple sampling of the same homogeneous sample under the prescribed conditions. 精密度是在规定的条件下对同一均匀样品多次取样测定结果间的接近程度（离散度）。

precision balance 精密天平

precision burette 精密滴定管

precision thermometer 精密温度计

pre-clinical studies 临床前研究

preclude [pri'kluːd] *v.* 阻止，排除，预防·preclude sb. from sth. 阻止某人做某事

precoat ['priːkəut] *v.* 预涂层

precoated ['priːkəutid] *a.* 涂好层的

precoated plate 预制薄层板

precolumn [priː'kɔləm] *n.* 前置柱

precondition ['priːkən'diʃən] *n.* 前提，先决条件 *v.* 预先准备好

precool ['priː'kuːl] *v.* 预冷

precursor [pri(ː)'kəːsə] *n.* 前体

predefine ['priːdiː'fain] *n.* 预先规定，预先设定

predetermine ['priːdiː'təːmin] *v.* 预定

predict [pri'dikt] *v.* 预言，预测，预报 * Predict any microbiological quality deterioration of the produced water. 预测因微生物污染的生产用水质量劣化。

predictable [pri'diktəbl] *a.* 可预见的

predry [priː'drai] *v. a.* 预先干燥（的）

pre-elute ['priːiˈljuːt] *v.* 预先洗脱

preequilibrate ['priːiːˈkwiˈlaibrcit] *v.* 预平衡 * Preequilibrate the chamber with the vapor of the specified solvent. 层析缸内用规定溶剂蒸汽预饱和。/Preequilibrate with concentrated ammonia TS in another slot for 15 minutes. 在层析缸另一槽中加浓氨试液预平衡 15 分钟。

preequilibration ['priːˌikwiləˈbreiʃən] *n.* 预平衡

prefer [pri'fəː] *v.* 宁可，还是以…为好·prefer M to N 宁可选择 M 而不是 N

preferable ['prefərəbl] *a.* 优先的，更可取的

preferably ['prefərəbli] *ad.* 宁可，优先地，最好，可取地·to be preferably used 首先选用的 * Perform preferably in a laminarflow cabinet. 应在层流净化台中操作。

prefill [ˈpriːˈfil] *v.* 预装填,预先充满

prefilled [ˈpriːˈfild] *a.* 预先装有的

pregnancy [ˈpregnənsi] *n.* 怀孕,孕妇

pregnant [ˈpregnənt] *a.* 怀孕的,妊娠的

preheat [ˈpriːhiːt] *v.* 预热

pre-licence 发证前

preliminary [priˈliminəri] *a.* 初步的

preliminary assessment 初步评估

preliminary stability study 初步稳定性试验

preliminary test 预试验

preliminary treatment 预处理

premarketing clinical safety reporting 上市前临床安全性报告

premature [preməˈtjuə] *v. a.* 提前(的),未到期(的),不成熟(的)

premature suspension of a trial 提前暂停试验

premature termination of a trial 提前终止试验

premix [priːˈmiks] *v.* 预先混合

premixer [priːˈmiksə] *n.* 预混合机

preocular *a.* 眼前部,眼前的

preoperation [ˈpriːɔpəˈreiʃn] *n.* 试运行

preoperation checks 操作前检查

preparation [prepəˈreiʃən] *n.* 制剂 ·test preparation 供试品

preparation of calibration curve 标准曲线的制备

preparation of reference solution 对照品溶液的制备

preparation of sample 样品的制备,供试品的制备

preparation of standard curve 标准曲线的制备

preparation of stock reference solution 标准贮备液的制备

preparation of test solution 供试品溶液的制备

preparations administered via ear, nose and respiratory tract 耳,鼻,呼吸道吸入给药制剂

preparations containing crude drugs 含药材原粉的制剂,含生药粉的制剂

preparations containing crude drugs with fermentation ingredients 含发酵成分(神曲,豆豉)药材原粉的制剂

preparations for eye use 眼用制剂,眼部给药制剂

preparations for local administration 局部给药制剂

preparations for more than one administration routes 多途径给药制剂,有兼用途径给药制剂

preparations for oral administration 口服给药制剂

preparations for rectal administration 直肠给药制剂

preparations for vagina and urethra use 阴道,尿道给药制剂

preparations labelled sterile 标示无菌制剂

preparations not containing crude drug powder 不含药材原粉的制剂,不含生药粉的制剂

preparatory [priˈpærətəri] *a.* 准备的,初步的,始初的

prepare [priˈpɛə] *v.* 制备,准备

prepared [priˈpɛəd] *a.* 准备好的,制备的 ·solution prepared in the assay 在含量测定项下制备的溶液

Prepared Common Monkshood Daughter Root 制附子

Prepared Common Monkshood Mother Root 制川乌

Prepared Dried Ginger 炮姜

Prepared Fleeceflower Root 制何首乌

Prepared Jackinthepulpit Tuber 制天南星

Prepared Kusnezoff Monkshood Root 制草乌

Prepared Liquorice Root 炙甘草

Prepared Manyinflorescenced Sweetvetch Root 炙红芪

Prepared Milkvetch Root 炙黄芪

Prepared Pinellia Tuber 法半夏

Prepared Rehmannia Root 熟地黄

prepared slices of Chinese crude drugs 中药饮片

preprocess ['pri:prəu'ses] v. 预加工

preproved ['pripru:vd] a. 预试验的,经过初步试验证明的

presaturated ['pri'sætjureitid] a. 预先饱和的

preschool ['pri:sku:l] n. 幼儿园,学龄前的

preschool children 学龄前儿童

prescribe [pris'kraib] v. 规定,指定,开处方,命令 * Prescribe that moving distance of the spot from the sample solution corresponding to parahydroxybenzoic acid is a dark purple spot at relative moving distance of about 0.3. 规定与对羟基苯甲酸相对应的来自样品的斑点为深紫色,相对比移值约为 0.3。

prescribed [pris'kraibd] a. 规定的,开处方的

prescribed alone 单方 * Longer decocted when it is prescribed alone 单方久煎。

prescribed quantity of the sample 规定量的样品

prescription [pris'kripʃən] n. 处方

presence ['prəzns] n. 存在,出席,在场·in the presence of 在…存在的情况

present ['prizənt] n. 现在,礼品 a. 到场的,出席的,存在的 v. 提交,提供,呈现

preservation [,prezə'veiʃən] n. 保管,保藏,防腐

preservative [pri'zə:vətiv] n. 防腐剂,预防法 a. 预防的,防腐的

preservatize [pri'zə:vətaiz] v. 给…加以防腐

preservatory [pri'zə:vətəri] n. 防腐剂 a. 防腐的

preserve [pri'zə:v] n. 保藏物 v. 保存

preserve in a ventilated dry place 通风干燥处保存

preserve in a ventilated and dry place 通风干燥处保存

preserve in cool place for 24 hours and filter. 冷藏 24 小时,滤过

preserve in hermetically sealed or tightly sealed 熔封或严封

preserve in light-resistant 避光贮藏

preserve in tightly closed container 密封(保存)

preserve in well closed container 密封

preset [pri'set] v. 预置

press [pres] n. v. 压(力)

press button 按钮

PRESS COMP. FACT(HPLC 显示屏)输入压力传感器灵敏度补偿因子

press the key 按(键盘)键

press to make juice (压)榨(取)汁

pressed [prest] a. 加了压的,压缩的

pressed disk method 压片法

pressing ['presiŋ] n. a. 加压(的)

pressing paper 粗(面)滤纸

pressing roller 压辊

pressure ['preʃə:] n. 压力 * The pressure should fall below the setting value. 压力应下降至设定值以下。

pressure accuracy 压力准确性

pressure cooker 高压锅

pressure difference 压差

pressure display accuracy 压力显示准确性

pressure display-unit 压力显示单元

pressure drop 压力降

pressure gauge 压力表

pressure limits 压限

pressure lower limit 最低压限

pressure manometer 差示压力表(计)

pressure-reducing valve 减压阀

pressure(-)resistant 耐压的,承受一定压力的

pressure resistant container 耐压容器

pressure sensor 压力传感器

pressure tank 高压箱

pressure transducer 压力传感器

pressure unit 压力单位

pressure upper limit 最高压限

pressure vacuum gauge 真空压力计

pressurisation, pressurization [preʃərai'zeiʃən] n. 增压,压紧,高压密闭

pressurize ['preʃəraiz] v. 对…加压力,加压密封,提高压力

pressurized ['preʃəraizd] a. 密封的,加压的

presterilization n. 灭菌前;预杀菌

presume [pri'zju:m] v. 假定,假设,推测

presumed [pri'zju:md] a. 假定的,推测的

pretreat [pri:'tri:t] v. 预(先)处理,粗加工

pretreatment ['pri:tri:tmənt] n. 预处理,粗加工

prevalent ['prevələnt] a. 普通的,一般的,广泛的

prevent [pri'vent] v. 防止,预防(from)

preventive [pri'ventiv] a. 防止的,预防的

preventive measures 预防措施

pre(-)washed with... 用…预洗

pre(-)washing [pri:'wɔʃiŋ] n. 预洗,粗洗

prewet ['pri:'wet] v. 预湿

prickly ['prikli] a. 多刺的,棘手的

Pricklyash Peel 花椒

prim-O-glucosylcimifugin n. 升麻素苷

primary ['praiməri] a. 第一的,首要的,初级的·in the primary stage 第一阶段

primary aromatic amine 芳香第一胺

primary cell 原代细胞

primary fact 首要因素

primary pack 内包装

primary processed honey 嫩蜜

primary reference substance 基准对照物(品)

primary stability data 主要稳定性数据

primary standard 基准(物)

primary standard reagent 基准试剂

primary standard substance 基准物质

primary structure 一级结构

primary wall (纤维的)初生壁

primate ['praimeit] n. 灵长目,灵长类

primer ['pr(a)imə] n. 原始物,底料,引物

Prince's-feather Fruit 水红花子

principal ['prinsəpəl] a. 主要的,首要的,基本的

principal component 主成分·principal component of test solution 供试液主成分

principal edition 正本

principal spot 主斑点

principal unit 基本单位(长度,重量,面积,体积,压力…)

principal use 主要用途

principle ['prinsəpl] n. 定理,原理,法律,法规·in principle 原则上 / of principle 原则性的 /on principle 根据(按照)原则 /on the principle of... 根据…原理(原则)

Prinsepia (拉) n. 蕤核属,扁核木属

Prinsepiae Nux (拉)蕤仁

print [print] n. 印刷品 v. 印刷

printer ['printə] n. 印刷机,打印机

prior ['praiə] a. 在…先的,更重要的 ad. 在前,居先(to)·prior to use 用前

priority [prai'ɔriti] n. 优先(权),首要,重点

priority drugs 首选药物

prism [prizəm] n. 棱形结晶,方形结晶,棱镜

prisms of calcium oxalate 草酸钙方晶

prismatic [priz'mætik] a. 棱晶(形)的,棱柱状的

probability [prɔbə'biliti] n. 概率,几率,或然率

probable ['prɔbəbl] a. 概率的,可能的

probe [prəub] n. 探头,探针 v. 探试,探测

procaryote [prəu'kæriəut] n. 原核生物

procaryotic ['prəukæri'ɔtik] a. 原核生物的

procedure [prə'si:dʒə] n. 程序,操作(法),测定法,制法,步骤

proceed [prə'si:d] v. 着手,进行 * Proceed as described under identification(2), beginning at the words "..." 照鉴别(2)项下方法,自"…"起实验。

proceed as directed under... 照…方法(测定,检查,检验)

proceed test as described above 照上述方法试验

proceed with 继续进行

proceed with N 从 N 处着手

process ['prəuses] n. 过程,工序,工艺(规程,方法),加工·in process 进行 /in running process 在运行进程中

process chart 工艺流程图

process control 工艺控制

process flow 工艺流程

process line 生产流水线

process optimisation 工艺优化

process parameter 工艺参数

process related impurity 工艺相关杂质

processed ['prəusest] a. 加工了的,被加工的

processed product 炮制品,加工品

processing ['prəusesiŋ] n. 加工,制法

processing of crude drugs 药材炮制

processing with salt 盐制

processing with vinegar 醋制

processin with wine 酒制

produce [prə'dju:s] v. 制造,生产 * Produce a mixture containing 0.5mg of each per ml as the reference solution. 制成每1ml各含0.5mg 的溶液,作为对照品溶液。

produce dense smoke on burning 燃烧时产生浓烟

producer [prə'dju:sə] n. 发生器,产生器,生产者,制造者

producer's risk 生产者的风险

product ['prɔdʌkt] n. 产品,乘积·actual product 实际产品 /between product 中间产物 /end product 最终产物 /finished product 成品 /intermediate product 半成品,中间产品 /semifinished product 半成品,中间产物 /side product 副产物 / simulated product 模拟产品 /subquality product 不合格产品

product brochures 产品手册

product flow 生产流程

product information 产品信息

product of processed... …加工炮制品

product related impurity 产品相关杂质

product sign 乘号

product specific 产品特点,产品特性

production [prə'dʌkʃən] n. 生产,制作

production line (chain) 生产(各)环节

production rate 生成率,产生率

productive [prə'dʌktiv] a. 生产的

productive output 生产量

proficiency [prəu'fiʃənsi] n. 熟练,精通

profile [prəu'fail] n. 图形,全貌 * It should be the same of the profile obtained with the CRS. 它与对照品图形一致。

progenitor [prəu'dʒenitə] n. 先祖,祖先,祖细胞·progenitor cell 祖细胞

progeny ['prɔdʒini] n. 子孙,后代,子代

program ['prəugræm] n. 程序

program command 程序命令

program control 程序控制

program duration 程序时间

program indicator 程序指示灯(运转)

programmability n. 程序可编性

programming ['prəugræmiŋ] n. 编程序;规划

programming start 程序起动

programming wavelength 程序波长

progress ['prɔgres] n. v. 进步,前进,发展,改进

progressive [prə'gresiv] a. 逐(步,渐) 的,顺序的

prohibit [prə'hibit] v. 抑制,禁止

prohibit articles (goods) 违禁品

prohibit strictly 严禁

prohibit the growth of microorganisms 抑制微生物生长

prohibited [prə'hibitid] a. 禁止的,抑制的

prohibited from addiction 避免成瘾

prohibition [,prəuhi'biʃən] n. 禁止(令)

prohibitive [prə'hibitiv] a. 禁止的,抑制的

project ['prɔdʒekt] n. 设计,方案,工程,项目;突出物 v. 投射,突出,设计

projected ['prɔdʒektid] a. 突出的

projecting [prə'dʒektiŋ] n. 设计,规划,凸出物 a. 凸出的,投影的

projection [prə'dʒekʃən] n. 突出处,喷射,抛射

projection part 突出部分

prokaryon [prəuˈkæriɔn] *n.* 原核生物, 原核体

prokaryotic [prəukæriˈɔtik] *a.* 原核生物的

prkaryotic cell 原核细胞

prolate [ˈprəule(i)t] *a.* 扁长的

proliferate [prəuˈlifəreit] *v.* 增殖, 扩散

proliferation [prəulifəˈreiʃən] *n.* 增生(物), 增殖(物), 蔓延 * Water is used after storage for a long period of time, microbial proliferation should be prevented. 贮存较长时间的用水, 应防止微生物滋长。

L-proline [ˈprəuli:n] *n.* L-脯氨酸

prolong [prəˈlɔŋ] *v.* 延长

prolong life span 延长使用寿命

prolong the equipment's useful life 延长仪器使用寿命

prolonged [prəˈlɔŋd] *a.* 延长的·on prolonged standing of... 久置…

prominence [ˈprɔminəns] *n.* 隆凸, 显著

prominent [ˈprɔminənt] *a.* 突起的

promote [prəˈməut] *v.* 促进, 加速, 激励

promote growth 促进生长

promoter [prəˈməutə] *n.* 促进剂, 催化剂, 启动子

promotion [prəˈməuʃən] *n.* 促进, 发起, 提升

prompt [ˈprɔmpt] *a.* 立即的, 迅速的 *v.* 催促, 提醒· prompt sb. to do sth. 提醒某人做某事

prompting [ˈprɔmptiŋ] *n. a.* 催促(的), 提醒(的), 立即(的)

prompting value input 提示输入数值

promptly [ˈplɔmptli] *ad.* 迅速地

promulgate [ˈprɔməlgeit] *v.* 公布(法令), 发布 * The 14th edition of the Japanese Pharmacopoeia was promulgated by ministerial notification No. 111 of the ministry of health, labor welfare on March 30, 2001. 第十四版日本药局方由厚生省以省文号 111 号通知于 2001 年 3 月 30 日公布。

pronate [ˈprəuneit] *v.* 翻转向下, 内转 *a.* 倾斜的

prone [prəun] *a.* 有…倾向的, 易于…的

(to), 面向下的, 倾斜的 * It is prone to contamination. 易污染。

proof [pru:f] *n.* 耐久性试验, 证明 *v.* 使对…有抵抗作用 *a.* 耐…的

proof-test 安全试验

propagate [ˈprɔpəgeit] *v.* 繁殖, 传播

propagation [ˌprɔpəˈgeiʃən] *n.* 传播, 扩散, 误差传递

propanediol [prəˈpænədiəul] *n.* 丙二醇

propanol [ˈprəupəunəul] *n.* 丙醇

propanol acetate 乙酸丙酯

propellant [prəˈpelənt] *n.* 喷射剂, 推进剂 *a.* (气体)推进的

proper [ˈprɔpə] *a.* 恰当的, 适当的, 相称的 ·at the proper time and in the proper place 在适当的时间和地点 /in a proper proportion 以适宜比例 * It is proper for sb. to do sth. 某人做某事是适当的 /The amount of the added reference substance should be proper. 加入对照品的量应适当。/ It is proper to give 20-40 drops per minute for children. 儿童以每分钟 20~40 滴为宜。/ The mixture could contain a proper quantity of alcohol. 合剂可以含有适量乙醇。

properly [ˈprɔpəli] *ad.* 恰当地, 正确地, 严格地

property [ˈprɔpəti] *n.* 性质, 特性

prophylactic [ˌprɔfiˈlæktik] *n.* 预防剂 *a.* 预防(性, 疾病)的

prophylaxis [ˌprɔfiˈlæksis] (*pl.* prophylaxes [ˌprɔfiˈlæsi:z]) *n.* 防病, 预防法

Propolis [ˈprɔpəlis] *n.* 蜂胶

proportion [prəˈpɔːʃən] *n.* 比例, 比率·direct proportion 正比例 /inverse proportion 反比例 /in proportion to... 与…成正比 /in proportion of 10:100 10 比 100

proportional [prəˈpɔːʃənl] *a.* 成比例的(to) ·be proportional to N 与 N 成正比 * The variations of signal are proportional to the cross-sectional areas of the substance. 信号的变化与物质截面成正比。

proportional constant 比例常数

proportional error 比例误差

proportional valve 比例阀

proportionally [prə'pɔːʃənəli] ad. 成比例地

proposal [prə'pəuzəl] n. 建议, 提议, 申请
· present a proposal to sb. 向某人提出建议

proposal to implement 建议实施

propose [prə'pəuz] n. v. 建议, 打算, 计划, 拟用

proposed [prə'pəuzd] a. 打算的, 拟用的

proposed commercial process 拟上市工艺

proposed commercial product 拟上市产品

proposition [prɔpə'ziʃən] n. 建议, 主张, 命题

proprietary, proprietory [prə'praiətəri]
n. 专利权, 所有人, 业主 a.(有) 专利(权)的, 所有权的

proprietary articles 专利品, 专卖品

proprietary name 专利名(称), 专利商标名

propyl ['prəupil] n. 丙基, 丙烷基

propyl ether 丙醚

propyl parahydroxybenzoate 对羟基苯甲酸丙酯

propylamine [ˌprəupi'læmin] n. 丙胺

propylene ['prəupiliːn] n. 丙烯

propylene carbonate 丙烯基碳酸酯

propylene glycol 丙二醇

prostatic [prɔs'tætik] a. 前列腺的

prostatic hyperplasia 前列腺增生

prostatomegaly [ˌprɔstətəu'megəli] n. 前列腺肥大

protease ['prəutieis] n. 蛋白酶

protect [prə'tekt] v. 防止, 保护(from, against)

protected [prə'tektid] a. 保护的, 防止的

protected from carbon dioxide 防止二氧化碳

protected from cool 防冷, 防寒

protected from deliquescence 防潮解

protected from dust 防尘

protected from efflorescence 防止风化

protected from freezing 防冻

protected from heat 防热

protected from light 避光

protected from moisture 防潮

protected from moth 防虫蛀

protected from mould 防霉

protected from pressure 防压

protective [prə'tektiv] a. 保护的, 预防的

protective action 保护作用, 预防作用

protein ['prəutiːn] n. 蛋白质

protein analytical techniques 蛋白质分析技术

proteolysis [ˌprəuti'ɔlisis] n. 蛋白水解作用

proteolytic [ˌprəutiə'litik] a. 蛋白水解的

protocatechuic acid [ˌprəutəu,kæti'tʃuːik] 原儿茶酸, 3, 4- 二羟基苯甲酸

protocatechuic aldehyde 原儿茶醛

protocol ['prəutəkɔl] n. 试验方案, 草案, 协议书

protocol amendment 试验方案的修改

protogenic [ˌprəutəu'dʒenik] a. 原生的

proton ['prəutɔn] n. 质子

proton-proton coupling 质子 - 质子耦合

protonate ['prəutə,neit] v. 质子化

protopine ['prəutəpin] n. 原阿片碱, 普罗托平

± protosappanin n. ± 原苏木素

protostele ['prəutəsti:l] n. 原生中柱

prototype ['prəutətaip] n.(设计)原型, 足尺规模实验性的

protoxylem [ˌprəutəu'zailəm] n. 原生木质部 * Small protoxylem is located at the center of the xylem. 在木质部中央有小的原生木质部。

protrude [prə'truːd] v. 使突出, 伸出

protrudent [prə'truːdənt] a. 突出的, 伸出的

protruding [prə'truːdiŋ] n. 突起 · warty protruding 疣状突起

protruding parts 突出部分

protrusion [prə'truːʒən] n. 突起, 凸出物

protuberance [prə'tjuːbərəns] n. 突出, 凸出(物), 凸出部分

protuberant [prə'tjuːbərənt] a. 突出的, 凸出的, 显著的

prove [pruːv] v. 证明

proven [pruːvən] *a.* 被证实的，证据确凿的

provide [prəˈvaid] *v.* 提供(with)，为…创造条件(for)

provided [prəˈvaidid] *a.* 提供的 * The provided data are more objective that do not drift with time, place and individuals. 提供的数据更客观，不因时间，地点和观察对象而变。

province [ˈprɔvins] *n.* 省

provincial [prəˈvinʃəl] *a.* 省的

provincial institute for drug control 省药品检定所

provision [prəˈviʒən] *n.* 预备，补充，规定，条款·express provision 明文条款 /general provision 总则

provisional [prəˈviʒənl] *a.* 暂定的，临时性的

PRS-UNIT（HPLC 显示屏）压力显示单元

Prunella [pruːˈnelə]（拉）*n.* 夏枯草属

Prunella Spike（日）夏枯草

Prunellae Spica（拉）夏枯草

Pruni Ramulus（拉）桃枝

Pruni Semen（拉）郁李仁

Prunus [ˈpruːnəs]（拉）*n.* 李属

prussiate [ˈprʌʃiit] *n.* 氰化物

pry [prai] *n.* 杠杆(作用)，撬棍，探究者 *v.* 撬起，盯着看(into)，探究·pry sth. apart 把…撬开 /pry off 撬起

Psammosilenes Radix（拉）金铁锁

pseudo [ˈpsjuːdəu] *n. a* 假(的)，伪(的)，冒充(的)

pseudo-（词头）假，伪，拟，准

pseudobulb [ˈ(p)sjuːdəuˈbʌlb] *n.* 假鳞茎

Pseudobulbus Cremastrae; Pseudobulbus Pleiones（拉）山慈菇(前者称毛慈菇，后者称独冰球子)

pseudocarp [ˈ(p)sjuːdəukaːp] *n.* 假果

pseudoephedrine hydrochloride [ˌpsjuːdəuiˈfedrin] 盐酸伪麻黄碱

pseudoginsenoside F11 *n.* 拟(伪)人参皂苷 F11

Pseudolaric acid B *n.* 土荆皮乙酸

Pseudolaricis Cortex（拉）土荆皮

Pseudolarix（拉）*n.* 金钱松属

Pseudomonas aeruginosa [ˌpsjuːˈdəməunəsiəˈruːdʒinɔsə]（拉）铜绿假单胞菌，绿脓杆菌

Pseudomonas agar medium for detection of pyocyanin 绿脓菌素测定用培养基

pseudophase [ˈsjuːdəuˌfeiz] *n.* 假相

pseudopolymorphs *n.* 伪多晶体

pseudoprocess [ˈ(p)sjuːdəuˈprəusis] *n.* 伪过程

pseudoprogram [ˈ(p)sjuːdəuˈprəugræm] *n.* 伪程序

pseudoprotodioscin *n.* 伪原薯蓣皂苷

pseudorabies [ˌpsjuːdəuˈreibiːz] *n.* 假性狂犬病

pseudostationary [ˌpsjuːdəuˈsteiʃənəri] *a.* 假稳的，准稳定的

Pseudostellaria（拉）*n.* 孩儿参属

Pseudostellariae Radix（拉）太子参

Psoralea [psɔ(ː)ˈreiliə]（新）*n.* 补骨脂

Psoraleae Fructus（拉）补骨脂

psoralen [ˈsɔːrələn] *n.* 补骨脂素

psychological [ˌsaikəˈlɔdʒikəl] *a.* 精神的，心理学的

psychological drug 精神药品

psychrophile [saikləuˈfail] *n.* 嗜冷生物

Pteridis Multifidae Herba（拉）凤尾草

Pteris（拉）*n.* 凤尾蕨属

Pterocarpus（拉）*n.* 紫檀属

Pterocephali Herba（拉）翼首草

Pterocephalus（拉）*n.* 翼首花属

pubescence [pjuːˈbesns] *n.* 绒毛，短柔毛

pubescent [pju(ː)ˈbesnt] *a.* 有绒毛的

public [ˈpʌblik] *a.* 公开的，公众的，公用的

pucker [ˈpʌkə] *n.* 皱纹 *v.* 折叠，起皱

puckery [ˈpʌkəri] *a.* 有皱褶的，波浪式的

Pueraria（拉）*n.* 葛属

Pueraria Root（日）葛根

Puerariae Lobatae Radix（拉）葛根

Puerariae Thomsonii Radix（拉）粉葛

puerarin *n.* 葛根素

puerperal [pju(ː)'əːpərəl] *a.* 产褥期的, 分娩后的

puerperal period 产褥期

Puff-ball [pʌf] *n.* 马勃

pulchinenoside *n.* 白头翁皂苷

pulegone ['puligəun] *n.* 胡薄荷酮, 蒲勒酮

pull [pul] *n. v.* 拉, 拔·pull on 拉出 /pull sth. out 把某物向外拉

pullus [pʌləs] (*pl.* pulli [pʌla]) *n.* 幼鸟, 雏鸟

pulp [pʌlp] *n.* 纸浆, 浆液, 果肉, 果实中最柔软的部分 *v.* 使成浆, 除去果肉

pulp vesicle 瓤囊

pulsate [pʌl'seit] *v.* 脉动, 波动, 振动

pulsation [pʌl'seiʃən] *n.* 脉动, 脉冲·stable delivery with low flow pulsation 低脉冲的稳定输液

Pulsatilla [pʌlsə'tilə] (拉) *n.* 白头翁属

Pulsatillae Radix (拉) 白头翁

pulse [pʌls] *n.* 脉冲

PULSE CHECK (HPLC 显示屏) 输液脉冲检查

pulverator ['pʌlvəreitə] *n.* 粉碎机

pulverization [pʌlverai'zeiʃən] *n.* 粉碎, 磨粉

pulverize ['pʌlveraiz] *v.* 磨碎, 磨粉, 研碎 * Pulverize N to powder. 取 N, 粉碎./ Pulverize a part of N, decoct the remained N with water three times. 将一部分 N 味药材打粉, 其余 N 味药材水煎三次。/ Pulverize 20 tables with coating removed. 取本品 20 片, 除去包衣, 粉碎。/Pulverize the above N ingredients to coarse powder. 以上 N 味, 粉碎成粗粉。

pulverizer ['pʌlvəraizə] *n.* 磨粉机

pulvis ['pʌlvis] (拉) *n.* 散剂, 粉剂

Pulvis Cerebri Susis (拉) 猪脑粉

Pulvis Cornus Bubali Concentratus (拉) 水牛角浓缩粉

Pulvis Ferri (拉) 铁屑 (藏药)

Pulvis Fumi Carbonisatus (拉) 百草霜

Pulvis Talci (拉) 滑石粉

pummelo ['pʌməleu] (*pl.* pummelos)= pomelo 柚子

Pummelo Peel (药材学) 化橘红

pump [pʌmp] *n.* 泵 *v.* 压入·high-pressure pump 高压泵·pump mobile phase into a column 将流动相泵入柱内 /pump N from M 从 M 里把 N 抽取出来 / pump M into N 将 M 压缩到 N 中 /mechanic pump 机械泵 / molecular turbo-pump 分子涡轮泵

pump chamber 泵室

pump check valve 泵止逆阀

pump head 泵头

pump head holder 泵头支架

pump indicator 泵指示灯

pump inlet 泵入口

pump outlet 泵出口

pump tube 泵管

pump valve 泵阀

pumping ['pʌmpiŋ] *n.* 抽吸, 压出

pumping unit (HPLC) 泵单元·master pumping unit 主泵单元 /slave pumping unit 从泵单元

pump's home position 泵的初始位置

punch [pʌntʃ] *n.* 打孔器, 冲头 *v.* 打孔; 冲压 * Punch a hole on the aluminium cover of the container and insert an injection needle with a dry rubber tubing into the container (do not contact the surface of liquid). 在容器铝盖钻一个孔, 将一个带有干燥橡皮管针头插入容器中 (勿与液面接触)。

punctate [pʌŋk'teit] *a.* 点状的

punctiform ['pʌŋktifɔːm] *a.* 点状的, 似小点的, 可目见菌落的

Puncturevine Caltrop Fruit 蒺藜

pungent ['pʌndʒənt] *a.* 刺激性的, 辛辣的

pungent and cool taste 味辛凉

pungent scented 香辣的

Punica (拉) *n.* 石榴属

pupa ['pjuːpə] (*pl.* pupae, pupas) *n.* 蛹

pupil ['pjuːpl] *n.* 瞳孔

pupil dilation 瞳孔散大 * Used with caution in pupil dilation. 瞳孔散大者慎用。

purchase ['pəːtʃəs] *n. v.* 购买, 购置·purchase product 购置产品

pure [pjuə] *a.* 纯净的

purge [pə:dʒ] *n. v.* 清(除,洗)驱气,排空;催泻(药)

purge execution time 冲洗操作运行时间

purge timer 冲洗定时器,设定冲洗时间

purification [pjuərifi'keiʃən] *n.* 精制,纯化·pre(-)purification 纯化前 / post purification 纯化后

purified ['pjuərifaid] *a.* 纯化的

purified antigen 纯化抗原

purified bulk 纯品

purified water 纯水

purified water ammonia free 无氨水

purify ['pjuərifai] *v.* 纯化,精制

purity ['pjuəriti] *n.* 纯度·high purity 高纯度 * The purity is more than 99.99 % . 纯度超过 99.99 % 。

purity inspection 纯度检查

purity test 纯度试验

purple ['pə:pl] *a.* 紫色的 *v.* 染成紫色·light purple 浅紫色 /bluish purple 蓝紫色 /deep purple 深紫色

purple black 紫黑色

purple brown 紫褐色

purplish ['pə:pliʃ] *a.* 略带紫色的

purpose ['pə:pəs] *n.* 目的,用途 *v.* 想要

purpose made 特制的

purpurin ['pə:pjurin] *n.* 羟基茜草素,紫红素,尿紫素

Purslane Herb ['pə:sl(e)in] 马齿苋

pursuant [pə'sju:ənt] *a.* 依照的,遵循的,随后的(to)

pursuant to the rules 依照规则

push [puʃ] *n. v.* 推,按动

push button 按钮

push button box 按钮箱

push button switch 按钮开关

put [put] *n. v.* 放置,加于,处理

put into effect 实施,使生效,执行

put into practice 实施

put into use 应用

putative ['pju:tətiv] *a.* 假定的,推想的,被认为是 ... 的

pycnometer [pik'nɔmitə] *n.* 比重瓶,液体比重计

pycnometric [ˌpiknɔ'metrik] *a.* 比重瓶的

pycnometric method 比重瓶法

pycnometry [pik'nɔmitri] *n.* 比重瓶测定法

pygal ['p(a)i:gəl] *a.*(动物)尾部的,龟甲尾部的(盘状物)

pyocyanin(e) [ˌpaiəu'saiənin] *n.* 绿脓(杆)菌素

pyocyanin culture medium 绿脓菌素培养基

pyocyanin test 绿脓菌素试验

pyramidal [pi'ræmidl] *a.* 锥体的,金字塔的

pyramidal cells in retina 视网膜的锥体细胞

pyran ['pairæn] *n.* 吡喃

pyran- (词头)吡喃

pyranoglucose [ˌpairænə'glu:kəus] *n.* 吡喃葡萄糖

pyranohexose [ˌpairænə'heksəus] *n.* 吡喃己糖

pyranoid ['pairəˌnɔid] *a.* 吡喃型的,(氧)六环的

pyranone ['pirənəun] *n.* 吡喃酮

pyranopentose [ˌpairənəu'pentəus] *n.* 吡喃戊糖

pyranose ['pairənəuz] *n.* 吡喃糖

pyranoside [pi'rænəˌsaid, ˌpaiə'rænəsaid] *n.* 吡喃糖苷

pyranyl ['pairənil] *n.* 吡喃基

pyrazine ['pirəˌzi:n] *n.* 吡嗪

pyrethrin [pai'ri:ˌθrin] *n.* 除虫菊酯

pyrethrin pesticide 除虫菊酯农药

pyridine ['piridi(:)n] *n.* 吡啶

pyridine dehydrated 无水吡啶

pyridyl ['piridil] *n.* 吡啶基

pyrimidine [pairi'midin] *n.* 嘧啶

Pyrite ['pairait] *n.* 自然铜

pyrite *n.* 黄铁矿

pyrite group 黄铁矿族· mineral of sulfide of pyrite group 硫化物类矿物黄铁矿族

Pyritum（拉）*n.* 自然铜

pyrogallic acid［ˌpaiərəuˈgælik］焦性没食子酸

pyrogallol［ˌpaiərəuˈgælɔl］*n.* 连苯三酚

pyrogen［ˈpairə(u)dʒən］*n.* 热原

pyrogen-free 无热原的

pyrogen or bacterial endotoxin 热原或细菌内毒素

pyrogenic［ˌpaiərəuˈdʒenik］*a.* 发热的，致热的

pyrogenic dose of endotoxin 内毒素致热剂量

pyrogenicity *n.* 致热原性

Pyrola［paiəˈrəulə］（拉）*n.* 鹿蹄草属

Pyrola Herb 鹿衔草

Pyrolae Herba（拉）鹿衔草

pyrolysis［paiəˈrɔlisis］*n.* 高温分解

pyrone［ˈpairəun］*n.* 吡喃酮

pyrophoric［ˌpaiərəuˈfɔːrik］*a.* 可自燃的

pyrophoricity［paiərəufɔːˈrisiti］*n.* 可自燃性

pyrophorus［paiəˈrɔfərəs］*n.* 自燃物

pyrophosphoric acid［ˌpaiərəuˌfɔsˈfɔrik］焦磷酸

pyrrol(e)［piˈrəul］*n.* 吡咯

pyrrolidone［piˈrɔlidəun］*n.* 吡咯烷酮

Pyrrosia（拉）*n.* 石韦属

Pyrrosia Leaf（药材学）石韦

Pyrus（拉）*n.* 梨属

pyxidium［pikˈsidiəm］（*pl.* pyxidia［pikˈsidiə］）*n.*（植物）盖果

Q

QA(quality assurance) 质量保证

QC(quality control) 质量控制

quadrangle [kwɔ'dræŋgl] n. a. 四角(的),四边(的)

quadrangular [kwɔ'dræŋgjulə] n. 四棱柱 a. 四(角,边,棱)形的

quadratic [kwɔ'drætik] n. 二次方程(式) a. 平方的,方形的

quadratic equation 二次方程式

quadratic sum 平方和

quadrilateral [ˌkwɔdri'lætərəl] n. a. 四边形(的),方形物(的)

quadripinnate a. 四回羽状的

quadruple ['kwɔdrupl] n. 四倍 a. 四倍于…的(of,to) v. 乘以四

quadruplicate [kwɔ'dru:plikeit] a. 反复四次的

quadrupole ['kwɔdrəˌpəul] n. 四极

quadrupole analyzer 四极分析器

quadrupole bar(rod) 四极杆

quadrupole mass analyzer 四极杆质量分析器

quadrupole mass spectrometer 四极质谱仪

quaint [kweint] a. 离奇的,奇妙的,精致的

qualification [kwɔlifi'keiʃən] n. 资格,资格证明,执照

qualification of impurities 杂质合格证

qualification threshold 界定阈值

qualified ['kwɔlifaid] a. 合格的

qualify ['kwɔlifai] v. 证明合格;使合格

qualitative ['kwɔlitətiv, 'kwɔləˌtetiv] a. 定性的

qualitative analysis 定性分析

qualitative assay 定性鉴别,定性检验

quality ['kwɔliti] n. 质量,特性,性质

quality assurance(QA) 质量保证

quality coefficient 质量系数

quality control(QC) 质量控制

quality control of water for pharmaceutical use 制药用水的质量控制

quality grade 质量等级

quality of amp(o)ule 安瓿质量

quality of aspect 外观质量

quality specification 质量标准

quality standard 质量标准,质量规范

quality test 质量检查

quantifiable ['kwɔntifaiəbl] a. 可以计量的,可量化的

quantification [ˌkwɔntifi'keiʃən] n. 定量,含量测定

quantifier ['kwɔntifaiə] n. 量词,限量词,数量词

quantifier-free 无量词

quantitate ['kwɔntiteit] v. 定量

quantitation [ˌkwɔnti'teiʃən] n. 定量

quantitation limit 定量限 * The quantitation limit of an individual analytical procedure is the lowest amount of analyte in a sample which can be quantitatively determined with suitable precision and accuracy. 某种分析方法的定量限是指样品中被分析物在具有一定的精密度和准确度的含量测定中的最低量(ICH)。

quantitation range 定量范围

quantitative ['kwɔntitətiv, 'kwɔntətetiv] a. 定量的

quantitative analysis 定量分析

quantitative determination 定量测定

quantitative method 定量方法

quantitative test 定量试验

quantity [ˈkwɔntiti] n. 量,值,特定的量,含量·a large quantity 大量 /a small quantity 小量·a quantity of solvent 适量溶剂 /a quarter quantity 四分之一量 /average quantity 平均装量 /half a quantity of... 半量···/labelled quantity 标示装量 /the same quantity 等量

quantity in each container 每个容器装量

quantity obtained by measuring 量取的量

quantity obtained by weighing 称重的量
* The quantity obtained by weighing or measuring the substance being examined and reagent being used is expressed in Arabic figures. 试验中供试品与试药的"称重"或"量取"的量均用阿拉伯数码表示。

quantity of endotoxin (细菌)内毒素的量

quantity of products to be tested 检验量
* Quantity of product to be tested refers to the quantity of the product to be examined for one single test (in g, ml, or cm^2). 检验量是指一次试验的供试品的量(g, ml, cm^2)。

quantity of sampling 取样量 * The quantity of sampling is 3 times the quantity for testing. 取样量是试验量的 3 倍。

quantization [kwɔntiˈzeiʃən] n. 量化,数字化,数字转换,量子化

quantum [ˈkwɔntəm] (pl. quanta [ˈkwɔntə]) n. 量子

quantum chemistry 量子化学

quantum mechanics 量子力学

quantum number 量子数

quantum optical 光量子的

quantum theory 量子理论

quarantine [ˈkwɔrənti:n] n. 检疫,隔离 v. 对···检疫,防疫隔离

quarter [ˈkwɔ:tə] n. 四分之一 a. 四分之一的,不到一半的 v. 把···分为四(等,部分)

quartering [ˈkwɔ:təriŋ] n. 四分(取样)法

quarternary [ˈkwɔ:tə:nəri] a. 四(元,价)的

quarternary ammonium 季胺

quartz [kwɔ:ts] n. 石英

quartz capillary 石英毛细管

quartz cell 石英吸收池

quartz crucible 石英坩埚

quartz fire-cannulation 石英炬管

quartz glass 石英玻璃

quasi [ˈkwa:zi(:)] conj. 即,就是,有点,准,拟

Quassia [ˈkwɔʃiə] n. 苦木属

quench [kwentʃ, kwɛntʃ] n. v. 淬火,熄火,结束

quench with vinegar 醋淬

quenching [ˈkwentʃiŋ] n. 淬火,淬灭

quercetin [ˈkwə:sitin] n. 槲皮素

quercetin-3-O-D-glucose-7-O-β-D-gentiobioside 槲皮素-3-O-β-D-葡萄糖-7-O-β-D-龙胆双糖苷

Querci Dentatae Folium (拉)槲叶

quercitroside [ˈkwə:siˌtrɔsaid] n. 槲皮苷

question [ˈkwestʃən] n. 问题,疑问 v. 对···提出问题· in question (上述,所考虑,所提到)的问题

quick [kwik] a. ad. 快速的(地),急剧的(地),迅速的(地)

quick(-)lime [ˈkwiklaim] 生石灰,氧化钙

quick reaction 快速反应

quiescence [kwaiˈesns] n. 静止(期,状态),休眠(期,状态)

quiescent [kwaiˈesnt] a. 静止的,不动的

quiescent layer 静止层

quill [kwil] n.(树皮)卷皮

quinoline [ˈkwinəli(:)n] n. 喹啉

quinolinol [ˈkwinəlinɔl] n. 羟基喹啉,喹啉醇

quinolinol complexing method 羟基喹啉络合法

quinquenerved a. 五脉的(叶)

quinquevalence [ˌkwiŋkwiˈveiləns] n. 五价

quinquevalent [ˌkwiŋkwiˈveilənt] a. 五价的

quintozene [ˈkwintəzi:n] n. 五氯硝基苯

quintuple ['kwintjupl] *n.* 五倍量 *a.* 五倍的 *v.* 乘以五

Quisqualis (拉) *n.* 使君子属

Quisqualis Fructus (拉) 使君子

quisqualic acid 使君子氨酸

quote [kwəut] *v.* 引用 * It is quoted in compendium. 作为概要被引用。

quotient ['kwəuʃənt] *n.* (数学的) 商

R

rabbit [ˈræbit] n. 兔

Rabdosiae Rubescentis Herba (拉)冬凌草

racemase [ˈreisˌmeis] n. 消旋酶

racemate [ˈreismeit, reˈsimeit] n.(外) 消旋（化合）物

raceme [reiˈsi:m] n. 总状花序,外消旋体

racemic [rəˈsi:mik] a. 外消旋的

racemiferous [reisiˈmifərəs] a. 有总状花序的

racemiform [reiˈsi:mifɔ:m] a. 总状花序的

racemism [ˈræsimizəm, reiˈsi:mizəm] n. 外消旋(状态,作用)

racemoid [ˈreisˌmɔid] n. a.(外) 消旋化合物（的）

racemule [ˈræsiˌmju:l] n. 小总状花序

racemulose [ræˈsemjuləus] n. a. 小簇状(的),具小总状花序(的),串状排列(的)

rachis [ˈreikis] (pl. rachises [ˈreikisiz], rachides [ˈreikidi:z]) n. 花轴,叶轴·before rachis emerges 花穗形成前 / 未抽穗前

rack [ræk] n. 齿条,(支,吊)架

Radde Anemone Rhizome 两头尖,竹节香附

raddeanin(e) A [rædiˈæni(:)n] n. 竹节香附素 A (多被银莲花 A)

raddle [ˈrædl] n. 圆木,树干,灌木

Raddle (新)n. 赭石

radial [ˈredjəl, ˈreidiəl] a. 径向的,半径的,放射状的·in radial section view 径向面观

radial development (色谱)径向展开

radial section 径向切面,圆柱体(如茎)上与半径一致的纵切面

radial striation 放射性纹理

radial vascular bundle 辐射维管束

radial walls 径外壁

radially [ˈreidjəli] ad. 放射状地

radially elongated 径向延长

radiant [ˈreidjənt] n.(光,热,辐射)源 a.(辐射,发光,发热)的

radiate [ˈreidieit] v. 放射,辐射

radiate from the center to the border 由中心向周边辐射

radiate from the center to circumference 自中间向四周辐射(排列)

radiation [ˌreidiˈeiʃən] n.(放,辐)射·background radiation 本底辐射 /heterogeneous radiation 不均匀放射,复色放射 / homogeneous radiation 均匀放射,单色放射

radiation dose 辐射剂量

radiation energy 辐射能

radiation frequency 射频功率

radiation sterilization 辐照灭菌

radical [ˈrædikəl] n. 原子(官能)团,自由基 a. 根部的,基本的,胚根的,原子团的

radical sign 根号

radicel [ˈrædisəl] n. 小胚根

radicle [ˈrædikl] n. 须根,细根,胚根

radioactive [ˈreidiəuˈæktiv] a. 放射(性)的

radioactive drug 放射性药品

radioactive element 放射性元素

radioactive isotope 放射性同位素

radioactive labeled substance 放射性标记物

radioactive pharmaceuticals 放射性药品

radioactive tracer 放射性示踪物

radioactivity [ˈreidiəuækˈtiviti] n. 放射性,放射性活度

radioimmunoassay [ˈreidiəuˌimjunəuˈæsei] n. 放射免疫测定法

radioimmunoelectrophoresis［ˈreidiəuˌimju
nəuiˌlektrəufəri:sis］ n. 放射免疫电泳法

radioisotope［ˈreidiəuˈaisətəup］ n.放射性
同位素

radioisotopic［ˌreidiəuaisəˈtɔpik］ a. 放射性
同位素的

radiometer［ˈreidiˈɔmi:tə］ n. 辐射计

radiopharmaceutical［ˌreidiəuˌfaːməˈsju:
tikəl］ n. 放射性药物 a. 放射药物的

radiopharmacist［ˌreidiəˈfaməsist］ n.放射药
物学家,放射药剂师

radiopharmacy［ˌreidiəuˈfaːməsi］ n.放射性
药物学

radish［ˈrædiʃ］ n.红萝卜

Radish Seed 莱菔子

Radish Seed(stir-baked) 莱菔子(炒)

radius［ˈreidjəs］ n. 半径距离,放射状 * The
radix of cortex reaches 1/3~1/2 of the
radius. 根皮层厚度达半径的 1/3~1/4。

radix［ˈreidiks］(拉)n. 根,基数

Radix Achyranthis Bidentatae（拉）牛膝

Radix Aconiti（拉）川乌

Radix Aconiti Balfourii（拉）黑草乌

Radix Aconiti Brachypodi（拉）雪上一枝蒿

Radix Aconiti Lateralis Praeparata（拉）
附子

Radix Aconiti Kusnezoffii（拉）草乌

Radix Aconiti Kusnezoffii Praeparata（拉）
制草乌

Radix Aconiti Praeparata（拉）制川乌

Radix Adenophorae（拉）南沙参

Radix Alangii（拉）八角枫

Radix Ampelopsis（拉）白蔹

Radix Angelicae Dahuricae（拉）白芷

Radix Angelicae Pubescentis（拉）独活

Radix Angelicae Sinensis（拉）当归

Radix Araliae Armatae（拉）鹰不扑

Radix Ardisiae Crenatae（拉）朱砂根

Radix Arnebiae（拉）紫草

Radix Asparagi（拉）天冬

Radix Asparagi Pseudofilicini（拉）小百部

Radix Astragali（拉）黄芪

Radix Astragali Praeparata cum melle（拉）
炙黄芪

Radix Aucklandiae（拉）木香

Radix Berberidis（拉）三棵针

Radix Bupleuri（拉）柴胡

Radix Bupleuri Marginati（拉）竹叶柴胡

Radix Changii（拉）明党参

Radix Cichorii（拉）菊苣(维药)

Radix Codonopsis（拉）党参

radix complement（基数）补码

Radix Curcumae（拉）郁金

Radix Cyathulae（拉）川牛膝

Radix Dichroae（拉）常山

Radix Dipsaci（拉）续断

Radix Echinopsis（拉）禹州漏芦

Radix et Caulis Solani（拉）丁茄根

Radix et Caulis Solani Melongenae（拉）
茄根

Radix et Rhizoma Asari（拉）细辛

Radix et Rhizoma Asteris（拉）紫菀

Radix et Rhizoma Cinnamomi（拉）香樟

Radix et Rhizoma Clematidis（拉）威灵仙

Radix et Rhizoma Cynanchi Atrati（拉）
白薇

Radix et Rhizoma Cynanchi Paniculati（拉）
徐长卿

Radix et Rhizoma Ephedrae（拉）麻黄根

Radix et Rhizoma Gentianae（拉）龙胆

Radix et Rhizoma Ginseng（拉）人参

Radix et Rhizoma Ginseng Rubra（拉）
红参

Radix et Rhizoma Glycyrrhizae（拉）甘草

Radix et Rhizoma Glycyrrhizae Preparata
cum Melle（拉）炙甘草

Radix et Rhizoma Litseae（拉）豆豉姜

Radix et Rhizoma Nardostachyos（拉）甘松

Radix et Rhizoma Notoginseng（拉）三七

Radix et Rhizoma Pegaeophyti（拉）高山辣
根菜

Radix et Rhizoma Rhei（拉）大黄

Radix et Rhizoma Rhodiolae Crenulatae
（拉）红景天

Radix et Rhizoma Rubiae (拉)茜草

Radix et Rhizoma Salviae Miltiorrhizae (拉)丹参

Radix et Rhizoma Salviae Miltiorrhizae (processed with wine)(拉)丹参(酒炙)

Radix et Rhizoma Seu Caulis Acanthopanacis Senticosi (拉)刺五加

Radix et Rhizoma Sophorae Tonkinensis (拉)山豆根

Radix Euphorbiae Pekinensis (拉)京大戟

Radix Gentianae Macrophyllae (拉)秦艽

Radix Glehniae (拉)北沙参

Radix Hedysari (拉)红芪

Radix Hedysari Praeparata Cum Melle (拉)炙红芪

Radix Ilicis Asprellae (药材学)(拉)岗梅(根)

Radix Ilicis Pubescentis (拉)毛冬青

Radix Inulae (拉)土木香

Radix Inulae Cappae (拉)羊耳菊根(傣药)

Radix Inulae Racemosae (拉)藏木香

Radix Isatidis (拉)板蓝根

Radix Kadsurae Coccineae (药材学)(拉) 黑老虎根

Radix Kansui (拉)甘遂

Radix Knoxiae (拉)红大戟

Radix Linderae (拉)乌药

Radix Liriopes (拉)山麦冬

Radix Melastomatis Normalis (拉)羊开口

Radix Moghaniae (拉)千金拔

Radix Morindae Officinalis (拉)巴戟天

Radix Ophiopogonis (拉)麦冬

Radix Paeoniae Alba (拉)白芍

Radix Paeoniae Alba (stir-baked with wine)(拉)白芍(酒炒)

Radix Paeoniae Rubra (拉)赤芍

Radix Panacis Quinquefolii (拉)西洋参

Radix Peucedani (拉)前胡

Radix Phlomidis (拉)螃蟹甲

Radix Physochlainae (拉)华山参

Radix Phytolaccae (拉)商陆

Radix Platycodonis (拉)桔梗

radix point 小数点

Radix Polygalae (拉)远志

Radix Polygalae(processed)(拉)远志(制)

Radix Polygoni Multiflori (拉)何首乌

Radix Polygoni Multiflori Praeparata (拉) 制何首乌

Radix Psammosilenes (拉)金铁锁

Radix Pseudostellariae (拉)太子参

Radix Puerariae Lobatae (拉)葛根

Radix Puerariae Thomsonii (拉)粉葛

Radix Pulsatillae (拉)白头翁

Radix Ranunculi Ternati (拉)猫爪草

Radix Rehmanniae (拉)地黄

Radix Rehmanniae Praeparata (拉)熟地黄

Radix Rhapontici (拉)漏芦

Radix Rosae Laevigatae (拉)金樱根

Radix Sanguisorbae (拉)地榆

Radix Saposhnikoviae (拉)防风

Radix Scrophulariae (拉)玄参

Radix Scutellariae (拉)黄芩

Radix Semiaquilegiae (拉)天葵子

Radix Sophorae Flavescentis (拉)苦参

Radix Stellariae (拉)银柴胡

Radix Stemonae (拉)百部

Radix Stephaniae Tetrandrae (拉)防己

Radix Streptocauli Griffibnii (拉)藤苦参 (傣药)

Radix Tinosporae (拉)金果榄

Radix Trichosanthis (拉)天花粉

Radix Tripterygii Hypoglauci (拉)昆明山 海棠

Radix Vladimiriae (拉)川木香

Radix Zanthoxyli (拉)两面针

rainbow [ˈreinbəu] n. 彩虹·rainbow like 彩 虹样的

raise [reiz] v. 提升,加高 * To this solution add water to raise the lower level of the oily layer within the graduate portion of the neck. 加水使油层在瓶颈刻度线内。

RAM (random access memory) 随机存取 存储器

Raman effect [ˈraːmən,ˈræmən] 拉曼效应

Raman spectrum 拉曼光谱

ramentaceous [ˌræmenˈteiʃəs] *a.* 小鳞片的，碎片的

ramentum [rəˈmentəm] (*pl.* ramenta [reˈmentə]) *n.* 小鳞片，碎片

ramp [ræmp] *n.* 斜面，斜坡，倾斜装置 *v.* 使成斜面

ramp rolling method (测贴膏剂黏附力的) 斜坡滚球法

ramulus [ˈræmjuləs] (*pl.* ramuli [ˈræmjlai]) *n.* 副枝，小分枝

Ramulus Cinnamomi (拉) 桂枝

Ramulus et Folium Picrasmae (拉) 苦木

Ramulus Mori (拉) 桑枝

Ramulus Persicae (拉) 桃枝

Ramulus Rubi (拉) 悬钩子茎

Ramulus Uncariae cum Uncis (拉) 钩藤

Rana [ˈrænə] *n.* 蛙属

Ranae Oviductus (拉) 哈蟆油

rancid [ˈrænsid] *a.* 酸败的，哈喇的 * Jujube should have no unpleasant, rancid odour and taste. 大枣应无变质的，令人不快的气味。

rancidity [rænˈsiditi] *n.* 酸败度

rancimeter [rænˈsimitə] *n.* 油脂酸败检测仪

random [ˈrændəm] *n. a.* 随机(的)，无规则的 * select sample in random 随机取样

random distribution 随机分布

random error 随机误差，偶然误差

random factor 随机因素

random fluctuation factor 随机变动因素

random sampling 随机取样

random turbulence 紊流

random variable 随机变量

randomization [ˌrændəmaiˈzeiʃən] *n.* 随机化

randomize, randomise [ˈrændəmaiz] *v.* 使随机化

randomized [ˈrændəmaizd] *a.* 随机化的

randomized parallel dose-response study 随机平行量效研究

randomized withdrawl study 随机撤药研究

randomly [ˈrændəmli] *ad.* 随机地，任意地

range [reindʒ] *n.* 范围，幅度，量程 · inside the range 在…范围内 /out of range 在…范围之外 /to give readings accurately 0.005 in the range of A-B 在 A~B 的范围内给出精确读数 0.005 * The range of an analytical procedure is the interval between the upper and lower concentration (amounts) of analyte in the sample (including these concentrations) for which it has been demonstrated that the analytical procedure has a suitable level of precision, accuracy and linearity.(ICH) 分析方法的范围是样品中被分析物的较高到较低浓度(包括这些浓度)的范围，在此范围内已被证明该分析方法有适宜的精密度，准确性和线性。

range of chemical shift 化学位移范围

range of titration jump 滴定突跃范围

range of wavelength 波长范围

Rangooncreeper Fruit [rænˈguːnˈkriːpə] *n.* 使君子

rank [ræŋk] *n.* 列 *v.* 把…分等；排序

Ranunculi Ternati Radix (拉) 猫爪草

Ranunculus [rəˈnʌŋkjuləs] (*pl.* Ranunculuses, Ranunculi [rəˈŋʌŋkjulai]) (拉) *n.* 毛茛属

Raphani Semen (拉) 莱菔子

Raphanus [ˈræfənəs] (拉) *n.* 萝卜属

raphe [ˈreifi] *n.* 种脊

raphide [ˈreifaid, ˈræfid] *n.* 针晶体，针晶束，叶内草酸钙小晶体

rapid [ˈræpid] *a.* 迅速的

rapid chemical analysis 快速化学分析

rapid flow 快速流动

rapid freezing technique 快速冷冻技术

rapid transmission 迅速传递

rapidly [ˈræpidli] *ad.* 迅速地

rare [rɛə] *a.* 稀有的，罕见的

rare element 稀有元素

rash [ræʃ] *n.* 疹 *a.* 草率的，太匆忙的

Raspberry [ˈraːzbəri, ˈræzbɛri] (新) *n.* 悬钩子，覆盆子

Raspberry *n.* 悬钩子属

rat [ræt] *n.* 大鼠

rate [reit] *n.* 速率,比率,频率,额定值 *v.* 测量,判断,额定· charging rate 充电时间(常数); 进料速率 /error rate 误差率 / extraction rate 提取率

rate of adsorption 吸附(速)率

rate of decomposition 分解(速)率

rate of expansion 膨胀速率,膨胀比

rate of flow controller 流速控制器

rate of loss 损耗率

rate of occurrence 发生率

rate of permeability 渗透率

rate of recovery 回收率

rate of regulator 速率调节器

rate of sedimentation 沉积速率

rate of volatilization 挥发速率

rate of weight loss 失重率

rated [ˈreitid] *a.* 额定的,标称的,定额的

rated performance level 额定操作水平

rated power 额定功率

rated voltage 额定电压

rating [ˈreitiŋ] *n.* 额定值· accuracy rating 额定准确度 /octane rating 辛烷值 /voltage rating 额定电压

ratio [ˈreiʃiəu] *n.* 比(率,例,值),系数 *v.* 求出比例,除,使…成比例· in direct ratio 成正比 /in inverse ratio 成反比 /the ratio between M to N M 与 N 之比 /the ratio (of) M to N M 和 N 的比值 /the ratio of the signal and noise 信噪比 /acetonitrile and water in ratio of 4:1 by volume 乙腈和水的容量比为 4:1* R_f value is the ratio of the distance between the center of the original point and the center of the spot to the distance between the center of the original spot and the frontal of the mobile phase. 比移值 R_f 为原点中心至斑点中心距离除以原点中心至展开剂前沿的距离。

rationale [ræʃəˈnɑːli] *n.* 基本原理,理论基础,根本原因,原理的阐述,合理的解释

raw [rɔː] *a.* 生的,未加工的 *The raw material is toxic. 生食是有毒的。

raw count 原始计数

raw data 原始数据

raw drug 生药

raw material 原(材)料

raw material testing 原材料测试

ray [rei] *n.* 光线,射线,(植物组织)的射线光线

rays radial (植物)射线放射状

razor [ˈreizə] *n.* 剃刀

razor blade 刀片

r-DNA-modified cell substrate 重组 DNA 修饰细胞基质

r-DNA technology 重组 DNA 技术

react [riˈækt] *v.* 起反应,起作用·react chemically with (to)... 与…起化学反应 / react on... 对…起作用

reactant [riˈæktənt] *n.* 反应物,试剂

reaction [riˈækʃən] *n.* 反应·redox reaction 氧化还原反应

reaction cease 反应停止

reaction conditions 反应条件

reaction constant 反应常数

reaction control 反应控制

reaction equation 反应方程式

reaction mass 反应物料

reaction mechanism 反应机理

reaction of M to N M 对 N 的反应

reaction product 反应产物 * The reaction product is a product arising from the reaction of a drug substance with an excipient. 该反应产物是药物与辅料反应而得到的一种产物。

reaction rate 反应速率

reaction time 反应时间

reaction temperature 反应温度

reaction velocity 反应速度

reactivity [riæk'tiviti] *n.* 反应性

reactor [riˈæktə] *n.* 反应器,反应物

read [riːd] *v.* 读,读出

read back 重读,复述

read down to (从曲线横坐标)向下读取

read error 读数误差

read off (从…)读取,读出

read off the baseline value 读取基线值

read write memory 读写存储器

readily ['redili] ad. 容易地

readily carbonizable substance 易炭化物

reading ['ri:diŋ] n. 读数 ·mean value of three readings 三次读数的平均值

reading accuracy 读数精度

readout ['ri:daut] n. v. 读出(数据,信息) *Readout the weight of…in the test solution from the standard curve. 从标准曲线上读出被测溶液中…的重量。

ready ['redi] a. ad. 有准备的(地),准备好的(地)v. 使准备好,预先准备好

ready-made 预先制备好的,现成的

ready-to-use in the market 市场上备用的

reagent [ri'eidʒənt] n. 试剂,试药·flocculating reagent 絮凝剂 /guaranteed reagent 保证试剂 /leaching reagent 浸出剂 /primary standard reagent 基准试剂

reagent blank 试剂空白

reagent bottle 试剂瓶

reagent bottle with ground stopper 带玻璃磨口塞试剂瓶

reagent grade 试剂级别

reagent of analytical pure 分析纯试剂

reagent of chemical pure 化学纯试剂

reagent sprayer 试剂喷雾器

real [riəl] a. 真实的,确实的·on the basis of real situation 根据真实情况

real condition 真实条件

real time testing (稳定性观察)实时试验

Realgar [ri'ælgə] n. 雄黄,二硫化二砷

realistic [riə'listik] a. 现实的,实际的

reality [ri'æliti] n. 真实性

rear [riə] n. a. 后面(的),后部(的)·in the rear of 在后部 /at the rear side 在…后部

rear end plate (HPLC 等仪器)后(端)盖板

rear view 后视图

rearrangement [riə'reindʒmənt] n. 重排

rearrangement ion peak 重排离子峰

reason ['ri:zn] n. 理由,道理,论据 v. 推论

reason abont 推(理)出,通过推论作出

reasonable ['ri:znəbl] a. 合理的,适当的

reasonable variation in the manufacturing process (ICH) 合理变更生产工艺

reasonably ['ri:znəbli] ad. 合理地,适当地,相当地

reasoning ['ri:zəniŋ] n. 推理,推论 *Reasoning can be obtained from formula. 由公式可推导出。

reassemble [ˌri:ə'sembl] v. 重新装配,重编

receive [ri'si:v] v. 接受,收到

receiver [ri'si:və] n. 接收装置,收集器

receving [ri'si:viŋ] n. a. 接收(的)

receiving pan (接收筛出粉末的)筛底

receiving tube 接收管

receptacle [ri'septəkl] n. 花托,接受器,插座

receptaculum [resip'tækjuləm, ri:sep'tækjləm] (pl. receptacula)(拉)n. 花托

Receptaculum Nelumbinis 莲房

receptor [ri'septə] n. 受体

recharge [ri'tʃa:dʒ] v. 再填装,再充电,再补充

rechargeable [ri'tʃa:dʒəbl] a. 可再充电的

recipe ['resipi] n. 取(处方开头语),处方,方法

recipient [ri'sipiənt] n. 受者,受体,接受器 a. 接受的,容纳的

recipient cell line 受体细胞系

reciprocal [ri'siprəkəl] n. 倒数,负一次方 a. 倒数的,可逆的,相关的

reciprocal of centimeter 负一次方厘米（cm^{-1}）

reciprocal proportion 反比(例)

reciprocal reaction 可逆反应

reciprocal sensibility (天平)感量

reciprocate [ri'siprəkeit] v. 往复(运动),互换(位置),来回,交替

reciprocating [ri'siprəkeitiŋ] n. a. 往复(的),来回(的)

reciprocating plunger 往复柱塞

reciprocating pump 往复泵

reciprocating sieve 往复筛,振动筛

reclaim [riˈkleim] *n. v.* 回收,再生,重新使用,修复

reclaim the solvent 回收溶剂

reclinate [ˈreklineit] *a.*(叶,枝,不定根)下垂的,(叶)前后对折的 * Adventitious root is reclinate 不定根下垂。

reclination [rekliˈneiʃən] *n.* 下垂

recognition [rekəgˈniʃən] *n.* 识别,认出

recognize,recognise [ˈrekəgnaiz] *v.* 识别,认出,公认,认可 * It is recognized that... . 人们认识到…。

recombinant [riːˈkɔmbinənt] *n. a.* 重组(体)(的)

recombinant-cell-culture expression system 重组细胞培养表达系统

recombinant DNA(r-DNA) 重组 DNA

recombinant DNA derived product 重组 DNA 制品

recombinant DNA modified cell substrate (r-DNA-modified cell substrate) 重组 DNA 修饰细胞基质

recombinant DNA protein 重组 DNA 蛋白

recombinant protein 重组蛋白

recommend [rekəˈmend] *v.* 推荐,介绍,引起重视

reconcile [ˈrekənsail] *v.* 使(一致,符合) ·reconcile M with N 使 M 与 N 一致

reconstitution [ˌriːkənstiˈtjuːʃən] *n.* 再造,重新(构成,配制)

reconstruction [ˈriːkənˈstrʌkʃən] *n.* 重建,(影像等)再现

recontamination [riːkənˌtæmiˈneiʃən] *n.* 再(次)污染

record [ˈrekɔːd] *n. v.* 记录·out-of-service record 故障记录

record access 查阅记录

record chart 记录纸(表)

record paper 记录纸

record signal(s) 记录信号

record the data 记录数据

record the readings 记录读数

recorder [riˈkɔːdə] *n.* 记录器,录音机,记录仪

recover [riˈkʌvə] *v.* 恢复,(溶剂)回收 * Recover ethanol from the filtrate in vacuum. 滤液减压回收乙醇。/Recover ethanol from the filtrate until the odor of ethanol is no longer detectable. 滤液回收乙醇至无醇味为止。/Recover the solvent to about 80ml. 回收溶剂至 80ml。

recover the solvent to dryness 回收溶剂至干

recoverability [riˌkʌvərəˈbiliti] *n.* 可回收性,可复原性

recoverer *n.* 回收器

recovery [riˈkʌvəri] *n.* 回收

recovery rate 回收率

recrystal [ˈriːˌkristəl] *n.* 重结晶

recrystalize [riˈkristəlaiz] *v.* 重结晶

rectal [ˈrektəl] *a.* 直肠的,用于直肠的

rectangular [rekˈtæŋgjulə] *a.* 长方形的,矩形的,直角的

rectangular chamber 矩形展开槽

rectangular coordinate 直角坐标

rectify [ˈrektifai] *v.* 校正,调整,排除·fail to rectify the problem 不能排除问题

rectify the trouble 排除故障

rectum [ˈrektəm] (*pl.* rectums,recta [ˈrektə])(拉)*n.* 直肠

recur [riˈkəː] *v.* 重现,重复

recurring [riˈkəːriŋ] *n. a.* 重现(的),重复(的),循环(的)

recurring decimal 循环小数

recurve [riːˈkəːv] *v.*(使)向后弯曲,反(转卷),折回

recycle [riːˈsaikəl] *n. v.* 回收,重复利用,再循环 * Recycled plastic materials,which are of unknown constitution must not be used. 成分不明的回收塑料的原料不能使用。

recycle container(HPLC) 再循环容器

recycle cooler 循环冷却器

red [red] *a.* 红的

red blood cell 红细胞,红血球

Red Deer Antler 马鹿角

Red Deer Pilose Antler 马鹿茸

Red Ginseng 红参

Red Halloysite [hə'lɔiˌsaid] 赤石脂

red litmus TP 红色石蕊试纸

Red Mercuric Oxide 红粉

Red Peony Root 赤芍

red pigment 红色素

Red Tangerine Peel 橘红

Red Thorowax Root (药材学)柴胡

reddish ['rediʃ] *a.* 带红色的

redisperse [ri:dis'pə:s] *v.* 再分散

redispersibility ['ri:dispə:si'biliti] *n.* 再分散性

redissolve ['ri:di'zɔlv] *v.* 再溶解

redistill ['ri:dis'til] *v.* 重蒸馏

redistillate *n.* 重蒸馏液

redistillation [ri:disti'leiʃən] *n.* 重蒸馏

redistilled water ['ri:dis'tild] 重蒸馏水

redox ['redɔks] (=reduction-oxidation) *n.* 氧化还原(作用)

redox indicator 氧化还原指示剂

redox potential 氧化还原电位

redox process 氧化还原法

redox titrant 氧化还原滴定剂

redox titration 氧化还原滴定

reduce [ri'dju:s] *v.* 减少,还原,(数字)通分

reduce particle size (HPLC) 使填料粒径减少

reduce pressure 减压

reduce the dosage 减少剂量 * Reduce the dosage when over 3 times of bowels movement occur a day. 当每日排便达 3 次以上时减量。

reduce the equation to 把公式简化,把公式推导为…

reduce to fine powder 化为(变成)细粉

reduce to half a dosage for children (-reduce to half of the dosage for children) 小儿减半

reducing [ri'dju:siŋ] *n.* 减少,还原

reducing agent 还原剂

reducing sugar 还原糖

reducing solution 还原性溶液

reducing valve 减压阀

reduction [ri'dʌkʃən] *n.* 还原,减少,下降,换算,(数字)通分

reduction exponent (灭菌)递减指数

reduction of dosage for children 小儿酌减

reduction-oxidation 氧化还原(作用)

redundance [ri'dʌndəns] *n.* 多余,重复,备用

reed [ri:d] *n.* 芦苇,弹簧片,舌片 *a.* 芦苇的,弹簧片状的 *v.* 以芦苇装饰

Reed Rhizome 芦根

re-enrichment ['ri:in'ritʃmənt] *n.* 再浓缩

refasten [ri:'fæsn] *v.* 再扭紧

refer [ri'fə:] *v.* 认为…属于,指的是,把…归类·refer to M as N 把 M 称作 N* The Japanese pharmacopoeia is referred to as new pharmacopoeia,which shall be applied on April 1. 该版日本药局方被称为新版药局方,将于 4 月 1 日起用。/The Japanese pharmacopoeia referred to as previous pharmacopoeia,issued in 2001,shall be abolished on March,31,2006. 2001 年发行的日本药局方被称为旧版药局方,将于 2006 年废止。

reference ['refərəns] *n.* 参考,参考文献,对照(品) *a.* 参考的,基准的 *v.* 给…加参考符号,注明资料来源·with reference to 关于,参考 /make reference to 参考,提及,按照 * Calculate with reference to the dried drug. 用对照品按干燥药材计算。

reference condition 参考条件

reference drug(s) 对照药材

reference electrode 参比电极

reference extract 对照提取物

reference extract,marked the content of M and N 已标示 M 和 N 含量的对照提取物

reference extract solution 对照提取物溶液

reference extractive(s) 对照提取物

reference fingerprint 对照指纹图谱

reference fingerprint chromatogram 对照指纹图谱

reference line 参比线

reference material 参比物质,对照物质

reference material, with documented purity (ICH) 标示纯度的标准物

reference medium 对照培养基

reference media 对照培养基 * Reference media are prepared and delivered by the national institute for food and drug control. 对照培养基由国家药品生物制品检定研究院制备和分发。

reference peak 参比峰

reference peak location 参比峰位

reference solution 对照品溶液,(指纹图谱中)参照物溶液

reference solution for peaks identification 定峰位用的对照溶液

reference standard(s) 标准品

reference strain 标准菌株

reference substance with known purity 已知纯度的对照品

reference wavelength(λ_R) 参比波长

refine [ri'fain] v. 炼制,精制 * Refine until the oil becomes pearl form when dropping. 炼至滴水成珠。

refined [ri'faind] a. 精炼的

refined honey 炼蜜

refinement [ri'faimənt] n. 优化,精良,改善·"3R" theory of refinement, reduction and replacement 优化,减少,替代的"3 R"原则

reflect [ri'flekt] v. 反射

reflectance [,ri'flektəns] n. 反射比,反射系数

reflection, reflexion [ri'flekʃən] n. 反射作用

reflection coefficient 反射系数

relection power (电感耦合等离子体质谱) 反射功率

reflex ['ri:fleks] n. 反射,反卷 a. 反射的,反作用的

reflux ['ri:flʌks] n. v. 回流 * Reflux until the extract becomes colorless. 回流至提取物无色。

reflux condenser 回流冷凝器

refluxing ['ri:flʌksiŋ] n. a. 回流(的)

refluxing tank 回流提取罐

reformulation [ri:fɔ:mju'leiʃən] n. 重新制作,重新阐述,再形成

refract [ri'frækt] v. 折射

refraction [ri'frækʃən] n. (折光,折射)作用·index of refraction 折光率

refractive [ri'fræktiv] a. 折光的

refractive index 折光率 * Refractive index of a substance is the ratio of the velocity of light in air to its velocity in the substance. 物质的折光率是指光线在空气中的速度与其在该物质中的速度比。

refractivity [,rifræk'tiviti] n. 折射率

refractometer [rifræk'tɔmitə] n. 折光仪,折射计

refrigerate [,ri'fridʒəreit] v. 致冷,冷冻

refrigerator [ri'fridʒəreitə] n. 冰箱

regard [ri'ga:d] v. 注视,看作,关心

regarded [riga:did] a. 被关心的,被考虑的·to be regarded as 被认为是

regenerate [ri'dʒenəreit] v. 再生,恢复,更新

regeneration [ridʒenə'reiʃən] n. 再生,恢复,更新,再加工

regeneration of column 柱的再生

regenerative [ri'dʒenəreitiv] a. 再生的,更新的,恢复的

regimen ['redʒimen] n. 制度,生活制度

region ['ri:dʒən] n. 区域,范围· the infrared region 红外光区 /the ultraviolet region 紫外光区 /the visible region 可见光区

regional ['ri:dʒnl] a. 地方性的,区域性的

regional bureau 所辖部门,相关部门

regional criterion 地方标准

regional regulation 地方管理,地方规定,区域性法规

register ['redʒistə] n. v. 注册,登记

registered ['redʒistəd] a. 注册了的,登记

的,有官方证明的

registrable [ˈredʒistrəbl] a. 可登记的,可注册的

registrant [ˈredʒistrənt] n. 注册管理人员,注册者

registration [redʒiˈstreiʃən] n. 注册(证),登记(证)

registration application 注册申请

registration number 注册号码,登记号码

regression [riˈgreʃən] n. 回归·linear regression 线性回归

regression analysis 回归分析

regression equation 回归方程

regression curve 回归曲线

regressive [riˈgresiv] a. 回归的

regressor [riˈgresə] n. 回归方程中的自变量

regular [ˈregjulə] a. 规则的

regulate [ˈregjuleit] v. 调整,校准

regulation [regjuˈleiʃən] n. 法规,细则,制度,章程

regulator [ˈregjuleitə] n. 调节器

regulatory [ˈregjulətəri] a. 管理的,制定规章的,受规章限制的

regulatory agency 管理机构,管理部门

regulatory authority 管理部门,管理当局

regulatory body 管理人员

regulatory code 管理编码

regulatory requirement 管理条例

regulatory standard 管理标准

regurgitate [riˈgəːdʒiteit] v. 反胃

regurgitation [ri.gəːdʒiˈteiʃən] n. 反胃

Rehmannia [riˈmæniə] (拉) n. 地黄属

Rehmannia Root 地黄

Rehmannia Root (日) 地黄

Rehmanniae Radix (拉) 地黄

Rehmannia Radix Praeparata (拉) 熟地黄

reineckate (salt) [ˌriːinəˈkeit] (=ammonium reineckate) n. 雷纳克酸盐,雷氏盐

reinforce [riːinˈfɔs] v. 加强,提高,补充

reinstall [ˌriːinˈstɔːl] v. 重新安装,装回原位

reject [ˈriːdʒekt] n. 等外材,不合格产品,废品 [riˈdʒekt] v. 除去,剔除,丢弃,拒绝

reject bin 废料仓

reject material 废料

reject value 剔除值

rejection [reˈdʒekʃən] n. 拒绝,排除,舍去,否定

relate [riˈleit] v. 联系,与…有关

related [riˈleitid] a. 相关的

related matter 有关物质

related substance 相关物质,有关物质

relation [riˈleiʃən] n. 关系,联系,方程,定律,比率

relation curve 相关曲线

relationship [riˈleiʃənʃip] n. 关系,关联,关系式·have a direct relationship to 和…成正比

relative [ˈrelətiv] a. 相对的,有关的,成比例的

relative abundance 相对丰度

relative atomic weight 相对原子量

relative density 相对密度

relative deviation 相对偏差

relative error 相对误差

relative humidity (RH) 相对湿度

relative retention time 相对保留时间

relative spectral power distribution of the illuminant 发光体的相对光谱功率分布

relative standard deviation 相对标准差

relative viscosity 相对黏度

relaxation [ˈriːlækˈseiʃən] n. 弛豫,松弛

relaxation effect 弛豫效应

relaxation in NMR 磁共振中的弛豫

relaxation phenomenon 弛豫现象

relaxation time 弛豫时间

relaxation velocity 弛豫速度

relay [riˈlei] n. 继电器 v. 再放置,接替,传输

release [riˈliːs] v. 释放,发行,分发,出厂·release of energy through electrical discharge 通过放电释放能量

release limit 出厂限度

release of batches 产品放行

release test 释放度检查

releasing agent [ri'li:siŋ] 释放剂

relevant ['relivənt] *a.* 相关的,成比例的
·relevant to(with)... 和…有关

relevant batches 相关批次

relevant matter 相关物质

relevant requirements 相关要求

reliability [rilaiə'biliti] *n.* 可(靠,信)性,安全性

reliable [ri'laiəbl] *a.* 可靠的,可依赖的

reliably [ri'laiəbli] *ad.* 可靠地,准确地

relief [ri'li:f] *n.* 减轻,减缓,解除 *a.* 防护的,安全的

relief valve 安全阀

relieve [ri'li:v] *v.* 减轻,缓和

relieve rheumatic conditions 祛风湿

remain [ri'mein] *n.* 残余,遗留 *v.* 剩余,遗留,保持…状态

remainder [ri'meində] *n.* 剩余物,余数,余额

remains of perianth 花被残基

remains of stem 残茎

remark [ri'ma:k] *n. v.* 注意,评论,评语,备注

remelt [ˌri:'melt] *v. n.* 再熔化

remission [ri'miʃən] *n.* 缓解,减轻

remit [ri'mit] *v.* 减轻,缓解

remittence [ri'mitəns] *n.* 缓解,弛张

remittent [ri'mitənt] *a.* 缓解的,弛张的,忽轻忽重的

remnant ['remnənt] *n. a.* 残(余,留)(的)

remote [ri'məut] *a.* 遥控的,遥远的,外界的·at remote site 远处场所

remote control 遥控

remote control indicator 外部控制指示器

remote cut-off 遥控开关

remote mode 外部遥控模式

remoter [ri'məutə] *n.* 遥控器

removal [ri'mu:vəl] *n.* 移(动,出),取出

removal by filtration 滤除

removal by suction 抽除

removal of the plate 取出薄层板

remove [ri'mu:v] *n. v.* 移动,除掉(from)

remove adherent label from container 除去贴在瓶上的标签

remove any trapped air bubbles 除去气泡

remove burrs 除去芒刺,清理毛刺

remove caps and covers 除去帽盖

remove from coarse outer tissue 除去(药材外的)粗皮

remove from foreign matter 除去杂质

remove from fruit stalk 除去果柄

remove from hairs and scraps (除)去毛屑

remove from pulp 除去果肉

remove from remains of root 除去残根

remove from rootlet 除去支根

remove from soil 除去泥土

remove from the coats 除去包衣

remove from the cover liner 除去盖衬

remove from the fibrous root 除去须根

remove from the skin and viscera (动物药)除去外皮和内脏

remove from two ends 去头尾,除去两端

remove from water 沥干

remove packing material of specimen 除去供试品包装材料

remove the coating substance for the sugar-coated tablets 除(糖衣片的)糖衣

remove the cover of the container (气雾剂)除去帽盖

remove the stopper 取下容器盖(塞)子 * When the bottle is placed in the desiccator, remove the stopper and put it beside the bottle. 当标准品被送入干燥器时,取下瓶盖,放在装有样品旁边。

remover [ri:'mu:və] *n.* 拆卸工具,排除装置,洗净液,搬运工人

render ['rendə] *v.* 使(得,成为),提出,进行

render medium turbid 使培养基出现混浊

render the glassware free from bacteria 使玻璃皿无菌

reniform ['reniˌfɔ:m] *a.* 肾形的

renovate ['renəveit] *v.* 整修,恢复,更新

rent [rent] *n.* 裂缝,裂口,破裂

repair [ri'pɛə] *v.* 修理,检修·capital(heavy,

major）repair 大修 /current repair 小修 / running（temporary）repair 临时小修

repair parts 备件

repair piece 配件，备用零件

repeat ［ri'pi:t］ *n. v.* 重复，再做（实验）

repeat operation 重复操作 * Repeat the operation until the difference between two successive weighings is not more than 5mg. 重复操作至连续两次重量差不超过 5mg 为止。/Repeat this operation a total of at least five times. 重复该操作至少 5 次。

repeat the procedure 重复（操作，步骤，过程）* Repeat the procedure with residue using 15ml of diluted methanol (3 in 5). 残渣用稀乙醇(3/5)再次提取。

repeat the process 重复（操作，步骤，过程）

repeatability ［ri'pitə'biliti］ *n.* 重复性

repeated ［ri'pi:tid］ *a.* 重复的，反复的

repeated analysis 重复分析

repeated development 反复展开

repeated test 重复试验

repellent ［ri'pelənt］ *a.* 相斥力 相斥的

repetition ［repi'tiʃən］ *n.* 重复，再现，拷贝，副本·number of repetition 重复次数

repetitive ［ri'petitiv］ *a.* 反复的，重复的

replace ［ri'pleis］ *v.* 替代，取代，把…放回原处

replace the mobile phase 更换流动相

replaceable ［ri:'pleisəbl］ *a.* 可取代的，可置换的

replaceable ion （可）置换离子

replacement ［ri'pleismənt］ *n.* 替换，更换，移位，位移·the distance of replacement 移动距离

replacement ion 可置换离子

replacement metathesis reaction 置换反应，复分解反应

replacement parts （仪器，设备等）更换备件

replenish ［ri'pleniʃ］ *v.* 使（满足，补足）

replenish the loss of solvent with the above solvent 用上述溶剂补足损失量

replenish the loss of water in decoction

process momentarily 煎煮过程随时补充水分

replicate ［'replikeit］ *n. v.* 平行测定，重复试验，复试，反折，（病毒）复制 *a.* 反折的，复制的·carry out 3 replicate injections 重复进样 3 次

replication ［repli'keiʃən］ *n.* 重复，重印，复制（品）

report ［ri'pɔ:t］ *n. v.* 报告·report the result with less than 1. 以小于 1 的报告结果

reprecipitate *v.* 再沉淀

reprecipitation ［'ri:pri,sipi'teiʃən］ *n.* 再沉淀

represent ［,repri'zent］ *v.* 表示，相当于，代表 * X represents the unknown. X 代表未知数。

representative ［repri'zentətiv］ *n.* 代理人，代表 *a.* 代表(性)的，象征的，代理的，典型的

representative sample 代表性样品

reprocess ［'ri:'prəuses］ *v.* 再加工，重新处理

reproduce ［ri:prə'dju:s］ *v.* 再生产，生殖，复制，仿制，再版

reproduce in part 部分复制，部分再版

reproduce in whole 全部复制，全部再版

reproducibility ［riprə,dju:sə'biliti］ *n.* 再现性

reproducible ［,riprə'dju:səbl］ *a.* 可重复的，可再生的

reproductive ［ri:prə'dʌktiv］ *a.* 再生的，生殖的，复制的

reproductive toxicity 生殖毒性

require ［ri'kwaiə］ *v.* 要求，需要，命令

required ［ri'kwaiəd］ *a.* 规定的，要求的，所需的 * The required precision is expressed by significant numerical place. 其精确度可根据数值的有效数字位来表示。

required temperature 规定温度

requirement ［ri'kwaiəmənt］ *n.* 需要，必要(性，条件)，规(格，定)，技术要求·to the requirement under the individual monograph 按各品种项下要求

requirement for the solvents 对溶剂的要求

requirement for the test condition 对试验条件的要求 * The requirement for the test conditions are hard. 试验条件要求苛刻。/ The test conditions should be adjusted, in case of the requirement can not be met. 如果达不到要求, 可对试验条件进行调整。

research [ri:ˈsəːtʃ] *n. v.* 调查, 探究, 进行学术研究·do(make) research on... 对…进行研究

research before limit established 设定限值前的研究

research and development phases 研究开发阶段

resemble [riˈzembl] *v.* 像, 类似·resemble M in N 在 N 方面类似 M

resembling [riˈzembliŋ] *n.* 像, 类似

reserve [riˈzəːv] *v.* 贮存, 保留

reserve the residue for latter use 残渣备用

reserved [riˈzəːvd] *a.* 保留的, 限制的, 留作专用的 * All copyright is reserved. 版权所有。

reservoir [ˈrezəvwaː] *n.* 液体贮槽, 水库

reservoir bottle 贮液瓶

reservoir selector valve (梯度洗脱)溶剂切换阀

reset [ri:ˈset] *n. v.* 重新安装(调整, 设定)

residual [riˈzidjuəl] *a. n.* 残留量 残余的, 残留的

residual of organochlorine pesticide 有机氯农药残留(量)

residual solvent(content) 溶剂残留量 * Residual solvents in pharmacy are defined here as organic volatile chemicals, that are used or produced in the manufacture of drug substances or excipients, or in the preparation of drug products. 在药学上, 残留溶剂是指应用的或在原料, 辅料生产中或在制剂中产生的有机挥发物质。

residual standard deviation of a regression line(ICH) 回归线的剩余标准差

residual sum of square 残差平方和

residual titration 剩余滴定, 反(逆)滴定

residual volume 剩余体积

residuary [riˈzidjuəri] *n.* 残余, 偏差 *a.* 残余的, 残留的

residue [ˈrezidjuː] *n.* 残渣, 残留

residue of acetone 丙酮残留物

residue of pesticide 农药残留

residue on ignition 炽灼残渣

residue resin 树脂残留

residue toxicity 残留毒性

resilience [riˈziliəns] *n.* 弹性, 回弹

resilient [riˈziliənt] *a.* 有弹性的, 恢复原状的

resin [ˈrezin] *n.* 树脂

resin anion(RA) 阴离子树脂

resin bed 树脂床

resin canal (药材组织)树脂道

resin capacity(=exchange capacity) 树脂交换容量

resin cation(RC) 阳离子树脂

resin cell 树脂细胞

resin crystal 树脂结晶

resin crystals nonfixiform 树脂结晶无定形

resin duct 树脂道

resina [ˈresinə] (拉)*n.* 树脂, 松香

Resina Ferulae (拉)阿魏

Resina Liquidambaris (拉)枫香脂

Resina Toxicodendri (拉)干漆

resinous [ˈrezinəs] *a.*(像, 含)树脂的, 树胶的, 树脂状的

resist [riˈzist] *v.* 抵抗, 耐受

resistance [riˈzistəns] *n.* 电阻, 阻力, 抵抗力

resistance to the irradiation 抗辐射(能力, 强度)

resistant [riˈzistənt] *a.* 抗拒(的), 防止(的), 抵抗(的), 耐受(的)·resistant to oxidation 抗氧化

resistibility [rizistəˈbiliti] *n.* 抵抗能力

resisting [riˈzistiŋ] *a.* 抗…的, 耐…的

resistor [riˈzistə] *n.* 电阻器

resistor tube 阻力管

resolution [rezə'lju:ʃən] (R) *n.* 分离度,分辨率,再溶解 * The resolution between two neighboring peak should be more than 1.5. 两个相邻色谱峰的分离度应大于1.5。

resolution capacity 分辨能力

resolution factor 分离度

resolution of the instrument 仪器分辨率

resolution test 分离度试验

resonance ['rezənəns] *n.* 共振

resonance effect 共振效应

resonance frequency 共振频率

resonant ['rezənənt] *a.* 共振的

resorcinol [ri'zɔ:sinəl] *n.* 间苯二酚,雷琐辛

resort [ri'zɔ:t] *n. v.* 求助,手段 · in the (as a) last resort (当一切失败后) 作为最后求助手段

respect [ri'spekt] *n. v.* 关系,方面,考虑,重视,尊敬,遵守 · in respect to 关于,就⋯而论,相对于 /with respect to 关于,就⋯而论,相对于,根据

respective [ri'spektiv] *a.* 各自(个)的,分别的,相应的

respectively [ri'spektivli] *ad.* 各自地,分别地

respiratory [ri'spaiərətəri] *a.* 呼吸的

respiratory tract 呼吸道

respond [ri'spɔnd] *v.* 回答,响应 · respond to... 响应,呈⋯反应 /respond with... 以⋯表示 * Respond to the qualitative tests for bicarbonate. 显碳酸氢盐定性 (鉴别) 反应。

response [ri'spɔns] *n.* 响应,应答 · response to 对⋯反应

response factor 响应因子

response signal 响应信号

response time 应答时间

response value 响应 (应答) 值

rest [rest] *n.* 休息,静止,剩(其)余 *v.* 休息,静止,使基于

resting ['restiŋ] *n.* 休息处 *a.* 休 (眠) 息的,静止的

resting spore 休眠的孢子

restoration [restə'reiʃən] *n.* 恢复,复原

restore [ri'stɔ:] *v.* (使) 恢复,回复,补足 * Restore the weight with acetone to the initial weight. 用丙酮补至原重量。

restore keypad function 恢复键盘功能

restrict [ri'strikt] *v.* 限制,约束,限定 · restrict sb. to sth. 把⋯限于⋯

restriction [ri'strikʃən] *n.* 限制性 (规定) 约束

restriction endonuclease mapping 限制性内切酶图谱

restriction fragment length polymorphism 限制性片段长度多态性

result [ri'zʌlt] *n.* 结果 *v.* 产生,形成,导致

result from... 由⋯引起的,起因于⋯

result in 起因,导致,终归造成

result in air bubbles in the mobile phase 导致流动相产生气泡

result in fire 导致火灾

result in incorrect operation 引起不正确操作

resultant [ri'zʌltənt] *n.* 产物,生成物 *a.* 联立方程的

resurrection [rezə'rekʃən] *n.* 复活,重新激活

Resurrectionlily [rezə'rekʃən'lili] *n.* 山奈属

resuscitate [ri'sʌsiteit] *v.* (使) 复活 (生)

resuscitation [ri,sʌsi'teiʃən] *n.* 回生,复活

resuspension *n.* 再悬浮

retain [ri'tein] *v.* 保持,保留,截留

retain the blind 维持盲态

retaining [ri'teiniŋ] *n.* 截留

retaining efficiency 截留效率

retaining time of syringe 留针时间

retard [ri'ta:d] *n. v.* 妨碍,延迟,减慢

retch [retʃ, ri:tʃ] *v.* 干呕,恶心

retention [ri'tenʃən] *n.* 保留,存留 * One third should be kept as retention. 三分之一作为留样保存。

retention factor 保留因子

retention index 保留指数

retention ratio 保留比

retention time 保留时间 * The retention time of the peak in the chromatogram obtained with the test solution corresponds to the the retention time of the peak in the chromatogram obtained with the reference solution. 供试品溶液色谱峰的保留时间与对照品溶液色谱峰的保留时间相同。

retention value 保留值

retention volume 保留体积

retest [riˈtest] v. 复检,重试验

retest date(ICH)(稳定性)再试验日期

retest period(ICH)(稳定性)再试验期限

reticula [riˈtikjulə] n.(reticulum)的复数

reticular [riˈtikjulə] a. 网(状,纹,眼)的

reticular vein (叶)网状脉

reticulate [riˈtikjuleit] a. 网状的 v. 使成网状

reticulate cell 网纹细胞

reticulate vein 网(脉,纹)

reticulated [riˈtikjuleitid] a. 网纹的,网状的

reticulated sculpture 网状雕纹

reticulated vessel 网纹导管

reticulation [riˌtikjuˈleiʃən] n. 网状,网织化(瓜蒌等)丝络

reticulum [riˈtikjuləm] n. 网,网状物,(叶上的)网脉

retina [ˈretinə] (pl. retinas, retinae) n. 视网膜

retinervus n. 络,网

Retinervus Luffae Fructus (拉)丝瓜络

retrievable [riˈtriːvəbl] a. 可恢复检索的,可复得的

retrieval [riˈtriːvəl] n. 检索,取回,恢复

retrieve [riˈtriːv] v. 检索,追溯,回复,保持

retrospect [ˈretrəuˌspekt] n. a. v. 回顾(的),追溯(的)

retrospective [ˌretrəuˈspektiv] a. 回顾的,追溯的

retrovirus [retrəuˈvairəs] n. 反转录病毒

retrovirus infectivity 反转录病毒传染性(力)

retuse [riˈtjuːz] a.(叶)前端微凹形的

retuse leaf 前端微凹形叶子

reuse [riːˈjuːs] n. [riːˈjuːz] v. 再用,重复利用

revalidate [riːˈvælideit] v. 重新验证 * The count method is revalidated if change in composition of product or testing conditions may effect the result. 若药品组分或检验条件发生改变可能影响检验结果时,计数方法应重新验证。

reveal [riˈviːl] v. 显示,展现,揭示

reveal a fault 发现(揭示)差错

revealing [riˈviːliŋ] n. 显色,有显示作用

reversal [riˈvəːsəl] n. 反转,颠倒

reversal peak 倒(色谱)峰

reverse [riˈvəːs] n. a. 相反(的),反相(的) v. 颠倒,倒转

reverse osmosis (RO) (反,逆)渗透(作用),反向渗析

reverse transcriptase (RT)反转录酶

reversed [riˈvəːst] a. 颠倒的,反向的

reversed phase 反相

reversed phase chromatography 反相层析

reversed phase column 反相柱

reversed phase system 反相系统

reversibility [rivəːsiˈbiliti] n. 可逆性

reversible [riˈvəːsəbl] a. 可逆的

reversible absorption 可逆吸附

reversible process 可逆过程

reversible reaction 可逆反应

reversible toxicity(ICH)(残留溶剂)可逆转毒性

review [riˈvjuː] n.v 再查,回顾,综述·a review of 回顾,看看

revised [riˈvaizd] a. 修订了的

revised edition 修订版

revision [riˈviʒən] n. 修订·revision of pharmaceutical quality specification 修订药品标准

revive [riˈvaiv] v.(使)复活(还原),苏醒,再生

revived [riˈvaivd] a. 复活了的

revived cell(ICH) 复苏细胞

revoke [riˈvəuk] v. 撤(回,销),废除,取消

revoke licence 取消执照

revolution [revəˈljuːʃən] n. 旋转,转数

revolution(s)per minute(rpm) 每分钟转数

revolve [riˈvɔlv] v.(使)旋转,运转

revolving [riˈvɔlviŋ] *a.* 旋转式的,转动的, 循环的,周期性的

Rf(flow rate)value 比移值

RH(relative humidity) 相对湿度

Rhapontici Radix（拉）漏芦

Rhaponticin（=poniticin,rhapontin）*n.* 土 大黄苷

Rhaponticum（拉）*n.* 祁州漏芦属

Rhei Radix et Rhizoma（拉）大黄

rhein [ˈriːin] *n.* 大黄酸

rheogram [ˈriːəɡræm] *n.* 流变图

rheologic(al) [riːəˈlɔdʒik(əl)] *a.* 流变学的

rheological analysis 流变分析

rheological coefficient 流变系数

rheological constant 流变常数

rheological diagram 流变图

rheological parameter 流变参数

rheological property 流变(学)特性,流变 性质

rheology [riˈɔlədʒi] *n.* 流变学

rheometry [riːˈɔmitri] *n.* 流变测定法

rhesus [ˈriːsəs]（=rhesus monkey）*n.* 恒河猴

Rheum [ˈriːəm]（拉）*n.* 大黄(属)

rheumatic [ruːˈmætik] *a.* 风湿(病)的

rhizoid [ˈraizɔid] *n.* 假根 *a.* 根状的,假根的

rhizoidal [raiˈzɔidəl] *a.* 根状的,假根的

rhizoma [raiˈzəumə]（*pl.* rhizomata）*n.* 根茎

Rhizoma Acori Calami（拉）藏菖蒲

Rhizoma Acori Tatarinowii（拉）石菖蒲

Rhizoma Alismatis（拉）泽泻

Rhizoma Alpiniae Officinarum（拉）高良姜

Rhizoma Anemarrhenae（拉）知母

Rhizoma Anemones Raddeanae（拉）两头尖

Rhizoma Arisaematis（拉）天南星

Rhizoma Arisaematis Praeparatum（拉）天 南星(制)

Rhizoma Arisaematis(processed with alum) 天南星(矾炙)

Rhizoma Atractylodis（拉）苍术

Rhizoma Atractylodis Macrocephalae（拉） 白术

Rhizoma Atractylodis Macrocephalae(stir- **baked)** 白术(炒)

Rhizoma Atractylodis Macrocephalae(stir- baked with bran) 白术(麸炒)

Rhizoma Begoniae（拉）大半边莲

Rhizoma Belamcandae（拉）射干

Rhizoma Bistortae（拉）拳参

Rhizoma Bletillae（拉）白及

Rhizoma Bolbostematis（拉）土贝母

Rhizoma Chuanxiong（拉）川芎

Rhizoma Chuanxiong(steamed with wine) 川芎(酒蒸)

Rhizoma Cibotii（拉）狗脊

Rhizoma Cimicifugae（拉）升麻

Rhizoma Coptidis（拉）黄连

Rhizoma Corydalis（拉）延胡索

Rhizoma Corydalis(processed with vinegar) 延胡索(醋制)

Rhizoma Corydalis Decumbentis（拉）夏 天无

Rhizoma Curculiginis（拉）仙茅

Rhizoma Curcumae（拉）莪术

Rhizoma Curcumae Longae（拉）姜黄

Rhizoma Cyperi（拉）香附

Rhizoma Cyperi(processed with vinegar) （拉）香附(醋制)

Rhizoma Dioscoreae（拉）山药

Rhizoma Dioscoreae Bulbiferae（拉）黄药子

Rhizoma Dioscoreae Hypoglaucae（拉）粉 萆薢

Rhizoma Dioscoreae Nipponicae（拉）穿山龙

Rhizoma Dioscoreae Panthaicae（拉）黄山药

Rhizoma Dioscoreae Septemlobae（拉）绵萆薢

Rhizoma Drynariae（拉）骨碎补

Rhizoma Drynariae(scalded) 骨碎补(烫)

Rhizoma Drynariae(stir-baked with salt) 骨碎补(盐炙)

Rhizoma Dryopteridis Crassirhizomatis （拉）绵马贯众

Rhizoma Dryopteridis Crassirhizomatis Carbonisatus（拉）绵马贯众炭

Rhizoma et Radix Anisochili（拉）香排草

Rhizoma et Radix Baphicacanthis Cusiae

(拉)南板蓝根

Rhizoma et Radix Cynanchi Stauntonii (拉)白前

Rhizoma et Radix Ligustici (拉)藁本

Rhizoma et Radix Notopterygii (拉)羌活

Rhizoma et Radix Polygoni Cuspidati (拉) 虎杖

Rhizoma et Radix Valerianae Jatamansi (拉)蜘蛛香

Rhizoma Fagopyri Dibotryis (拉)金荞麦

Rhizoma Gastrodiae (拉)天麻

Rhizoma Homalomenae (拉)千年健

Rhizoma Imperatae (拉)白茅根

Rhizoma Iridis Tectori (拉)川射干

Rhizoma Kaempferiae (拉)山柰

Rhizoma Menispermi (拉)北豆根

Rhizoma Panacis Japonici (拉)竹节参

Rhizoma Panacis Majoris (拉)珠子参

Rhizoma Paridis (拉)重楼

Rhizoma Phragmitis (拉)芦根

Rhizoma Picrorhizae (拉)胡黄连

Rhizoma Pinelliae (拉)半夏

Rhizoma Pinelliae Praeparatum (拉)法半夏

Rhizoma Pinelliae(Praeparatum cum Alumine) (拉)清半夏

Rhizoma Pinelliae(processed with ginger juicc)(拉)半夏(姜制)

Rhizoma Polygonati (拉)黄精

Rhizoma Polygonati Odorati (拉)玉竹

Rhizoma Polygoni Bistortae (拉)拳参

Rhizoma Smilacis Chinae (拉)菝葜

Rhizoma Smilacis Glabrae (拉)土茯苓

Rhizoma Sparganii (拉)三棱

Rhizoma Sparganii(processed with vinegar) (拉)三棱(醋炙)

Rhizoma Taccae (拉)箭根薯

Rhizoma Typhonii (拉)白附子

Rhizoma Wenyujin Concisum (拉)片姜黄

Rhizoma Zingiberis (拉)干姜

Rhizoma Zingiberis Praeparatum (拉) 炮姜

Rhizoma Zingiberis Recens (拉)生姜

rhizomatic [raizəu'mætik] *a.* 根茎的

rhizome ['raizəum] (=rhizoma)*n.* 根茎

rhizomoid *n.* 假根茎

rhizomorph ['raizə‚mɔ:f] *n.* 根状菌索,根 状体,根状菌丝束

rhodamine ['rəudəmi:n] *n.* 罗丹明,若丹明

Rhodiolae Crenulatae Radix et Rhizoma (拉)红景天

Rhododendri Daurici Folium (拉)满山红

Rhododendri Mollis Flos (拉)闹羊花

Rhododendron [‚rəudə'dendrən,rɔdə'dɛndrən] (拉)*n.* 杜鹃属植物

Rhodomyrti Tomentosae Radix (拉)桃金 娘根

rhoifolin *n.* 野漆树苷

rhomb [rɔm] *n.* 菱形

rhombic ['rɔmbik] *a.* 菱形的,斜方形的

rhombic needles crystal 菱状针晶

rhomboid ['rɔmbɔid] *n. a.* 偏菱形(的),长 斜方形(的),平行四边形(的)

rhomboidal [rɔm'bɔidəl,ram'bɔidəl] *a.* 长 菱形的,长斜方形的

rhombus ['rɔmbəs] *n.* 菱形,斜方体,菱面体

Rhubarb ['ru:ba:b] *n.* 大黄

Rhubarb Extract 大黄浸膏

Rhubarb Liquid Extract 大黄流浸膏

rhynchophylline *n.* 钩藤碱

rhytidome ['ritidəum] *n.* 落皮层,粗皮

rib [rib] *n.* 棱,肋 *v.* 加肋于

ribbed [ribd] *a.* 起棱的,带肋的,带筋的

ribbon ['ribən] *n.* 带状物,钢卷尺,打字带

ribitol ['raibitɔl] *n.* 核糖醇

ribodesose [rai'bəudesəus] *n.* 脱氧核糖

ribonic acid [rai'bɔnik] 核糖酸

ribonuclease [‚raibəu'nju:klieis] *n.* 核糖核 酸酶

ribonucleate [‚raibə'nju:kliit] *n.* 核糖核酸盐

ribonucleic acid [‚raibəu'nju:kliik] 核糖核酸

ribonucleoside [‚raibəu'nju:kliəsaid] *n.* 核 糖核苷

ribonucleotide [‚raibəu'nju:kliətaid] *n.* 核糖 核苷酸

ribose ['raibəus] n. 核糖

ribose nucleic acid (RNA) 核糖核酸

ribosomal [ˌraibə'səuməl] a. 核糖体的, 核(糖核)蛋白体的

ribosome ['raibəsəum] n. 核糖体, 核(糖核)蛋白体

ribosome genes 核糖体基因

ribosyl ['raibəsil] n. 核糖基

Rice Bean 赤小豆

Rice-grain Sprout 谷芽, 稻芽

Rice Starch (日)稻米淀粉

Ricepaperplant (新) n. 通脱木

Ricepaperplant Pith 通草

Ricini Semen (拉) 蓖麻子

ricinic a. 蓖麻的

ricinoleic acid [ˌraisinəuli:ik] 蓖麻油酸

Ricinus ['risinəs] n. 蓖麻(子)

Ricinus (拉) n. 蓖麻属

rider ['raidə] n. 游码

rider carrier 游码钩

rider notch 游码凹口

ridge [ridʒ] n. 隆起, 脊, 棱

right [rait] a. 正确的, 垂直的, 在右面的

right angle 直角

right angle coordinate 直角坐标

right-hand wise 顺时针地, 右旋地

right line 直线

rigid ['ridʒid] a. 刚性的, 坚硬的

rigid hair 刚毛

rigidly ['ridʒidli] ad. 严格地, 坚硬地, 刻板地

rigorous ['rigərəs] a. 严(格, 酷, 密)的, 精确的

rigo(u)r ['rigə] n. 严(格, 酷, 密), 精确

rimose ['raiməus] a. 有皲裂的, 有裂隙的

rind [raind] n. 外壳, (动植物的)皮, 果皮

ring [riŋ] n. 圆环, 环纹 * A red color ring is produced at the junction of the two layers. 两液面交界处显一红色环。

ring holder (HPLC) 泵头前环形支架

ring node 环节, 节点

ringed [riŋd] a. 有环的, 轮状的, 被包围的

ringed node 环状节

Ringer's solution ['riŋə] 林格氏液, 生理盐水

rinse [rins] v. 洗涤, 洗刷, 冲洗, 漂 * Rinse glass rod with water and add the washings to the solution. 用水冲洗玻璃棒, 并将洗液并入溶液中。/Rinse the flask and funnel with three portions of 15ml of methanol. 用甲醇冲洗烧瓶和漏斗3次, 每次15ml。

rinsing ['rinsiŋ] n. 冲洗, 漂

rinsing fluid 冲洗液

rinsing liquid 冲洗液

rip [rip] v. 撕裂, 裂开

ripe [raip] a. 成熟的 · nearly ripe fruit 近成熟的果实

ripen ['raipən] v. 使熟, 成熟

ripened ['raipənd] a. 成熟的 · flowers in ripened bloom 盛开的花

risk [risk] n. 危险, 风险 v. 冒…危险

risk(-)benefit analysis 利弊分析

risk(-)benefit assessment 风险受益评估

risk evaluation 风险评估

risk management 风险管理

risk probability 风险概率

roast [rəust] n. v. 烧烤, 炙, 煨 a. 烤的, 烘的 · roast with gentle heat 文火炒

roburic acid 栎瘿酸

robust [rə'bʌst] a. 坚固的, 耐用的

robustness [rəu'bʌstnis] n. 耐用性, 耐久性 * The robustness is a measure of the capacity to remain unaffected by small but deliberate variations in analytical conditions. 耐用性是测定在分析条件有微小的, 有意的变化时保持不受影响的能力。

rock [rɔk] n. 岩石

rock salt 岩盐, 石盐

rock schist 蛭石片岩

rod [rɔd] n. 棒(状物), 杆(状物)

rodent ['rəudənt] n. 啮齿(类)动物

rogor ['rɔgə] n. 乐果(有机磷杀虫剂, 杀螨剂)

roll [rəul] v. 滚动, 卷

rolled [rəuld] a. 卷曲的, 碾压的·rolled into masses 卷曲成团

roller [ˈrəulə] n. 辊, 滚子

rolling [ˈrəuliŋ] n. a. 滚动(的), 卷曲(的), 碾压(的)

ROM(read-only memory) 只读存储器

ROM FAILURE(ROM error) 只读存储器错误

roof [ruf] n. 屋顶 v. 给…遮盖(蔽)

Roof Iris Rhizome 川射干

room [rum] n. 室, 房间, 空间, 场所

room temperature 室温

root [ruːt] n. 根·adventitious root 不定根 / aerial root 气生根 /climbing root 攀缘根 / fibrous root 须根 /lateral root 侧根 /main root 主根 /normal root 定根 /parasitic root 寄生根 /prop root 支持根 /storage root 贮藏根 /water root 水生根

root bark 根皮

root cap 根冠

root hair 根毛

root-mean-square 均方根

root-mean-square value 均方根值

root stock 根头部

root tuber 块根

rootlet [ˈruːtlit] n. 支根, 须根

rootlet scar 支(须)根痕

Rosa [ˈrəuzə] (拉) n. 蔷薇属

Rosae Chinensis Flos (拉)月季花

Rosae Laevigatae Fructus (拉)金樱子

Rosae Laevigatae Radix (拉)金樱根

Rosae Rugosae Flos (拉)玫瑰花

Rose [rəuz] n. 玫瑰花

rose bengal 玫瑰红

Rose Flower 玫瑰花

Rose Fruit (日)蔷薇果

rosein [ˈrəuziin] n. 品红

rosette [rəuˈzet] n. 玫瑰花结·rosette aggregate 簇晶

Rosewood n. 降香

Rosewood Heart Wood (药材学)降香

rosin [ˈrɔzin] (新) n. 松香 v. 涂以松香＊Rosin is the resin obtained from the exudation of plants of Pinus genus from which essential oil has been removed. 松香是从松属植物除去挥发油的渗出物得到的树脂。

rosmarinic acid n. 迷迭香酸

rostral [ˈrɔstrəl] a. 有喙的, 有嘴的, 嘴侧的

rot [rɔt] n. v. 腐烂, 腐朽

rotary [ˈrəutəri] a. 旋转的, 转动的

rotary pump 旋转泵

rotary switch 旋钮开关

rotary vacuum evaporator 旋转薄膜蒸发器

rotation [rəuˈteiʃən] n. 旋转, 转动, 旋光度

rotation speed 转速

rotator [rəuˈteitə] n. 旋转器, 转动体

rotten [ˈrɔtn] a. 腐烂的, 腐朽的

rotten wood 朽木

rotten wood-shaped 朽木状

rough [rʌf] a. 粗糙的

round [raund] a. 圆形的 ad. 循环地, 回转地 prep. 在…周围 n. 一圈(轮次)·in the N round of flowering 在第 N 开花时

round bottom flask 圆底烧瓶

Round Cardamon Fruit 豆蔻

round down 把…下舍为整数

round off(out) 四舍五入

rounded off to the first decimal place 保留小数点后一位有效数字

round result to the nearest number 将结果修约到最接近数值(ICH)＊Round analytical results of between 0.05 and 0.09% to the nearest number(0.1%). 将 0.05%~0.09% 的分析结果修约到最接近数值 0.1%。

round up 把…上入为整数

rounding [ˈraundiŋ] n. 四舍五入成整数, 取整, 使成圆形 roles on rounding off significant figures 有效数字的修约规则

rounding error (修约, 舍入)误差

rounding of data 数据舍入(法)

route [ruːt] n. 路线, 途径

route of administration 给药途径

routine [ruːˈtiːn] *n.* 程序,常规,惯例,日常工作 *a.* 常规的,日常的,程序的

routine analysis 常规分析

routine analytical method 常规分析法

routine control 常规控制,日常控制

routine inspection 常规检查,定期维修

routine library 程序库

row [rəu] *n.* 列,排

royal [ˈrɔiəl] *a.* 王的,(英国)国王的,(化学)惰性的

royal jelly 王浆

rpm(revolution per minute) 每分钟转数

RSD(relative standard deviation) 相对标准差

rub [rʌb] *v.* 磨擦

rub off 擦掉,擦去

rub to break 擦碎

rubber [ˈrʌbə] *n.* 橡胶

rubber band 橡皮圈,橡皮套

rubber bung 橡胶塞

rubber closure 胶塞

rubber feet 仪器底部的橡胶支撑脚

rubber hose 橡胶软管

rubber plasters 橡胶膏

rubber stopper 橡皮塞子

rubber thread (杜仲中的)橡胶丝

rubber tubing 橡皮管子

rubberize [ˈrʌbəraiz] *v.* 给…贴上(橡)胶,用橡皮液处理(浸,渍)

rubberized [ˈrʌbəraizd] *a.* 贴以橡胶的,用(橡)胶液处理的

rubberized fabric 橡胶布

rubbing [ˈrʌbiŋ] *n.* 磨,擦

Rubi Fructus (拉)覆盆子

Rubia [ˈruːbiə] (拉) *n.* 茜草属

Rubiae Radix et Rhizoma 茜草

Rubidium [ruˈbidiəm] *n.* 铷(Rb)

rubrum [ˈruːbrəm] (拉) *n.* 红色

Rubus [ˈruːbəs] *n.* (拉)悬钩子属

rugged [ˈrʌgid] *a.* 粗糙的,凹凸不平的,有皱纹的,坚固的;耐久的,耐用的

ruggedness [ˈrʌgidnis] *n.* (含量测定的)耐用性

rugosity [ruːˈgɔsiti] *n.* 皱,皱纹,凹凸不平

rule [ruːl] *n.* 规则(章,定),准则,定律,管理

rules for rounding off (数据)修约规则

rules and regulations 规章制度

ruler [ˈruːlə] *n.* 尺

run [rʌn] *n. v.* 跑,运转,开动,操作

running [ˈrʌniŋ] *a.* 跑的,流动的·running current 运行电流/running empty 空转/running water 自来水

runny [ˈrʌni] *a.* 有流动倾向的,流黏液的

ruscogenin *n.* 鲁斯可皂苷元

Rush [rʌʃ] (新) *n.* 灯心草

rust [rʌst] *n.* 锈,生锈 *v.* 生锈

rustle [ˈrʌsl] *n. v.* 沙沙作响,急速行动

rustling [ˈrʌsliŋ] *a.* 沙沙作响的·rustling sound 沙沙作响声 * With a rustling sound when gently rubbed with hand. 用手轻轻揉搓,沙沙作响。

rusty [ˈrʌsti] *a.* 生锈的,(肉类)腐烂发臭的,(植物)黑锈病的

rutaecarpin(e) [ˌruːtiˈkaːpin] *n.* 吴茱萸次碱

ruthenium [ruːˈθiniəm] *n.* 钌(Ru)

ruthenium red 钌红

rutin [ˈruːtin] *n.* 芦丁

S

Sabouraud [ˈsæburəu] 萨布罗(沙氏)

Sabouraud's agar [ˈsæburəu] 萨布罗(沙氏)琼脂培养基(培养真菌用)

Sabouraud glucose agar medium 沙氏葡萄糖琼脂培养基(用于霉菌检查)

Sabouraud glucose liquid medium 沙氏葡萄糖液体培养基

sac [sæk] n. 囊,(液,气)袋

saccharide [ˈsækəraid] n. 糖类

saccharification [ˌsækərifiˈkeiʃən] n. 糖化(作用)

saccharify [səˈkærifai] v.(使)糖化,把…制成糖

saccharimeter [ˌsækəˈrimitə] n. 糖液比重计,检糖计

saccharin sodium (ICH) 糖精钠

saccharine [ˈsækərin] n. 糖精 a. 糖质的,甜味的

Saccharomyces [ˌsækərəuˈmaisi:z] (拉) n. 酵母(菌)属

Saccharomyces cerivisiae (拉)(酿)酒酵母

saccharomycete [ˌsækərəuˈmaisi:t] n. 酵母菌

saccular [ˈsækjulə] a. 囊(袋)状的

sacculat(ed) [ˈsækjuleit(id)] v. a.(使)成囊(的),(成)囊状(的)

saccule [ˈsækju:l] n. 小囊

sachet [ˈsæʃei] (法语) n. 香囊,袋

sack [sæk] n. 一袋,一包 v. 装袋 *Sack Pollen Typhae in calico bag,decoct with the other ingredients. 蒲黄装入布袋内,与其余各味一起煎煮。

safe [seif] a. 安全的,可靠的·safe position 安全位置

safety [ˈseifti] n. 安全,保险,可靠

safety alarm device 安全报警装置

safety bulb 安全球

safety code 安全规程,安全码

safety cut-out 安全断流器,可熔保险丝

safety feature 安全装置

safety in production 安全生产

safety instruction 安全说明,安全指南

safety measures 安全措施

safety nut 安全螺母

safety pharmacology 安全药理学

safety regulations 安全规程

safety summary 安全性概要

safety test 安全检查

safety test for traditional Chinese medicines 中药安全性检查

safety tube 安全管

safety switch 安全开关

Safflower [ˈsæflauə] n. 红花

Saffron [ˈsæfrən] n. 藏红花,西红花

sag [sæg] n. v. 下垂,凹下

saga [ˈsa:gə] n. 鼠尾草

saiga [saigə] (新) n. 赛加羚羊

Saigae Tataricae Cornu (拉) 羚羊角

saikosaponin a n. 柴胡皂苷 a

saikosaponin d n. 柴胡皂苷 d

sailcloth [ˈseilkləθ] n. 帆布

Sal Ammoniac [sæl] (药材学) 硇砂

Sal Ammoniac (processed with vinegar) (药材学) 硇砂(醋制)

salad oil [ˈsæləd] n. 色拉油

sale [seil] n. a. 出售(的),销售(的)

salethyl [ˈsæləθil] n. 水杨酸乙酯

salicyl [ˈsælisil] n. 水杨基

salicylal [ˈsælisilæl] n. 水杨醛

salicylaldehyde ['sælisil'ældihaid] *n.* 水杨醛

salicylate [sæ'lisileit, 'sælə,silet] *n.* 水杨酸盐

salicylic [,sæli'silik] *a.* 水杨酸的

salicylic acid 水杨酸

salidroside *n.* 红景天苷

salient ['seiljənt] *a.* 突出的, 突起的, 显著的, 卓越的

salient feature 特征(点, 色)

salient point 特征, 要点, 突出之处

saline ['seilain] *n.* 盐水 *a.* (含)盐的·normal saline 生理盐水 /physiological saline 生理盐水

saliva [sə'laivə] *n.* 唾液, 涎

salivary ['sælivəri] *a.* 唾液的

salivate ['sæliveit] *v.* 使液涎

Sal Ammoniacus *n.* 硇砂, 氯化铵

salmiacum (拉) *n.* 硇砂, 氯化铵

Salmonella [,sælmə'nelə] (*pl.* Salmonella [,sælmə'neli:]) *n.* 沙门(氏)菌属

Salmonella and Shigella agar medium 沙门, 志贺菌琼脂培养基

Salmonella paratyphi B [,pærə'taifai] 乙型副伤寒杆菌, 乙型副伤寒沙门菌

Salmonellae [,sælmə'nelii:] *n.* 沙门(氏)菌族

salt [sɔ:lt] *n.* 盐类, 食盐 *a.* 含盐的 *v.* 加盐处理

salt bath 盐浴

salt bridge 盐桥

salt-free 无盐的

salt out 盐析

salt screen 荧光(增感)屏

salting ['sɔltiŋ] *n.* 加盐, 盐腌

salting(-)in 盐(助)溶

salting in effect 盐溶效应

salting(-)out 盐析

salting out effect 盐析效应

saltpetre, saltpeter ['sɔ:ltpi:tə] *n.* (智利)硝石, 硝酸钠

salty ['sɔ:lti] *a.* 咸味的, 含盐的

Salvia ['sælviə, 'sælvjə] (拉) *n.* 鼠尾草属

Salvia Total Phenolic Acids 丹参总酚酸

Salviae Miltiorrhizae Radix et Rhizoma (拉) 丹参

salvianolic acid B ['sælviə,nəulik] *n.* 丹酚酸 B

samara ['sæmərə] *n.* 翅果

samariform ['sæmərifə:m] *a.* 翅果状的

samarium [sə'mɛəriəm] *n.* 钐(Sm)

Sambucus (拉) *n.* 接骨木属

same [seim, sem] 相同的, 无变化的, 上述的·the same family 同科 /the same genus 同属

sample ['sa:mpl] *n.* 样品, 样本 *v.* 取样·no more than 2 in every 10 samples 10 份样品中不得超过 2 份 *Precious crude drug are sampled one by one. 贵重药材应逐份取样。

sample addition method 样品添加法

sample application 点样

sample applicator 点样器

sample bottle 标本瓶, 样品瓶

sample collection 样品收集

sample comb (凝胶电泳)样品梳

sample contamination 样品污染

sample deviation 样本偏差

sample drawing 抽样

sample-feeding device 取样器

sample introduction system 样品导入系统

sample loop 样品定量环

sample matrix 样品基质

sample nebulization 样品雾化

sample preparation 样器制备

sample solution 供试液, (日)样品溶液

sample size 样本大小, 试样量

sample state 样品状态

sample wavelength (λs) 样品波长

sampler ['sa:mplə] *n.* 采样器, 进样系统, 抽样器·Anderson sampler 安德逊取样器 / pinhole sampler 针孔取样器 /slit sampler 狭缝取样器

sampling ['sa:mpliŋ] *n.* 取样, 进样, 抽样·direct sampling 直接进样 *Sampling should ensure that a representative portion is used in individual tests. 取样应确保用于每项试验样品具有代表性。

sampling cone（电感耦合等离子体质谱）采样锥

sampling loop 定量环

sampling mode 进样方式

sampling (method) of crude drugs 药材取样方法

sampling pipe 取样（采样）管

sampling quantity 取样量

sampling ratio 取样比

sampling syringe speed 进样速度

sampling system 进样系统

sampling valve 进样阀

sampling without ordering 无序抽样

Sanchi n. 三七

sand [sænd] n. 沙

sand bath 沙浴

sand crystal of sodium oxalate 草酸钙砂晶

sand glass 砂玻璃

Sandalwood [ˈsændlwud] n. 檀香（木）

Sandalwood Oil 檀香油

sandless [ˈsændlis] a. 无砂性的

sandwich [ˈsænwidʒ, ˈsænwitʃ] n. 夹心,夹层,三明治,两面被夹紧之物 a. 层状的 v. 夹在中间,插在两层中间·in sandwich 层层夹紧

sandwiched [ˈsænwitʃt] a. 夹在两层中间的,夹心的·in a ring sandwiched between M and N 夹在 M 与 N 两层中间成环状排列

sandy [ˈsændi] a. 砂质的,砂粒状的,含砂的

sandy crystal 砂晶

sandy crystal of calcium oxalate 草酸钙砂晶

sanguine [ˈsæŋgwin] n. 血红色,赤铁矿 a. 红润的,含血的,血红色的 v. 血染,染红

sanguineous [sænˈgwiniəs] a.(含,多)血的,血红色的

sanguis [ˈsæŋgwis] n. 血,血液

Sanguis Draconis（拉）血竭

Sanguisorba [sænguisorba]（拉）n. 地榆属

Sanguisorbae Radix（拉）地榆

Santali Albi Lignum（拉）檀香

santalol [ˈsæntələl] n. 檀香醇,檀香脑,白檀香烯醇

Santalum [ˈsæntələm]（拉）n. 檀香属

Santalum [ˈsæntələm]（医）n. 檀香,檀木

sap [sæp] n.(树)液,汁,边材

sap wood 边材

Sapindus（拉）n. 无患子属

sapogenin [səˈpɔdʒinin] n. 皂苷元

saponifiable [səˈpɔnifaiəbl] n. 可皂化的

saponification [sə.pɔnifiˈkeiʃən] n. 皂化

saponification value 皂化值,皂化价

saponify [səˈpɔnifai] v. 皂化

saponin [ˈsæpənin] n. 皂苷

Saposhnikovia Root（日）防风

Saposhnikoviae Radix（拉）防风

Sappan Lignum（拉）苏木

Sappan Wood [ˈsæpənwuːd] 苏木

sapphire [ˈsæfaiə] n. a. 宝石(的),蔚蓝色(的)

Sarcandrae Herba（拉）肿节风

sarcocarp [ˈsaːkəukaːp] n. 果肉,果瓤

Sargassum [saːˈgæsəm]（拉）马尾藻属,海藻

Sargentgloryvine Stem 大血藤

Sargentodoxa n. 大血藤属

Sargentodoxae Caulis（拉）大血藤

sarsasapogenin [.saːsəˈsæpəginin] n. 菝葜皂苷元,萨洒皂苷元

satiny [ˈsætini] a. 光滑的

satisfactory [.sætisˈfæktəri] a. 满意的

satisfy [ˈsætisfai] v. 使满足,向…证实·satisfy for 适宜于 /to be satisfied that... 确信…/to be satisfied with 对…满意

saturate [ˈsætʃəreit] v. 使饱和

saturated [ˈsætʃəreitid] a. 饱和的

saturated compound 饱和化合物

saturated concentration 饱和浓度

saturated fatty acid 饱和脂肪酸

saturated humidity 饱和湿度

saturated sodium chloride bath 饱和食盐水浴

saturated solution 饱和溶液

saturated state 饱和状态

saturated steam 饱和蒸气

saturated vapor 饱和蒸气

saturated vapor pressure 饱和蒸气压

saturated water vapor 饱和水蒸气

sauchinone *n.* 三白草酮

Sauropi Folium (拉) 龙脷叶

Sauropus (拉) *n.* 龙足印属

Saururi Herba (拉) 三白草

Saururus (拉) *n.* 三白草(属)

Saussurea (拉) *n.* 风毛菊属

Saussureae Involucratae Herba (拉) 天山雪莲

save [seiv] *v.* 救助,节省,保存

save space 节省空间

save time 节省时间

saw [sɔ:] *n. v.* 锯,锯齿状物

saw into section 锯成段

scalability [ˌskeilə'biliti] *n.* 可测量性,可称量性

scalable ['skeiləbl] *a.* 可测量的,可称量的

scalar ['skeilə] *n. a.* 纯量(的),标量(的)

scalariform [skə'lærifə:m] *a.* 梯纹的,梯子状的

scalariform pit 梯形纹孔

scalariform vessel 梯形导管

scald [skɔ:ld] *v.* 烫·scald to death with boiling water 用开水烫死(动物药材)/ scald with sand 砂烫

scalding ['skɔ:ldiŋ] *n.* 烫

scale [skeil] *n.* 刻度,标度,度数,比例,天平(盘)标尺,鳞片,规模 *v.* 换算,剥鳞·a pair of scale 一架天平(磅秤)/bench scale 实验室规模,台秤 /full scale 全规模 /pilot plant scale 中试规模 /spring scale 弹簧秤 / technical scale 工业规模 /on the scale of M to N 按 M 比 N 的比例

scale down 按比例缩小

scale leaf 鳞叶

scale mark 刻度(线),(蛇蜕的)鳞痕

scale of flowability 流动性(换算法,记数法,标度)

scale pan 天平盘

scale pan arrester 天平托盘

scale range 刻度(标度)范围,刻度量程

scale reading 标尺读数

scale unit 标(刻)度单位,比例尺单位

scale up 按比例增加(递增,放大)

scale value 刻度值

scaling ['skeiliŋ] *n.* 刻上刻度,起鳞,脱层,剥鳞,定比例

scaling down 按比例缩小

scaling factor 标度因子

scaling method 比例法

scaling off 剥落

scaling up 按比例增大

scallop ['skæləp, 'skɔləp] *n.* 扇形皱褶 *v.* 焙,烤,形成扇形皱褶

scaly ['skeili] *a.* 鳞状的

scaly leaf 鳞叶

scaly leaves at the node portion (麻黄) 节上有鳞叶

scan [sæn] *v.* 扫描,搜索 *Scan at wavelengths of λ_S=...nm, λ_R=...nm. 在波长 λ_S=···nm, λ_R=···nm 处扫描。

scandent ['skændənt] *a.* 攀缘的,附着的

scanner ['skænə] *n.* 扫描器,扫描仪

scanning ['skæniŋ] *n. a.* 扫描(的)·fine scanning 高质量的扫描

scanning device 扫描装置(仪,设备)

scanning instrument 扫描仪

scanning mode 扫描方式

scanning patten 扫描图形

scanning rate 扫描速率

scanning speed 扫描速率

scanning system 扫描系统

scanty ['skænti] *a.* 不足的,缺乏的

scape [skeip] *n.* 花梗,叶柄,小茎

scar [ska:] *n.* 瘢痕,斑痕,叶柄痕·with scar of stripping in layers 带有层层剥落的痕迹

scar of fruit stalk 果柄痕

scarlet ['ska:lit] *n.* 深红色,猩红色

scatter ['skætə] *v.* (使)散射,散布,散在

scattering ['skætəriŋ] *n.* 散射,漫射,分散,分布 *a.* 分散的

scattering energy 散射能(量)

scavenger ['skævindʒə] *n.* 清除剂,清洁工

scent [sent] *n.* 香味,嗅觉 *v.* 嗅,闻出

scented [ˈsentid] *a.* 有香气(味)的

schaftoside [ˈʃɑːfˌtəsaid] *n.* 夏佛塔苷

schedule [ˈʃedjuːl, ˈskedjuːl] *n.* 目录,日程,作业表

Schefflerae Kwangsiensis Caulis et Folium (拉)汉桃叶

schematic [skiˈ(ː)ˈmætik] *a.* 简图,略图,(工作)示意图

schematic diagram 图表,方案 计划,设计

scheme [skiˈ(ː)m] *n.* 图表,方案 *v.* 计划,设计(for)

Schisandra [skiˈzændrə] (拉)*n.* 五味子属

Schisandrae Chinensis Fructus (拉)五味子

Schisandrae Sphenantherae Fructus (拉) 南五味子

schisandrin [skiˈzændrin] *n.* 五味子素(五味子醇甲)

γ-schisandrin *n.* 五味子乙素

schisantherin A,B,C,D,E *n.* 五味子酯甲,乙,丙,丁,戊

schist [ʃist] *n.* 页岩,页片

schizocarp [ˈskizəkɑːp] *n.*(双悬果的)分果

schizogenous [skiˈzədʒənəs] *a.* 裂生的,离生的,裂殖生殖的

Schizonepeta Spike (日)荆芥穗

Schizonepetae Herba (拉)荆芥

Schizonepetae Herba Carbonlsata (拉) 荆芥炭

Schizonepetae Spica (拉)荆芥穗

Schizonepetae Spica Carbonisata 荆芥穗炭

Schoepfia (拉)*n.* 香芙木属

science [ˈsaiəns] *n.* 科学,学科·applied science 应用科学 /natural science 自然科学

scientific [ˌsaiənˈtifik] *a.* 科学的

scientific literature 科学文献

scientist [ˈsaiəntist] *n.* 科学家

sclereid [ˈskliəroid] *n.* 石细胞

sclerenchyma [skl">əˈreŋkimə] *n.* 厚壁组织

sclerenchymatous [skliəˈreŋkimætəs] *a.* 厚壁组织的

scleritic [skliˈritik] *a.* 硬化的

sclerotin [ˈskliərəutin] *n.* 骨质,壳硬蛋白

sclerotium [skliˈrəuʃiəm] (*pl.* sclerotia [skliˈrəuʃiə]) *n.* 菌核(菌丝缠结成的坚硬休眠体),硬化体

Scolopendra [ˌskɔləuˈpendrə] (拉) *n.* 蜈蚣属,蜈蚣

scoop [skuːp] *n.* 勺,匙,铲,收集器 *a.* 勺样的 *v.* 舀出,取出,掏出·at a (one) scoop,in one scoop,with one scoop 一舀就…一下子就…

scoop in 舀进

scoop out 舀出,掏出,捞出

scoparone [ˈskəupərəun] *n.* 滨蒿内酯,6,7-二甲氧基香豆素

scope [skəup] *n.* 范围,领地,显示器

scopolamin(e) [skə(u)ˈpələmiːn] *n.* 东莨菪碱

scopolamine hydrobromide 氢溴酸东莨菪碱

scopoletin [skəˈpɔlitin, skəuˈpələtin] *n.* 东莨菪内酯,东莨菪素,东莨菪苷元,7-羟基-6-甲氧基香豆素

Scopolia [skəˈpəuliə] *n.* 东莨菪属

Scopolia Extract (日)东莨菪浸膏

Scopolia Extract Powder (日)东莨菪浸膏粉

scorch [skɔːtʃ] *n.* 烧焦,焦黄 *v.* 烧焦,焦化

scorching [ˈskɔːtʃiŋ] *n.* 烧焦 *a.* 灼热的

Scorpio [ˈˈskɔːpiəu] (拉)*n.* 蝎属

Scorpion [ˈskɔːpjən, ˈskɔːpiən] *n.* 全蝎,蝎子

Scouring Rush [ˈskauəriŋ] 木贼

scrap [skræp] *n.* 碎屑,小片 *v.* 刮削成片

scrap of glass 玻璃屑

scrape [skreip] *v.* 刮,擦

scraping [ˈskreipiŋ] *n.* 刮削

scratch [skrætʃ] *v.* 抓(破),刮(痕),擦伤,划痕

screen [skriːn] *n.* 滤光片,屏幕 *v.* 甄别,筛查,筛分

screen analysis 筛析

screen analysis test 筛析试验

screen aperture 筛目,筛号

screen mesh 筛目,筛号

screen section 屏幕显示段

screening [ˈskri:niŋ] n. 筛选(分), 过筛, 屏蔽·at screening of... 在…筛选

screening constant 屏蔽常数

screening test 筛选试验

screw [skru:] n. 螺丝(旋), 旋塞 v. 拧螺丝·screw sth in hand-tight 用手拧紧某物

screw cup 螺帽

screw driver 螺丝刀

screw in 拧进

screw nail 螺钉

screw nut 螺母

screw off 拧开

screw on 拧上

screw out 拧出, 拧下来

screw spike 木螺丝(钉)

screw thread 螺纹

screwtop [ˈskru:təp] n. 螺旋盖, 有螺旋盖的容器 a. 有螺旋盖的

scroll [skrəul] n. 卷轴 v. 卷成轴, 屏幕上下滚动, 切换

scroll backward 向后滚动

scroll forward 向前滚动

Scrophularia (拉) n. 玄参属

Scrophulariae Radix (拉) 玄参

scrub [skrʌb] v. 擦净, 清洗

sculpture [ˈskʌlptʃə] n. 雕刻品 v. 雕刻, 塑造

scute [skju:t] n. (动物的) 鳞甲

Scutellaria [ˌskju:təˈlæriə] (拉) n. 黄芩属

Scutellaria Extract 黄芩提取物

Scutellaria Root (日) 黄芩

Scutellariae Barbatae Herba (拉) 半枝莲

Scutellariae Radix (拉) 黄芩

scutellarin [ˌskjutəˈlærin] n. 野黄芩苷, 灯盏花乙素

scutellum [skjuˈteləm] (pl. scutella [skjuˈtelə]) n. (种子) 胚的子叶, (鸟足的) 角质鳞片

SDS (sodium dodecyl sulfate) solution 十二烷基磺酸钠溶液 (检测蛋白质用)

SE-54 甲基硅橡胶

Sea-ear Shell 石决明

Sea Horse 海马

Seabuckthom Fruit 沙棘

seafood [ˈsi:fu:d] n. 海味, 海鲜, 海产品

seal [si:l] v. 密封·seal up with piston 以塞密封

seal applier/ remover 密封垫装/卸工具

seal by fusion 熔封

seal cap (柱塞杆) 密封帽

seal hermetically 严封

seal holder 密封圈支架

SEAL LIFE (for inputting cumulative liquid volume at which seals are replaced) (HPLC) 输入到更换密封垫时, 累积输入液体的总体积

sealed [si:ld] a. 密封的, 密闭的

sealed ampoule 封口安瓿

sealed container 密封容器

sealing [ˈsi:liŋ] n. 密封

sealing ability 密封性能

seam [si:m] n. 伤痕, 接口

Seaweed [ˈsi:wi:d] n. 海藻

Sebum [ˈsi:bəm] n. 皮脂腺中分泌的脂肪

sebum oil 羊脂油

secant [ˈsi:kənt] n. 正割, 割线 a. 相切的, 正割的

second [ˈsekənd] n. 秒 a. 第二的

second derivative 二阶导数

second derivative method 二阶导数法

second law of thermodynamics 热力学第二定律

second order derivative 二阶导数

second review signature 复核人签名

secondary [ˈsekəndəri] a. 次要的, 第二的

secondary ion 次级离子

secondary packaging (ICH) 次层包装

secondary processed honey 中蜜

secondary structure 二级结构

secondary wall (纤维的) 次生壁

secrete [siˈkri:t] v. 分泌, 藏匿

secretory [siˈkri:təri] a. 分泌 (作用) 的

secretory canal 分泌道

secretory cell 分泌细胞

secretory duct 分泌管

secretory sac 分泌囊

secretory tissue 分泌组织

section [ˈsekʃən] n. 段

section paper 方格纸

secure [siˈkjuə] v. 使安全,保护,夹紧,固定 a. 安全的,牢固的,保险的

Securidaca (拉) n. 蝉翼藤属

Securidacae Herba (拉) 五味藤

securing [siˈkjuəriŋ] n.a. 固定(的)

securing tube 固定管

securinine [siːˈkjuəriniːn] n. 一叶萩碱

Sedi Herba (拉) 垂盆草

sediment [ˈsedimənt] n. 沉积(淀)物,残渣

sedimental [ˌsediˈmentl] n. a. 沉淀(降)的, 含沉淀物的

sedimentary [ˌsediˈmentəri] a. 沉淀(积)的, 含沉淀物的

sedimentate [ˈsedimenteit] n. 沉降(积,淀)

sedimentation [ˌsedimenˈteiʃən] n. 沉积作用(法),沉淀

Sedum [ˈsiːdəm] (拉) n. 景天属

seed [siːd] n. 种子,根源 *The seed is gathered. 收集种子。

seed coat 种皮

seed crystal 晶种,种晶

seed lot 原(菌种)批次,原代,0 代

seedling [ˈsiːdliŋ] n. 秧苗 a. 从种子繁殖的

seedstock [ˈsiːdstɒk] n. 菌种保存,种子保存

seedstock technique 菌种保存技术

seek [siːk] (sought, seeking) v. 探寻,追求, 试图

segment [ˈsegmənt] n.(切)片,片断,(分割的) 部分,瓣,(动物的)环节 *It is dehiscent to two segments from apex. 自顶端开裂为两瓣。

segregate [ˈsegrigeit] v. 分离,分开·segregate... from... 把…同…分开

segregation [segriˈgeiʃən] n. 分开,离析,分层,反乳化

segregative [ˈʃegrigeitiv] a. 分离的

Selaginella (拉) n. 卷柏属

Selaginella Herba (拉) 卷柏

seldom [ˈseldəm] ad. 罕见地

select [siˈlekt] v. 选择

selecting [siˈlektiŋ] n.a. 选择(的)

selecting product reasonably 合理地选择产品

selection [siˈlekʃən] n. 选择,挑选

selection of column (HPLC) 色谱柱的选择

selection test (动物)挑选试验

selective [siˈlektiv] a. 选择(性)的

selective absorption 选择性吸收(吸附)

selective medium 选择性培养基

selector [siˈkektə] n. 选择器,选择剂

selector valve 切换阀

selenate [ˈseləneit, ˈselinet] n. 硒酸盐

selenic acid [siˈlenik] 硒酸

selenide [ˈselinaid] n. 硒化物

selenious acid [siˈliːniəs] 亚硒酸

selenite [ˈselinait] n. 亚硒酸盐

selenium [siˈliːniəm] n. 硒(Se)

self [self] n. a. 自己(的),本身(的)

self-adjust 自动调节

self-aspiration nebulizer 自提升雾化器

self combustion 自燃

self-control 自动控制

self-feeding 自动送料的

self-made plate 自制薄层板,手工薄层板

self-variable 自变量

self-refrigeration 自动冷凝

self-replicating agent 自我复制因子

self-test 自检,自测

self-test software 自检软件

self-timer 自动定时器

semen [ˈsiːmen, ˈsimən] (pl. semina [ˈseminə, ˈsɛminə]) (拉) n. 种子,种胚,精液

Semen Abutili (拉) 苘麻子

Semen Aesculi (拉) 娑罗子

Semen Allii Tuberosi (拉) 韭菜子

Semen Alpiniae Katsumadai (拉) 草豆蔻

Semen Arecae (拉) 槟榔

Semen Arecae Preparata (拉) 焦槟榔

Semen Armeniacae Amarum (拉) 苦杏仁

Semen Armeniacae Armarum (stir-backed)

（拉）苦杏仁（炒）

Semen Astragali Complanati （拉）沙苑子

Semen Benincasae （拉）冬瓜子

Semen Canavaliae （拉）刀豆

Semen Cassiae （拉）决明子

Semen Celosiae （拉）青葙子

Semen Citri Reticulatae （拉）橘核

Semen Coicis （拉）薏苡仁

Semen Crotonis （拉）巴豆

Semen Crotonis Pulveratum （拉）巴豆霜

Semen Cuscutae （拉）菟丝子

Semen Descurainiae （拉）葶苈子（播娘蒿种子）

Semen Entadae （拉）榼藤子（傣药）

Semen Euphorbiae （拉）千金子

Semen Euphorbiae Pulveratum （拉）千金子霜

Semen Euryales （拉）芡实

Semen Ginkgo （拉）白果

Semen Herpetospermi Caudigeri （拉）波棱瓜子（藏药）

Semen Hydnocarpi Anthelmiticae （拉）大风子仁

Semen Hyoscyami （拉）天仙子

Semen Impatientis （拉）急性子

Semen Juglandis （拉）核桃仁

Semen Lablab album （拉）白扁豆

Semen Lepidii （拉）葶苈子（独行菜种子）

Semen Lini （拉）亚麻子

Semen Litchi （拉）荔枝核

Semen Melo （拉）甜瓜子

Semen Momordicae （拉）木鳖子

Semen Myristicae （拉）肉豆蔻

Semen Myristicae (roasted in ash) （拉）肉豆蔻（煨）

Semen Nelumbinis （拉）莲子

Semen Nigellae （拉）黑种草子

Semen Oroxyli （拉）木蝴蝶

Semen Oryzae cum Monasci fermentata （拉）红曲

Semen Persicae （拉）桃仁

Semen Persicae (rinsed in boiling water) （拉）桃仁（燀）

Semen Pharbitidis （拉）牵牛子

Semen Pharbitidis (stir-baked) （拉）牵牛子（炒）

Semen Phaseoli （拉）赤小豆

Semen Phaseoli Radiati （拉）绿豆

Semen Plantaginis （拉）车前子

Semen Plantaginis (stir-baked) 车前子（炒）

Semen Platycladi （拉）柏子仁

Semen Pruni （拉）郁李仁

Semen Raphani （拉）莱菔子

Semen Raphani (stir-baked) （拉）莱菔子（炒）

Semen Ricini （拉）蓖麻子

Semen Sesami （拉）芝麻

Semen sesami Nigrum （拉）黑芝麻

Semen Sinapis （拉）芥子

Semen Sojae Germinatum （拉）大豆黄卷

Semen Sojae Nigrum （拉）黑豆

Semen Sojae Praeparatum （拉）淡豆豉

Semen Sterculiae Lychnophorae （拉）胖大海

Semen Strychni （拉）马钱子

Semen Strychni (scald with sand) （拉）马钱子（砂烫）

Semen Strychni Pulveratum （拉）马钱子粉

Semen Torreyae （拉）榧子

Semen Trichosanthis （拉）瓜蒌子

Semen Trichosanthis Tostum （拉）炒瓜蒌子

Semen Trichosanthis Pulveratum （拉）瓜蒌仁霜

Semen Trigonellae （拉）胡芦巴

Semen Vaccariae （拉）王不留行

Semen Ziziphi Spinosae （拉）酸枣仁

Semen Ziziphi Spinosae (stir-baked) （拉）酸枣仁（炒）

semet ［si'met］ *n.* 花药

semi- ［'semi］（词头）半，部分，不完全

semi-automation 半自动化

Semiaquilegia （拉）*n.* 天葵属

Semiaquilegiae Radix （拉）天葵子

semicellulose ［,semi'seljuləus］ *n.* 半纤维素

semicircular ［'semi'səkju:lə］ *a.* 半圆形的

semiconductor［ˈsemikənˈdʌktə］*n.* 半导体

semiconductor device 半导体元件

semiconductor silicon wafer 半导体硅片

semidaily［ˈsemiˈdeili］*a. ad.* 一天两次的（地），每半日的（地）

semidried［ˈsemiˈdraid］*a.* 半干的

Semi-extract tablets 半浸膏片

semi-finished［ˈsemiˈfiniʃt］*a.* 半成品的

semi-finished product 半成品

semifluid［ˈsemiˈflu(ː)id］*a.* 半流动(体)的

semifluid preparations 半流体制剂

semilethal［ˈsemiˈliːθəl］*a.* 半(数)致死(量)的

semiliquid［ˈsemiˈlikwid］*a.* 半流体的

semilog［ˈsemiləg］*a.* 半对数的

semilog paper 半对数纸

semilogarithmic［ˈsemiləgˈriθmik］*a.* 半对数的

semilogarithmic scale 半对数标度

semimicro-［ˈsemimaikrəu］(词头)半微量

semimicro analysis 半微量分析

semimicro balance 半微量天平

semimicro burette 半微量滴定管

semimicro manual injector 半微量手动进样

semimicro method 半微量法

seminal［ˈsiːminl］*a.* 种子的，精液的，生殖的

seminal receptacle 受精囊

seminose［ˈseminəus］*n.* 甘露糖

semi peak width 半峰宽

semiperishable［ˈsemiˈperiʃəbl］*a.* 较易腐烂的

semipermeable［ˈsemiˈpəːmjəbl］*a.* 半(渗)透性的

semipermeable membrance 半透膜

semipolar［ˈsemiˈpəulə］*a.* 半极性的，中极性的

semipreparative［ˈsemipriˈpærətiv］*a.* 半制备的

semipreparative column 半制备柱

semi-product 半成品

semiqualitative *a.* 半定性的

semiquantitative *a.* 半定量的

semiquantitative analysis 半定量分析

semiquantitative determination 半定量测定

semisolid［ˌsemiˈsəlid］*a.* 半固体的

semi-synthetic［ˈsemisinˈθetik］*a.* 半合成的

semi-synthetic fatty acid 半合成脂肪酸

semi-synthetic fatty acid ester 半合成脂肪酸酯

semitransparent［ˌsemitrænsˈpɛərənt］*a.* 半透明的

semi-works［ˈsemiwəːks］*n.* (中间)实验工厂，中试工厂

send［send］*v.* 寄，送，发送(射)，传递 *System controller sends a signal to start pumping. 系统控制器发送信号使泵开始启动。

Senecio［siˈniːʃiəu］*n.* 千里光属，千里光

Senecionis Cannabifolii Herba (拉)返魂草

Senecionis Scandentis Herba (拉)千里光

senega［ˈsenigə］(新)*n.* 远志，美远志

Senega Syrup (日)远志糖浆

senescence［ˈsinesəns］*n.* 衰老，老年(化)

senile［ˈsiːnail］*a.* 老年的，衰老的

Senna Leaf 番泻叶

Sennae Folium (拉)番泻叶

sennatin［ˈsenətin］*n.* 番泻叶素

sennoside［ˈsenəsaid］*n.* (日)番泻叶苷

sensation［senˈseiʃən］*n.* 感觉

sensibility［ˌsensiˈbiliti］*n.* 灵敏度，敏感性

sensibilization［ˌsensibilaiˈzeiʃən］*n.* 致敏作用

sensibilize［ˈsensibilaiz］*v.* 使致敏

sensing［ˈsensiŋ］*n. a.* 感觉(的)，信号传感(的)

sensing element 传感器，敏感元件

sensing switch 同步开关

sensing unit 传感器，敏感元件

sensitive［ˈsensitiv］*a.* 敏感(的)，灵敏(的)

sensitive line 灵敏线 *In the characteristic spectrum of element, special line with highest intensity is called the sensitive line. 强度最强的谱线称为元素的灵敏线。

sensitivity［ˌsensiˈtiviti］*n.* 灵敏度·sensitivity of detector 检测器灵敏度

sensitivity calibration 灵敏度校准

sensitivity drift 灵敏度漂移

sensitivity level 响应级

sensor ['sensə] n. 传感器,感受器

sensor resolution 传感器分辨率

sentinel ['sentinl] n. 标记,识别指示器(发送器) v. 警戒

sepal ['sepəl, 'si:pl] n. 萼片

sepal(l)ed ['sepəld] a. 有萼片的

sepalulum ['sepəljuləm] n. 小萼片

separate ['sepəreit] v. 分离,分取 a. 分离的,单独的·separate the ether layer 分取醚层 / separate the supernatant, filter the remain portion 分取上清液,余液滤过

separate laboratory 隔离的实验室

separated ['sepəreitid] a. 分离的,分取的·bark separated from wood easily. 皮部易从木部剥离

separated crystal 析出的结晶

separately ['sepərətli] ad. 分别地,独立地

separating ['sepəreitiŋ] n. a. 分离(的),分取(的)

separating funnel 分液漏斗

separation [sepə'reiʃən] n. 分离,离析·separation of oil and water 油水分离

separation column 分离柱

separation mode 分离模式

separator ['sepəreitə] n. 分液器,分离器

sephadex ['sefədeks] n. 葡聚糖凝胶,交联葡聚糖

Sepia ['si:piə] (pl. Sepiae ['si:pii:]) n. 乌贼(属)

Sepiae Endoconcha (拉)海螵蛸

septate ['septeit] a. 分隔的,有隔膜的,被隔膜分开的

septate fibre 分隔纤维

septic(a)emia [,septi'si:miə] n. 败血症(病)

septulum ['septjuləm] (pl. septula ['septjulə]) n. 小隔(膜)

septum ['septəm] (pl. septa ['septə])·divided to several valves by septa 用隔膜分成几瓣

sequela [si'kwi:lə] (pl. sequelae [si'kwili:]) n. 后遗症

sequence ['si:kwəns] n. 顺序,程序,后果·in regular sequence 按顺序 / in the same sequence 按相同顺序 /sequence of the amino acids in a protein or peptide 蛋白质或肽中氨基酸的排列顺序 *Static electricity accidents are basically caused by sequence of events. 静电事故是基于一些因素共同作用的结果。

sequencer ['si:kwənsə] n. 测序仪

sequencing reagent ['si:kwənsiŋ] 测序试剂

sequential [si'kwenʃəl] a. 相继的,按顺序的

sequentially [si'kwenʃəli] ad. 相继地,按顺序地

sequester [si'kwestə] v. 使隔绝,使分离;(多价)螯合

sequestrant [si'kwestrənt] n. 螯合剂

sequestrate [se'kwestreit] v. 螯合

sequestration [,si:kwe'streiʃən] n. 螯合作用

serial ['siəriəl] a. 连续的,顺次的,串联的·the lowest possible serial dilution of sample 最低稀释级供试液 *Make serial dilution of 1:10,1:100,1:1000,etc. 依次制成 1:10,1:00,1:1000 的溶液。

serial No. 系列号

SERIAL NUMBER(HLPC) 显示屏单元系列号

seriate ['siəriit] a. 按顺序排列的,连续的,成轮的 v. 按顺序排列,使连续,系列化

series ['siəri:z] (pl. series) n. 连续,串联,系列·a series of 一系列

series connection 串联

serine ['seri:n, 'siəri:n] (Ser) n. 丝氨酸

serious ['siəriəs] a. 严重的,危急的,严肃的,认真的,重要的

serous adverse drug reaction 严重药物不良反应

serious adverse event(SAE) 严重不良反应事件

serious injury 严重损伤,重伤

seriousness ['siəriəsnis] n. 严重程度,严重性

serologic [ˌsiərəˈlɔdʒik] a. 血清学(诊断)的
serous [ˈsiərəs] a. 浆液(性,状)的,生浆液的
serous cavity 浆液膜腔
serous fluid 浆液
serous gland 浆液(分泌)腺
serpent [ˈsəːpənt] n. 蛇,毒蛇
serpentes [ˈsəːpəntiːz] n. 蛇类
serpentine [ˈsəpəntain] n. 利血平,蛇形管 a. 蛇状的,螺旋形的,盘旋的
serpentine marble 蛇纹大理石
Serpentis Fel Liguidum (拉)蛇胆汁
Serpentis Periostracum (拉)蛇蜕
serrate [ˈserit] a. 有锯齿的,锯齿状的 v. 使成锯齿状
serrated [ˈsereitid] a. 锯齿形的
serration [seˈreiʃən] n. 锯齿(形),锯齿状,突起
serrulate [ˈserjuleit] a. 细锯齿状的
serrulation [ˌserjuˈleiʃən] n. 锯
serum [ˌsiərəm] n. 血清
serum agglutination test 血清凝集试验
serum albumin 血清白蛋白
serum globulin 血清球蛋白
service [ˈsəːvis] n. v. 服务,运行,操作
service life (仪器)使用寿命
serviceable [ˈsəːvisəbl] a. 使用的,适于工作的
servicing [ˈsəːvisiŋ] n. 维护,保养,检修,技术服务
servicing manual 维修手册
sesame [ˈsesəmi] n. 芝麻,脂麻
sesame oil 麻油
Sesami Semen Nigrum (拉)黑芝麻
sesamine [ˈsesəmin] n. 芝麻素,芝麻脂素
Sesamum [ˈsesəməm, ˈsɛsəməm] (拉) n. 芝麻属植物
sesqui [seskwi] -(词头)一倍半,倍半
sessile [ˈsesail] a. 无柄(蒂)的,座生的,不动的
set [set] n. 套,组 v. 设置,安放 · set M to N 将 M 设定为 N/ set 0 for M parameter and 10 for N parameter 设定 M 参数为 0,N 参

数为 10 / set 10 mm/ min for the paper feed speed 设定纸速为每分钟 10 毫米 /many set of... 很多组(套) …*The glass apparatus should be set vertically. 玻璃仪器应垂直安装。
set aside 另置,另存
set criterion for N in drug product 将药品中对 N 的控制列入标准
set forth 规定,宣布,显示
set one of container as a positive control 将其中一份内容物作为阳性对照
set out 着手,开始,布置
set pressure lower limit 设定最低压限
set pressure upper limit 设定最高压限
set (flow) rate 设定流速
set the intrument to zero 将仪器调至零点
set to 着手,调整到,开始工作
set up 安装,装备
set value (仪器)设定值
seta [ˈsiːtə] (pl. setae [ˈsiːtiː]) n. 刚(茸,刺)毛
setaceous [siˈteiʃəs] a. 刚毛的,刺状毛的
Setariae Fructus Germinatus (拉)谷芽
setting [ˈsetiŋ] n. 安置,定位,调整
setting dial 仪器的标尺
setting initial conditions 设定初始条件
setting items 设定项目,设定内容
setting mark 定位符号
setting maximum pressure limit 设定最高压限
setting minimum pressure limit 设定最低压限
setting point 凝固点,凝结点
setting procedure 设定方法
setting range 设定范围,调整范围
setting rate 凝固速度
setting screens 设定屏幕显示
setting temperature 凝固温度
setting unit 设定单位
settle [ˈsetl] v. 安排,(使)沉降,(使)稳定,(使)澄清
settling [ˈsetliŋ] n. 沉降物 a. 沉降的
settling microbe (微生物限度检查)沉降菌

settling process 沉降法

settling rate 沉降速度

settling test 沉降试验

settling time 沉降时间

Sevenlobed Yam Rhizome [ˈsevənləubd] 绵萆薢

several [ˈsevərəl] n. a. 几个(的)·several tenths 十分之几

severe [siˈviə] a. 严峻的,剧烈的,恶劣的

severe condition 恶劣条件

severe reaction 剧烈反应

severity [siˈveriti] n. 剧烈(严厉,严重)程度

sewage [ˈsuidʒ] n. 污水,废水

sex [seks] n. 性别

sexavalence [ˌseksəˈveiləns] n. 六价

sexpartite [seksˈpɑ:tait] a. 分成六部分的,由六部分构成的

sexpartite globe (牵牛子外形)六分之一球体

shade [ʃeid] n. 色调,阴影·the same shade 色调一致 /different shade 色调不同

shadow [ˈʃædəu] n. 暗处,阴暗

shady [ˈʃeidi] a. 遮阴的,背阳的

shaft [ʃɑ:ft] n. 传动轴,旋转轴,辊 v. 装以轴· driving shaft 主轴·on the shaft 在轴上

shaft ring 轴用档圈

shake [ʃeik] n. v. 振摇 *Shake once a hour first 3 hours. 前 3 小时中每小时振摇 1 次。/ Shake the sieve in a left-to-right horizontal direction by gently tapping on the sieve for several times. 按左右水平方向筛动,并轻轻拍打筛子数次。

shake constantly 不断振摇,时时振摇

shake frequently 时时振摇

shake over and again 时时振摇

shake thoroughly 充分振摇

shake vigorously 猛烈振摇

shake well before taking 服前振摇,振摇后服用

shallow [ˈʃæləu] a. 浅(层)的,薄的 v. 使变浅

shallow depression 略下陷

shallow weighing bottle 扁形称瓶

shallowly [ˈʃæləuli] ad. 浅地

shallowly grooved 浅沟

sham [ʃæm] n. 假冒,假货 a. 假的 v. 假装

shanzhiside methyl ester 山栀苷甲酯

shape [ʃeip] n. 形态,外形· in shape 形式上,外形上 /keep N in shape 保持 N 的原形 /make M in the shape of N 把 M 做成 N 形

shapeless [ˈʃeiplis] a. 无定形的,无形状的

share [ʃɛə] n. 份儿,一份,一部分 v. 均分,共享

share electrons 共价电子,共享电子

sharp [ʃɑ:p] a. 尖锐的,锋利的,急剧的

sharp peak 尖峰,锐峰,峰顶点

Sharpleaf Glangal Fruit 益智仁

sharpless [ˈʃɑ:plis] a. 不锋利的

sharply [ˈʃɑ:pli] ad. 急剧地,锐利地,迅速地

shave [ʃeiv] v. 刮,削 n. 削片,薄片

shave off 削去

shaving [ˈʃeiviŋ] n. 刮,削

shear [ʃiə] v. 剪切,剪断,切变

shear cell 剪切池(盆)

shear force 剪切力

Shearer's Pyrrosia Leaf 石韦

sheath [ʃi:f] n. 鞘(状物),(外层)覆盖,屏蔽,层 v. 覆盖

shed [ʃed] n. 工作间,库 v. 脱落,蜕皮(壳),流出·drying shed 烘干室

sheen [ʃi:n] n. 光辉(泽),有光泽的织物,薄膜,油膜 a. 有光泽的,华丽的 v. 发光,闪耀

sheeny [ˈʃi:ni] a. 发亮的,有光泽的,闪耀的

sheep [ˈʃi:p] n. 绵羊

sheet [ʃi:t] n. 纸张,一张(页,片),图表

sheet preparations 片状(外用)制剂

shelf [ʃelf] (pl. shelves [ʃelvz]) n. 架子 v. 放上架子

shelf-life n.(ICH) 搁置期限,储存期限,货架寿命

shell [ʃel] n.(果,贝)壳

shield [ʃi:ld] n. 盾,(保护)屏,屏蔽,防护,隔离 v. 防护,隔离 ·bulk shield 整体屏蔽 / electrostatic shield 静电屏蔽 /face shield

面罩 /heat shield 防热层 /radiation shield 辐射防护屏

shield-shaped 盾形的

shielding [ˈʃiːldɪŋ] *n. a.* 保护(的),屏蔽(的),隔离(的)

shielding constant 屏蔽常数

shielding effect 屏蔽效应

shielding efficiency 屏蔽效率

shift [ʃift] *n. v.* 移动,变换,漂移,换班

shift ratio value 比移值

shift reagent 位移试剂

shift relaxation reagent 无位移试剂

shit technique 位移技术

shifting [ˈʃiftɪŋ] *n. a.* 位移(的),偏移(的)

shifting to higher field 向高场位移

shifting to lower field 向低场位移

shigella [ʃiˈgelə] (*pl.* shigellae [ʃiˈgeliː]) *n.* 志贺菌

Shigella *n.* 志贺菌属

shikimene [ˈʃikimiːn] *n.* 莽草素

shikimic acid [ʃiˈkimik] 莽草酸

Shikimmi [ˈʃikimi] *n.* 莽草,毒八角

shikonin(e) *n.* 左旋紫草素

shining [ˈʃainiŋ] *a.* 发光的

Shinyleaf Pricklyash Root 两面针

shionone *n.* 紫菀酮

shipment [ˈʃipmənt] *n.* 装运货物·before shipment from a factory 出厂之前

shiver [ˈʃivə] *n.* 战栗,寒颤 *v.* 颤抖

shivery [ˈʃivəri] *a.* 颤抖的,战栗的

shock [ʃɔk] *n.* 冲击,电击,休克 *v.* 震惊,冲击

shock absorber 减震器

shock absorption 减震,冲击

shock resistance 耐冲击

shoot [ʃut] *n.* 幼芽,幼枝,花轴,发射 *v.* 发射,出芽

short [ʃɔːt] *a.* 短的,不足的·fall short of 没达到,不符合 /in short diameter 在短径

short circuit 短路

short out 短路

short time test 短时(快速)试验

short wave 短波

short-petiolated (叶)具短柄的

shortcoming [ˈʃɔːtkʌmiŋ] *n.* 缺点,短处,不足

shorten [ˈʃɔːtn] *v.* 缩短,减少

shorten gradient time(HPLC) 缩短梯度时间

shorten life time of instrument 减少仪器使用寿命

shorten N service life 缩短 N 使用寿命

Shortscape Fleabane Herb 灯盏细辛(灯盏花)

Shorttube Lagotis Herb 洪连

shoulder peak [ˈʃəuldə] 肩峰

show [ʃəu] *v.* 展示,显出,表现

show no evidence of 均不得

show the same spots in both chromatograms 两色谱中显示相同的斑点

showering [ˈʃauəriŋ] *n.* 喷淋

shrink [ʃriŋk] *v.* 收缩,皱褶,弄皱,缩小

shrivel [ˈʃrivl] *v.* 枯萎(up),皱缩

shrivelled *a.* 枯萎的,皱缩的

shrub [ʃrʌb] *n.* 灌木

Shrub Chastetree Fruit 蔓荆子

shrunken [ˈʃrʌŋkən] *a.* 皱缩的

shut [ʃʌt] *v.* 关闭,切断

shut instrument 关闭设备

shuttle [ˈʃʌtl] *n.* 梭子 *a.* 往复的

shuttle car 来回送料车

Siberian Cocklebur Fruit 苍耳子

siccate [ˈsikeit] *v.* 干燥

siccation [siˈkeiʃən] *n.* 干燥

siccative [ˈsikətiv] *n.* 干燥剂,除湿剂 *a.* 干燥的,收湿的

siccolabile [ˌsikəˈleibail] *a.* 不耐干燥的

siccostabile [ˌsikəˈsteibail] *a.* 耐干燥的

sickle [ˈsikl] *n.* 镰刀

side [said] *n.* 侧面,一方 ·side by side 并列的 /side-chain 侧链 /side-effect 副作用 /side-face 侧面地 /side pore 侧孔 /side-reaction 副反应 /side tube 侧管 /side wall 侧壁 /in side view 侧面观

Siegesbeckia (拉) *n.* 豨莶属

Siegesbeckiae Herba（拉）豨莶草

sieve [siv] *n.* 筛,滤网 *v.* 筛分

sieve area 筛域

sieve cell 筛胞

sieve made of metallic wire 金属筛

sieve made of silk 绢筛

sieve mesh 筛孔

sieve method 筛分法

sieve number 筛号

sieve plate 筛板

sieve pore 筛孔

sieve ratio 筛分比

sieve residue 筛渣,筛剩余物

sieve size 筛眼孔径,筛号

sieve tube 筛管

sieving [ˈseiviŋ] *n.* 筛分

sieving action 筛分

sieving property 筛分特性

sift [sift] *v.* 筛下来,过筛 · sift the flour from the bran 从麸中筛出面粉 /sift out the bran 将麸筛去

sift off soil 筛去泥土

sift off the dust 筛去灰土

sifter [ˈsiftə] *n.* 筛子,筛分器(机),过筛工人

sight [sait] *n.* 视力,视角 · eye sight 视野

sigmoid [ˈsigmɔid] *n. a.* S 形(的),C 形(的),反曲(的)

sign [sain] *n.* 符号,记号,标记,征兆,体征

sign for greater 大于号

sign for less 小于号

sign of division 除号

sign of inequality 不等号

sign of integration 积分号

sign of multiplication 乘号

signal [ˈsignəl] *n.* 信号,符号 *v.* 发信号

signal cable 信号线,信号电缆

signal carrying line 信号载线

signal generator 信号发生器

signal intensity 信号强度

signal level 信号水平

signal-noise ratio 信噪比

signal processing 信号处理

signal-to-noise ratio 信噪比

signal treater 信号处理器

significance [sigˈnifikəns] *n.* 意义,重要,显著性

significance level 显著性水平

significance test 显著性试验

significant [sigˈnifikənt] *a.* 意义显著的,有效的,严重的

significant difference 显著性差异

significant figure 有效数字

significant hazard 显著危害

significant numerical plate 有效数字位

significant value 有效数字,有效位

signify [ˈsignifai] *v.* 表示…之意,意味,预示,有重要性 *Warning signifies danger of death, or serious injury, whereas caution means danger of minor injury, or of damage to object. 警告预示着严重损伤或死亡危险,而告诫是指轻度损伤或损坏物品。

sika [ˈsiːkə] *n.* 梅花鹿

Sika Deer Antler（梅）花鹿角

Sika Deer Pilose Antler 花鹿茸

silane [ˈsilein] *n.* 硅烷

silanize, silanise [ˈsilənaiz] *v.*(使)硅烷化

silanized [ˈsilənaizd] *a.* 硅烷化了的

silanizing [ˈsilənaiziŋ] *n.* 硅烷化

silanizing agent 硅烷化(试)剂

silanol [ˈsileinəl] *n.* 硅(烷)醇

silanol group 硅羟基

silastic [siˈlæstik] *n.* 硅橡胶(密封物)

silica [ˈsilikə] *n.* 硅石,石英,二氧化硅

silica body 硅质块

silica cell 硅质细胞

silica flask 石英烧瓶

silica gel 硅胶

silica gel adsorbent 硅胶吸附剂

silica gel chromatography 硅胶色谱分离法

silica gel chromatoplate 硅胶色谱板

silica gel desiccator 硅胶干燥器

silica gel H 硅胶 H

silica gel G 硅胶 G

silica gel plate 硅胶板

silica gel powder 硅胶粉

silica gel self-indicating 变色硅胶

silica gel thin-layer chromatography 硅胶薄层色谱法

silica gel with fluorescent indicator 带荧光指示剂的硅胶

silica gel with moisture indicator 变色硅胶

silica glass 石英玻璃

silica tube 石英管

silicate ['silikeit] n. 硅酸盐

siliceous [si'liʃəs] a. 硅质化的,含硅的

siliceous earth 硅藻土

silicic acid [si'lisik] 硅酸

silicified [si'lisifaid] a. 硅化了的

silicified cell wall 硅(质)化的细胞壁

silicify [si'lisifai] v.(使)硅化

silicon ['silikən] n. 硅(Si)

silicon colloid 胶体硅

silicon dioxide 二氧化硅

silicone ['silikəun] n. 硅酮,硅(有机)树脂

silicone oil 硅油

silicone resin 硅树脂,聚合树脂

silicone rubber 硅橡胶

silicone tube 硅胶管

silicone tube fixture 硅胶管卡套

silicotungstate [,silikəu'tʌŋsteit] n. 硅钨酸盐

silicotungstic acid [,silikəu'tʌŋstik] 硅钨酸

silicowolframic acid [,silikəu'wulfræmik] 硅钨酸

silicula [si'likjulə] (pl. siliculae [si'likjuli:]) n. 短角果

silk [silk] n. 丝,绢

silk floss (carbonized) 丝棉(炭)

Silktree Albizia Bark 合欢皮

silkworm ['silikwə:m] n. 蚕

silky ['silki] a. 丝(状)的,柔软的,有光泽的

silky grey 银灰色

silky white 银白色

siloxane [sai'ləksein] n. 硅氧烷

silver ['silvə] n. 银(Ag)

silver diethyldithiocarbamate [,daieθildiθiə 'ka:bəmeit] 二乙基二硫代氨基甲酸银

silver diethyldithocarbamate method (二乙基二硫代氨基甲酸银法(检测砷的方法))

silver mirror reaction ['mirə] 银镜反应

silver mirror test 银镜试验

silver nitrate 硝酸银

silver oxide 氧化银

silver staining 银染色法(检测蛋白)

silvery ['silvəri] a. 银一般的,银色的

Silybi Fructus (拉)水飞蓟

silybin ['silibin] n. 水飞蓟宾

similar ['similə] a. 相近的,类似的

similar terms 同类项

similar triangles 相似三角形

similarity [simi'læriti] 相似度

similarity evaluation system of TCM 中药色谱指纹图谱相似度评价系统

simmer ['simə] n. v. 慢慢煮沸,煨,炖 ·at a simmer 文火慢慢煮沸 /on the simmer 文火慢慢煮沸 *Cover the water and let simmer 2 hours. 浸入水内再文火煎煮 2 小时。

simple ['simpl] a. 简单的,单一的,单纯的

simple equation (一元)一次方程式

simple preparation 单方制剂

Simpleleaf Shrub Chastetree Fruit (药材学)蔓荆子

simplex ['sinpleks] a. 单一的,单纯的

simply ['simpli] ad. 简单地,单纯地

simply stir-baking 清炒

simulate ['simjuleit] v. 模拟,伪装

simulated ['simjuleitid] a. 模拟的,伪装的

simulated gastric fluid 人工胃液

simulated intestinal fluid 人工肠液

simulated prescription 模拟处方

simulating ['simjuleitiŋ] n.a. 模拟(的)

simulation test [simju'leiʃən] 模拟试验

simultaneous [,siməl'teinjəs] a. 同时发生的,同步的

simultaneously [,siməl'teinjəsli] ad. 同时发生地,同步地

sinapine ['sinəpin] n. 芥子碱

sinapine cyanide sulfonate 芥子碱硫氰

酸盐

sinapinic acid [ˌsinəˈpinik] 芥子酸

Sinapis (拉) *n.* (欧白) 芥属

Sinapis Semen (拉) 芥子

sine [sain] *n.* 正弦

single [ˈsiŋgl] *a.* 单(一,个,独,人)的,专一的,独一无二的·in single dose pack 单剂量包装

single beam balance 单臂天平

single beam spectrophotometer 单光束分光光度计

single dose 单次给药

single dose package 单剂量包装

single dose packed 单剂量包装的

single element 单元素

single factor 单因素

single pan balance 单盘天平

single particle size-sieve method 单筛分法

single sieve 单筛分(法)

single-use vial (ICH) 单剂量包装瓶

single wavelength 单波长

single wavelenth scanning method 单波长扫描法

singlet [ˈsiŋglit] *n.* 单(重)峰

singly [ˈsiŋgli] *ad.* 单独地,独立地,个别地

singly quilled (植物皮类药材)单卷的

sink [siŋk] *v.* (使)下沉,下垂

sinker [ˈsiŋkə] *n.* 钻孔器,铅锤

Sinkiang Fritillaria Bulk 伊贝母

sinomenine [saiˈnɔmiːniːn; ˌsainəuˈmeniːn] *n.* 青藤碱

Sinomenii Caulis (拉) 青风藤

Sinomenium (拉) *n.* 青风藤属

Sinomenium Stem (日) 青风藤

Sinopodophylli Fructus (拉) 小叶莲

sinter [ˈsintə] *n. v.* 烧结

sinter-glass filter/funnel 垂熔玻璃漏斗

sintered [ˈsintəd] *a.* 烧结的,垂熔的

sintered glass filter/ funnel 垂熔玻璃(仪器,漏斗)·G₃ sintered glass funnel G₃ 垂熔玻璃漏斗

sinuate [ˈsinjuit] *a.* 波状的,起伏的 [ˈsinjueit] *v.* 弄成波状

sinuous [ˈsinjuəs] *a.* 弯曲的,波状的

sinus [ˈsaiinəs] (*pl.* sinus; sinuses) *n.* 弯曲,凹陷,窦;正弦·slight 2 to 4 sinuses in xylem 木质部具 2~4 个波状微弯曲

sipeimine *n.* 西贝母碱

sipeimine-3β-D-glucoside *n.* 西贝母碱苷

siphon [ˈsaifən] *n.* 虹吸 *v.* 用虹吸管抽上来 (off, out)

siphon pipe 虹吸管

siphonage [ˈsaifənidʒ] *n.* 虹吸作用,虹吸法

siphonal *a.* 虹吸(管)的

siphonate [ˈsaifəneit] *a.* (软体动物)有吸管的,有虹吸管的

siphonic [saiˈfənik] *a.* 有虹吸作用的,有吸管的

siphono- (词头)管

siphonostele [ˈsaifənəˌstiːli] *n.* 管状中柱

Siphonostegia (拉) *n.* 阴行草属

Siphonostegiae Herba (拉) 北刘寄奴

Siraitiae Fructus (拉) 罗汉果

sirups [ˈsirəps] *n.* 糖浆(剂)

site [ˈsait] *n.* 地点,现场

site investigation 现场调查

site of manufacture 生产地点

β-sitosterol [saiˈtəstərəl; saiˈtəstərəul] *n.* β-谷甾醇

six [siks] *n.* 六

six numbered ring 六元环

six-way valve (HPLC) 六通阀

size [saiz] *n.* 大小,尺寸,粒度 *It is about 1/2 size of the whole seed. 为种子全体的 1/2。/ The size of the spot in chromatogram obtained with the test solution is less than the corresponding spot in the chromatogram obtained with the reference solution. 供试品色谱中,斑点小于相应位置上对照品的斑点。

size distribution 粒径分布

size exclusion chromatography (尺寸)排阻色谱法,筛析色谱法

size of mesh 筛孔尺寸,筛(孔)号

size of sample 样本大小(容量)

skeletal [ˈskelitəl] a. 骨架的

skeletal vibration 骨架振动

skeleton [ˈskelitn] n. 构架,(分子)骨架

skimmer [ˈskimə] n. 截取器,分离器

skimmer cone 截取锥

skin [skin] n. 皮肤

skin gland 皮肤腺体

skip [skip] n. v. 跳跃(处理),跳过,漏过,
　省略

skip lot testing(ICH) 抽批试验

skip testing(ICH)(稳定性考查)定期试验,
　抽检

skyblue [ˈskaiˈbluː] a. 天蓝色的,蔚蓝的

slab [slæb] n. 厚片(块) v. 切厚片,分成厚片

slack [slæk] n. 松弛部分 a. 疏松的,松弛
　的,熟化的 ad. 松弛地 v.(使)松弛

slacked lime 熟石灰

slacking [ˈslækiŋ] n. 熟化,消解

slaking tank 消解罐

slant [slɑːnt] n. 倾斜,(琼脂)斜面 v. 斜面
　培养,倾斜

slant culture 斜面培养

slanted [ˈslɑːntid] a. 斜的,有倾向的

slat [slæt] n.(细)长条形

slate [sleit] n. 石片 a. 蓝灰(黑)色的

slaty [ˈsleiti] a. 蓝灰色的,薄片状的

slaughter [ˈslɔːtə] n. v. 宰杀

slave [sleiv] n. 从动装置,次要部件

sleek [sliːk] a. 光滑的,柔滑的,有光泽的

sleep mode [sliːp](仪器)休眠模式

sleeve [sliː(ː)v] n. 套筒,套管,袖

slender [ˈslendə] a. 细长的

slenderly [ˈslendəli] ad. 细长地

slenderstyle Acanthopanax Bark 五加皮

slice [slais] n. 片,薄片 v. 切成薄片

sliced [slaist] a. 已切成薄片的

slide [slaid] n. 片,载玻片,幻灯片 v. 滑动,
　制片,把…轻轻放进去

slide glass 载玻片

slide of disintegrated tissue 解离组织片

slide of ground sections 磨片制片

slide of powder 粉末制片

slide rule 计算尺

slide of surface 表面制片

sliding [ˈslaidiŋ] n. 滑动,滑移

sliding microtome 滑动式切片机

sliding block 天平游码

slight [ˈslait] a. 轻微的,少量的

slight hydroscopicity 微吸潮

slightly [ˈslaitli] ad. 稍微,有点

slightly soluble(in) 微溶

slightly warm 微温

slim [slim] a. 细长的,苗条的,微小的

slime [slaim] n. 黏液,黏物质 v. 变黏滑

slime body 黏液体

slime duct 黏液管

slip [slip] n. v. 滑动,滑脱,空转

slippery [ˈslipəri] a. 光滑的,滑流的,不可
　靠的

slipping [ˈslipiŋ] n. a. 滑动,空转·Motor is
　slipping. 马达打滑(空转).

slit [slit] n. 狭缝,狭长裂(切)口 v. 撕裂,裂开

sliver [ˈslivə] n. 丝片,长条片 v. 切成长条
　(薄片)

slope [sləup] n. 斜率,斜角

slope curve 斜度曲线

slope detection 斜率检测

slope detector 斜率检测器

slope sensitivity 斜率灵敏度

slot [slɔt] n. 狭缝,槽

slough [slau] n. 可抛弃的东西

slough [slʌf] n.(蛇,蝉等脱落的)皮,壳 v. 蜕
　皮(off)

slug [slʌg] n. 棒,条

slug-like 条状的

small [smɔːl] a. 小的,少量的·a small amount
　of… 少量的…/a small quantity of solvent
　少量溶剂

small capacity 小容量

Small Centipeda Herb 鹅不食草

small honeyed pills 小蜜丸

small(-)packed drug 小包装药品,微量包
　装药品

small sample 小样本

small signal 微弱信号

small test 小型试验

smash [smæʃ] v. 打碎, 砸碎, 压碎, 击破 ·smash up 打碎, 砸碎

smear [smiə] v. 涂, 抹, 涂片 *Smear a small amount of medium on a slide. 将少量培养基涂于载玻片上。

smeared [smiəd] a. 被涂抹的

smeared films 涂膜剂

smell [smel] n. 气味 v. 嗅到, 闻到 ·make smell 发出气味 *What a smell！真难闻!

smeller [ˈsmelə; ˈsmɛlə] n. 发出臭味的东西

Smilacis Chinae Rhizoma (拉)菝葜

Smilacis Glabrae Rhizoma (拉)土茯苓

Smilax [ˈsmailæks] (拉) n. 菝葜属

Smilax Rhizome (日)土茯苓

smithsonite [ˈsmiθsəˌnait] n. 天然碳酸锌, 菱锌矿

smoke [sməuk] n. 烟, 烟尘 v. 冒烟

Smoked Plum [sməukt] 乌梅

smoky [ˈsməuki] a. 冒烟的, 烟状的

smooth [smu:ð] n. 光滑部分 a. ad. 光滑的(地) v. 变光滑, 弄平 *When soaked in water and smoothed out, leaves wide ovate and cordate. 水浸后弄平, 叶呈广卵形和心形。

smooth motion 平稳运动

smooth down(out) 弄平

smooth surface 表面光滑

smut [smʌt] n. 污物, 污迹 v. 弄脏, 变黑, 污染

snake [sneik] n. 蛇

Snake Slough 蛇蜕

Snakegourd Fruit [ˈsneikˌɡuəd] 瓜蒌

Snakegourd Peel 瓜蒌皮

Snakegourd Root 天花粉

Snakegourd Seed 瓜蒌子

sneeze [sni:z] n. 喷嚏 v. 打喷嚏 ·not to be sneezed at... 不可轻视, 值得考虑

snout [snaut] n. (动物的)口鼻部, 吻状突起

Snow Lotus Herb [snəuˈləutəs həb] 天山雪莲

Snowbellleaf Tickclover Herb 广金钱草

so as to 如此, 以至于, 以便

soak [səuk: sək] v. 泡, 浸; 吸收 ·taken after soaked in boiling water 泡沸水饮用 *Soak the plaster in water. 将膏浸泡于水中。

soak up 全部吸收

socket [ˈsɔkit] n. 插座, 槽, 窝孔, 窝穴

socket power 插座电源

socket screw 凹头螺钉

socket spanner(wrench) 套筒扳手

soda [ˈsəudə] n. 苏打, 碳酸钠

soda lime 碱石灰

sodium [ˈsəudjəm] n. 钠(Na)

sodium acetate 醋酸钠

sodium acetate, anhydrous 无水醋酸钠

sodium aescinate [eskiˈneit] 七叶皂苷钠

sodium alizarin sulfonate [əlizərinˈsʌlfəneit] 茜素磺酸钠

sodium benzoate 苯甲酸钠

sodium bicarbonate 碳酸氢钠

sodium bisulphite 亚硫酸氢钠

sodium bitartrate 酒石酸氢钠

sodium borate 硼砂

sodium borohydride 硼氢化钠

sodium bromide 溴化钠

sodium carbonate 碳酸钠

sodium carbonate, anhydrous 无水碳酸钠

sodium carbonate monohydrate 一水合碳酸钠

sodium carboxymethylcellulose 羧甲基纤维素钠

sodium carboxymethyl starch (CMS-Na) 羧甲基淀粉钠

sodium chloride 氯化钠

sodium chloride-gelatin TS 氯化钠明胶试液

sodium chloride(-) peptone buffer 氯化钠蛋白胨缓冲液

sodium chloride standard solution 标准氯化钠溶液

sodium chromotropate 变色酸钠

sodium citrate 枸橼酸钠

sodium cobaltinitrite 亚硝酸钴钠

sodium cyclamate 环拉酸钠,环己烷氨基磺酸钠(甜味剂)

sodium danshensu 丹参素钠

sodium deoxycholate 去氧胆酸钠

sodium dihydrogen phosphate 磷酸二氢钠

sodium diphenylamine sulfonate 二苯胺磺酸钠

sodium dodecyl sulfate 十二烷基硫酸钠,月桂基硫酸钠

sodium dodecyl sulfonate 十二烷基磺酸钠

sodium edetate 依地酸钠

sodium fatty alcohol sulphate 脂肪醇硫酸酯钠

sodium fluoride 氟化钠

sodium formate 甲酸钠

sodium heptane sulfonate 庚烷磺酸钠

sodium hydrogen carbonate 碳酸氢钠

sodium hydrogen sulfite 亚硫酸氢钠

sodium hydroxide 氢氧化钠,苛性钠

sodium hypobromite 次溴酸钠

sodium hypochlorite 次氯酸钠

sodium hyposulfite 硫代硫酸钠,大苏打

sodium lauryl sulfate 十二烷基硫酸钠,月桂基硫酸钠

sodium line D 钠光谱的 D 线(波长 589.3nm)

sodium metabisulphite 焦亚硫酸钠

sodium methoxide 甲醇钠

sodium molybdate 钼酸钠

sodium nitrate 硝酸钠

sodium nitrite 亚硝酸钠

sodium nitroprusside 硝普酸钠,亚硝基铁氰化钠

sodium octanesulfonate 辛烷磺酸钠

sodium oxalate 草酸钠

sodium periodate 高碘酸钠

sodium potassium tartrate 酒石酸钾钠

sodium pyrosulfite 焦亚硫酸钠

sodium rose bengal agar medium 玫瑰红钠琼脂培养基

sodium salicylate 水杨酸钠

sodium soaps 钠皂

Sodium Sulfate 芒硝,硫酸钠

sodium sulfate,anhydrous 无水硫酸钠

sodium sulfide 硫化钠

sodium sulfite 亚硫酸钠

sodium sulfite anhydrous 无水亚硫酸钠

sodium sulfonate 磺酸钠

sodium taurocholate 牛磺胆酸钠

sodium tellurite 亚碲酸钠

sodium tellurite broth culture medium 亚碲酸钠肉汤培养基

sodium tetraborate 四硼酸钠

sodium tetraborate decahydrate 四硼酸钠十水合物

sodium tetrachloro-tetraiodo-fluorescein 四氯四碘荧光素钠,玫瑰红钠

sodium tetraphenylborate 四苯硼钠

sodium tetrathionate 四硫磺酸钠

sodium tetrathionate brilliant green culture medium 四硫磺酸钠亮绿培养基

sodium thioglycolate 硫代乙醇酸钠,巯基乙酸钠

sodium thiosulfate 硫代硫酸钠

sodium tungstate 钨酸钠

sodium type of resin 钠型树脂

soft [sɔft] a.柔软的,硬度低的,塑性的·soft cloth and damped with water 蘸水的软布

soft capsules 软胶囊

soft water 软水

soften [ˈsɔfn; ˈsɔfən] v.变软,软化

soften briefly 稍润

soften thoroughly 润透

softened [ˈsɔfənd] a.软化的

softened by heating and applied topically 加温软化,贴于患处

softened water 软化水

softening point [ˈsɔfniŋ] 软化点

software [ˈsɔftwɛə] n.软件

software version No. 软件版本号

soja [ˈsəujə; ˈsəudʒə] n.大豆

Sojae Semen Germinatum (拉)大豆黄卷

Sojae Semen Nigrum (拉)黑豆

Sojae Semen Praeparatum (拉)(药材学)淡
豆豉

Solanum (拉) *n.* 茄属

solanum [səuˈleinəm] *n.* 茄

solenoid [ˈsəulinəid] *n.* 电磁线圈

solenoid valve 电磁阀

solid [ˈsəlid] *n.* 固体 *a.* 固体的 * The solid
and powder densities are expressed in mass
per unit volume (g/cm^3). 固体或粉末的密
度用单位体积的质量来表示 (g/cm^3)。

solid core 硬心

solid culture 固体培养

solid dosage form 固体剂型

solid liquid equilibrium 固液平衡

solid medium 固体培养基

solid phase 固相

solid preparations 固体制剂

solid reagent 固体试剂

solid sample 固体样品

solid state imaging system 固态成像系统

solid support 载体

Solidaginis Herba (拉)一枝黄花

Solidago [ˌsəliˈdeigəu](拉)*n.* 一枝黄花属

solidification [səlidifiˈkeiʃən] *n.* 凝结,凝固

solidified [səˈlidifaid] *a.* 固化的,凝固的

solidify [səˈlidifai] *v.* 使凝固(to)

solidifying point [səˈlidifaiiŋ] 凝固点

solidity [səˈliditi] *n.* 固态,坚固性,坚硬度

solid-state *a.* 固态的

solitary [ˈsəlitəri] *a.* 单个的,孤立的

solitary crystal 单晶,方晶

Solomonseal Rhizome 黄精· Manyflower
Solomoseal Rhizome 多花黄精 /Sibirian
Solomoseal Rhizoma 西伯利亚黄精 / King
Solomoseal Rhizomes 滇黄精

solubilisation, solubilization [səljubiliˈzeiʃən]
(ICH)*n.* 增溶(作用)

solubility [ˌsəljuˈbiliti] *n.* 溶解度

solubility behavior 溶解行为

solubility curve 溶(解)度曲线

solubility effect 溶解效应

solubility limit 溶度极限

solubility parameter 溶解度参数

solubility product 溶(解)度(乘)积

solubilize [ˈsəljubilaiz] *v.* 增溶

solubilizing agents [ˈsəljubilaiziŋ] 增溶剂

solubilizing micelle 增溶胶团

soluble [ˈsəljubl] *a.* 可溶解的,溶解· very
soluble 极易溶解 /freely soluble 易溶 /
soluble 溶解 /sparingly soluble 略溶 /slightly
soluble 微溶 /very slightly soluble 极微溶
解 /practical insoluble 几乎不溶 /insoluble
不溶

soluble matter 可溶性物质,可溶性成分

soluble starch 可溶性淀粉

solute [ˈsəljut] *n.* 溶质

solution [səˈljuʃən] *n.* 溶液

solvate [ˈsɔːlveit] *n.v.* (使成)溶剂化物

solvation [səlˈveiʃən] *n.* 溶剂化作用

solvent [ˈsəlvənt] *n.* 溶剂

solvent effect 溶剂效应

solvent extraction 溶剂萃取

solvent free 无溶剂

solvent front 溶剂前沿

solvent method 溶剂法

solvent (-) residue 溶剂残留

solvent series 溶剂序列,洗脱序列

solvent vapo(u)r 溶剂蒸汽

solvents to be avoided (ICH) 应避免的溶剂

solvents to be limited (ICH) 应限制的溶剂

solvents with low toxic potential (ICH) 低
毒溶剂

solvophilic [sɔlvəˈfilik] *a.* 亲溶剂的

solvophobic [ˌsɔlvəˈfəubik] *a.* 疏溶剂的

somewhat [ˈsʌmwɔt] *ad. pron.* 稍微,有点

somewhat prominent 略突起

somewhat starchy 略有粉性,略粉质

somnolence [ˈsɔmnələns] *n.* 嗜睡,瞌睡

somnolency [ˈsɔmnələɕi] *n.* 嗜睡,瞌睡

Songaria Cynomorium Herb 锁阳

sonic [ˈsɔnik] *a.* 声(音,波)的,有声的

sonic washing machine 超声清洗机

sonic wave 声波

sonicate [ˈsɔnikeit] *v.* 声处理

sonication [sɔniˈkeiʃən] n. 超声处理

sonicator [ˈsɔnikeitə] n. 声波处理器

SOP (standard operating procedure) 标准操作规程

sophisticate [səˈfistikeit] v. 改进,采用先进技术,伪造,掺假,串改

Sophora [səˈfərə] n. 槐属

Sophora Root（日）苦参

Sophorae Flavescentis Radix（拉）苦参

Sophorae Flos（拉）槐花

Sophorae Flos Immaturus（拉）槐米

Sophorae Tonkinensis Radix et Rhizoma（拉）山豆根

Sophorae Fructus（拉）槐角

sophoretin [səfəˈri:tin]（医）n. 槲皮黄酮

sophoricoside n. 槐角苷

sophoridin(e) n. 槐定碱

sophorine [ˈsɔfəri:n] n. 槐碱,金雀花碱

sorbent [ˈsɔ:bənt] n. 吸附剂

sorbic acid [ˈsɔ:bik] 山梨酸,己二烯酸

sorbitol [ˈsɔ:bitəl] n. 山梨醇

sorption [ˈsɔ:pʃən] n. 吸附作用

sorption equilibrium 吸着平衡

sorption rate 吸着速率

sort [sɔ:t] n. 种类 v. 分类,选矿·all sort of 各种各样的

sort component 类别成分

sorting [ˈsɔ:tiŋ] n.（矿物）分选作用;分类

sorus [ˈsɔ:rəs]（pl. sori [ˈsə:rai]）n. 孢子囊群

sound [saund] n. 声音 a. 完善的,合理的,有根据的 v. 发声

sound scientific judgement 合理的科学判断

sour [sauə] n. 酸味 a. 酸的 v. 使变酸 *Taste is bitter and slightly sour. 味苦微酸。

source [sə:s] n. 来源

Southern Magnoliavine Fruit 南五味子

Sowthistle Tasselflower Herb（药材学）一点红

Soxhlet (Franz R. Von Soxhlet) [ˈsəkslət] 索克斯雷特

Soxhlet's apparatus 索氏提取器

Soxhlet's extractor 索氏提取器

soybean [ˈsɔibi:n] n. 大豆,黄豆

soybean oil 大豆油

Soybean Yellow Germination 大豆黄卷

space [speis] n. 空间,间隙,宇宙

space cavity 空隙

space lattice 立体晶格

spaced [speist] a. 彼此分开的,有间距的

spaced peak 彼此分开的峰

spacer [ˈspeisə] n. 垫片,垫圈,衬垫,隔片,隔离物,固定架

spacer region 间隔区

spacing [ˈspeisiŋ] n. 间(隔,距)

spadix [ˈspeidiks]（pl. spadices [speiˈdaisi:z]）n. 肉穗花序

Span [spæn] n. 司盘(表面活性剂)

span [spæn] n. 跨度,手指量距,间距,满量程,一段时间 v. 跨越·life span 寿命 /scale span 刻度单位的间距 *The record time span of the test solution should be by two times that of main component. 供试液的记录时间应为主成分时间的 2 倍。

spanner [ˈspænə] n. 螺帽扳手·Tighten sth. with spanner 把…用扳手紧固好

spare [spɛə] n. 备用之物 a. 剩余的,备用的 v. 节省,剩下

spare filtrate 剩余滤液

spare parts 备件

spare time 余暇

Sparganii Rhizoma（拉）三棱

Sparganium [spa:ˈgeiniəm]（拉）n. 黑三棱属

sparge [spa:dʒ] v. 喷淋,喷射,喷雾

sparger [ˈspa:dʒə] n. 喷雾器

sparging [ˈspa:dʒiŋ] n. 喷雾

sparingly [ˈspɛəriŋli] ad. 不足地,略微地

sparingly soluble 略溶于(in)

spark [spa:k] n. 火花,闪电,静态放电 v. 点火,激发

sparkle [ˈspa:kl] n. 火花,闪光 v. 发火花

sparkproof [ˈspa:klpru:f] a. 防火花的

sparse [spa:s] a. 稀(少,疏)的

sparsely [ˈspa:sli] ad. 稀(少,疏)地

spathe [speið] n. 佛焰苞

Spatholobi Caulis (拉)鸡血藤

spatial [ˈspeiʃəl] a. 空间的,立体的

spatial arrangement (原子)空间排列

spatial distribution 空间分布

spatial structure 空间结构

spatial symmetry 空间对称性

spatula [ˈspætjulə] n. 刮铲,软膏刀

spatulate [ˈspætjulit] a. 匙形的,药刀状的,阔扁薄片状的 v. 涂敷

spatule [ˈspætjul] n. 刮铲

special [ˈspeʃəl] a. 特殊的,格外的,专(门,用)的

special characteristics of Chinese materia medica 中药的特殊性

special cable 专用电缆线

special effectiveness 特殊功效

special storage vessel 专用储存容器

species [ˈspiːʃiːz] (pl.species) n. 物种,种

specific [spiˈsifik] n. 特效药,特性,特殊用途的东西 a. 特殊的,专门的,比率的

specific absorbance 吸收系数

specific charge 荷质比

specific chromatogram 特征图谱

specific conductance 电导率

specific conductivity 比电导率

specific density 相对密度

specific gravimeter 比重计

specific gravity 比重

specific impurity limit 特定杂质限度

specific impurity peak 特定杂质峰

specific indicator 专一指示剂

specific inductive capacity 介电常数

specific objectionable bacteria 不得检出的特定菌,特定的控制菌(微生物限度检查)

specific optical rotation 比旋度

specific pore volume 比孔容

specific performance index 特性指数

specific primer 特异性引物

specific rotation 比旋度

specific reaction 特异反应,专一反应

specific reagent 特性试剂

specific refraction 折射系数

specific requirement 特殊要求,具体要求

specific resistance 电阻率

specific retention time 比保留时间

specific retention volume 比保留体积

specific rotation 比旋度

specific surface area 比表面积

specific surface area determination 比表面积测定

specific volume 比容

specific wavelength 规定波长,特定波长

specific weight 比重

specification [spesifiˈkeiʃən] n. 规范,技术(指标,要求),详细说明 *Specifications are binding quality standards that are agreed to between the appropriate govermental regulatory agency and the applicant. 规范是绑定政府管理部门与申请人协调一致的质量标准。/Specification is a list of tests,references to analytical procedures,and appropriate acceptance criteria which are numerical limits ranges. 规范包括实验,分析方法的参考文献与适宜的采用标准,该标准包括限度值,范围等(ICH)。

specification-release 出厂技术要求

specificity [spesiˈfisiti] n. 专(一,属)性,特征性 *The specificity is a measure of discriminating ability. 专一性是衡量区别开的能力。

specified [ˈspesifaid] a. 指定的,规定的,载明的 *The specification for water are specified in the corresponding monograph of Pharmacopeia. 对水的技术要求在药典相关章节做出了规定。

specified bacteria (微生物限度检查)控制菌

specified clean lines 要求的洁净度

specified concentration 规定浓度

specified limit 规定限度

specified microorganism 控制菌

specified range 规定范围

specified test conditions 规定测试条件

specified time 规定时间

specify [ˈspesifai] v.(规,指)定,载明,表明的规格

specimen ['spesimin] n. 样品, 试样, 标本, 抽样

specimen ring (测膏药软化点)试样环

speck [spek] n. (斑, 亮)点, 烂斑, 碎削

speckle ['spekl] n. 小(斑, 点) v. 弄上斑点

speckled ['spekld] a. 有小点的

specnuezhenide n. 特女贞苷

spectral ['spektrəl] a. (光, 频)的, 谱线的

spectral absorption 光谱吸收

spectral analysis 光谱分析

spectral band 光谱带

spectral filter 滤光(器, 片)

spectral line 谱线

spectral purity 光谱纯(度)

spectral range 光谱范围

spectral region 光区

spectral reflectance 光谱反射(比)

spectral sensitivity 光谱灵敏度

spectral-slit width 光谱狭缝宽度

spectral transmittance 光谱透射(比)

spectrographic [ˌspektrə'ɡræfik] a. 光谱(仪)的

spectrographic identification 光谱鉴定

spectrometry [ˌspek'trəmitri] n. 光谱测定法 ·mass spectrometry 质谱测定法

spectrophotometer [ˌspektrəufəu'təmitə] n. 分光光度计 ·dispersive infrared spectrophotometer 色散型红外分光光度计/Fourier-transform infrared spectrophotometer 傅里叶变换红外光谱仪

spectrophotometry [ˌspektəufəu'təmitri] n. 分光光度测定法

spectroscopic [ˌspektrə'skəpik] a. 光谱的

spectroscopic interference 光谱干扰

spectrum ['spektrəm] n. 光谱

spectrum analysis 光谱分析

spectrum atlas 光谱(图)集

spectrum chart 光谱图

spectrum color 光谱色

spectrum emission 光谱发射(率)

spectrum lamp 光谱灯

spectrum line (光)谱线

spectrum range 光谱区

spectrum response range 光谱响应范围

speed [spi:d] n. 速度

speed down 减速

speed of percolation 渗漉速度

speed regulator 速度调节器

speed up 加速

spermaceti [ˌspə:mə'seti] n. 鲸蜡

spermoderm ['spə:məudə:m] n. 种皮

sphaeraphides ['sfiərəˌfaidz] n. 球状针晶丛

sphere [sfiə] n. 球(状)体

spheric(al) ['sferik(əl)] a. 球(形, 状)的

spherical-like 类球形的

spherocrystal [sfiərəu'kristəl] n. 球晶

spherocrystals of inulin (苍术的)菊糖球晶

spheroid ['sfiərəid] n. 球体, 球形容器

spheroidal [sfiə'rəidl] a. (扁, 椭)圆体的, 球状的

spheroidic [sfiə'rəidik] a. (扁, 椭)圆体的, 球状的

spica ['spaikə] (pl. spicae ['spaisi:]) n. 穗, 穗状花序

Spica Prunellae (拉)夏枯草

Spica Schizonepetae (拉)荆芥穗

Spica Schizonepetae Carbonisata (拉)荆芥穗炭

spicatoside B n. 山麦冬皂苷 B

spice [spais] n. 香(料, 味), 调味品 v. 加以香料

spicebush ['spaisbuʃ] n. 山胡桃

Spiceleaf Kernel Oil ['spaisli:f] 香果脂

spiculate ['spikjuleit] a. 针状的, 有刺的

spicy ['spaisi] a. 芳香的, 辛辣的

spike [spaik] n. 穗状花序, 钉, 尖端, 尖峰 v. 使成尖峰, 掺于 *Spike pure substances with appropriate level of impurities. (ICH) 掺入纯物质内不同量的杂质。

spike terminal 穗状花序顶生

Spikemoss n. 卷柏

spill [spil] v. 溢出 n. 溢出物

spin [spin] v. (高速)自旋, (飞速)旋转, 疾驰

spin decoupling 自旋去偶

spin quantum number 自旋量子数

spin-spin coupling 自旋 - 自旋耦合

spin-spin splitting 自旋 - 自旋分裂

spina ['spainə] *n.* 棘，刺

Spina Gleditsiae (拉) 皂角刺

spinal ['spainəl] *a.* 脊 (柱，骨) 的，棘状突起的

spindle ['spindl] *n.* 纺锤体

spindle-shaped 纺锤形的

spine [spain] *n.* (豪猪，仙人掌等) 针，刺·hard spine 硬刺 /soft spine 软刺

spine bulge 刺状突起

Spine Date Seed 酸枣仁

spine group 尖晶石族 (矿物)

spinel (le) [spi'nel] *n.* 尖晶石

spineless ['spainlis] *a.* 无刺的

spine-like sculpture 刺状雕纹

spinescence [spai'nesəns] *n.* (有) 刺

spinescent [spai'nesənt] *a.* 有刺的，刺状的

spinlet ['spinlit] *n.* 小刺，细刺

spinosin *n.* 斯皮诺素 (酸枣仁中的黄酮苷)

spinous ['spainəs] *a.* 有刺的，多刺的，刺状的

spinulation [spainju'leiʃən] *n.* 长刺

spinule [spainju:l] *n.* 小刺，微小的刺

spinulescent [ˌspinju'lesənt] *a.* 微带刺的，多刺的

spinuligerous [spainju'lidʒərəs] *a.* 生细刺的，生小刺的

spinulose ['spainjuləus] *a.* 长满 (细刺，微刺) 的

spinulous ['spainjuləs] *a.* 有小刺的

spiny ['spaini] *a.* 具多刺的，刺 (针) 状的

spiral ['spaiərəl] *a.* 螺旋状的，螺纹的

spiral agitator 螺旋搅拌器

spiral arrangement 螺旋状排列

spiral condenser (=coil condenser) 蛇形冷凝器

spiral stirrer 螺旋搅拌器

spiral tubing wrap 螺旋形管箍

spiral vessel 螺纹导管

spiraliform [spai'rælifə:m] *a.* 螺旋形的

spirits ['spirit] *n.* 醑剂

Spirodela (拉) *n.* 紫萍属

Spirodelae Herba (拉) 浮萍

spit [spit] *n.* 唾液 *v.* 吐 (唾液等) *Spit out the saliva after it is sucked, and never swallow the saliva. 含药后将唾液吐出，不可咽下。

splice [splais] *n.* (连接，黏合) 处 *v.* 粘贴，接合，拼接

splicing ['splaisiŋ] *n. a.* 接合(的)，黏合(的)·in splicing 在黏接处

splicing sequence 剪接序列，拼接序列

splint [splint] *n.* 薄木条，夹板 *v.* 用夹板固定

splintery ['splintəri] *a.* 裂片似的，碎裂的，多碎片的

split [split] *n.* 分裂，裂 (口，缝) *a.* 裂开的，分裂的 *v.* (撕，破，剥) 裂，(分，裂，劈，剖) 开

split injection (GC) 分流进样

split ratio 分流比

split to small pieces 劈成小块

split width 狭缝 (宽度)

splitter ['splitə] *n.* (GC) (气体) 分离设备，分流装置

splitting ['splitiŋ] *n.* 分裂，(谱线) 劈裂，裂解，狭缝

spoil [spɔil] *n.* (食物) 变坏，腐败 *v.* 损坏，宠坏

spoilage ['spɔilidʒ] *n.* 腐败，酸败

sponge [spʌndʒ] *n.* 海绵，多孔材料

sponge cell 海绵细胞

spongiform ['spʌndʒifə:m] *a.* 海绵状的

spongy ['spʌndʒi] *a.* 海绵状的，多孔的，吸水的，轻软的

spongy tissue 海绵组织

sponsor ['spɒnsə] *n.* 申办者，发起人，赞助人 *v.* 发起，主办，倡议

spontaneous [spɒn'teinjəs] *a.* 自 (发，生，然) 的

spontaneous combustion 自燃

spontaneous combustibility 自燃性

spontaneous ignition temperature 自燃温度

spontaneous remission of the symptoms 症状自行缓解

spontaneously [spɔnˈteinjəsli] *ad.* 自(发，然，行)地·dry spontaneously 自然干燥，挥干

spoon [spu:n] *n.* 匙子，取样勺

spora [ˈspɔːrə] *n.* (空气中的) 花粉和孢子的聚集体

Spora Lygodii (拉) 海金沙

sporadic(al) [spəˈrædik(əl)] *a.* 零星的，偶发的

sporadically [spəˈrædikəli] *ad.* 零星地，偶发地

spore [spɔː] *n.* 芽孢，孢子 *v.* 发育成孢子

spores of Bacillus stearothermophilus 嗜热脂肪芽胞杆菌孢子(湿热灭菌的生物指示剂)

sporophore [ˈspɔːrə ˌfɔː] *n.* 子实体，孢梗，孢子(囊)柱

sporular [ˈspɔːrjulə] *a.* 小孢子的，小芽孢的

sporulate [ˈspɔrjuleit] *v.* (形成，生成)孢子，孢子生殖

sporulation [ˌspɔːrjuˈleiʃən] *n.* (孢子，芽孢)形成

spot [spɔt] *n.* 斑点，位置 *v.* 点样，标出点位置· flying spot 飞点扫描 /scanning spot 扫描点 *A red purple spot appears at around R_f 0.4. 在 R_f 0.4 附近有一红紫色斑点。/ One spot among the spots from the sample solution and a spot from the standard solution with yellow to yellow-green fluorescence show the same color tone and the same R_f value. 在供试品溶液的数个斑点中，有一个斑点与带黄色至黄绿色的荧光对照品溶液斑点呈现相同的色调与 R_f 值。/The spot due to indirubin in the chromatogram obtained with the test solution corresponds in position and color to the spot in position and color obtained with indirubin reference solution. 供试品色谱中，在与靛玉红对照品相应的位置上，显相同颜色的斑点。/The spot in the chromatogram obtained with the test solution is not stronger than that spot in the chromatogram obtained with the reference solution. 供试品色谱中，在与对照品色谱相应的位置上出现的斑点应小于对照品的斑点。/Spot 10μl each of the sample solution and standard solution on the plate of silica gel for thin-layer chromatography. 取供试品和标准品各 10μl，分别点于硅胶薄层板上。/One blue and one green spots are shown in the chromatogram of test solution, corresponding position with the reference solutio*n*. 供试品色谱中，在与对照品色谱相应的位置上，显一相同的蓝色斑点和绿色斑点。/The principal spot from the sample solution is the same in color tone and R_f value with a yellow-red spot from the standard solution. 样品溶液的主斑点与标准品溶液的黄红色斑点色调及 R_f 相同。/Two yellow-brown spots appear at around R_f 0.4~0.5. 在 R_f 值 0.4~0.5 附近，出现两个黄褐色斑点。

spot analysis 斑点分析

spot edge 斑点边缘

spot paper 点滴试纸

spot plate 点滴板

spot reaction 斑点反应

spot size 斑点大小

spotted [ˈspɔtid] *a.* 有斑点的，沾污的

spotter [ˈspɔtə] *n.* 点样器

spotty [ˈspɔti] *a.* 多有斑点的

spout [spaut] *n.* 喷(口，嘴，流) *v.* (喷，涌)出，喷射

sprain [sprein] *n. v.* 扭伤

spray [sprei] *v.* 喷雾，显色(with) *Spray the tincture onto the cleaned wounded surface. 将酊剂喷洒于洁净的创面。/ Spray with a 1% vanillin of 10 % sulfuric acid in ethanol. 喷以 1% 香草醛的 10% 硫酸乙醇溶液。

spray chamber 雾化室·cyclonic type spray chamber 旋液型雾化室 /double-pass type spray chamber 双通路雾化室

spray(-)drying(to fine powder) 喷雾干燥（成细粉）

spray evenly 均匀喷洒

spray test 喷射试验

spray to dryness 喷雾干燥

sprayer [ˈspreiə] *n.* 喷雾器,喷嘴

sprays 喷雾剂

spread [spred] *v.* 扩张,涂布,用…铺上

spread the adhesive matter on the tape (外用膏剂的)涂膏

spread the plasters on the cloth 将膏摊于布上

spread to form a film 涂展成膜

spread with 用…铺上,铺有…

spreader [ˈspredə] *n.* 涂布器

spreading [ˈspredin] *n.* 伸展,扩展

spreadsheet [ˈspredʃi:t] *n.* 电子表格,空白表格软件

spring [sprin] *n.* 弹簧,春天 *v.* 弹出

spring balance 弹簧秤

spring grip 弹簧夹(头)

spring grip clamp 滴定管弹簧夹

spring scale 弹簧秤

springy [ˈsprini] *a.* 有弹性的

sprinkle [ˈsprinkl] *v.* 喷(洒,淋),撒在…上

S-PROT(system protection)(HPLC) 当压力超过最大压限时,不停泵,但减少流速(系统保护)

sprout [spraut] *n.*(幼)芽 *v.* 发芽,生长(up)

sprout of stems 抽茎

spur [spə:] *n.* 支撑物·**fruit spur** 果枝

spurious [ˈspjuəriəs] *a.* 假的,伪造的,欺骗性的,乱真的,不合逻辑的

spurious data 不合逻辑数据,虚假数据

spurious fruit 假果

squama [ˈskweimə] (*pl.* squamae [ˈskweimi:]) *n.* 鳞片

Squama Manis (拉)穿山甲

square [skwɛə] *n.* 平方,正方形 *a.* 平方的,正方形的

square centimeter(cm²) 平方厘米

square millimeter per second 平方毫米 / 秒

(mm²/s)

square root 平方根

squeeze [skwi:z] *v.* 压榨,挤 *Squeeze all the contents thoroughly in the container.* 挤出容器中全部内容物。

squeeze juice 压榨取汁

squeeze out 挤(出,取)·**squeeze out of water** 挤出水

squeeze the residue 药渣压榨

squeeze to obtain juice 压榨取汁

S S agar medium(Salmonella Shigella) 沙门,志贺菌属琼脂培养基

stability [stəˈbiliti] *n.* 稳定性

stability condition 稳定性条件

stability constant 稳定性常数

stability in storage 储存稳定性

stability study 稳定性研究

stabilizer [ˈsteibilaizə] *n.* 稳定器

stachydrine [ˈstækidri:n] *n.* 水苏碱

stachydrine hydrochloride 盐酸水苏碱

Stachyuri Medulla (拉)小通草

Stachyurus *n.* 旌节花属

stack [stæk] *n.* 堆,叠,堆积物 *v.* 使堆叠,把…堆起来·**in the stack** 在重叠放置中

stack up 把…堆起来

stacking [ˈstækin] *n. a.* 堆积(的)

stacking density 堆积密度

stage [steidʒ] *n.* 阶,台;(显微镜)载物台

stage micrometer 载物台测微尺

stain [stein] *n.* 污点,锈,(油)斑 *v.* 污染,染色,弄脏 *Stain produced is not more intense than the standard stain.* 产生的斑点不得超过标准斑点。

stain the hand 染手(某些中药材的外观鉴别特性)

stained [steind] *a.* 染色的,斑纹的 *Oil droplets is stained red with sudan Ⅲ TS.* 油滴被苏丹Ⅲ试液染成红色。

staining [ˈsteinin] *n.* 染色法

stainless [ˈsteinlis] *a.* 不锈的,无斑的

stainless steel 不锈钢

stainless steel column 不锈钢柱

stalactiform [stə'lækti‚fɔ:m] a. 似钟乳石状的

stalactite ['stæləktait] n. 钟乳石

stalactitic [‚stælək'titik] a. 钟乳石的

stalactitum (拉) n. 钟乳石

stalagmite ['stæləgmait] n. 石笋

stale [steil] n. 把手,手柄 a. 陈(旧,腐)的,变坏了的 v. 使变陈旧

stalk [stɔ:k] n. 花梗,叶柄

stamen ['steimən] (pl. stamens, stamina) n. 雄蕊

Stamen Nelumbinis (拉) 莲须

stand [stænd] n. (支)架 v. 竖放,保持

stand by 备用

stand by column 备用柱

stand for...hours 静置…小时

stand for layer separation 使静置分层

standard ['stændəd] n. 标准,规格 a. 标准的,规格的

standard accessory 标准(附,配)件

standard addition method 标准(品)加入法

standard atmosphere pressure 标准大气压

standard buffer solution 标准缓冲液

standard buret(te) 标准滴定管

standard calibre 标准口径(尺寸)

standard cell 标准电池

standard color solution 标准比色液

standard conditions 标准状态

standard curve 标准曲线

standard deviation 标准差

standard electrode 标准电极

standard error 标准误

standard filter 标准滤光片

standard gas 标准气体

standard hollow ground glass stopper (比重计)中空标准玻璃磨口塞

standard humidity 标准湿度

standard illuminant 标准光源,标准照明

standard light source 标准光源

standard materials 标准物质

standard normal distribution 标准正态分布

standard observer (颜色)标准观察者

standard operating procedures (SOP) 标准操作步骤

standard particle 标准粒子

standard sample loop 标准定量环

standard screen/sieve 标准筛

standard solution 标准溶液

standard specification 标准规格(范,程)

standard state 标准状态

standard stock solution 标准贮备液

standard temperature 标准温度

standard thermometer 标准温度计

standard wavelength 标准波长

standard weights 标准砝码

standardisation, standardization [‚stændədai'zeiʃən] n. 标定,标化

standardization of methodology (ICH) 方法学的标准化

standardise, standardize ['stændədaiz] v. 标化,标定 *The volumetric solution should be standardized before use. 滴定溶液应在用前标定。

standardize the study of... 规范…研究

standby ['stændbai] n. a. 备用(的),待机(的) ·to be kept standby in vaccum state 保持在真空待机状态

standing ['stændiŋ] a. 直立的,站着的,不动的,固定的

standing vertically 垂直放置

standpoint ['stændpɔint] n. 立足点,观点

stannic ['stænik] a. 四价锡的

stannic acid 锡酸

stannic chloride (四)氯化锡

stannous ['stænəs] a. 二价锡的,亚锡的

stannous chloride 氯化亚锡

stannum ['stænəm] n. (Sn)锡

Staphylococcus albus [‚stæfilou'kɔkəs'ælbəs] 白色葡萄球菌

Staphylococcus aureus ['ə:riəs] 金(黄色)葡(萄球)菌

Star Anise [sta:'ænis] (药材学) n. 八角茴香

Star Anise Oil 八角茴香油

starch [sta:tʃ] *n.* 淀 粉·compound starch grain 复粒淀粉 /half compound starch grain 半复粒淀粉 /simple starch grain 单粒淀粉

starch granule 淀粉粒

starch granules compound 淀粉粒复粒

starch glycolate 甘油酸淀粉钠,羧甲基淀粉钠

starch granule simple 淀粉粒单粒

starch iodide paper 碘淀粉试纸

starch sheath 淀粉层

starchy [ˈsta:tʃi] *n.* 强粉性(药材外观的鉴别特性)

start [sta:t] *v. n.* 开(启,动),开始

start a fire 点火,引起火灾

start button 启动按钮

start pumping 启动泵

starting [ˈsta:tiŋ] *n.* 开始,启动,运行 *a.* 起初的,原来的

starting dose 起始剂量

starve [sta:v] *v.* 饥饿

Starwort Root 银柴胡

stasis [ˈsteisis] (*pl.* stases [ˈsteisi:z]) *n.* 静态平衡,停滞

state [steit] *n.* 状态;国家 *v.* 表(明,示)

state graph 状态图

state of aggregation 聚集状态

state of matter 物(质状)态

state-of-the-art(s) (技术,科学)发展水平,目前工艺水平,先进水平

static [ˈstætik] *a.* 静止的,不动的 *n.* 静态(电)

static angle of repose 休止角

static electricity 静电

static equilibrium 静态平衡

station [ˈsteiʃən] *n.* 站,操作台,地点,场所

stationary [ˈsteiʃnəri] *n.* 固定物 *a.* 不动的,静止的,固定的

stationary phase 固定相

stationary phase coating 固定相涂布

statistic(al) [stəˈtistik(əl)] *a.* 统计(学,上)的

statistical error 统计误差

statistical figures 统计数字

statistical methods for biological assays 生物检定统计法

statistics [stəˈtistiks] *n.* 统计学

Stauntonia (拉) *n.* 野木瓜属

Stauntoniae Caulis et Folium (拉)野木瓜

stay [stei] *n.* 停(止,留),支柱,支撑脚 *v.* 停留,依靠,保持

steady [ˈstedi] *a.* 稳 定 的,牢 固 的·steady state 稳定状态

steam [sti:m] *n.* (水)蒸气;*v.* 蒸

steam briefly 稍蒸

steam sterilization 蒸汽灭菌

steaming [ˈsti:miŋ] *a.* 蒸的,冒热气的 *ad.* 蒸地,冒热气地

steaming with salt-water 盐蒸

steaming with vinegar 醋蒸

steaming with wine 酒蒸

stearate [ˈstiəreit] *n.* 硬脂酸(盐,酯)

stearic [stiˈærik] *a.* 硬脂酸的

stearic acid 硬脂酸

stearin(e) [ˈsti:ərin] *n.* 三硬脂酸甘油酯

steel [sti:l] *n.* 钢

steel axle 钢轴

steep [sti:p] *n. v.* 浸泡 *a.* 急剧升降的,过分的,不合理的

steeped [sti:pt] *a.* 被浸泡的·steeped into wine 泡酒

steer [stiə] *v.* 驾驶,引导,操纵

steering [ˈstiəriŋ] *n.* 操纵,控制,指导

steering committee 程序委员会,指导委员会

stela [ˈsti:lə] *n.* 中柱

stelar [ˈsti:lə] *a.* 中柱的

stele [sti:l] (*pl.* stelae [ˈsti:li:], steles) *n.* 中柱

Stellaria *n.* 繁缕属

Stellariae Radix (拉)银柴胡

stellate [ˈsteleit] *a.* 星状的

stellated [ˈsteleitid] *a.* 星状的

stem [stem] *n.* (叶, 花, 果) 柄, 茎·Stems square, with longitudinal furrows on the four sides 茎四方形,四面有纵棱

stem and branch with leaf 带叶茎枝

stem bark 茎皮

stem base 茎基

stem pith 茎髓

stem scar 茎痕

Stemona (拉)*n.* 百部属

Stemona Root 百部

Stemonae Radix (拉)百部

Stephania (拉)*n.* 千金藤属

Stephaniae Tetrandrae Radix (拉)防己

stepwise [ˈstepwaiz] *a.* 逐步的，分段的，阶式的

stepwise development 分步展开

stepwise elimination of virus (ICH) 逐步清除病毒方式

stepwise elution 分阶洗脱

Sterculia [steˈkju:liə] (拉)*n.* 苹婆属

Sterculiae Lychnophorae Semen (拉)胖大海

stereochemic(al) [ˌstiəriəˈkemik(əl)] *a.* 立体化学的

stereochemical formula 立体化学式

stereochemistry [ˌstiəriəˈkemistri] *n.* 立体化学

stereoisomer [ˌstiəriəˈaisəmə] *n.* 空间异构体，立体异构体

stereoisomeric [ˌstiəriəˌaisəˈmerik] *a.* 空间异构的，立体异构的

stereoisomerism [stiəriəaiˈsəmərizm] *n.* 立体异构现象

stereopicture [ˌtiəriəˈpiktʃə] *n.* 立体图像

steric [ˈsterik] *a.* 立体的，空间排列的

steric effect 位阻效应

steric exclusion 空间排斥

steric hindrance 空间位阻

steric restriction 空间阻碍

sterile [ˈsterail] *a.* 不育的，无菌的，消毒的

sterile aqueous product/solution 灭菌水溶液

sterile base 不孕基部

sterile coats 无菌服，无菌衣

sterile fruit 不育果实

sterile peduncle 不育花

sterile preparation 无菌制剂

sterile sampling 无菌采样

sterile powder for intravenous injection 静脉注射用的无菌粉末

sterilisation, sterilization [ˌsterilaiˈzeiʃən] *n.* 灭菌 ·chemical sterilization 化学灭菌/dry heat sterilization 干热灭菌/intermittent sterilization 间歇灭菌法/steam sterilization 湿热灭菌 *The sterilization process consists of preconditioning, a sterilization cycle and aeration. (气体)灭菌过程包括准备，灭菌过程和通风(除去残余气体)。

sterility [steˈriliti] *n.* 无菌，不育

sterility assurance level (SAL) 无菌保证水平，灭菌保证水平

sterility testing 无菌检验

sterilization chamber 灭菌柜，无菌室

sterilize [ˈsterilaiz] *v.* 灭菌

sterilized [ˈsterilaizd] *a.* 已灭菌的，无菌的

sterilized powders for injection 注射用无菌粉末

sterilizer [ˈsterilaizə] *n.* 灭菌器

sterilizing [ˈsterilaiziŋ] *n.* 灭菌

sterilizing chamber 灭菌柜

steroid [ˈsterəid] *n.* 甾体化合物

steroid saponin 甾体皂苷

steroidal [steˈrəidl] *a.* 甾体的

sterol [ˈsterəl] *n.* 固醇，甾醇

Stevia (拉)*n.* 斯替维亚属，甜菊属

Steviae Rebaudianae Folium (拉)甜叶菊

stevioside [ˈsti:viəˌsaid] *n.* 甜菊苷

stew [stju:] *v.* 熬，炖，煨

stew into soft extract 熬膏

stewing [ˈstju:iŋ] *n.* 熬，炖，煨

stewing with wine 酒炖

stibiate [ˈtibiˌeit] (=stibate [ˈstibeit]) *n.* 锑酸盐

stibic [ˈstibik] *a.* 五价锑的

stibious [ˈstibiəs] *a.* 三价锑的

stibium [ˈstibjəm] *n.* 锑(Sb)

stick [stik] *n.* 棒，杆，黏附；手柄 *v.* 黏住(to)，贴上(over) *Stick a piece of plaster over umbilicus 将一贴膏药贴肚脐上。

stick oil (附于器壁的)附油

sticked [stikt] *a.* 黏住的

sticked together 黏在一起

sticker ['stikə] *n.* 背面有胶的标签,张贴物,黏着剂 *Sticker is affixed to the instrument. 仪器上贴有标签 ./Sticker is peeled off. 标签脱落。

sticking ['stikiŋ] *n.* 黏附,吸附

sticking liner 黏胶层

sticking plasters 贴剂

sticky ['stiki] *a.* 黏性的·sticky to fingers 粘手 /no more sticky to fingers 不再粘手 / sticky to masses by warming or pressing 遇热或加热易粘结成团 /sticky to teeth on chewing 嚼之粘牙

stiff [stif] *a.* 硬的,刚性的

stiff hair 刚毛

Stiff Silkworm 僵蚕

stiffen ['stif(ə)n] *v.* 使(硬,坚挺),变硬,使凝固·boiled in water until the body stiffened 置沸水中,至虫体变僵硬

stigma ['stigmə] (*pl.* stigmas,stigmata ['stigmətə]) *n.* 柱头

stigma bilobated 柱头二裂

Stigma Croci (拉)西红花

stigmatic [stig'mætik] *a.* 有柱头的,有小孔的,有斑点的

stilbene ['stilbi:n] *n.* 二苯乙烯

still [stil] *n. a.* 静止(的)*v.* 使静止·still water 静水

stimulate ['stimjuleit] *v.* 刺激,激发

stimulated emission 受激发射,受感应发射

stimulation [ˌstimju'leiʃən] *n.* 刺激

stimulative ['stimjulətiv] *a.* 刺激的,促进的 *n.* 刺激物,促进因素

stimulus ['stimjuləs] (*pl.* stimuli ['stimjulai]) *n.* 刺激(物)

stinger ['stiŋə] *n.* 刺入东西,针,刺,螫

stink [stiŋk] *n.* 恶臭,臭气 *v.* 发恶臭

Stink-bug ['tiŋkbʌg] 九香虫

stinking ['stiŋkiŋ] *a.* 恶臭的,臭极的

stipe [staip] *n.* (蕨类叶)叶柄,菌柄,蕈柄

stipulate ['stipjuleit] *v.* 规定,作为条件要求,坚持·It is stipulated that... 按照规定…

stipulation [stipju'leiʃən] *n.* 规定,合同,契约条款·on the stipulation that... 合同(协议)规定…

stipule ['stipju:l] *n.* 托叶

stipule at the base 基部有托叶

stir [stə:] *v.* 搅拌

stir-bake 炒,炙

stir baked with honey 蜜炙

stir baked with salt(water) 盐炙

stir baked with vinegar 醋炙

stir baked with wine 酒炙

stir-baking 炮炙,炒

Stir-baking Snakegourd Seed 炒瓜蒌子

stir-baking with bran 麸炒

stir-baking with ginger juice 姜汁制

stir-baking with honey 蜜炙

stir-baking with oil 油炙

stir-baking with salt water 盐炙

stir-baking with vinegar 醋炙

stir-baking with wine 酒炙

stir evenly 搅匀

stir to dissolve 搅拌至溶解

stir up the powder with water 用水搅拌(起)粉末

stirrer ['stə:rə] *n.* 搅拌器

stirring ['stə:riŋ] *n.* 搅拌 *a.* 激动人心的 *Dissolve the crystals in water with stirring. 结晶加水搅拌溶解。

stirring apparatus 搅拌器

stirring rod 搅拌棒

stirrup ['stirəp] *n.* (天平)镫

stirrup rest (天平)镫座

stochastic(al) [stə'kæstik(əl)] *a.* 随机的,偶然的,概率性的

stochastic method 概率法

stochastic process 随机过程

stochastic sampling 随机抽样

stock [stɔk] *n.* 树干,茎,支撑台,贮存物 *a.* 贮存的 *v.* 贮存

stock solution 贮备液 *Measure the stock solution obtained under the assay. 精密量取含量测定项下贮备液。

stock strain 储备菌株

stoichiometric(al) [stɔikiɔ'metrik(əl)] *a.* 化学计(算,量)的

stoichiometry [stɔiki'ɔmitri] *n.* 化学计(算,量)法

stolon ['stəulɔn] *n.* 匍匐茎(枝)

stolonate ['stəulənit] *a.* 有匍匐茎的

stoloniferous [ˌstəulə'nifərəs] *a.* 有匍匐茎的

stoma ['stəumə] (*pl.* stomata ['stəumətə]) *n.* 气孔·actinocytic stoma 环式气孔,辐射型气孔 /anisocytic stoma/ 不等式气孔,不等细胞型气孔 /anomocytic stoma 不定式气孔 /paracytic stoma 平轴式气孔,平列型气孔

stomal ['stəuməl] *a.* 气孔的,小孔的

stomal index 气孔指数

stomal number 气孔数

stone [stəun] *n.* 石(头)

stone cell 石细胞

Stonecrop ['stəunkrəp] *n.* 景天属

Stone-like Omphalia (药材学)雷丸

stop [stɔp] *n.v.* 停止,塞住

stop button 制动按钮

stop plug (HPLC) 止动塞

stop watch 秒表,停表

stopcock ['stɔpkək] *n.* 旋塞,活(栓,塞)

stopcock buret 活塞滴定管

stoppage ['stɔpidʒ] *n.* 停止,停(机,工)

stopper ['stɔpə] *n.* 塞子

stopper conical flask 具塞(锥形)烧瓶

stopper rod 柱塞杆

stopwatch ['stɔpwətʃ] *n.* 秒表·start stopwatch 启动秒表 /stop stopwatch 停止秒表

storage ['stɔːridʒ] *n.* 贮藏

storage of preparations 制剂贮存,药品贮存

Storax ['stɔːræks] *n.* 苏合香

store [stɔː] *n. v.* 储藏,存储·store program under file numbers 按文件编号存储程序。

stout [staut] *a.* 结实的,坚固的,肥胖的,粗的

straight [streit] *a.* 笔直的,水平的,正向的 *ad.* 笔直地,直接地

straight blade screwdriver 一字头螺丝刀,平头螺丝刀

straight line 直线

straight striation 平直纹理

straight up and down 直上直下

straighten ['streitn] *v.* 理直,弄平

strain [strein] *n.* 品系,菌株,菌种

strait [streit] *a.* 狭窄的

strand [strænd] *n.* (绳,线的)股,一根纤维,一束

strap [stræp] *n.* 带,皮(带,条) *v.* 用带捆住

strategy ['strætidʒi] *n.* 战略

stratification [strætifi'keiʃən] *n.* 层纹,成层

straw [strɔː] *n.* 稻草,茎管

stray [strei] *a.* 杂散的,散射的

stray light 杂散光,漫射光

streak [striːk] *n.* 条纹,斑纹 *v.* 加条纹,划线 *Spot (TS) as streak shape to the plate. (供试液)在薄层板点成条状。

strength [strenθ] *n.* 规格,强度,抗力

strength parameter 强度参数

strengthen ['strenθən] *v.* 增强,加强 *Strengthen the tendons and the bones. 强筋骨。

Streptocauli Griffithii Radix (拉)藤苦参

streptomycin [ˌstreptəu'maisin] *n.* 链霉素

stress [stres] *n.* 受力,紧张状态 *v.* 压,使(受力,紧张),强调

stress study 强力破坏试验

stress stability studies (ICH) 强力破坏稳定性研究

stress testing (稳定性)强力(破坏)试验

stretch [strætʃ] *n. v.* 拉直,扣紧,扩展

stretched [strætʃt] *a.* 拉直的,绷紧的 *Stretched by a piece of bamboo inserted through the head to tail. (蜈蚣)用竹片插入头尾,绷直。

stria ['straiə] (*pl.* striae ['straiiː]) *n.* 条纹,线条,细沟

stria- (词头)条纹,线条,条痕

striate ['straieit] *a.* 有条纹的 *v.* 在…加条纹

striated ['straieitid] *a.* 有条纹的,有细纹的

striated muscle 横纹肌

striation [strai'eiʃən] n. 层，(条，斑)纹

striation distinct 层纹明显

strict [strikt] a. 严格的，精确的

strictly ['striktli] ad. 严格地，精确地

strictly aseptic condition 严格无菌条件

stringent ['strindʒənt] a. 严格的，必须服从的

stringy ['striŋi] a. 线的，纤维的，拉丝的

Stringy Stonecrop Herb 垂盆草

strip [strip] n. 带状物，条 v. 剥离·a strip of filter paper 一 条 滤 纸 *The strips in the chromatogram obtained with the test solution correspond in color to the strips in the chromatogram obtained with reference drug solution. 供试品色谱中在与对照药材色谱相应的位置上，显相同颜色的条斑。/Apply separately to the plate 5μl of each of the two solutions in strips. 取两种溶液各5μl,分别点成条状。

strip off 剥去，剥脱·easily stripped off 易剥离 / uneasily stripped from seed 种子不易剥离

stripe [straip] n. 条纹 v. 加上条纹

stripy ['straipi] a. 有条纹的，条纹状的

stroke [strəuk] n. 冲程，升高的高度，一击，中风

stroke pump 冲击泵

stroma ['stəumə] (pl. stromata ['stəumətə]) n. 子座

strong [strɔŋ] a. 强的，浓的

strong acid 强酸

strong acid number 强酸(中和)值

strong acid type ion exchange resin 强酸型离子交换树脂

strong ammonia solution 浓氨水

strong base 强碱

strong base number 强碱(中和)值

strong base type ion exchange resin 强碱型离子交换树脂

strong electrolyte 强电解质

strong solution 浓溶液

strongly ['strɔŋli] ad. 强力地，猛烈地

strongly acidic cation exchange resin 强酸性阳离子交换树脂

strongly aromatic 气芳香浓郁

strongly basic anion exchange resin 强碱性阴离子交换树脂

strontium ['strɔnʃiəm] n. 锶(Sr)

strontium hydroxide 氢氧化锶

structural ['strʌktʃərəl] a. 结构的

structural analysis 结构分析

structural chemistry 结构化学

structural formula 结构式

structure ['strʌktʃə] n. 结构

structure analysis 结构分析

structure determination 结构测定

structure formula 结构式

structure stability 结构稳定性

structure type 结构类型

Strychni Semen (拉) 马钱子

Strychni Semen Pulveratum (拉) 马钱子粉

strychnine ['strikni:n] n. 士的宁

strychnine nitrate 硝酸士的宁

Strychnos ['striknəs] (拉) n. 马钱子属

study ['stʌdi] n. v. 学习，研究 ·make a (special) study of... 专门研究…/under study 在研究中

study out 拟定，阐明，研究出

sturdy ['stə:di] a. 坚固的，结实的

style [stail] n. 风格，式样，花柱

style book 样本

styloid ['stailɔid] n. (植物细胞中) 柱状晶体 a. (茎) 柱状的

stylopod ['stailəpɔd] n. (花) 柱基

stylopodium [,stailə'pəudiəm] n. (花) 柱基

Styrax ['staiəræks] (=Storax) n. 苏合香

styrene ['stairi:n] n. 苯乙烯

styrol ['stairɔl] n. 苯乙烯

styryl ['stairil] n. 苯乙烯基

sub- (词头) 亚，次，低，下，副

subacetate [sʌb'æsiteit] n. 碱式醋酸盐

subacid [sʌb'æsid] a. 微酸性的，有点酸的

subacidity [sʌbæ'siditi] n. 弱酸性

subambient a. 低于室温的，低温的

subambient temperature 低温

subcellular [sʌbˈseljulə] a. 亚细胞的

subcellular organelle 亚细胞器

subcolumnar [ˈsʌbkəˈlʌmnə] a. 近柱形的，略似柱状的

subconic(al) a. 类圆锥形的

subcooled a. 低温冷却的

subcritic(al) a. 次(低于)临界的

subculture [ˈsʌbkʌltʃə] n. 传代培养物，再生培养，传代 v. 移植，接种

subcutaneous [sʌbkjuˈteinjəs] a. 皮下的

subdivide [ˌsʌbdiˈvaid] v. 细分，分成小类(into)

subdivision [ˈsʌbdiviʒən] n. 再分，细分度，小类 *The thermometer graduates in ±1℃ subdivisions. 这支温度计的精度为 ±1℃。

subduce [səbˈdjuːs] v. 扣除，减去

subduction [səbˈdʌkʃən] n. 减去，扣除，拿去

suber [ˈsjuːbə] n. 木栓组织，软木

Suberect Spatholobus Stem 鸡血藤

subereous [sjuˈbəriəs] a. 似软木的，软木质的

suberic [sjuːˈberik] a. 木栓的，软木的

suberization [ˌsjuːbəraiˈzeiʃən] n. 栓化

suberize [ˈsjuːbəˌraiz] v. 使栓化，使软木化

suberized [ˈsjuːbəraizd] a. 木栓化了的

suberized cell 栓质细胞

subfusiform [sʌbˈfjuːzifɔːm] a. 类(梭，纺锤)形的

subgallate [sʌbˈgæleit] n. 次没食子酸盐

subglobose [sʌbˈgloubəus] a. 类球形的，近于球形的

subgroup [ˈsʌbgruːp] n. 周期表副族

subgroup element 副族元素

subject [ˈsʌbdʒikt] n. 题目，类别，学科，实验对象，受试者

subject healthy 健康受试者

subleathery [sʌbˈleθəri] a. 近革质状的

sublimable [sʌbˈliməbl] a. 可升华的

sublimate [ˈsʌblimeit] v. 使升华

sublimation [sʌbliˈmeiʃən] n. 升华(作用，现象)

sublime [səˈblaim] v. 使升华

sublimed sulfur 升华硫

sublingual [sʌbˈliŋgwɔl] a. 舌下(腺)的

sublingual tablets 舌下片

submerge [səbˈməːdʒ] v. 浸没

submerged [səbˈməːdʒd] a. 浸没的，浸入的，浸于水下的

submerged culture 深层培养，液面下培养

submicron [sʌbˈmaikrɔn] n. 亚微粒(一种胶体微粒，大小从 $1×10^{-5}$ ~ $5×10^{-7}$cm 不等)

submission [səbˈmiʃən] n. 申请，提交·at the time of submission 在申报时，在提交申请资料时

submit [səbˈmit] v. 提交，使服从

submitted [səbˈmitid] a. 提交的·to be submitted to 送请，已提交

subnitrate [sʌbˈnaitreit] n. 碱式硝酸盐

subnormal [sʌbˈnɔːməl] a. 低于正常的，达不到标准的

subobtuse [ˌsʌbˌəbˈtjuːs] a. 微钝的

suboptimal [ˈsʌbˈɔptiməl] a. 次最优的，亚最佳的

subovoid [sʌbˈəuvɔid] a. 近卵圆形的

sub-panel 辅助板，底板，底座

subpetiolar [ˈsʌbˈpetiəulə] a. 叶柄下的

subpinnatipartite [sʌbˈpinætipaːtait] n. 近羽状深裂的

subpolygonal [sʌbpəˈligənl] a. 类多角形的

subrectangular [ˈsʌbrekˈtæŋgjulə] a. 类长方形的

subrounded [sʌbˈraundid] a. 类圆形的

subsalt [ˈsʌbˌsɔːlt] n. 碱式盐

subsample [ˈsʌbˌsaːmpl] n. 子样品，二次取样

subsequence [ˈsʌbsikwəns] n. 后来，继而，其次

subsequency [ˈsʌbsikwənsi] n. 后来，继而，其次

subsequent [ˈsʌbsikwənt] a. 后来的，其次的，接着发生的，接下来的

subsequent filtrate 续滤液

subsequent screen 下一个屏幕

subsequently [ˈsʌbsikwəntli] *ad.* 后来,接着

subsessile [sʌbˈsesail] *a.* (叶)近无柄的

subset [ˈsʌbset] 子系统,附属设备

subside [səbˈsaid] *v.* 减退,退去,平息,凹陷

subsidiary [səbˈsidjəri] *a.* 辅助的

subsidiary cell 副卫细胞

subsidiary reaction 副反应

subspecies [ˈsʌbspi:ʃi:z] *n.* (生物)亚种

subsphaeroidal [sʌbsfi:ˈrɔidəl] *a.* 近球形的

substance [ˈsʌbstəns] *n.* 物质

substandard [ˈsʌbˈstændəd] *n.* 低等级标准 *a.* 低于法定标准的,低于标准的,达不到标准的

substantial [səbˈstænʃəl] *a.* 实质的,重要的,其实的

substantiate [səbˈstænʃieit] *v.* (有根据)证明,核实

substantiation [səbstænʃiˈeiʃən] *n.* 证实

substituent [sʌbˈstitjuənt] *n.* 取代基,取代者

substitute [ˈsʌbstitju:t] *n.* 取代衍生物 *v.* 取代,置换,代入

substitution [sʌbstiˈtju:ʃən] *n.* 取代,置换

substitution reaction 取代反应

substrain [ˈsʌbstrein] *n.* 次代(菌)株,次代品系

substrate [ˈsʌbstreit] *n.* 基质,底物,基片,酶解物·cell substrate 细胞基质

substratum [sʌbˈstra:təm] *n.* 基础,根基

subtend [səbˈtend] *v.* 对着,衬托

subtract [səbˈtrækt] *v.* 减去,扣除 *5 subtracted from 8 leaves 3. 8 减 5 得 3。

subtracting [səbˈtræktiŋ] *n.* 减去,扣除

subtraction [səbˈtrækʃən] *n.* 减

subtractor [səbˈtræktə] *n.* 减数

subtrahend [ˈsʌbtrəhend] *n.* 减数

subtriangular [sʌbˌtraiˈæŋgjulə] *a.* 类三角形的

subunit [sʌbˈju:nit] *n.* 副族,亚单元,亚(子)单位

subverticillate [sʌbˌvə:ˈtisilit] *a.* 近轮生的

succession [səkˈseʃən] *n.* 连续,依次

successive [səkˈsesiv] *a.* 继续的,递次的,接连的 *Dissolve the residue in successive quantities of 10ml, 5 ml and 5ml of solvent. 残渣依次用 10ml,5ml 和 5ml 溶剂溶解。

successive filtrate 续滤液

successive percolate 续漉液

successively [səkˈsesivli] *ad.* 相继地,接着,然后

succinate [ˈsʌksiˌneit] *n.* 琥珀酸盐,丁二酸盐

succinic acid [səkˈsinik] 琥珀酸

succinum [ˈsʌksinəm] (拉) *n.* 琥珀

succulence [ˈsʌkjuləns] *n.* 多汁,多液,肉质性

succulent [ˈsʌkjulənt] *a.* 多汁的,肉质的

succus [ˈsʌkəs] (*pl.* succi [ˈsʌkai; ˈsʌksai]) *n.* 液汁,分泌液

Succus Bambusae Suocum (拉)竹沥

suck [sʌk] *v.* 吮,吸

suck(-)back 倒吸,回吸

suck in 吸入,抽入

sucker [ˈsʌkə] *n.* 吸盘,吸入器

suckle [ˈsʌkl] *v.* 哺乳,吸奶

suckler [ˈsʌklə] *n.* 哺乳动物

suckling [ˈsʌkliŋ] *n. a.* 乳儿(的),幼畜(的)

suckling mouse 哺乳期小鼠

sucrase [ˈsu:kreis] *n.* 蔗糖酶

sucrose [ˈsu:krəus] *n.* 蔗糖

suction [ˈsʌkʃən] *n.* 吸,吸力;虹吸 *a.* 产生吸力的,以吸力操作的

suction apparatus 抽吸装置

suction air 抽吸空气

suction bottle 吸滤瓶

suction filter 吸滤器 *Place a suction filter into the beaker. 将吸滤器置入烧杯中。

suction filter's bushing 吸滤器套管

suction flask 抽滤瓶

suction funnel 抽滤漏斗

suction gauge 真空表

suction inlet 吸入口

suction pipe 虹吸管

suction pump 抽气泵,真空泵

suction strainer 吸滤管(器)

suction tube 吸入管

Sudan [suːˈdɑːn] n. 苏丹(国名,颜料名)

Sudan Ⅲ 苏丹 Ⅲ

Sudan blue CN 苏丹蓝 CN

Sudan green 4B 苏丹绿 4B

Sudan red 苏丹红

Sudan yellow 苏丹黄

sudden [ˈsʌdn] n. 突然发生的事 a. 突然的, 瞬间的

sudden change (滴定)突跃

suet [ˈsjuit] n. 牛(羊)脂,兽脂

suffer [ˈsʌfə] v. 遭遇,使受(from)*Ultraviolet disinfection method does not suffer from the occurrence of resistance. 紫外消毒法可避免产生抵抗力。

suffice [səˈfais] v. 足够,满足(to)

sufficiency [səˈfiʃənsi] n. 充分,充足

sufficient [səˈfiʃənt] a. 足够的,充分的 *Add sufficient solvent to volume. 加足量溶剂使达到一定体积。

sufficient quantity 足量,适量

sufficiently [səˈfiʃəntli] ad. 足够地,充分地

suffocate [ˈsʌfəkeit] v. 窒息

suffocating [ˈsʌfəkeitiŋ] n.a. 窒息(的)

suffocating irritant 窒息性刺激物

suffocation [ˌsʌfəˈkeiʃən] n. 窒息(作用)

suffocative [ˈsʌfəkeitiv] a. 令人窒息的

sugar [ˈʃugə] n. 蔗糖,糖类

sugar coated (tablets) 糖衣(片)*It is sugar-coated or film-coated tablets with yellow brown core, odor aromatic, taste pungent. 本品为糖衣片或薄膜衣片,片芯(除去糖衣后)黄棕色,气芳香,味辛。

sugar-coating 包糖衣

sugar containing 含糖的

sugar containing tea lumps 含糖块状茶剂

sugar free 无糖的

sugar free tea lumps 无糖茶块,不含糖块状茶剂

sugarless [ˈʃugəlis] a. 不含糖的,无糖的

Susis Cerebri Pulvis (拉)猪脑粉

Susis Fel Liquidum (拉)猪胆汁

suitability [ˌsjuːtəˈbiliti] n. 适用性,应用性

suitability tests of medium 培养基适用性检查

suitability study (方法)适应性研究

suitable [ˈsjuːtəbl] a. 适合的,相适应的,相配的 *It is suitable for the detemination... 它适于检查…

sulfanilate [sʌlˈfænileit] n. 磺胺酸盐,对氨基苯磺酸盐

sulfanilic acid [ˌsʌlfəˈnilik] 对氨基苯磺酸

sulfate [ˈsʌlfeit] n. 硫酸盐

sulfide [ˈsʌlfaid] n. 硫化物

sulfite [ˈsʌlfait] n. 亚硫酸盐

sulfocyanate [ˌsʌlfəuˈsaiəneit] n. 硫氰酸盐

sulfocyanic acid [ˌsʌlfəsaiˈænik] 硫氰酸

sulfolane n. 噻吩烷,四氢噻吩

sulfonate [ˈsʌlfəneit] n. 磺化 v. 使磺化

sulfonic acid [sʌlˈfəunik] 磺酸

sulfonic group 磺酸基

sulfonic resin 磺酸性树脂

sulfosalicylic acid 磺基水杨酸

sulfoxidation n. 磺化氧化作用

sulfur [ˈsʌlfə] n. 硫(黄)(S)

sulfur dioxide 二氧化硫

sulfur trioxide 三氧化硫

sulfuric acid [sʌlˈfjurik] 硫酸

sulfuric acid, dilute 稀硫酸

sulfuric acid nitrogen free 无氮硫酸

sulphated ash (ICH) 硫酸盐灰分

sulphurous; sulfurous [ˈsʌlfərəs] a. 亚硫酸的

sulphurous acid 亚硫酸

sulphydryl [sʌlˈfaidril] n. 巯基

sum [sʌm] n.(数学的)和 v. 合计,加起来

sum equation 累加(和数)方程

sum formula 求和公式

sum of square 平方和

sum of the squares of (the) deviations 离均差平方和

sum up 累加

summand [ˈsʌmænd] n. 被加数

summarisation; summarization [ˌsʌmə

raiˈzeiʃən] n. 总结，概括

summarise;summarize [ˈsʌməraiz] v. 总结，概括，概要的陈述

summarise record 总结记录

summary [ˈsʌməri] n. 摘要，总结 a. 概括的，扼要的

summation [sʌˈmeiʃən] n. 和，总和，（数学）加法 *It is not less than 1.0mg of the summation of M and N per tablet. 每片含 M 和 N 的总和不得少于 1.0mg。

summation formula 求和公式

summer [ˈsʌmə] n. 夏季

summit [ˈsʌmit] n. 顶端，最高峰，凸处

sundried [ˈsʌndraid] a.（太阳）晒干的

Sundried Ginseng 生晒参

Sundried Wild Ginseng 生晒山参

sunken [ˈsʌŋkən] a. 凹下去的，沉下的·at the sunken place 在凹陷处

sunlight [ˈsʌnlait] n. 日光·in direct sunlight 直射光 *Sunlight will not shine directly on it. 阳光不直射其上。

sunset [ˈsʌnset] n. 日落时，傍晚

Sunset Abelmoschus Flower 黄蜀葵花

Sunset Abelmoschus Root（药材学）黄蜀葵

super [ˈsjuːpə] a. 超级的，优等的

super-clean 超净的

Superclean ENVI-Carb SPE Tube 一种活性炭净化柱商品

super clean laboratory 超净实验室

superconductance n. 超导

supercritical [sjuːpəˈkritikəl] a. 超临界的

supercritical fluid extraction（SFE） 超临界（流体）萃取

superficial [sjuːpəˈfiʃəl] a. 表面的，外表的

superficies [ˌsjuːpəˈfiʃiiːz]（单复数同）n. 表面，外表

superheated [ˈsjuːpəˈhiːtid] a. 过热的

superheated steam 过热蒸汽

superimpose [ˌsjuːpərimˈpəuz] v. 重叠，添加

superimposed peak 重叠峰

supernatant [ˌsjuːpəˈneitənt] a. 浮在上层的 n. 上清液

superoxide [ˌsjuːpəˈɔksaid] n. 过氧化物

superoxide dismutase（SOD） 超氧化物歧化酶

superoxol [ˌsjuːpəˈɔksəl] n. 过氧化氢溶液

superposable [ˌsjuːpəˈpəuzəbl] a. 可叠加的，可重合的，可置于上面的

superpose [ˈsjuːpəˈpəuz] v. 把…叠加上面，叠加，重合（on；upon）

superposition [sjuːpəpəˈziʃən] n. 叠加，重叠

superposition method 叠加法

supersaturate [ˈsjuːpəˈsætʃəreit] v.（使）过饱和

supersaturation [ˈsjuːpəˌsætʃəˈreiʃən] n. 过饱和现象

supersonic [sjuː(ː)pəˈʃɔnik] a. 超声的

supervise [ˈsjuːpəvaiz] v. 监督，管理，控制，操纵

supervision [sjuːpəˈvidʒən] n. 监督，控制

supervisor [ˈsjuːpəvaizə] n. 管理人员，监督人员，控制器

supervisory [ˈsjuːpəvaizəri] a. 监督的，管理的

supervisory staff 技术管理人员

supine [sjuːˈpain] a. 仰卧的，仰面朝天的

supine surface 上表面

supplement [ˈsʌplimənt；ˈsʌpliment] n. 增补本，附录，补充（物）

supplemental [sʌpliˈmentl] a. 增补的，附加的，补充（足）的

supplemental standard chroma system 补充标准色度系统

supplemental new drug submission（SNDS） 新药补充申请

supplementary [ˌsʌpliˈmentəri；ˌsʌpləmɛntəri] a. 增补的，补充的

supplementary provisions 附则

supplier [səˈplaiə] n. 供应商，供给者

supply [səˈplai] v. n. 供给 *Certificate of compliance is supplied for producer. 把合格证发给制造商。

support [səˈpɔːt] v.n. 支持，支架，载体，（气相的）担体，证明

supporting [səˈpɔːtiŋ] *n. a.* 承载(的),支持(的)

supporting cell 支持细胞

supporting gas 载气

supporting liquid 载液

supporting system 支持系统

suppository [səˈpɔzitəri] *n.* 栓剂

suppository base 栓剂基质

suppository mould 栓剂模具

suppressor [səˈpresə] *n.*(离子色谱法)抑制(阻尼)器

suppurate [ˈsʌpjuəreit] *v.* 化脓

suppuration [ˌsʌpjuəˈreiʃən] *n.* 化脓

suppurative [ˈsʌpjuərətiv] *a.* 化脓的

supranasal [sjuːprəˈneizəl] *n.*(爬行动物的)鼻上鳞 *a.* 鼻上的

surface [ˈsəːfis] *n.* 表 面·in the surface view 表面观 /upper surface 上表面 /lower surface 下表面 /the surface coverage of the bonded functional group 键合基团表面覆盖度

surface active 表面活性的

surface active substance 表面活性物质,表面活性剂

surface antibody 表面抗体

surface antigen 表面抗原

surface area 表面积

surface characters 表面特性

surface diffusion 表面扩散

surface energy 表面能

surface layer 表(面)层

surface tension 表面张力

surfactant [səːˈfæktənt] *n.* 表面活性剂

surplus [ˈsəːpləs] *n.* 过剩,剩余物,余量 *a.* 剩余的,过剩的

surrogate [ˈsʌrəgit] *n.* 替代物,代用品 *v.* 使代理,代替

surrogate test 替代试验

surround [səˈraund] *n.* 包裹层,围绕物,环境 *v.* 围绕,包围

surrounding [səˈraundiŋ] *n.* 周围环境(事物),外界,四周 *a.* 周围的,四周的,环境的

surveillance [səːˈveiləns] *n.* 监督,监视

survey [səːˈvei] *v.* 观测,观察,测定

survival [səˈvaivəl] *n.* 生存(者),残存者

survival curve method(灭菌指示剂)存活曲线法

survival time(ST)(杀菌)存活时间

survive [səˈvaiv] *v.* 比…活得长,幸免于,活下来,残存

Sus(拉)*n.* 猪属

susceptible [səˈseptəbl] *a.* 易受感染的,敏感的,易感的,耐受性差的·to be susceptible to sth. 易受某物影响的

suspect [səˈspekt] *v.* 怀疑,猜测 *a.* 令人怀疑的,不可信的

suspect colony 疑似菌落

suspect drug 可疑药物

suspectable [səsˈpektəbl] *a.* 可疑的

suspected [səsˈpektid] *a.* 猜测的,可疑的

suspected causality 可疑因果关系

suspected duplicate(ICH)可疑的重复性

suspective pathogen 疑似致病菌

suspend [səˈspend] *v.* 悬浮,悬挂,暂停,中止·to be suspended in... 悬浮在…中

suspending *n. a.* 悬浮(的)

suspending agent 悬浮剂

suspending liquid 悬浮液

suspensible [səˈspensəbl] *a.*(可)悬浮的

suspension [səˈspenʃən] *n.* 悬浮(液),暂停

suspension of a rule(or law) 规则(或法令)的暂停

suspicious [səsˈpiʃəs] *a.* 可疑的,猜疑的

sustain [səsˈtein] *v.* 持续,维持,支持,供应 *n.* 支持

sustained [səsˈteind] *a* 持续的,维持不变的,一样的

sustained release tablets 缓释片

suttle [ˈsʌtl] *n. a.* 净重(的)

suttle weight 净重

suture [ˈsjuːtʃə] *n.* 缝口,接缝 *v.* 缝合

SV(switching valve)(HPLC)切换阀

S/W ID(display sofware version number)(HPLC) 显示软件版本号

swab [swɔb] *n.* 拭子,药签 *v.*(用拭子)搽

抹·swab up 擦去,擦干

swallow [ˈswɔləu] *v.* 吞服,吞咽

swallow at a time 一次吞服

Swallowwort [ˈswɔləuˌwɔ:t] *n.* 牛皮消属

sweat [swet] *n.* 汗,出汗 *v.* 出汗,渗出·generalized sweat 全身出汗

sweep [swi:p] *n. v.* 扫,扫描

sweet [swi:t] *n. a.* 甜(的)

Sweet Wormwood Herb 青蒿

sweeten [ˈswi:tn] *v.* 加糖,使变甜

sweetening [ˈswi:tniŋ] *n.* 使甜,(调味用的)甜料

sweetening agent 甜味剂

sweetish [ˈswi:tiʃ] *a.* 有甜味的

swell [swel] *n. v.* 膨胀,溶胀,肿大,鼓起

swell factor 膨胀系数

swell shrink 膨胀收缩,胀缩

swelling [ˈsweliŋ] *n.* 膨胀,溶胀

swelling capacity/degree 膨胀度

swelling index 溶胀系数

swelling properties 溶胀性

Swertia (拉) *n.* 獐牙菜属

Swertia and Sodium Bicarbonate Powder (日)当药重曹散

Swertia Herb (日)当药

Swertiae Herba (拉)当药

Swertiae Mileensis Herba (拉)青叶胆

swertiamarin *n.* 獐牙菜苦甙

swirl [swə:l] *n. v.* 旋动,使转动,用手转动,用手旋转,漩涡

switch [switʃ] *n.* 开关 *v.* 接通或关闭,切换,转换

switch blade 开关闸刀铜片

switch board 配电盘

switch box (电)闸盒

switch capsule 开关盒

switch off 关闭电源

switch on 开启电源

switch to 切换为 *To switch to the parameter setting screens, press the function key. 按功能键,切换为参数设定屏幕。

switch sampling 切换(阀)进样

switch valve 切换阀

switching [ˈswitʃiŋ] *n.* 切换,开关

switching valve 切换阀,开关阀,电磁阀

swivel [ˈswivl] *n. v.* 旋转

swivel table 转台(轴)

swollen [ˈswəulən] *a.* 膨大的

Sword Jackbean Seed (药材学)刀豆

Swordlike Astractylodes Rhizome(药材学)苍术

symbol [ˈsimbl] *n.* 记号,符号 *v.* 用记号表示,象征·the official symbol 法定符号

symbol of numeral 数字符号

symbol of operation 运算符号

symbolize [ˈsimbəlaiz] *v.* 用符号表示·symbolize by N 用 N 符号表示

symmetric(al) [siˈmetrik(əl)] *a.* 对称的

symmetrical peak 对称峰

symmetrical stretching vibration 对称伸缩振动

symmetry [ˈsimitri] *n.* 对称性

symmetry coefficient 对称系数

symmetry factor 对称因子

sympathetic(al) [simpəˈθetik(əl)] *a.* 共振的,共鸣的

sympathetic vibration 共振

sympetalous [simˈpetələs] *a.* 合瓣的

symptom [ˈsimptəm] *n* 征兆,症状,故障现象 *The symptoms will disappear gradually after stopping administration. 停药后症状逐渐消失。

sync- (词头)同步

synchronize [ˈsiŋkrənaiz] *v.* 使同步,同时(发生,进行)(with)

synchronous [ˈsiŋkrənəs] *a.* 完全同步的,同时(发生,进行)的

synchronously [ˈsiŋkrənəsli] *ad.* 同步地

syndrome [ˈsindrəum] *n.* 综合征

synephrine [siˈnefri:n] *n.* 辛弗林

synergism [ˈsinədʒizm] *n.* 增效作用,协同作用

synergist [ˈsinədʒist] *n.* 增效剂

Syngnathus (拉) *n.* 海龙(属)

synopsis [siˈnɔpsis]（*pl.*synopses [siˈnɔpsi:z]）*n.* 提要，对照表，说明书

synthesize [sinˈθisaiz] *v.* 合成

synthetic [sinˈθetik] *a.* 合成的，人造的

synthetic peptide 合成肽

syphon [ˈsaifən]（=siphon）*n.v.* 虹吸

Syringa [siˈriŋgə]（拉）*n.* 丁香花属

Syringae Cortex（拉）暴马子皮

(-)syringaresinol-4-O-β-D-furanapiosyl-(1→2)-β-D-glucopyranoside *n.*(-)- 丁香树脂酚 -4-O-β-D- 呋喃芹糖基 -(1→2)-β-D- 吡喃葡萄糖苷

syringe [ˈsirindʒ] *n.* 注射器 *v.* 注射

syringe graduation 注射器刻度

syringe hydrometer 吸管式液体比重计

syringe needle 注射器针头

syringe pipet(te) 注射器吸液管

syringe plunger 注射器注塞(活塞)

syringeability *n.* 注射能力，灌注能力

syringoside [ˌsiriŋˈgəusaid] *n.* 紫丁香苷

syrup [ˈsirəp] *n.* 糖浆

syrups [ˈsirəps] *n.* 糖浆剂 *Syrups should contain not less than 45%（g/ml）of sucrose. 糖浆剂含蔗糖量应不低于 45%（g/ml）。

syrupus [ˈsirəpəs]（拉）*n.* 糖浆

syrupus simplex（拉）单糖浆

syrupy [ˈsi:rəpi；ˈsə:rəpi] *a.* 糖浆状的

SYS（system parameter）（HPLC） 系统参数

system [ˈsistəm] *n.* 系统

system analysis 系统分析

system configuration 系统配置

system control parameter 系统控制参数

system controller 系统控制器

system deviation 系统偏差

system error 系统误差

system protection setting 系统保护设定

system repeatability 系统重复性

system suitability test 系统适用性试验

system validation（电脑硬件等）系统认证

systematic(al) [sistiˈmætik(əl)] *a.* 系统的

systematic analysis 系统分析

systematic error 系统误差

systemic [siˈstemik] *a.* 系统的，全身的，体系的

systemic exposure（药物等）全身接触

Szechwan [ˈseˈtʃwa:n；ˈsɛˈtʃwan] *n.* 四川

Szechwan Chinaberry Bark 苦楝皮

Szechwan Chinaberry Fruit 川楝子

Szechwan Lovage Rhizome 川芎

T

T（tailing factor）拖尾因子

T value T值

Tabanus [təˈbeinəs] n. 虻属，虻虫·tabanus (remove from wings and feet) 虻虫（去翅足，炒）

Tabasheer [ˈtæbəʃiə] n. 天竺黄

table [ˈteibl] n. 台，桌子，表格·log table 对数表 /periodic table（元素）周期表

table balance 托盘天平

table of random number 随机数表

table of variance analysis 方差分析表

tablets [tæblits] n. 片，片剂·buccal tablets 含片 /chewable tablets 咀嚼片 /effervescent tablets 泡腾片 /enteric coated tablets 肠溶片 /extractum tablets 浸膏片 /film-coated tablets 薄膜衣片 / immediate release tablets 速释片，立即释放片 /modified release tablets 控释片，修改释放片 /powder tablets 药材原粉片 /sugar-coated tablets 糖衣片 / vaginal effervescent tablets 阴道泡腾片 / vaginal tablets 阴道片

tablet core 片芯

tablet crushing strength 硬度，片剂破碎强度

tablet friability test 片剂脆碎度试验 *The tablet friability test is a method to determine the friability of compressed uncoated tablet. 片剂脆碎度试验是一种测定压制了的未包衣片的脆碎程度的方法。

tabular [ˈtæbjulə] n. 表格，表列值 a. 片状的，表格的

tabular crystal 片状结晶

tabular data 表列数据

Tabularformed Pine Node 油松节

tabulate [ˈtæbjuleit] v. 把…制成表，列入表内

tabulated value 表列值

tabulation [tæbjuˈleiʃən] n. 制表，表格

Tacca （拉）n. 箭根薯属

Taccae Esquirolii Rhizoma （拉）箭根薯

tacky-（词头）快速，过速，急促

tachycardia [ˌtækiˈkɑ:diə] n. 心动过速

Tachypleus n. 鲎（属）

tachypleus amebocyte lysate（TAL）鲎试剂

Tachypleus tridentatus （拉）鲎

taenia [ˈti:niə]（pl. taeniae [ˈti:nii:]）n. 带，绦虫

taeniacidal [ˌti:niəˈsaidl] n. 杀绦虫药

taeniasis [ti:ˈnaiəsis] n. 绦虫病

tag [tæg] n. 标签，标记 v. 标记，加标签于

tagged [tagd] a. 标示的

tagged atom 示踪原子，标示原子

tagged compound 标记化合物

tagged reagent 标记试剂

tail [teil] n. 尾（巴）v. 拖尾，位于后部（末端）

tail formation 拖尾形成

tail vein 尾静脉

tailed [ˈteild] a. 拖尾的

tailed peak 拖尾峰

tailing [ˈteiliŋ] n. 拖尾

tailing edge 后沿

tailing effect 拖尾效应

tailing factor（T）拖尾因子

tailing off 拖尾

tailing reducer 减尾剂

Taiwan Angelica Root （药材学）杭白芷（白芷的一种，产于南方）

Taiwan Beautyberry Leaf (药材学)紫珠叶

take [teik] v. 拿,取吃,量出,读出 *Take 50g of N and remain portion for latter use. 取 N 50g,其余备用。/Take it after meal as it irritates mildly stomach and intestine tract. 本品对胃肠道有轻度刺激作用,宜饭后服用。/Take care to avoid forming air bubbles. 小心,以免形成气泡。/Take 20 sugar tablets with coating removed. 取糖衣片 20 片,除去糖衣。

take action 采取措施

take effects 产生作用

take out 取出

take over box 接球盒

take picture 照相

take suction 吸取,抽取

taken ['teikən] take 的 过 去 分 词 ·taken according to the documented dosage for its strongly potency 本品药性强烈,应按规定量服用 /taken after shaking thoroughly 用前摇匀 /taken with light tea after meals 饭后清茶冲服

takeover [teik'əuvə] v. 接收,承接

taking ['teikiŋ] n. 取出,使用 *Nausea and discomfort of the epigastrium may occur in a few patients after taking the tablets. 服药后少数患者恶心,上腹部不适。

TAL reagent 鲎试剂

talatisamine n. 塔拉乌头胺

Talc [tælk] n. 滑石

Talc Powder 滑石粉

Talci Pulvis (拉)滑石粉

Talcum ['tælkəm] n. 滑石

Talcum Powder 滑石粉

tall [tɔ:l] a. 高大的

Tall Gastrodia Tuber 天麻

Tamaricis Cacumen (拉)西河柳

Tamarix (拉)n. 柽柳属

tandem ['tændəm] n. 前后排列同时使用 a. ad. 一前一后的(地),串联的(地)·dual-plunger tandem 双柱塞串联的

tangent ['tændʒənt] n. 切线,切面,正切

a. 相切的

tangential [tæn'dʒenʃəl] a. 切向的

tangential section 切向面·in tangential section view 切向面观

tangentially [tæn'dʒenʃəli] ad. 切向地,正切地

tangerine ['tændʒə'ri:n] n. 柑橘,橘红色 a. 橘红色的

Tangerine Peel (药材学)陈皮

Tangerine Peel Oil 陈皮油

Tangerine Seed 橘核

tangeritin [ˌtændʒə'raitin] n. 橘红素,柑橘黄酮

tangle ['tæŋgl] n. 缠结,乱七八糟一团 v. 使缠结·to be tangled into masses 缠结成团

Tangshen n. 党参

tannalbin [tə'nælbin] n. 鞣酸蛋白

tannate ['tænit] n. 鞣酸盐

tannic acid ['tænik] 鞣酸

tannin ['tænin] n. 鞣质,丹宁

tanshinone I n. 丹参酮 I

tanshinone II$_A$ n. 丹参酮 II$_A$

tanshinones 丹参酮提取物

tantalum ['tæntələm] n. 钽(Ta)

tap [tæp] v. 轻敲,扣打·tap on(at)... 在 …轻打 /tap out the fruit 打下果实

tape [teip] n. 胶带,皮尺,磁带,标记 v. 用…捆扎

taper ['teipə] n. 圆锥形(体) a. 圆锥形的 v. 弄尖,使逐渐变细

taper off 头逐渐变细

tapered ['teipəd] a. 渐(细,缩)的,锥形的

tapering ['tæpəriŋ] n. a. 尖细(的),渐尖(的)锥形体(的)·become tapering downwards gradually 向下逐渐变细

tapering-fusiform 尖梭形的

tapering-tipped 尖细刺端的

tapped [tæpt] a. 轻敲的,轻拍的 *The seed is tapped out 打下种子,敲下种子。

tapped volume (测粉体流动性)敲击后的体积

taproot ['tæpru:t] n. 直根

Taraxaci Herba (拉)蒲公英

taraxacum [təˈræksəkəm] n. 蒲公英

Taraxacum [təˈræksəkəm] (拉) n. 蒲公英属

taraxerone n. 蒲公英萜酮

tardily [ˈtaːdili] ad. 缓慢地,迟缓地

tardiness [ˈtaːdinis] n. 迟缓

tardive [ˈtaːdiv] a. 迟发的

tardive infection 迟发感染

tare [tɛə] n. 皮重,皮重的扣除 v. 称出…皮重,除皮重 ·particular(real)tare 实际皮重

tare and tret 扣除皮重计算法

tare weight 皮重,空重

tared [tɛəd] a. 称定容器空皮重的,配衡的

tared evaporating dish 已称定重量的蒸发皿,配衡蒸发皿

tared filter 称过皮重的滤器,配衡滤器

tared flask 配衡烧瓶

target [ˈtaːɡit] n. 靶,目标

target cell 靶细胞

target DNA 靶向 DNA

target element 待测元素

target factor analysis 靶向因子分析法

target isotope 目标同位素

target molecule 靶分子

target virus 靶病毒

tartar [ˈtaːtə] n. 酒石,酒石酸氢钾

tartaric acid [taˈtærik] 酒石酸

tartrate [ˈtaːtreit] n 酒石酸盐·potassium tartrate 酒石酸钾

tassel [ˈtæsl] n. 穗状花序,穗雄花序

taste [teist] n. 味 *It has a bean-like taste on chewing. 嚼之有豆腥味。

taste astringent 味涩

taste bitter 味苦

taste bitter but afterwards sweet 味先苦后甜

taste bitter then sweet 味苦回甜

taste bitter with cool sense 味苦,有清凉感

taste bitter, with numb and acrid feelings 味苦,有麻辣感

taste extremely bitter 味极苦

taste firstly slight astringent and then gradually bitter or pungent 味初微涩,后渐苦辛

taste mild 味淡

taste persistent and characteristic sweet 味特殊,甜而持久

taste pungent 味辛

taste pungent and cool 味辛凉

taste pungent and numb 味麻辣

taste pungent with tongue-numbing feeling 味辛,麻舌

taste rather bitter 味甚苦

taste salty 味咸

taste slightly bitter and unpleasant 味微苦,令人有不快感

taste sticky and gritty on chewing 嚼之粘牙,有砂粒感

taste sweet with cool sense 味甜,有清凉感

taste with a cooling sensation 有清凉感

taste stinking 味腥

taste weak 味淡

tasteful [ˈteistful] a. 美味的,味道良好的

tasteless [ˈteistlis] a. 无味的,没有味道的

Ta(r)tarian [taːˈtɛəriən] a. 鞑靼人的

Tatarian Aster Root 紫菀

taurine [ˈtɔːriː(ː)n] n. 牛磺酸

taurocholate [ˌtɔːrəˈkəuleit] n. 牛磺胆酸盐

taurocholic acid [ˌtɔːrəˈkəulik] 牛磺胆酸

taurohyodeoxycholic acid 牛磺猪去氧胆酸

tauroursodeoxycholic acid 牛磺熊去氧胆酸

tautomer [ˈtɔːtəmə] n. 互变(异构)体

tautomerism [tɔːˈtɔmərizm] n. 互变(异构)现象

tautomerization [ˌtɔːtɔməriˈzeiʃən] n. 互变(异构)作用

tautomerize [tɔːˈtɔməraiz] v. 使互变(异构)

taxifolin [tæksəˈfəlin] n. 花旗松素,紫杉叶素,黄杉素,毒叶素,双氢槲皮素

Taxilli Herba (拉)桑寄生

Taxillus (拉) n. 寄生属

taxine [ˈtæksiːn] n. 紫杉碱

taxus [ˈtæksəs] n. 紫杉

Taxus (拉) n. 紫杉属

tea [ti:] *n.* 茶，茶叶·black tea 红茶 /green tea 绿茶 /tea bags 袋泡茶 *The medicinal bag–packed teas packed into drinking bags are called tea bags. 装入饮用茶袋的袋装茶剂叫做袋泡茶剂。

tea(-)seed 茶子

tea(-)seed oil 茶油，茶子油

tear [tɛə] *n.* 泪珠，珠状物 *v.* 撕裂，撕开

tear off 扯下，撕开

tear out 撕下

tear strength 撕裂强度

tear up 撕碎

Teasel [ˈtiːzl] *n.* 川续断属

technetium [tekˈniːʃiəm] *n.* 锝（Tc）

technical [ˈteknikəl] *a.* 技术上的

technical changes 工艺变更

technical regulations 技术规程

technical requirement 技术要求

technical specification 技术规范

technical terms 技术名词，专业术语

technique [tekˈniːk] *n.* 技术，工程，技能，手法·advanced technique 先进技术 /liquid-liquid technique 液 - 液萃取技术 /standard technique 标准技术

tee [ti:] *n.* T 形物

tee joint T 形（三通）管

tee pipe T 形（三通）管

tee tube T 形（三通）管

teflon [ˈteflɔn] *n.* 特氟隆，聚四氟乙烯

tegmen [ˈtegmən]（*pl.* tegmina [ˈtegminə]）*n.* 内种皮

tellurate [ˈteljureit] *n.* 碲酸盐

telluride [ˈteljuraid] *n.* 碲化物

tellurite [ˈteljuˌrait] *n.* 亚碲酸盐

tellurite broth medium 亚碲酸盐肉汤培养基

tellurium [teˈljuəriəm] *n.* 碲（Te）

telson [ˈtelsn; ˈtɛlsn] *n.*（动物）尾节，毒刺

TEMED（N,N N, ‘N’-tetramethylethylene-diamine）N,N,N. ‘N’- 四甲基乙（烯）二胺

temper [ˈtempə] *n.* 气质，硬度，回火，调剂，趋向 *v.* 调剂，淬火·temper with vinegar 用

醋制，醋淬

temperature [ˈtempritʃə] *n.* 温度·centigrade temperature 摄氏温度 /Fahrenheit temperature 华氏温度 /Kelvin temperature 绝对温度

temperature change 温度变化

temperature coefficient 温度系数

temperature controlled 控温的

temperature controller 温度控制器

temperature differential 温度差

temperature effect 温度效应，温差作用

temperature fluctuation 温度波动

temperature gauge 温度计

temperature program/temperature programming 程序升温

temperature range 温度范围

temperature sensing probe 测温敏感探头

temperature upper limit 温度上限

temperature variation 温度变化

templat(e) [ˈtemplit] *n.* 模板

template DNA 模板 DNA

tenacious [tiˈneiʃəs] *a.*（坚）韧的，有韧性的

Tenacious Condorvine Stem 通关藤

tenacissoside H *n.* 通关藤苷 H

tender [ˈtendə] *a.* 柔软的，嫩的 *v.* 提出，提供

tendon [ˈtendən] *n.* 腱，筋

Tendrilleaf Fritillary Bulb 川贝母

tenside [ˈtensaid] *n.* 表面活性剂

tensile [ˈtensail] *a.* 拉力的，受拉的

tensile force test machine 拉力试验机

tensile strength 受拉强度 *It has a tensile strength. 它有一定抗拉强度。

tensiometer [tensiˈɔmitə] *n.* 张力计

tensiometric *a.* 表面张力的

tensiometric property 表面活性

tentative [ˈtentətiv] *a.* 临时的，暂时的，试探性的

tentative method of analysis 暂行分析方法

tentative specification 暂行（技术）规范

tentative standard 暂行标准

tenuifolin [tenjuiˈfɔlin] *n.* 细叶远志皂苷

teratogenesis [ˌterətəuˈdʒenisis] *n.* 致畸作用

teratogenicity [tetətəudʒiˈnisəti] *n.* 致畸性

terbium [ˈtə:biəm] *n.* 铽(Tb)

terebinthina [ˌterəˈbinθinə] *n.* 松节油,松油脂

term [tə:m] *n.* 期间,期限,范围,名词

term of service 使用期限

term of validity 有效期间

term of reference 职权范围,权限

terminal [ˈtə:minl] *a.* 末端的,顶生的 *n.* 终端设备,端子·input terminal 输入端 / output terminal 输出端

terminal bud 顶芽

terminal group 端基

terminal monitoring system 终端显示系统,终端监测系统

Terminalia [tə:miˈneiliə] (拉) *n.* 榄仁树属

Terminaliae Belliricae Fructus (拉)毛诃子

terminator [ˈtə:mineitə] *n.* 终止者(物,剂),限定者

terminological [tə:minəˈlɔdʒikəl] *a.* 专业名词的,术语的

terminology [tə:miˈnɔlədʒi] *n.* 专有名词,术语·scientific terminology 科学名词

ternary [ˈtə:nəri] *a.* 三元的,三变数的,三个一套的

ternary acid 三元酸

ternary compound 三元化合物

ternate [ˈtə:neit] *a.* 三出的(由三个小叶组成的)

ternate to triternate compound leaf (淫羊藿)三出至三回三出复叶

ternately [ˈtə:neitli] *ad.* (叶)三出地

ternately compound leaves 三出复叶

terpane [ˈtə:pein] *n.* 薄荷烷,萜烷

terpene [ˈtə:pi:n] *n.* 萜烯

terpene lactones 萜类内酯

terpenoid [ˈtə:pənɔid] *n.* 类萜

terpenoid lactone 类萜内酯

terpinen-4-ol *n.* 4-萜品醇

α-terpineol [tə'pininəul;tə'pini,ɔl] *n.* α-松油醇,α-松油节醇

terra [ˈterə] (拉) *n.* 土·processed with terra (炮制法的)土制

terrarium [teˈrɛəriəm] (*pl.* terrariums: terraria [tereəriə]) *n.* (瓶,碗培养的)小植物

terrestrial [tiˈrestriəl] *a.* 地球(上,范围)的,地面上的

terrestrial part (植物)地上部分

terrestrial stem 地上茎

α-terthiophene [tə'θaiəfi:n] *n.* α-三联噻吩

tert- (词头)叔,第三,特

tert-trichlorobutanol *n.* 三氯叔丁醇

tertiary [ˈtə:ʃəri] *a.* 第三的,叔的

tertiary butanol 叔丁醇

tertiary processed honey 老蜜

tertiary structure (植物组织中的)三生结构

tervalent [tə'veilənt] *a.* 三价的

terylene [ˈteriˌli:n] *n.* 涤纶,的确良,聚酯纤维

terylene film 涤纶膜

test [test] *n.* 试验,检查,测定

test animal 试验动物

test article 试验项目

test bacterial endotoxin (BET) 细菌内毒素检查法

test board 试验板

test conditions 试验条件

test criterion 试验标准

test data 试验数据

test drug 受试药物

test environment 试验环境

test for abnormal toxicity 异常毒性检查法

test for allergen 过敏反应检查法

test for bacterial endotoxin 细菌内毒素检查法

test for depressor substances 降压物质检查法

test for haemolysis and agglomeration 溶血和凝聚检查法

test for interfering factors (内毒素)干扰因子试验

test for minimum fill 最低装量检查法

test for particulate matter in injections 注射剂(不溶性)微粒检查(法)

test for pyrogens 热原检查(法)

test for specified microorganisms 控制菌检查

test for sterility 无菌检查(法)

test for visible particles 可见异物检查(法)

test glass 试管

test intervals 试验间隔

test of acidity or alkalinity 酸碱度检查

test of fats and fatty oils 脂肪与脂肪油测定(法)

test of outlier 异常值试验

test of significance 显著性检验

test of the recovery of added samples 加样回收率试验

test paper(TP) 试纸

test parameter 实验参数

test shell 实验架

test solution 试液

test solution fingerprint 供试品指纹图谱

test strain 试验菌种

test system (生物活性测定中)试验系

test tube 试管

test tube brush 试管刷

test tube clamp 试管夹

test tube suport 试管架

test tube with ground stopper 具塞磨口试管

testa ['testə] (pl. testae ['testi:]) n. (植物)(外)种皮,(动物)介壳

tester ['testə] n. 实验者,实验员

testify ['testifai] v. 证明,证实

testing ['testiŋ] n. a. 试验(的),检定(的)
*Testing will normally be every three months over the first year, every six months over second year and then annually. (稳定性试验)通常第一年每 3 个月试验一次，第二年每 6 个月试验一次，以后每年试验一次。

testing apparatus 试验装置

testing certificate 试验鉴定证书

testing condition 试验条件

testing equipment 试验设备

testing frequency 试验次数

testing laboratory 实验室

testing media 试验介质

testing method 实验方法

testing of weights 砝码的检验

testing procedure 试验程序,试验步骤

testing regimen 试验方案

Testudinis Carapax et Plastrum 龟甲

Testudinis Carapacis et Plastri Colla 龟甲胶

tetrabasic [ˌtetrə'beisik] a. 四碱价的

tetraborate [ˌtetrə'bɔ:reit] n. 四硼酸盐

tetrabromofluorescein [ˌtetrəˌbrəuməflluə'resin] n. 四溴荧光素，(酸性)曙红

tetrabromophenol blue [ˌtetrəbrəumə'fenɔl] 四溴苯酚蓝

tetrabutyl [ˌtetrə'butil] n. 四丁基

tetrabutylammonium iodide 碘化四丁(基)铵

tetrabutylammonium hydroxide 氢氧化四丁(基)铵

tetrachloride [ˌtetrə'klɔ:raid] n. 四氯化物

tetrachloroethylene [ˌtetrəˌklɔ:rə'eθili:n] n. 四氯乙烯

tetrachloromethane [ˌtetrəklɔ:rəu'meθein] n. 四氯化碳，四氯甲烷

tetrachloro-tetraiodofluorescein n. 四氯四碘荧光素，玫瑰红 B

tetrad ['tetræd] n. 四个，四位一体，四合体，四分体

tetradecane [tetrə'dekein] n. (正)十四(碳)烷

tetraethyl [ˌtetrə'eθəl] n. 四乙基

tetraethylammonium n. 四乙(基)铵

tetraethylammonium hydroxide 四乙基氢氧化铵，氢氧化四乙铵

tetragonal ['tetrægənl] a. 正方的,四角(边)形的

tetrahalide ['tetrəhælaid] n. 四卤化物

tetrahalogenated ['tetrə'hælədʒəneitid] a. 四卤化的

tetrahedral [ˌtetrə'hedrəl; ˌtetrə'hi:drəl] a. 四面体的

tetra-n-heptyl ammonium bromide 四庚基溴化铵

tetrahydrofuran [ˌtetrəˌhaidrə'fjuərən] n. 四

氢呋喃

tetrahydropalmatine [ˌtetrəˌhaidrəuˈpælmətin] *n.* 四氢巴马丁，延胡索乙素

2,3,5,4′-tetrahydroxystilbene-2-O-β-D-glucoside *n.* 2,3,5,4′-四羟基二苯乙烯-2-O-β-D-葡萄糖苷

tetralin(e) [ˈtetrəlin] *n.* 四氢萘

tetramethyl guanidine 四甲基胍

tetramethyl urea 四甲基脲

tetramethylammonium hydroxide 四甲基氢氧化铵

tetrandrine *n.* 粉防己碱，汉防己甲素

tetraoxide [ˌteˈtrɔksaid] *n.* 四氧化物

Tetrapanacis Medulla (拉)通草

Tetrapanax (拉)*n.* 通脱木属

tetraphenylborate [ˌtetrəˌfi:nilˈbɔ:reit] *n.* 四苯硼酸盐

tetrarch [ˈti:tra:k；ˈtetra:k] *n.* 四原型

tetrathionate [ˌtetrəˈθaiəˌneit] *n.* 四硫磺酸盐，连四硫酸盐

tetrazolium [tetrəˈzəuliəm] *n.* 四唑鎓

tetrazolium blue 四唑(鎓)蓝

tetroxalate *n.* 四草酸盐

text [tekst] *n.* 文本，课本，(讨论)题目

text presentation 文本 *The text presentation is not intended to provide direction on how to accomplish. (ICH) 此文本不对如何完成论证提供指导。

texture [ˈtekstʃə] *n.* 质地，结构，特征

texture compact 质坚实

texture compact and flexible 质坚韧

texture flesh and tender 质鲜嫩

texture fragile 质脆

texture hard, horny 质硬，角质样

texture heavy 质重

texture lax and soft 质松软

texture leathery 革质

texture light 质轻

texture pliable 质韧

texture soft 质(柔)软

texture soft and loose 质松软

texture tenacious 质韧

texture tough and sleek 质柔韧光滑

thalline [ˈθæli(:)n] *n.*(昆布)叶状(原植)体

thallium [ˈæliəm] *n.* 铊(Tl)

thallophyte [ˈθæləfait] *n.* 叶状(原植)体植物

thallus [ˈθæləs] (*pl.* thalluses；thalli [ˈθælai]) *n.* 原植体，叶状体，菌体

Thallus Eckloniae (来源于翅藻科的)昆布

Thallus Laminariae (来源于海带科的)昆布

than [ðæn] *conj. prep.* 比·less than 60% of relative humidity 相对湿度低于60%.*It is not less than... 不得少于…/It is not more than... 不得多于…/Not more than two of the individual weights deviate outside the weight variation limit and none deviate outside 1 fold of the limit. 不得多于2粒超出装量差异限度，且不得有1粒超出限度的一倍。

thaw [θɔ:] *v.* 使融化，解冻，趋于缓和

the [ði:，ðə] *art.*(定冠词)·the Japanese pharmacopoeia/日本药局方/the national standard for endotoxin (NSE)(细菌)内毒素国家标准/the national standard of the People's Republic of China 中华人民共和国国家标准/the working standard for endotoxin (WSE)内毒素工作标准

the residual solvent of macroporous resins 大孔吸附树脂有机残留物

the surface coverage of the bonded functional group and carbon content 键合基团表面覆盖度及含碳量

theobromina [ˌθiəˈbrəumin(ə)]；theobromine [ˌθiəˈbrəumin] *n.* 可可豆碱

theophylline [ˌθiəˈfilin] *n.* 茶碱

theoretic(al) [θiəˈretik(əl)] *a.* 理论的

theoretic error 理论误差

theoretic peak area 理论峰面积

theoretical plate 理论塔板

theoretic plate number 理论塔板数

theory [ˈθiəri] *n.* 理论，学说·in theory 理论上

theory of chemical equilibrium 化学平衡

理论

therapeutic [ˌθerəˈpjuːtik] a. 治疗的

therapeutic dose 治疗剂量

therapeutic indication 治疗指征

thereafter [ðɛərˈɑːftə] ad. 此后,以后

therein [ðɛərˈin] ad. 在其中,在该处

thereinto [ðɛərˈintuː] ad. 在其中,向其中

thermal [ˈθəːməl] a. 热的

thermal analysis procedure 热分析方法

thermal conductivity detector (TCD) 热导检测器

thermal death time (TDT) (灭菌)热力致死时间

thermal energy 热能

thermal insulating for N minutes 保温 N 分钟

thermal stability 热稳定性

thermistor, thermister [θəːˈmistə] 热敏电阻

thermistor detector 热敏电阻检测器

thermocouple [ˈθəːməukʌpl] n. 热电隅

thermodynamic (al) [ˈθəːməudaiˈnæmik (əl)] a. 热力学的

thermohygrometer [ˈθəːməu haiˈgrɔmitə] n. 温湿表

thermolabile [ˌθəːməuˈleibail] a. 不耐热的

thermometer [θəˈmɔmitə] n. 温度计

thermometric (al) [ˌθəːməˈmetrik (əl)] a. 温度测量的,温度计的

thermometry [ˌθəˈmɔmitri] n. 温度测量法

thermophile [ˈθəːməfail] n. 嗜温菌

thermoplastic [ˈθəːməuˈplæstik] n. a. 热塑(的)

thermoregulation [ˌθəːməuˌregjuˈleiʃən] n. 温度调节

thermoregulator [ˌθəːməuˈregjuleitə] n. 温度调节器

thermoresistance [ˌθəːməuriˈzistəns] n. 抗热性,耐热性

thermoresistant [ˌθəːməuriˈzistənt] a. 抗热的,耐热的

thermostability [ˌθəːməuˈsteibiliti] n. 耐热性,热稳定性

thermostable [ˌθəːməuˈsteibl] a. 耐热的

thermostasis [ˌθəːməuˈstæsis] n. 恒温状态,体温恒定

thermostat [ˈθəːməstæt] n. 恒温器(箱),恒温自动调节

thick [θik] n. 厚度 a. 厚的,粗大的,黏稠的,丰富的

thick extract 稠膏

thick liquid 黏稠液体

thick needle 粗针头

thick solution 浓溶液

thick stem 粗茎,硬梗

thicken [ˈθikən] v. 使变厚(浓,稠,深)

thickened cuticle (增厚)角质层

thickness [ˈθiknis] n. 厚度,稠度,黏度·in thickness 厚度为

thin [θin] a. 薄(细,瘦,微弱)的,稀薄的

thin extract 清膏

thin layer chromatography (TLC) 薄层色谱法

thin layer chromatography scanning method (TLCS) 薄层色谱扫描法

Thinleaf Milkwort Root 远志

Thinleaf Milkwort Liquid Extract 远志流浸膏

Thinleaf Milkwort Tincture 远志酊

thinner [ˈθinə] a. 较稀的,较薄的

thinner solvent 稀溶剂

thioacetamlde [ˌθaiəuæsiˈtæmid] n. 硫代乙酰胺

thiocyanate [θaiəuˈsaiəneit] n. 硫代氰酸盐

thiocyanide [ˌθaiəuˈsaiəneid] n. 硫氰酸盐

thiocyanic acid [ˌθaiəusaiˈænik] 硫氰酸

thioglycol (l) ate [ˌθaiəuˈglaikəleit] n. 硫乙醇酸盐,巯乙酸盐(酯)

thioglycollic acid [ˌθaiəuglaiˈkɔːlik] 硫乙醇酸

thiophen (e) [ˈθaiəfiːn] n. 噻吩

thiosulfate; thiosulphate [ˌθa iəuˈsʌlfeit] n. 硫代硫酸盐

thiourea [ˌθaiəuˈjuəriə] n. 硫脲

thistle [ˈθisl] n. 蓟属植物,蓟,刺儿菜

Thlaspi（拉）*n.* 菥蓂属,遏蓝菜属

Thlaspi Herba（拉）菥蓂

Thomson Kudzuvine Root［ˈtɔmsn］粉葛

thorax［ˈθɔ:ræks］（*pl.*thoraxes,thoraces ［ˈθɔ:rəsi:z］）*n.* 胸部,昆虫体三部分的中间部分,胸甲（板）

thorin *n.* 钍试剂（吐啉）

thorium［ˈθɔ:riəm］*n.* 钍（Th）

thorn［θɔ:n］*n.* 刺,壳针

thorny［ˈθɔ:ni］*a.* 有刺的,毛刺状的

thread［θred］*n.* 线状物

three-dimensional［θri:］*a.* 三维的

threonine［ˈθri(:)əni:n］*n.* 苏氨酸

thresh［θreʃ］*v.* 振摇,猛烈摆动

threshold［ˈθreʃˈhəuld］*n.* 阈值,临界点

threshold accuracy 阈值精密度

threshold limit/value 阈值

throat［θrəut］*n.* 喉

thrombin［ˈθrɔmbin］*n.* 凝血酶,纤维蛋白酶

through［θru:］*prep. ad.* 通过,经由,从头到尾,完全地 *a.* 通过的,贯穿的

through the various steps of drug production 在药品生产过程的各个步骤（阶段）

throughout［θru:ˈaut］*prep.* 贯穿,全,自始至终·protect from light throughout procedure 全程避光

throughput［θru:ˈput］*n.* 生产量,处理量

thulium［ˈθju:liəm］*n.* 铥（Tu）

Thunberg Fritillary Bulb 浙贝母

Thunberg Fritillary Liquid Extract 浙贝流浸膏

Thunder Ball［ˈθʌndəbɔ:l］雷丸

thyme［taim］*n.* 百里香

thyme oil 百里香油

thymic［ˈtaimik;ˈθaimik］*a.* 胸腺的,百里香的,麝香草的

thymic acid 胸腺核苷酸

thymic virus 胸腺病毒

thymine［ˈθaimi:n］*n.* 胸腺嘧啶

thymol［ˈθaimɔl;ˈtaimɔl］*n.* 麝香草酚

thymol blue 麝香草酚蓝

thymolphthalein［ˌθaiməlˈ(f)θæli:n］*n.* 麝香草酚酞

thymolsulfonephthalein［ˌθmælˌsʌlfɔnˈfθæliin］*n.* 麝香草酚蓝

tight［tait］*a.* 紧密的,密封的,不透的,坚固的·air tight 气密的 /oil tight 不漏油的

tightly［ˈtaitli］*ad.* 紧密地

tightly closed 密封

tightness［ˈtaitnis］*n.* 不透水（气）性,不漏性,密封度

Tiglium［ˈtigljəm］（新）（拉）*n.* 巴豆

tiliroside *n.* 椴树苷

tilt［tilt］*v.* 倾斜,斜置 *n.* 倾斜（面）

tilt angle（倾）斜角·with a tilt angle of N°带N°倾斜角的

tiltboard［tiltˈbɔ:d］*n.* 倾斜板（台）

time［taim］*n.* 时间·life time 使用时间（寿命）/at a time 一次,同时

time basis sampling 定时取样

time dependent 与时间有关的,随时间变化的

time display and setting（HPLC）显示和输入时间

time interval 时间间隔

time lag 时间滞后,延时

time meter 计时器

time of flight mass spectrometer（TOFMS） 飞行时间质谱仪

time of flight mass spectrometry 飞行时间质谱法

time of flight secondary ion mass spectrometry（TOFSIMS） 飞行时间二次离子质谱法

time of relaxation 弛豫时间

time of run 运转时间,展开时间

time point 时间点

time switch 定时开关

timer［ˈtaimə］*n.* 计时器,定时器

times［ˈtaimz］*n.* 倍,次数·3 times a day 一日 3 次

timing［ˈtaimiŋ］*a.* 计时的

timing device 计时装置

timosaponin B Ⅱ *n.* 知母皂苷 B Ⅱ

tin［ˈtin］*n.* 锡（Su）·tin foil 锡箔 /rubber stopper

wrapped with tin foil 外包锡箔的胶塞

tin tetrachloride 四氯化锡

tinctures ['tiŋktʃə] *n.* 酊剂

tinge [tindʒ] *n.* 色彩,气味 *v.* 着色,(使)带气味·tinge with... 带···色

tinged [tindʒd] *a.* 着色的·tinged with dark color near cambium 近形成层处着黑色

tingle [tiŋgl] *n. v.* (有)刺痛(之感)

tingling *n. a.* 刺痛感(的)

tingling and pungent 麻辣感

Tinospora [ti'nɔspərə] (拉) *n.* 青牛胆属

Tinospora Root 金果榄

Tinosporae Radix (拉)金果榄

Tinosporae Sinensis Caulis (拉)宽筋藤

tint [tint] *n.* 色调,颜色的浓淡

tiny ['taini] *a.* 微小(细,量)的

tip [tip] *n.* 尖端,触点

tirucallol [ˌtiru'kɔ:ləl] *n.* 甘遂醇

tissue ['tisju:] *n.* 组织,薄纸,纸抽

titanate ['taitəneit] *n.* 钛酸盐

titanium [tai'teiniəm] *n.* 钛(Ti)

title ['taitl] *n.* 标题,名称,学位 *v.* 加标题,命名

title page 扉页

titrand *n.* 被滴定物

titrant ['taitrənt] *n.* 滴定剂

titrant-system reference electrode 滴液参比电极

titratable *a.* 可滴定的

titrate ['taitreit] *v.* 滴定

titrater [ti'treitə] *n.* 滴定器,滴定者

titrating [ti'treitiŋ] *n.a.* 滴定(的)

titrating head 滴定头

titration [ti'treiʃən] *n.* 滴定

titration analysis 滴定分析

titration cell 滴定池

titration curve 滴定曲线

titration detector 滴定检测器

titration end-point 滴定终点

titration error 滴定误差

titration in nonaqueous solvent 非水溶剂滴定

titration jump 滴定突跃

titration vessel 滴定容器

titre; titer ['taitə] *n.* 滴度

titrimeter [tai'treimitə] *n.* 滴定计

titrimetric *a.* 滴定分析的

titrimetric analysis 滴定分析(法)

titrimetric method 滴定(分析)法

titrimetry *n.* 滴定分析法

toad [təud] *n.* 蟾蜍,癞蛤蟆

Toad Venom 蟾酥

toadflax ['təudflæwks] *n.* (植物)柳穿鱼

tolerance ['tɔlərəns] (=allowance) *n.* 容许,耐受,容限,容差·manufacturing tolerance 制造公差 /margin tolerance 公差范围

tolerance deviation 容许偏差

tolerance error 容许误差

tolerance interval 容许区间

tolerance limit 容许限

tolerant ['tɔlərənt] *a.* 能忍耐的,允许的

tolerate ['tɔləreit] *v.* 允许,容忍,认可

toluene ['tɔljui:n] *n.* 甲苯

ton [tʌn] *n.* 吨(=1000kg)

tong [tɔ(:)ŋ] *v.* 用钳子(夹)

tongs [tɔŋz] *n.* (*pl.*)坩埚钳,夹具

tongue [tʌŋ] *n.* 舌

tool [tu:l] *n.* 工具

tool box 工具箱

tooth [tu:θ] (*pl.* teeth [ti:θ]) *n.* 牙齿

top [tɔp] *n.* 顶,部,梢,尖端

topic ['tɔpik] *n.* 题目,课题 *a.* 局部的

toral ['tɔ:rəl] *a.* 花托的

torch ['tɔ:tʃ] *n.* 炬管

torch position 炬管位置

torfaceous [tɔ'feiʃəs] *a.* 沼(泽)生的

torsion ['tɔ:ʃən] *n.* 扭力(动,转)

torsion balance 扭力天平

torsion bar 扭力杆

tortoise ['tɔ(:)təs] *n.* 乌龟

Tortoise Carapace and Plastron 龟甲

Tortoise Shell (药材学)龟甲

total ['təutl] *a.* 全部的,总的

total acidity 总酸度**

total alkali　总碱

total amount　总量

total analysis　全分析

total area　总面积

total column volume　柱总体积

total combustion method　完全燃烧法

total content　总含量

Total Ginsenoside of Ginseng Root　人参总皂苷

Total Ginsenoside of Ginseng Stem and Leaves　人参茎叶总皂苷

total output　总产量

total porosity　总孔率

total range of wavelength　测定波长范围

total recovery　总回收量

total reflection　全反射

total reflectivity　全反射率

total reflux　全回流

total residue on evaporation　蒸发总残渣

total solids　总固体(物)

total sum of squares　总平方和

total volume　总体积

total weight　总重(量)

total weight loss　总失重

touch [tʌtʃ] v. 触,摸

touch the key　(仪器,电脑等)按键

tough [tʌf] a. 坚韧的,韧性的,困难的

toxic(al) [ˈtɔksik(əl)] a. 有毒的,毒性的

toxic impurity　毒性杂质

toxicant [ˈtɔksikənt] n. 毒药,有毒物 a. 有毒性的

toxication [tɔksiˈkeiʃən] n. 中毒现象

toxicide [ˈtɔksisaid] n. 解毒剂

trace [treis] n. 微量,痕迹,线索

trace analysis　痕量分析

trace amount　微量,痕量

trace elements　微量元素

trace impurity　微量杂质

trace metal　微量金属

tracebility　n. 溯源性,(数据)可追溯性

traceable [ˈtreisəbl] a. 可示踪的,可追溯的,起源于…

tracer [ˈtreisə] n. 示踪物

tracer atom　示踪原子

tracer compound　示踪化合物

tracer element　示踪元素

tracer experiment　示踪实验

tracer isotope　示踪同位素

tracer level　示踪量

tracer method　示踪法

tracer scale　示踪量

tracer technique　示踪技术

trachea [trəˈki(ː)ə] (pl. tracheas; tracheae [trəˈkiːiː]) n. 气管,导管

tracheal [trəˈkiːəl] a. 导管的,气管的

tracheary [ˈtreikiəri] a. 管状的

tracheid [ˈtreikiid] n. (木材的)管胞

tracheid islet　管胞岛

tracheloside [ˈtrækiləˌsaid] n. 络石糖苷

Trachelospermi Caulis et Folium (拉)络石藤

Trachelospermum (拉) n. 络石属

Trachycarpi Petiolus (拉)棕榈

Trachycarpus (拉) n. 棕榈属

track [træk] v. 跟踪

traditional [trəˈdiʃənl] a. 传统的

traditional Chinese medicine　中医药 *For traditional Chinese medicine, the source of raw material is numerous and variable, and manufacture process is complex, therefore it is difficult to control the quality of products. 中药的药材来源广泛、多变,制备工艺复杂,使得中药制剂的质量控制困难。/Traditional Chinese medicine comprise of multiple active ingredients with multiplex pharmacological effects, so it is impossible to ensure the quality completely and reflect clinical effectiveness by monitoring a few of chemical ingredients. 中药含有多种活性成分和具有多种药理作用,因此,控制少数化学成分不能完全保证质量和反映临床疗效。

traditional Chinese patent medicine　中成药

tragacanth [ˈtrægəkænθ] n. 西黄芪胶

trailing ion 尾随离子

trait [trei(t)] *n.* 特性,特点·a trait of 少许,一点点,微量

tranquil(l)ization [ˌtræŋkwiˈlaiˈzeiʃən] *n.* 安定(镇静)作用

tranquil(l)ize [ˈtræŋkwilaiz] *v.* 使安定(镇静)

tranquil(l)izer [ˈtræŋkwilaizə] *n.* (精神)安定药

trans- (词头)穿越,超越,反式

trans-anethole *n.* 反式茴香脑

transactinide element 超锕系元素

transannular effect [ˌtrænˈsænjulə] 跨环效应

transcribe [trænˈskraib] *v.* 转写,用打字打出,把…译成文字,改录成另一种形式

transcriptase [trænˈskripteiz] *n.* 转录酶,核糖核酸聚合酶

transcription [trænˈskripʃən] *n.* 抄录,转录,录制

transcription product 转录产物

transcriptionally active 转录活性(活跃)

transducer [trænzˈdjuːsə] *n.* 转录器,传感器

transection [trænˈsekʃən] *n.* 横切面

transepidermal promoting agent 透皮促进剂

transepidermal [trensˈepidəːməl] *a.* 经皮的

transepidermal system 透皮吸收系统

transfection [trænsˈfekʃən] *n.* 转变感染,转染(通过病毒核酸的感染)

transfer [ˈtrænsfəː] *v.* 转移,转换 *Transfer 5ml of the solution to a beaker. 将 5ml 溶液转入烧杯中。/Transfer to a 1ml volumetric flask. 转移至 1ml 量瓶中。/Transfer the residue in the flask to the same glass filter with the filtrate. 将烧瓶中的残渣用滤液转移至同一玻璃滤器中。/Transfer the powder with a filter paper tube into a 250 ml conical flask 将装有粉末的滤纸筒放入 250ml 的锥形瓶中。/Transfer the analog signal from the detector for quantitation. 转换检测器的模拟信号以测定含量。

transfer mathematically 数学转换

transfer pipet 移液管

transfer speed 转移速度

transform [trænsˈfɔːm] *v.* 改变,转换,转化

transformation [trænsfəˈmeiʃən] *n.* 转(变)换,换算,转化

transformation of data 数据变换

transformer [trænsˈfɔmə] *n.* 变换器,转换基因

transfuse [trænsˈfjuːz] *v.* 倾注,渗入,灌输,输液(血)

transfusion [trænsˈfjuːʒən] *n.* 输液,输血

transiency [ˈtrænziənsi] *n.* 顷刻,瞬间

transient [ˈtrænziənt] *n.* 暂时性 *a.* 暂短的,不稳定的·transient red color 易消失的红色

trans-illuminator *n.* 透射仪

trans-illumination *n.* 透射(明)法

transition [trænˈsiʒən] *n.* 跃迁,飞跃,转变·n→π transition n→π 跃迁 /n→σ transition n→σ 跃迁

transition time 跃迁时间

translation [trænsˈleiʃən] *n.* 翻译,译文

translational fidelity 翻译的忠实性

translucent [trænzˈljuːsnt] *a.* 半透明的

transmissible [trænzˈmisəbl] *a.* 能透射的,可传播的,可传染的

transmission [ˈtrænzˈmiʃən] *n.* 传输,透过

transmission coefficient 透射系数

transmission electron microscopy 电透镜

transmission grating 透射光栅

transmission interference filter 透射型干涉滤波器

transmission of filter 滤光片透光度

transmissive [trænzˈmisiv] *a.* 能透射的

transmissive sample 透射样品

transimissivity [trænzmiˈsiviti] *n.* 透射比(率,系数)

transmit [trænzˈmit] *v.* 透过,透射

transmittance [trænzˈmitəns]; transmittancy [tranzˈmitənsi] *n.* 透光率,透射比,透明性,透光度

transmitted [trænzˈmitid] *a.* 透射的

transmitted beam 通过(光)束

transmitted flux 透射光通量

transmitted intensity 透射(光)强度

transmitted light 透射光

transparency [træns'pɛərənsi] n. 透明度,透明性 *The transparency of the container should guarantee the visible foreign matters check. 容器透明度应确保可见异物的检查。

transparent [træns'pɛərənt] a. 透明的

transparent cover 透明盖子

transparent liquid 透明液体

transparent medium 透明介质

transparent plastic container 透明塑料容器

transparent sleeve 透明套筒

transplutonium element 钚后元素

transportation [trænspɔ:'teiʃən] n. 运输,转移

transportation cap(HPLC) 运输转移螺帽

transuranium element 铀后元素

transverse ['trænzvə:s] n. 横向物,横轴 a. 横的,横向的

transverse cracks 横向断离

transverse lenticel(le) 横长皮孔

transverse line 横线,横纹

transverse section 横切面

transverse septum 横膈

transversely ['trænzvə·sli] ad. 横向地

transversely elongated pit 横长皮孔

trap [træp] n. v. 捕捉,收集,(陷)阱,俘获

trapezoid ['træpizɔid] n. a. 不规则四边形(的),梯形(的)

trapped [træpt] a. 捕获的,截留的

trapped electron 被捕获的电子

trapping ['træpiŋ] n. 捕获,捕集,陷落

trapping efficiency 捕获效率

trapping parameter 阱参数

trapping system 捕获系统

trauma ['trɔ:mə] (pl. traumas, traumata ['trɔ:mətə]) n. 创伤,外伤

travel ['trævl] n. v. 迁移,移动

travel(l)ing ['trævliŋ] n. 迁移,移动

travelling speed 迁移速度

traverse ['trævə:s] n. v. 横越,通过

tray n. 浅盘,料盘,低浅容器·spread material in a tray 将原料铺于浅盘上

treat [tri:t] v. 处理,治疗

treater ['tri:tə] n. 处理器(设备)

treatment ['tri:tmənt] 治疗,处理

treatment effect 治疗效果

treatment emergent 治疗中出现的

treatment losses 处理损失

treatment process 处理过程,精制过程

treatment time 处理时间

tree [tri:] n. 树木,系统表系谱图·decision tree 判定图

Tree of Heaven Bark 椿皮

Tree Peony Bark 牡丹皮

Treponema pallidum [ˌtrepə'ni:mə'pælidəm] 梅毒螺旋体

tret [tret, trɛt] n. 添量(扣除容器包装以外的量),运输中的正常消耗

triacid [trai'æsid] n. 三元酸 a. 三价酸的

triacylated [trai'æsileitid] a. 三酰(基)的

triad ['traiəd] n. 三价元素,三价原子,三价(基)物

triakenium [traiə'keniəm] n. 三分小坚果

trial [traiəl] n. 试验,试用,考查 a. 试验的,尝试的·clinical trial 临床观察

trial produce 试生产,试制

trial sale 试销

triangle ['traiæŋgl] n. 三角形,铁三角·equilateral triangle 等边三角形

triangular [trai'æŋgjulə] a. 三角形的

triarch ['træa:tʃ] n. 三原型

triazine ['traiəˌzi:n, trai'æzi:n] n. 三嗪

triazinyl [trai'æzinil] n. 三嗪基

triazole ['traiəˌzəul] n. 三唑

triazone ['traiəzəun] n. 三嗪酮

tribasic [trai'beisik] a. 三碱的

tribromide [trai'brəumaid] n. 三溴化合物

Tribuli Fructus (拉)蒺藜

Tribulus (拉)n. 蒺藜属

trichlene ['trikli:n] n. 三氯乙烯

trichloride [traiˈklɔːraid] n. 三氯化物

trichloroacetic acid [traiˌklɔːrəuəˈsiːtik] 三氯醋酸

1,1,1-trichloroethane [ˌtraiklɔːˈrəuˈeθein] n.1,1,1- 三氯乙烷(ICH 规定的 I 类溶剂)

trichloroethylene [traiˌklɔːrəuˈeθiliːn] n. 三氯乙烯

trichloromethane [ˌtraiklɔːrəuˈmeθein] n. 三氯甲烷,氯仿

trichoma [triˈkəumə] (pl. trichomata [triˈkəumətə]) n. 毛茸,毛状体

trichome [ˈtraikəum, ˈtrikəum] n. 毛状体,丝状体

Trichosanthes (拉) n. 栝楼属

Trichosanthes Root (日) 天花粉

Trichosanthis Fructus (拉) 瓜蒌

Trichosanthis Pericarpium (拉) 瓜蒌皮

Trichosanthis Radix (拉) 天花粉

Trichosanthis Semen (拉) 瓜蒌子

Trichosanthis Semen Tostum (拉) 炒瓜蒌子

trichotomic [trikəˈtɔmik] a. 三分(歧)的,分三部的,分三桠枝的

trichotomous [triˈkɔtəməs] a. 三分(歧)的

tricresol [traiˈkriːsɔl] n. 邻、间、对三甲酚混合物,煤酚

trielide [ˈtraiəlaid] n. 第三族元素化合物

triels [ˈtraiəls] n. 第三族元素

triethanolamine [ˌtraieθəˈnəuləmiːn] n. 三乙醇胺

triethylamine [ˌtraieθiˈlæmiːn] n. 三乙胺

trifid [ˈtraifid] a. 三分裂的,裂成三份的

trifluoride [ˌtraiˈfluəraid] n. 三氟化物

trifluoroacetic acid 三氟乙酸

triglyceride [traiˈglisəˌraid] n. 甘油三酯

Trigonella (拉) n. 胡芦巴属

Trigonellae Semen (拉) 胡芦巴

trigonelline [ˌtrigəˈnelin] n. 胡芦巴碱

trihedral [triaiˈhedrəl] n. a. 三面体(的),三边(的),三棱(的)

trihedron [traiˈhedrən] n. a. 三面体(的)

trihydroxylmethylamino methane n. 三羟甲基氨基甲烷

triiodide [ˌtraiˈaiəudaid] n. 三碘化物

trilinoleate [ˌtriliˈnəuliət] n. 三亚油酸酯

trim [trim] v. 剪修,调整,配平·dynamic trim 动平衡

trimethyl [traiˈmeθil] n. 三甲基

trimethylamine [traiˌmeθiˈləmiːn] n. 三甲胺

trimethylpentane [traiˌmeθilˈpentein] n. 三甲基戊烷,异辛烷

trinervate [traiˈnəːveit], trinerved a. 具三脉的

trinervious [ˈtraiˈnəːviəs] a. 三出脉的

trinitrophenol [traiˌnaitrəuˈfiːnɔl] n. 三硝基苯酚

trioleate [traiˈəulieit] n. 三油酸酯(盐)

trionychid [traiˈɔnəkid] n. 鳖

Trionycis Carapax (拉) 鳖甲

Trionyx (拉) n. 鳖属

trioxide [traiˈɔksaid] n. 三氧化物

tripartite [traiˈpaːtait] a. 由三部分组成的,三深裂的,三个一组的,三重的

triphase [ˈtraifeiz] n.a. 三相(的)

tripinnate [traiˈpineit] a. 三回羽状的

tripinnate leaf 三回羽状复叶

tripinnately [traiˈpineitli] ad. 三回羽状地

tripinnatifid [ˈtraipiˈnætifid] a. 三回羽状半裂的

tripinnatisect [ˈtraipiˈnætisekt] a. 三回羽状全裂的

triple [tripl] n. a. 三倍(的),三重(的) v. 三倍于

triple bond 三键

triple point 三相点

triple sugar iron agar culture medium slant 三糖铁琼脂培养基斜面

triple quad LC/MS (液质) 三重串联四极杆

triple valve 三通阀

tripod [ˈtraipɔd] n. 三角架

Tripterygii Hypoglauci Radix (拉) 昆明山海棠

tripterygine n. 雷公藤碱

triquetrous [traiˈkwetrəs] a. 三棱形的,有三角形横断面的

triridged [ˈtraiˈridʒd] a. 三棱的

trisepalous [trai'sepələs] *a.* 三萼片的

triserial [trai'siəriəl], triseriate [trai'siəriait] *a.* 三纵列的

triseptate [trai'septeit] *a.* 具三隔膜的

tristimulus [trai'stimjuləs] *a.* 三色的,三色刺激的

tristimulus value 三色刺激值

tristimulus value of transmittance 透过光的三色刺激值

triternate [trai'tə:neit] *a.* 三回三出的(叶)

Triticum ['tritikəm] *n.* 小麦属植物

tritol ['traitɔ:l] *n.* 三硝基甲苯

triturate ['tritjureit] *v.* 捣碎,研成粉 *n.* 研磨物 *Triturate the mixture of M and N in one direction. 把 M 与 N 的混合物沿一个方向研磨。/Triturate venenum bufonis with alcohol to a paste. 蟾酥加白酒研成糊状。/Triturate well with powder of N in portions. 分次加入 N 粉末配研均匀。

trivial ['triviəl] *a.* 无价值的,微不足道的

trivial name 俗名

troches [trəuʃs, 'trəukis] *n.* 锭剂

Trollii Chinensis Flos (拉)金莲花

Trona ['trəunə] *n.* 碱花,天然碳酸钠(藏药)

tropaeolin(e) OO [trə'pi:əlin] *n.* 橙黄 IV, 苯胺黄,金莲橙 OO

tropane alkaloid ['trəupein] *n.* 托烷生物碱,莨菪烷生物碱

trophyll ['trɔfil] *n.* 营养叶

tropical ['trɔpikəl] *a.* 热带的

tropine ['trəupi:n] *n.* 托品,莨菪碱

tropism ['trəupizəm] *n.* 趋性,向性,嗜性

trotyl ['trəutil] *n.* 三硝基甲苯

trouble ['trʌbl] *n.* 麻烦,故障 *v.* 造成麻烦

trouble-free 无故障的,正常运行的

trouble-location 故障定位

trouble-point 故障点

trouble-proof 防故障的

troubleshoot ['trʌblʃu:t] *v.* 查找(检修,排出)故障

troubleshooter [,trʌbl'ʃutə] *n.* 故障检修员,故障检测器

troubleshooting ['trʌblʃu:tiŋ] *n.* 查找故障

trough [trɔ(:)f] *n.*(长)槽,沟,(波)谷

trough line 槽线

trough of wave 波谷

true [tru:] *a.* 真正的,确实的

true boiling point 真沸点

true density 真密度

true fault 实际误差,真实故障

true hardness 真硬度

true liquid 理想液体

true solution 真溶液

true specific gravity 真比重

true value 真值

trueness ['tru:nis] *n.* 准确度,真实度

Trumpetcreeper Flower ['trʌmpit'kri:pə] 凌霄花

trumpetflower ['trʌmpitflauə] *n.* 喇叭花

trumpet-shaped *a.* 喇叭状

truncate ['trʌŋkeit] *a.* 截形的,去掉顶端的,平头的 *v.* 切掉一头,截去…的顶端

truncated ['trʌŋkeitid] *a.* 顶端平宽的,截头的,平切的

truncated cone 截锥体

truncated form 截锥形式

trunk [trʌŋk] *n.* 树干,躯干

truss [trʌs] *n. v.* 构架,捆·truss up 捆,紧扎

truth [tru:θ] *n.* 真理,真实性,准确

truth value 真值

try [trai] *v.* 试验

try an experiment 进行试验

try back 重新试验

trypsase ['tripseis], trypsin ['tripsin] *n.* 胰蛋白酶

tryptic ['triptik] *a.* 胰蛋白酶的

tryptone ['triptəun] *n.* 胰蛋白胨

tryptophan(e) ['triptəfæn] (Trp) *n.* 色氨酸

TS(test solution) 试液

Tsaoko Fructus (拉)草果

TSI(triple sugar iron) agar medium 三糖铁琼脂培养基

TTB(sodium tetrathionate brilliant green) medium 四硫磺酸钠亮绿培养基

t-test t 检验

T-tube T 形管

tubal ［ˈtjuːbəl］ *a.* 管的

tube ［tjuːb］ *n.* 管·on the tube wall 沿（试）管壁

tube bender 弯管器

tube stopper 管塞

tube support 管支架

tube wall 管壁

tubermoside I *n.* 土贝母苷甲

tuber ［ˈtjuːbə］ *n.* 块茎

Tuber Onion Seed 韭菜子

Tuber Fleeceflower Root 何首乌

Tuber Fleeceflower Stem 首乌藤，夜交藤

tubercle ［ˈtjuːbəkl］ *n.* 小块茎，小根瘤，小突起

tubercled ［ˈtjuːbəkld］ *a.* 小瘤状的，结节的

tubercular ［tju(ː)ˈbəːkjulə］ *a.* 结节状的

tuberculate ［tju(ː)ˈbəːkjuleit］ *v.* 结节

tuberculation ［tjuˌbəːkjuˈleiʃən］ *n.* 结节

tubercule ［ˈtjuːbəkjuːl］ *n.* 小块茎（根瘤，突起，结节）

tuberous ［ˈtjuːbərəs］ *a.* 有根茎的，结节状的

tubing ［ˈtjuːbiŋ］ *a.* 管形材料的·capillary tubing 毛细管

tubing clamp 管夹，管卡

tubing wrap 管箍

tubular ［ˈtjuːbjulə］ *u.* (卷)筒状的，空心的，管形的，管状的的·usually semi-tubular or tubular rolled pieces of bark (桂皮等) 通常为筒状或半筒状卷曲树皮

tubular cell 管状细胞

tubular cooler 管式冷凝器

tubular floret 管状花

tubule ［ˈtjuːbjuːl］ *n.* 小管，细管

tumble ［ˈtʌmbl］ *v.* 下跌，滚落，在滚筒中转动

tumo(u)r(i)genicity ［tjuːmə(ri)dʒinisəti］ *n.* 致瘤性

tung ［tʌŋ］ *n.* 桐(树)

tung oil 桐油

tungstate ［ˈtʌŋst(e)it］ *n.* 钨酸盐

tungsten ［ˈtʌŋstən］ *n.* 钨(W)

tunic ［ˈtjuːnik］ *n.* 被囊，膜被，鳞茎皮，膜质外皮

Tuniclike Psammosilene Root 金铁锁

tunnel ［ˈtʌnl］ *n.* 隧管，烟道

turbid ［ˈtəːbid］ *a.* 混浊的· slightly turbid on long storage 久贮略有混浊

turbidimeter ［ˌtəːbiˈdimitə］ *n.* 比浊计，浊度计

turbidimetric ［ˌtəːbidiˈmetrik］ *a.* 比浊的，浊度(计)的

turbidimetric method 比浊方法

turbidity ［təːˈbiditi］ *n.* 浊度

turbinate ［ˈtəːbinit］ *a.* 倒圆锥形的

turbo ［ˈtəːbəu］ *n.* 涡轮

turbulence ［ˈtəːbjuləns］，**turbulency** ［ˈtəːbjulənsi］ *n.* 湍流，涡流，旋涡

turbulent ［ˈtəːbjulənt］ *a.* 湍流的，紊流的，旋涡的

turbulent flow 涡流

Turmeric ［ˈtəːmərik］ (医) *n.* 姜黄

turmeric paper 姜黄试纸

Turmeric Root Tuber 郁金

turmeric test paper 姜黄试纸

turn ［təːn］ *v. n.* 转变，变成，旋转·in turn 依次 *Turn the drain valve knob clockwise as far as it will go, to close the drain valve. 将排液阀旋扭顺时针旋转到底，关闭排液阀。/Turn the valve knob 180° counterclockwise to open the drain valve. 逆时针转动排液阀180°，打开排液阀。

turn into 变成，转化成 *Diammonium hydrogen phosphate loses ammonia on exposure to air and turns into ammonium dihydrogen phosphate. 露置于空气中的磷酸氢二铵释放出氨转变成磷酸二氢铵。

turn off 关闭(水，电)

turn on 打开(水，电)

turn on condensation water 打开冷凝水

turn on the power switch 打开电源开关

turnover ［ˈtəːnəuvə］ *n.* 回转，翻转，颠倒

turn the power switch on 打开电源开关

turn to 变成… *The color turns to orange

yellow on acidifying with hydrochloric acid. 加盐酸酸化后颜色变成橘黄色。/ It turns the moistened red litmus TP to blue color. 使湿润的红色石蕊试纸变成蓝色。

turn up 向上转,突然发生·turn up distinctive smell 明显变味,出现明显臭味

Turpentine Oil ['tə:pəntain] *n.* 松节油

Turpiniae Folium（拉）山香圆叶

turtle ['tə:tl] *n.* 鳖,甲鱼 *v.* 抓鳖

Turtle Carapace 鳖甲

Tussilago（拉）*n.* 款冬属

Tussilago *n.* 款冬花

tussilagone *n.* 款冬酮

Tween [twin] *n.* 吐温(非离子型活性剂)·Tween 80 吐温 80

twig [twig] *n.* 细枝

twin [twin] *n.* 双生子,一对 *a.* 成对的,双的

twin bladed cutter 双刃切割器

twin crystal 双晶

twin pump 双缸泵

twin pump unit（HPLC） 双泵单元

twin through chamber 双槽层析缸

twinkle ['twiŋkl] *n.* 闪耀,闪动 *v.* 闪耀

twist [twist] *v.* 盘旋,卷曲,拧,捻·texture smooth with lubricant feeling when twisted with finger 质地光滑,手捻有光滑感

twisted ['twistid] *a.* 卷曲的,扭转的·twisted into masses 卷曲成团,缠结成团

twisting ['twistiŋ] *a.* 扭转的

twisting vibration 扭转振动

two [tu:] *n.* 二

two-dimensional 二维的

two dimensional development 双向展开

two dimensional spectral pattern 二维光谱图

two dimensional spectrum 二维谱

two dimensional thin layer chromatography 双向薄层色谱法

two external standards 外标两点法

two sieves 双筛分(法)

two tints 两种色调

Twotoothed Achyranthes Root 牛膝

tylosoid [tai'ləusɔid] *n.* 拟侵填体,拟填充细胞

Tyndall phenomenon ['tindəl] 丁铎(廷德)尔现象

type [taip] *n.* 类型·diacytic type 直轴式(气孔)/ paracytic type 平轴式(气孔)

Typha（拉）*n.* 香蒲属

Typhae Pollen（拉）蒲黄

typhaneoside *n.* 香蒲新苷

typhia ['tifiə] *n.* 伤寒

Typhonii Rhizoma（拉）白附子

Typhonium [tai'fɔnjəm] *n.* 犁头草属

tyrosin（e） ['taiərəsi:n] *n.* 酪氨酸(Tyr)

U

U-bend U 形管

ukadiol [juˈkeidiəl] n. 聚酯

ukambine [uˈkæmbiːn] n. 乌坎宾(箭毒碱)

ulcer [ˈʌlsə] n. 溃疡

ulexine [juːˈleksiːn] n. 荆豆碱,金雀花碱, 野靛碱

ultimate [ˈʌltimit] n. a. 极限(的),最终(的), 基本(的)

ultimate analysis 元素分析

ultimate principles 基本原理

ultra [ˈʌltrə] a. 超的,极端的 n. 最高点,极端

ultra- (词头)超,过度,极端

ultra low temperature 超低温

ultracentrifugation [ʌltrisentrifjuːˈgeiʃən] n. 超速离心法

ultracentrifuge [ˌʌltrəˈsentrifjuːdʒ] v. 超(高 速)离心

ultrafilter [ˌʌltrəˈfiltə] n. 超滤膜,超滤器

ultrafiltrate [ˌʌltrəˈfilu̇eit] n. 超滤液

ultrafiltration [ˌʌltrəfilˈtreiʃən] n. 超滤法

ultrafine [ˌʌltrəˈfain] a. 超细的

ultra-high speed 超高速的

ultra-high-vacuum 超高真空的

ultramarine [ˌʌltrəməˈriːn] n. a. 深蓝色(的)

ultrared [ˈʌltrəˈred] (=infrared) n. 红外线 (区) a. 红外线的

ultrared lamp 红外灯

ultrasonic [ˈʌltrəˈsɔnik] a. 超声的

ultrasonic agitation 超声搅拌

ultrasonic bath 超声清洗器

ultrasonic degas 超声波脱气

ultrasonic dispersion 超声分散

ultrasonic emulsification n. 超声乳化(作用)

ultrasonic emulsion breaking 超声破乳

ultrasonic extraction 超声萃取

ultrasonic generator 超声波发生器

ultrasonic output 超声波功率

ultrasonic wave 超声波

ultrasonicate [ˌʌltrəˈsɔnikeit] v. 超声处理 *Ultrasonicate in 25ml of ethanol for 30 minutes. 置25ml乙醇中,超声处理30分钟。

ultrasonication [ˌʌltrəˌsɔniˈkeiʃən] n. 超声 处理,超声破碎

ultrasonicator [ˈʌltrəˈsɔnikeitə] n. 超声振 荡器

ultrathin film n. 超薄膜

ultra-pure argon flow 超纯氩气流

ultra(-)violet [ˌʌltrəˈvaiəlit] n. a. 紫外 线(的)·far ultraviolet 远紫外线 / near ultraviolet 近紫外线

ultraviolet absorption (UVA) 紫外吸收

ultraviolet absorption photometer (日) 紫 外吸收光度计

ultraviolet absorption spectrometry 紫外 吸收光谱法

ultraviolet lamp 紫外(光)灯

ultraviolet light 紫外光

ultraviolet region 紫外(光)区

ultraviolet spectrogram 紫外光谱图

ultraviolet spectophotometer 紫外分光光 度计

ultraviolet spectrophtometry 紫外分光光 度法

ultraviolet spectrophotometry and colorimetry 紫外可见分光光度法

ultraviolet spectrum 紫外光谱

ultraviolet transilluminator 紫外透射仪

ultraviolet wavelenth 紫外波长

umbel ['ʌmbəl] *n.* 伞形花序

umbellate ['ʌmbəleit] *a.* 伞形的,伞形花序的

umbellated ['ʌmbəlitid] *a.* 伞形的

umbilic(al) [ʌm'bilik(əl)] *a.* 脐状的

umbilic cord 脐带

umbo ['ʌmbəu] (umbos,umbones [ʌm'bəuli:z]) *n.* 突(凸)起,圆头

unacceptable [ʌnək'septəbl] *a.* 不能接受的,难以承认的,不合格的

unacceptable product 不合格产品

unaccommodated [ˌʌnə'kɔmədeitid] *a.* 不适应的,不适合的

unaccountable [ˌʌnə'kauntəbl] *a.* 无法解释的,不可理解的

unaccounted [ˌʌnə'kauntid] *a.* 未说明的,未解释的(for),未计入的

unactivated state [ʌn'æktiveitid] 未激活态

unaltered [ʌn'ɔ:ltəd] *a.* 未改变的,不变的

unambiguous [ˌʌnæm'bigjuəs] *a.* 明确(显)的

unambiguous criterion 明显的制定依据

unapplied [ˌʌnə'plaid] *a.* 未应用的;未涂敷的

unapproved [ˌʌnə'pru:vd] *a.* 未经同意的,未经批准的

unassailable [ˌʌnə'seiləbl] *a.* 不可否认的,毋庸置疑的

unassured [ˌʌnə'ʃuəd] *a.* 不安全的,无保证的

unavailable [ˌʌnə'veiləbl] *a.* 不能利用的,不能(无法)供应的,无效的,废的

unavoidable [ˌʌnə'vɔidəbl] *a.* 不可避免的,不得已的

unbalance [ʌn'bæləns] *n.* 不平衡,失配误差 *v.* 使不平衡

unbarked [ʌn'ba:kt] *a.* 未剥去树皮的

unbearable ['ʌn'bɛərəbl] *a.* 不能承受的

unbelievable [ˌʌnbi'li:vəbl] *a.* 难以相信的

unbias(s)ed [ʌn'baiəst] *a.* 无系统误差的,无偏差的

unbiased error 非系统误差

unbiased variance 均方差

unbound [ʌn'baund] *a.* 未结合的,未连接的

unbound water 非结合水

unbranched [ˌʌn'bra:ntʃt] *a.* 不分枝的,不分叉的

Uncaria [ʌn'kæriə,ʌn'kɛəriə](新) *n.* 钩藤(属)

Uncaria Hook (日)钩藤

Uncariae Ramulus Cum Uncis (拉)钩藤

uncarine [ʌn'kæri:n] *n.* 钩藤碱

uncertainty [ʌn'sə:tnti] *n.* 不确定性,不可靠性,不精密性

uncharged [ʌn'tʃa:dʒd] *a.* 不带电的,中性的,未充电的

unciferous [ʌn'sifərəs] *a.* 有钩的

uncinate ['ʌnsin(e)it] *a.*(植物)钩状的

uncinate hook (钩藤)钩状刺

unclone [ʌn'kləun] *v.* 未克隆

uncloned [ʌn'kləund] *a.* 未克隆的

uncloned cell population 未克隆的细胞群

uncoated [ʌn'kəutid] *a.* 无覆盖的,无涂层的,未包衣的

uncoated capillary 未涂层毛细管

uncoated tablets 未包衣的片剂,素片,裸片,基片

uncongeal [ʌnkən'dʒi:l] *v.* 融化,解冻

uncontaminated [ʌnkən'tæmineitid] *a.* 未被污染的

uncoordinated [ʌnkəu'ɔ:dineitid] *a.* 不对等的,不协调的,无坐标关系的

uncork [ʌn'kɔ:k] *v.* 拔去塞子,打开瓶塞

uncoupled [ˌʌn'kʌpld] *a.* 非耦合的

uncover [ʌn'kʌvə] *v.* 打开盖子,(使)暴露

unction ['ʌŋkʃən] *n.* 油膏,涂药膏

unctuous ['ʌŋktjuəs] *a.* 油性的,油腻的,滑感的,细腻的·unctuous on touching after soaking 水浸后(摸之)有滑腻感 /unctuous to the touch 手捻有滑腻感

2-undecanone [ʌn'dekənəun] *n.* 甲基正壬酮

undecylenate *n.* 十一碳烯酸盐

under ['ʌndə] *prep.* 在…下面,低于 *ad.* 在下,少于 *a.* 下面的,少于的

under control 在控制下

under development 在研制阶段

under examination 在检查中,在考查中

under the individual monograph 在(药典)该品种项下

under investigation-only status 尚处于研究状态的

under microscope 在显微镜下

under test 试验中,处于试验阶段

underdevelop [ˌʌndədiˈveləp] v. 不发达,未发展,未发育

underdeveloped [ˈʌndədiˈveləpt] a. 不发达的,未发育的

underestimate [ˈʌndərˈestimeit, ˌʌndəˈɛstəˌmeit] v. 低估,轻看

undergo [ˌʌndəˈgəu] v. 经(承)受,进行,体验

underneath [ˌʌndəˈni:θ] prep. 在…的下面(底下) ad. 下面,底部

underproofed [ˌʌndəˈpru:fd] a. 不合格的

undertake [ˌʌndəˈteik] v. 开始,从事,承担,接受

undesirable [ˌʌndiˈzaiərəbl] a. 不合要求的,不良的

undesirable effect 不希望的反应

undetected [ˌʌndiˈtektid] a. 未检出的

undetected error 未检出的误差(错误)

undeveloped [ˌʌndiˈveləpt] a. 不发达的,不发育的,不成熟的

undisclosed [ˌʌndisˈkləuzd] a. 未透露的,未让人知道的

undissolved [ˌʌndiˈzɔlvd] a. 不溶解的

undried [ʌnˈdraid] a. 未干燥的

undry [ʌnˈdrai] v. 未干燥

undue [ʌnˈdju:] a. 不正常的,不适当的,非法的

undue toxicity 异常毒性

undulant [ˈʌndjulənt] a. 波浪形的,波状(动)的,起伏的

undulate [ˈʌndjuleit] v.(使)波动 a. 波状的,起伏的

undulation [ˌʌndjuˈleiʃən] n. 波动,振动,起伏

unduly [ˈʌnˈdju:li] ad. 过度地,不适当地,非法地

uneasily [ʌnˈi:zili] ad. 不容易地

uneasily broken (药材质地等)不易折断

uneasy [ʌnˈi:zi] a. ad. 不容易的(地),困难的(地)

unequal [ʌnˈi:kwəl] a. 不相等的,不均匀的,不平均的

unequally [ʌnˈi:kwəli] ad. 不等地,不均匀地,不平均地

unequivocal [ˌʌniˈkwivəkəl] a. 毫不含糊的,明确的,肯定的

unequivocally [ˌʌniˈkwivəkəli] ad. 毫不含糊地,明确地

uneven [ʌnˈi:vən] a. 不平坦的,不均匀的,不整齐的

uneven front 不整齐前沿

uneven in margin 边缘不整齐

uneven surface 表面粗糙

unexpected [ˌʌnikˈspektid] a. 意想不到的,突然的

unfamiliar [ˌʌnfəˈmiljə] a. 不熟悉的,没经验的,陌生的(with,to)

unfathomable [ʌnˈfæðəməbl] a. 深不可测的,深奥的

unfavo(u)rable [ʌnˈfeivərəbl] a. 不适宜(顺利)的,相反的

unfeasible [ʌnˈfi:zəbl] a. 不能实行的,难以实施的

unfilterable [ʌnˈfiltərəbl] a. 非滤过性的

unfiltered [ʌnˈfiltəd] a. 未滤过的

unfit [ʌnˈfit] a. 不相宜的,无能力的

unfix [ʌnˈfiks] v. 拆开,卸下

unfold [ʌnˈfəuld] v. 铺开,显露,展现

unforeseen [ˌʌnfɔ:ˈsi:n] a. 意料以外的

unformed [ʌnˈfɔ:md] a. 未形成的,不成熟的

unfounded [ʌnˈfaundid] a. 未建立的,没有事实根据的

unfruitful [ʌnˈfru:tful] a. 不结果实的,不繁殖的

unguents [ˈʌŋgwənts] n. 药膏,软膏,润滑剂

unguentum [ʌŋˈgwəntəm] (拉) n. 软膏

unheeded [ʌnˈhi:did] a. 未受注意的,被忽视的

Unibract Fritillary Bulb (药材学)川贝母

unicellular [ˌjuːniˈseljulə] *a.* 单细胞的

unicellular life form 单细胞生命形式

unidentified [ˌʌnaiˈdentifaid] *a.* 不明的，未确定的，不能辨认的，没有辨认出的

unidentified impurity 未确定杂质 *Unidentified impurity is an impurity which is defined solely by qualitative analytical properties, e.g. chromatographic relation time. 未确定的杂质是一种仅靠定性分析特点(如色谱保留时间)来确定的杂质。

unidentify [ˌʌnaiˈdentifai] *v.* 未确定，未鉴别，未辨认出

Uniflower Swisscentaury Root 漏芦

uniform [ˈjuːnifɔːm] *a.* 一致的，均匀的，同一标准的·uniform in appearance and color 外观一致，色泽均一

uniform color space 均匀色空间

uniform distribution 均匀分布

uniform rate 匀速(at)

uniformity [ˌjuːniˈfəmiti] *n.* 均匀度，均一性

uniformity in appearance 外观均匀度

uniformity of content 含量均匀度

uniformity of dosage unit (ICH) 剂量单位均匀度

uniformity of fill (ICH) 装填均匀度

uniformity of mass (ICH) 质量均匀度

unimolecular [ˌjuːnimɒuˈlekjulə] *a.* 单分子的

unimolecular film 单分子膜

unimolecular layer 单分子层

unimolecular reaction 单分子反应

unincorporated [ˈʌninˈkɔːpəreitid] *a.* 未紧密结合(未掺入)的

unincorporated PCR primers 未紧密结合 PCR 引物

uninoculated [ˌʌniˈnɒkjuleitid] *a.* 未接种的

unintended [ˌʌninˈtendid] *a.* 不故意的，无意识的

uniphase [ˈjuːniˌfeiz] *n. a.* 单相(的)

unipolar [ˈjuːniˈpɒulə] *a.* 单极的

unique [juːˈniːk] *a.* 唯一的，独特的

unique feature 特点(性，色)

unique method 专一方法(技术)

uniseriate [ˈjuːniˈsiərieit] *a.* (细胞)单列性的

unisexual [ˈjuːniˈseksjuəl] *a.* 单性的，雌雄异株的

unit [ˈjuːnit] *n.* 单位 *Test result is reported in the unit of 1g, 1ml. 检验结果以 1g, 1m 为单位表示。

unit of density 密度单位

unit of kinetic viscosity 动力黏度单位

unit of length 长度单位

unit of mass 质量单位

unit of measurement 计量，量度单位

unit of pressure 压力单位

unit of volume 容量单位，体积单位

unit of wave number 波数单位

unit of weight 重量单位

unit symbol 单位符号(如 mm 代表毫米)

unit total operation time 单元累计运行时间

unitage [ˈjuːnitidʒ] *n.* 单位量，计量单位

universal [ˌjuːniˈvɜːsəl] *a.* 通用的，常规的

universal constant 通用常数

universal detector 通用检测器

universal gas chromatograph 通用气相色谱仪

universal indicator 通用指示剂

universal test 常规试验

universal test paper 通用试纸

univocal [ˈjuːniˈvɒukəl] *a.* 只有一个意义的，不含糊的

unknown [ʌnˈnɒun] *a.* 未知的 *n.* 未知物

unknown compound 未知化合物

unknown sample 未知样品

unknown solution 未知溶液

unlawful [ʌnˈlɔːful] *a.* 非法的，不正当的

unless [ʌnˈles] *conj.* 如果不，除非 *prep.* 除…之外

unless otherwise prescribed 除另有规定外

unless otherwise specified 除另有规定外

unless the instructions here specify otherwise 除非特殊说明

unlignified [ʌnˈlignifaid] *a.* 非木化的

unmatured [ˌʌnməˈtjuəd] *a.* 未成熟的，生的

unnecessary [ʌn'nesisəri] a. 不必要的, 多余的

unobvious [ʌn'ɔbviəs] a. 不显著的, 不明显的

unofficial [ˌʌnə'fiʃəl] a. 非官方(法定)的, 未列入药典的

unopened container 未开启包装的

unossified [ʌn'ɔsifaid] a. 未骨化的

unossified bone tissue 未骨化的骨组织

unpack [ʌn'pæk] v. 打开(除去)包装, 取出

unpacked [ʌn'pækt] a. 未包装的, 散装的

unpacking [ʌn'pækiŋ] n. 打开包装

unpeel [ʌn'piːl] v. 去(剥)皮

unpeeled [ʌn'piːld] a. 剥了皮的

unpleasant [ʌn'pleznt] a. 令人不快的, 讨厌的·an unpleasant smell 难闻的气味

unpolluted ['ʌnpə'luːtid] a. 未被污染的

unpracticed [ʌn'præktist] a. 不熟练的, 无实际经验的

unprocessed [ʌn'prəusest] a. 未加工的, (药材)生品的

unprocessed bulk(ICH) 未加工品

unqualified [ʌn'kwɔlifaid] a. 不合格的, 无资格的

unramified [ʌn'ræmifaid] a. 无分枝的

unreal [ʌn'riəl] a. 假的, 不真(现)实的

unripe [ʌn'raip] a.(果实)生的, 未成熟的

unsaturated [ʌn'sætʃəreitid] a. 不饱和的

unsaturated bond 不饱和键

unsaturated coefficient 不饱和系数

unsaturated fatty acid 不饱和脂肪酸

unsaturated hydrocarbon 不饱和烃

unsaturated solution 不饱和溶液

unscientific [ˌʌnˌsaiən'tifik] a. 非科学的, 不按科学立法的

unscrew [ʌn'skruː] v. 拧松, 旋下

unsealed [ʌn'siːld] a. 非封闭的, 未封口的

unsealed container 非密闭容器

unsettle [ʌn'setl] v. 不稳定, 不确定

unsettled [ʌn'setld] a. 不稳定的, 未确定的

unsettled apparent volume (测粉体流动性) 未定表观体积

unshaped [ʌn'ʃeipt] a. 未成形的, 不规则形状的

unskilled [ʌn'skild] a. 不熟练的, 不擅长的

unsliced [ʌn'slaist] a.(药材)未切成薄片的

unspecified [ʌn'spesifaid] a. 未指定的, 规范中未加规定的, 未详细说明的

unspotted [ʌn'spɔtid] a. 没有斑点的

unstable [ʌn'steibl] a. 不稳定的

unstable compound 不稳定组分

unsticky [ˌʌn'stiki] a. 不发黏的

unsuitable [ʌn'sjuːtəbl] a. 不适合(合适)的, 不相称的

unsymmetric(al) [ʌnsi'metrik(əl)] a. 不对称的 unsymmetrical peak 不对称峰

until [ən'til, ʌn'til] prep. conj. 直到…才, 在…以前不 *Until a pink color is produced and not faded within 2 minutes. 至显粉红色, 两分钟内不褪去。

unused [ʌn'juːzd] a. 未用过的, 不用的

unused data 未用的数据

unused investigational product 未用的(临床)研究产品

unusual [ʌn'juːʒuəl] a. 不寻常的

unusual odour 异常气味

unweighed [ʌn'weid] a. 未称量过的

unwise [ʌn'waiz] a. 欠考虑的, 轻率的

up to date 最新(近)的, 现代的

upcurve ['ʌpkəːv] n. 上升曲线

upfield [ʌp'fiːld] n. 高磁场

upgrade ['ʌp'greid] n. v. 提高质量(标准, 等级), 改进

upon [ə'pɔn] prep. 依据, 遵照, 紧接着 *Upon the opening of the desiccator, the weighing bottle should be closed promptly. 打开干燥器时, 应立即将扁形称瓶盖好。

upper ['ʌpə] a. 较高的, 上(部, 头, 面, 层)的· upper layer of a mixture of... 上层混合(溶液)*Upper epidermal cells is covered with thick cuticle. 上皮细胞外被角质层。

upper limits 上限

upright ['ʌprait] a. ad. 直立的(地)·upright in direction 垂直方向

uproot [ʌp'ru(ː)t] v. 拔起…根, 将…连根

拔起

upside-down [ˈʌpsaidˈdaun] *a. ad.* 倒置

uptake [ˈʌpteik] *n.* 摄入量,吸收,举起

upward [ˈʌpwəd] *a.* 向上的,朝上的 *Place a piece of specimen with the plaster side upward. 放置一片(贴膏)样品,膏面向上。

upwards [ˈʌpwədz] *ad.* 向上地,上升地,在上面

uranin(e) [ˈjuərənin] *n.* 荧光素钠

uranium [juəˈreiniəm] *n.* 铀(U)

uranous [ˈjuərənəs] *a.* 亚铀的,四价铀的

uranyl [ˈjuərənil] *n.* 双氧铀,二氧化铀

uranyl acetate 醋酸氧铀酰,醋酸双氧铀

urea [juəˈriə] *n.* 尿素,脲

urethra [juəˈriːθrə] (*pl.* urethras, urethrae [juəˈriːθriː]) *n.* 尿道

uridine [ˈjuəridi(ː)n] *n.* 尿苷,尿嘧啶核苷

urine [ˈjuərin] *n.* 尿

uropod [ˈjuərəpɔd] (*pl.* uropoda [ˈjuərəpədə]) *n.* 尾足

ursodeoxycholic acid [əːsədiːˌɔksiˈkəlik] 熊去氧胆酸

ursolic acid [əːˈsɔlik] 熊果酸,乌索酸

Ursus (拉) *n.* 熊属

usable [ˈjuːzəbl] *a.* 可使用的,有效的 · usable for maximum one year 可在一年内使用,最多使用一年

usable life 适用期

usage [ˈjuːsidʒ, ˈjuːzidʒ] *n.* 用法 · long-term usage 长期使用

usage and dosage 用法与用量

usage cessation 停止使用

use [juːs] *n.* 使用 [juːz] *v.*(使,利,应)用 · to be in use 使用中 /to be not in use long time 长期不用 *One or combinations of the above methods may be used. 采用一种方法或几种方法合用。

use as... 用为,用作 · use ethanol as the solvent 用乙醇作溶剂 /use as the raw material of preparation 作制剂原料用

use... as... 用…作为… *Use a column packed with octadecylsilane bonded silica gel as the stationary phase. 用十八烷基硅烷键合硅胶填充柱为固定相。/Use 20% peach glue as the adhesive. 用 20% 桃胶作为黏合剂。/Use 2∶1 solution as test solution. 用 2∶1 的溶液作为供试液。/Use the corresponding mixed reagent as the blank. 用相应的混合试剂作空白。/Use the mixture of methanol and water(90∶10) as the mobile phase. 用甲醇 - 水(90∶10)作流动相。/Use upper layer of butanol and water as the developing solvent. 用正丁醇 - 水的上层为展开剂。/Use headspace injection. 用顶室进样。

use in 用于 *Use in decotion of prescription 随处方入煎剂。/Use in the production. 用于生产。

use with caution 慎用 *Use with caution for an allergy to this drug. 对本品过敏者慎用。/Use with caution for oral administration. 内服慎用。/Use with caution in poor health. 体弱者慎用。/Use with caution in pregnancy. 孕妇慎用。

used [juːzd] *a.* 用过的 [ˈjuːst] 习用于…的 · to be not used in decoction 不可煎服 *It is not medicinally used if the roots become woody, withered and no oily. 柴性大,干枯无油者不可药用。

used commonly by Mongolia nationality 蒙族习用药材

used by Tibetan nationality 藏族习用药材

useful [ˈjuːsful] *a.* 有用的,实用的

useful life 使用寿命

useless [ˈjuːslis] *a.* 无用的,无价值的

user [ˈjuːzə] *n.* 使用者,用户

user's manual 用户手册(使用说明书)

using [ˈjuːziŋ] *n. a.* 使用(的)· using silica gel G previously prepared with 4% solution of sodium acetate, containing sodium carboxycellulose, as coating substance 用预制的含有羧甲基纤维素 4% 醋酸钠溶液作为铺(薄层)板物质

usnic acid [ˈʌsnik] 地衣酸

Ussuri [uˈsuːri] *n.* 乌苏里江

Ussuri Fritillary Bulb 平贝母

usual [ˈjuːʒuəl] *a.* 通常的,常见的,惯例的·as usual 和通常一样

usual dose 常用量

utensil [ju(ː)ˈtensl] *n.* 器皿,器具

uterine [ˈjuːtərain] *a.* 子宫的

utilisation, utilization [juːtilaiˈzeiʃən] *n.* 使(利,应)用·utilisation factor 利用率(系数,因素)

utilise, utilize [ˈjuːtilaiz] *v.* 使(利,应)用

utricle [ˈjuːtrikl] *n.* 胞果

U-tube U 形管

UV(**ultraviolet** [ˌʌltrəˈvaiəlit]) *n.* 紫外(线)的

UV-absorbance detector 紫外吸收检测器

UV-absorption cell 紫外吸收池

UV cutoff 无紫外吸收

UV-differential refraction detector 紫外差示折光检测器

UV-lamp 紫外灯

UV-scanner 紫外扫描仪

UV spectrum 紫外光谱

UV-vis array detector 紫外 - 可见阵列检测器

UV-visible absorbance detector 紫外 - 可见吸收检测器

V

vacancy [ˈveikənsi] *n.* 空位·electron vacancy 电子空位

vacant [ˈveikənt] *a.* 空着的，未被占有的

vacant element 空位元素

vacant site 空位

vacant state 空态，未满态

Vaccaria (拉)*n.* 王不留行属，麦蓝菜属

Vaccariae Semen (拉) 王不留行

vaccarin *n.* 王不留行黄酮苷

vaccin(e) [ˈvæksi:n] *n.* 疫苗

vacuum [ˈvækjuəm] (*pl.* vacuums, vacua [ˈvækjuə]) *n. a.* 真空(的)·high(perfect) vacuum 高真空/low(coarse) vacuum 低真空

vacuum degree 真空度 *Vacuum degree should meet the instrument requirement. 真空度应符合仪器使用要求。

vacuum desiccator 真空干燥器，减压干燥器

vacuum drier 真空干燥器

vacuum drying 真空干燥

vacuum drying oven 真空干燥箱

vacuum filter 吸滤器，真空过滤器

vacuum gauge/meter 真空计

vacuum pump 真空泵

vacuum seal 真空密封

vacuum system 真空系统

vacuum tightness 真空度

vacuum ultraviolet 真空紫外

vacuum ultraviolet spectral region 真空紫外光谱区

vaginal tablets [vəˈdʒainəl] 阴道片

vague [veig] *a.* 不明白的，不清楚的，模糊的

vaguely [ˈveigli] *ad.* 不清楚地

valence [ˈveiləns] *n.* 价，原子价，效价·coor-dination valence 配位价

valence analysis 价态分析

valence electron 价电子

valence number 化合(电子)价数

valence shell 价电子层

valency [ˈveilənsi] (= valence) *n.* 价，原子价，效价

valent [ˈveilənt] *a.* (化合)价的

valent weight 当量

valepotriate *n.* 缬草三酯

valeraldehyde [væləˈrældihaid] *n.* 戊醛

valerene [ˈvæləri:n] *n.* 戊烯

Valerian [vəˈli(ə)riən] (新)*n.* 缬草

Valeriana (拉)*n.* 缬草属

Valerianae Jatamansi Rhizoma et Radix 蜘蛛香

valerianic acid [vəˌliəriˈænik] 戊酸

valid [ˈvælid] *a.* 有法律效力的，真实的，正确的

validate [ˈvælideit] *v.* 使合法化(生效)，使验(认)证合格

validated [ˈvælideitid] *a.* 验证合格的

validated items 验证条款

validated limits 验证范围

validated process 认证程序

VALIDATION *n.* (HPLC 显示屏中)认证功能组

validation [ˌvæliˈdeiʃən] *n.* 认(验)证，证实 *The validation of an analytical procedure is process of confirming that analytical procedure employed for a test of pharmaceutical is suitable for its intended use. 分析过程的验证是确保用于药学试验步骤是适合于预计应用的过程。

validation protocols 验证方案(草案)

validation standard 验证(评估)标准

validation support group(ICH) 认证功能组

validation test 方法验证试验

validity [vəˈliditi] *n.* 有效(真实,合法)性

valine [ˈvæli:n] *n.* 缬氨酸

valley [ˈvæli] *n.*(山)谷,(曲线的)凹部,最小值

valley point 谷值点

Vallicepobufagin [vəˌlisepəuˈbju:fədʒin] (医) *n.* 蟾酥

value [ˈvælju:] *n.* 数值·absolute value 绝对值 /approximate value 近似值 /average value 平均值 /critical value 临界值 /expectation value 期待值 /given value 已知值 / in the value-selective range 在取值范围内 /the mean value of the 3 readings 三次读数平均值 /measured value 测定值 /root-mean-square value 均方根值 /trial value 试验值 /undetermined value 未定值 /unsuitable value 不适合值

value of A(1%,1cm) 吸收系数($E_{1cm}^{1\%}$)

value of expectation 期望值

value of quantity 量值

valve [ˈvælv] *n.* 阀,瓣(膜)·cut into two valves 切成两瓣 ·adjusting valve 调节阀 /angle valve 角阀 /non-return valve 逆止阀 /safety valve 安全阀 /three way valve 三通阀

valve equipment 阀装置

valve body 阀体

valve head 阀头

valve in 单向阀入口

valve leakage 阀漏失

valve loop 阀环,定量环

valve out 单向阀出口

valve stem 阀杆

Van der Waals force 范德华力

vanadate [ˈvænədeit] *n.* 钒酸盐

vanadic acid [vəˈnædik] 钒酸

vanadium [vəˈneidjəm] *n.* 钒(V)

vanilla [vəˈnilə] *n.* 香草,香子兰

Vanilla (拉) *n.* 香草属

vanillic acid [vəˈnilik] 香草酸

vanillic essence 香草香精

vanillin [ˈvænilin] *n.* 香草醛,香兰素

vapo(u)r [ˈve(i)pə] *n.* 蒸汽

vapor distillation 蒸汽蒸馏

vapor(-)liquid equilibrium 气 - 液平衡

vapor phase 气相

vapor phase hydrolysis(ICH) 气相水解

vapor pressure 蒸汽压

vapo(u)risation, vapo(u)rization [veipərai-ˈzeiʃən] *n.* 汽化(蒸发)作用

vaporisation chamber 汽化室

vapo(u)rise, vapo(u)rize [ˈveipəraiz] *v.* 使汽化(蒸发)

vapo(u)rizer [veipəˈraizə] *n.* 汽化器

variability [vɛəriəˈbiliti] *n.* 变化性,易变性

variable [ˈvɛəriəbl] *a.* 易变的,不定的 *n.* 变量,易变物·dependent variable 因变量 / independent variable 自变量 *The determined response signal is used as a dependent variable of analyte's concentration to draw a graph. 将测定的反应信号作为被测物浓度的因变量作图。

variable factor 可变因数,可变系数

variable gap 可变狭缝(间隙)

variance [ˈvɛəriəns] *n.* 变化,差异,方差

variance analysis 方差分析

variance ratio 方差比

variant [ˈvɛəriənt] *a.* 不同的,变异的 *n.* 变异体,变型,变种

variant sequences 变异序列

variation [vɛəriˈeiʃən] *n.* 差异,变异

variety [vəˈraiəti] *n.* 多种多样,变种

vary [ˈvɛəri] *v.* 使变化(不同)·vary with... 随…而变

varying [ˈvɛəriŋ] *a.* 变化的,不定的·varying in length(药材) 长短不一 /varying in length and width 长宽不一 /varying in size (药材)大小不等

vascular [ˈvæskjulə] *a.* 维管束的

vascular bundle 维管束

vascular bundle trace 维管束迹(痕)

vasculum [ˈvæskjuləm] (vascula [ˈvæskjulə], vasculas) *n.* 小(脉)管

vaselin(e) [ˈvæsili:n] ′*n.* 凡士林

vector [ˈvekə] *n.* 矢量,媒介

vector sum 矢量和·vector sum of electrophoretic mobility and electroosmotic mobility 电泳速度和电渗速度矢量和

vegetable [ˈvedʒitəbl] *n.* 植物,蔬菜

vegetable oil 植物油

vegetative [ˈvedʒitətiv] *a.* 植物的,有生长力的,促进植物生长的

vehicle [ˈvi:ikl] *n.* 车辆,载体,赋形剂,溶剂 ·soluble in aqueous vehicle 溶于水的赋形剂

vein [vein] *n.* 静脉,叶脉· administered in vein 静脉注射 /vein on lower surface prominent 叶脉在下表面突起处

vein-islet 叶岛(叶脉中最微细的部分所包围的叶肉单位为一个叶岛)

vein-islet number 每平方毫米面积中的叶岛数

veins parallel 平行脉

veins reticulate 叶脉网状

veinlet [ˈveinlit] *n.* 细叶脉,细脉纹,小翅脉,小静脉

velamen [viˈleimən] (*pl.* velamina [viˈlæminə]) *n.* 被膜,根被(皮)

velocity [viˈlɔsiti] *n.* 速度,速率

venation [vi:ˈneiʃən] *n.* 叶脉,脉络·dichotomous venation 分叉脉序 /netted venation 网状脉序 /parallel venation 平行脉序

venenum [viˈni:nəm] (*pl.* venena [viˈni:nə]) (拉)*n.* 毒物

Venenum Bufonis (拉)蟾酥

venom [ˈvenəm, ˈvɛnəm] *n.* (毒蛇、蜘蛛、蟾蜍的)毒液,毒物 *v.* 放毒

venomous [ˈvenəməs] *a.* 有毒腺的,分泌毒液的,致死的

venous [ˈvi:nəs] *a.* 静脉的,脉络的

vent [vent] *n.* 通道,出口,通风口 *v.* 排出,放空

venter [ˈventə] *n.* 腹部

ventilate [ˈventileit] *v.* 使通风(换气)

ventilated [ˈventileitid] *a.* 通风的,有换气装置的

ventilation [ˌventiˈleiʃən] *n.* 通风 ·artificial ventilation 人工通风

ventilator [ˈventileitə] *n.* 通风橱 ·perform the experiment in the ventilator 在通风橱内做这项实验

ventral [ˈventrəl] *a.* 腹面的,前侧的

ventral suture 腹缝线

verbascoside *n.* 毛蕊花糖苷

Verbena (拉)*n.* 马鞭草属

Verbenae Herba (拉)马鞭草

verification [ˌverifiˈkeiʃən] *n.* 确证,校验,复核,鉴定 ·structure verification 结构确证·one third for verification 1/3 供复核用

verified [ˈverifaid] *a.* 验证的,复核的,实验证明的 *The method should be verified to ensure that adopted method is suitable for test of product. 方法应该验证以确保采用方法适用于对产品的试验。

verify [ˈverifai] *v.* 验证,复核,查对,鉴定

verify the result 查对结果

verify the coding sequence 验证编码顺序

verify the physical state of the expression construct 验证表达载体的物理状态

vermiculite [vəːˈmikjulait] *n.* 蛭石(隔热材料)

Vermiculite Schist seu Hydrobiotite Schist (药材学)金礞石

vermil(l)ion [vəˈmiljən] (新)*n.* 辰(朱)砂 *a.* 朱红色的 *v.* 染成朱红色

vernier [ˈvəːnjə] *n.* 游标尺 *a.* 测微的,微调的

vernier cal(l)iper 游标尺,卡尺

vernier cursor 游标尺

vernier division 游标刻度

vernier scale 游标尺

versatile [ˈvəːsətail] *a.* 万能的,通用的,多才多艺的

version [ˈvəːʃən] *n.* 译本,版本,一种特别形式,某种特别式样· a version of the solvent specifically 一种专用溶剂

version number of control program 控制程

序版本号

versus [ˈvəːsəs] *prep.* 与…对抗，与…成曲线关系 *Lot the log of the observed absorbance versus the log of the wavelength. 作吸收度的对数值与波长对数值曲线。

vertebra [ˈvəːtibrə] (*pl.* vertebrae [ˈvəːtibriː]) *n.* 脊椎

vertebral [ˈvəːtibrəl] *a.* 脊椎的

vertical [ˈvəːtikəl] *a.* 垂直的，直立的·in vertical direction 按垂直方向

vertical development 上行展开

vertical-view ICP light source 垂直观察电感耦合等离子体光源

verticillaster [ˌvəːtisiˈlæstə] *n.* 轮(状聚)伞花序

verticillate [vəːˈtisil(e)it] *a.* (叶)轮生的

very [ˈveri] *ad.* 很，非常，极其

very coarse (药粉等)最粗的

very fine 极细的

very hygroscopic 极易吸潮(潮解)的

very poisonous 大毒

very slightly soluble 极微溶解

very soluble(in) 极易溶解

vesicle [ˈvesikl] *n.* 泡，囊

Vespa (拉) *n.* 胡蜂属

Vespae Nidus (拉) 蜂房

vespertilionid [ˌvespəˈtiliənid] *n.* 蝙蝠

vessel [ˈvesl] *n.* 容器，(植物的)导管，(动物的)血管·pitted vessel 孔纹导管 /reticulate vessel 网纹导管 /scalariform vessel 梯纹导管 /spiral vessel 螺纹导管 /vessels dense near the cambium and lessen inward 在形成层附近导管密集，向内渐少

veterinary [ˈvetərinəri] *n. a.* 兽医(学)(的)

via [ˈvaiə] *prep.* 通过，借助于 *All parts are connected via ground glass joint. 所有部件用磨口玻璃连接。

viability [vaiəˈbiliti] *n.* 生存能力

viable [ˈvaiəbl] *a.* 能生存的，活的

viable cell 活细胞

viable microorganisms counting 存活菌数测定

vial [ˈvaiəl] *n.* (装药的)小玻璃瓶

vial holder 瓶架

vial holder hole 瓶架孔

vibrate [vaiˈbreit, ˈvaibreit] *v.* 振动，振荡，摇摆

vibrating [vaiˈbreitiŋ] *n.* 振动(荡)

vibrating screen(sieve) 振动筛

vibration [vaiˈbreiʃən] *n.* 振动(作用)

vibrational [vaibˈreiʃənl] *a.* 振动的

Vicia [ˈviʃiə] (拉) *n.* 蚕豆属

vicinal [ˈvisinəl] *a.* 邻近的，邻位的

vicinal coupling 邻(位)偶(合)

vicinal effect 邻位效应

vicinity [viˈsiniti] *n.* 附近，近处·in the vicinity of 大约，在附近 /in close vicinity to 紧挨着 /no fire in vicinity 附近无火源 *Use of open flames in the vicinity of the equipment must be strictly prohibited. 严禁在该设备附近使用开放性火源。

vicious [ˈviʃəs] *a.* 凶险的，恶性的·vicious tumor 恶性肿瘤

Vietnamese [ˌvjetnəˈmiːz] *a.* 越南的，越南人的

Vietnamese Sophora Root 山豆根

view [vjuː] *v.* 看，观测(察)，检查·view down 向下观察 /view from the front of the unit 从仪器单元正面看·in view 看得见的地方，被考虑，被期待 / in view of 鉴于，考虑到，指望 *View down vertical axis of the cylinders against a white background. 在白背景(从比色管)自上向下垂直检视。/ View vertically against a piece of white paper, the color of the tet solution should not be deeper than that of the reference solution. 于白纸上垂直观察，供试液颜色不得比对照液颜色更深。

Vigna (拉) *n.* 豇豆属

Vignae Semen (拉) 赤小豆

vigo(u)r [ˈvigə] *n.* 强力，活力

vigorous [ˈvigərəs] *a.* 强力的，猛烈的

vigorously [ˈvigərəsli] *ad.* 强力地，猛烈地

villiferous [viˈlifərəs] *a.* 有绒毛的

villiform [ˈvilifɔ:m] n. 绒毛状,长柔毛状

villous [ˈviləs] a. 覆有一层绒毛的,(植物)有长茸毛的

Villous Amomum Fruit 砂仁

vine [vain] n. 藤,蔓

vinegar [ˈvinigə] n. 醋·rice vinegar 米醋

vinifera [vaiˈnifərə] n. a. 酿酒葡萄(的)

vinometer [vaiˈnɔmitə] n. 乙醇比重计

vinyl [ˈvainil] n. 乙烯基

vinylbenzene [ˌvinilˈbenzi:n] n. 苯乙烯,乙烯基苯

Viola [ˈvaiələ] (拉) n. 堇菜属

Violae Herba (拉) 紫花地丁

violence [ˈvaiələns] n. 猛烈(性),激烈·with violence 猛烈地

violent [ˈvaiələnt] a. 猛烈的,强烈的

violet [ˈvaiəlit] n. a. 紫色(的)

viral [ˈvairəl] a. 病毒的

viral clearance study 病毒清除研究

viral contamination 病毒污染

viral genome 病毒基因组

viral infectivity 病毒感染性

viral safety evaluation(ICH) 病毒安全评估

viral vaccine 病毒疫苗

virgate [ˈvə:ɡ(e)it] a. 多直细枝的,帚状的

Virgate Wormwood Herb 茵陈

virid [ˈvirid] a. 青绿色的,翠绿色的

viridous [ˈviridəs] a. 带绿色的

virologic(al) [ˌvaiərəˈlɔdʒik(əl)] a. 病毒学的

virology [ˌvaiəˈrɔlədʒi] n. 病毒学

virtual [ˈvə:tjuəl] a. 实际(上)的

virucidal [ˌvaiərəˈsaidl] a. 杀病毒的

virucidal buffer 杀病毒缓冲剂

virucide [ˈvaiərəsaid] n. 杀病毒剂

virus [ˈvaiərəs] n. 病毒·endogenous virus 内源性病毒 /adventitious virus 外源性病毒

virus load 病毒浓度

virus sequences 病毒序列

virus titer 病毒滴度

Visci Herba (拉) 槲寄生

viscid [ˈvisid] a. 黏性的,稠厚的,半流体的

viscose [ˈviskəus] n. 黏胶(丝) a. 黏胶(滞)的

viscosimeter [viskəuˈsimitə] n. 黏度(测定)计

viscosity [visˈkɔsiti] n. 黏度,黏性

viscosity coefficient 黏度系数

viscous [ˈviskəs] a. 黏性的

viscous fluid 黏性流体

Viscum (拉) n. 槲寄生属

viscus [ˈviskəs] (pl. viscera [ˈvisərə]) n. 内脏

visible [ˈvizəbl] a. 可见的,明显的

visible light 可见光·detect under visible light 在日光下检视

visible particles 可见粒子,可见异物

visible particle test 可见微粒检查,可见异物检查

visible ray 可见光线

visible region 可见(光)区

visible spectrum 可见光谱

visible to naked eyes 用肉眼观察

visible wavelength 可见波长

vision [ˈviʒən] n. 视线(力,觉),观测,看见

vision after correcting defects 矫正视力

visual [ˈvizjuəl] a. 目视的,直观的,看得见的

visual appearance 外观

visual colorimetry 目视比色法

visual detection 目测

visual evaluation 直观评价

visual field 视野,视场

visual method 目测法

visual test 目视检查

visualization [ˈvizjuəlaiˈzeiʃən] n. 目测,肉眼检验,显色

visualization device 显色装置

visualize [ˈvizjuəlaiz] v. 肉眼检验,观察,目测

visualizing [ˈvizjuəlaiziŋ] n. 肉眼观察,显色

visualizing reagent 显色剂

visually [ˈvizjuəli] ad. 看得见地,视觉上地

vitamin(e) [ˈv(a)itəmin] n. 维生素

Vitex (拉) n. 牡荆属

Vitex Oil (拉) 牡荆油

vitexicarpin n. 蔓荆子黄素

vitexin n. 牡荆苷

vitexin-2'-O-rhamnoside *n.* 牡荆素鼠李糖苷

Viticis Negundo Folium (拉)牡荆叶

Viticis Fructus (拉)蔓荆子

Vitis ［'vaitis］(拉)*n.* 葡萄属

vitriol ［'vitriəl］ *n.* 矾

vitro (拉)·in vitro 在体外,在试管内

vitta ［'vitə］(*pl.* vittae ［'viti:］)*n.* (伞形科果实的)油管

vivarium ［vai'vɛəriəm］(*pl.* vivaria) *n.* 动(植)物园,生态饲养园

vivid ［'vivid］ *a.* 光(色)强烈的,鲜艳的,光亮的

Vladimiria (拉)*n.* 川木香属

Vladimiriae Radix (拉)川木香

void ［vɔid］ *a.* 空的,无占用的 *n.* 孔隙,空洞

void column 空柱

void content 有空度,气孔率

void distribution 孔隙分布

void ratio 空隙比,空隙率

void time 死时间

void volume 空体积,水外体积

volatile ［'vɔlətail］ *a.* 挥发(性)的

volatile ether extractives 挥发性醚浸出物

volatile oil 挥发油

volatile oil determination apparatus 挥发油测定器

volatile oil determination tube 挥发油测定管

volatilization ［vɔˌlætilai'zeiʃne］ *n.* 挥发

volatilize, volatilise ［vɔ'lætilaiz］ *v.* (使)挥发,挥去

volatilize on exposure to air 露置空气中挥发

volatilize with steam 随水蒸气挥发

volt ［vəult］ *n.* 伏特(电压单位)

voltage ［'vəultidʒ］ *n.* 电压,电位差,伏特数

voltage adjuster 电压调节器

voltage drift 电压漂移

voltage drop 电压降

voltage fluctuation 电压波动

voltage regulator 电压调节器

voltage selector 电压选择器

voltage stabilizer 稳压器

voltammeter ［ˌvəult'æmitə］ *n.* 伏安计

voltmeter ［'vəultmi:tə］ *n.* 电压计,伏特计

volume ［'vɔljum］ *n.* 体积,容积·an equal volume 等体积

volume constriction 体积收缩

volume dilatation/expansion 体积膨胀

volume expansivity 体膨胀系数

volume of column-external liquid 柱外(液体)体积,死体积

volume parts per million 容量的百万分之一

volume per cent(vol%) 容量百分数

volume ratio 容积比,体积比

volumetric(al) ［ˌvɔlju'metrik(əl)］ *a.* 容量(分析)的,体积的

volumetric cylinder 量筒

volumetric determination 容量测定

volumetric flask(=measuring flask) 量瓶

volumetric glass 量器

volumetric molar concentration 容量摩尔浓度

volumetric pipette 移液管

volumetric precipitation method 沉淀滴定法

volumetric solution(VS) 滴定液

volumetric utensil 容量测定器具

volumetry ［vɔ'lju:mitri］ *n.* 容量分析(法)

voluntary ［'vɔləntəri］ *a.* 自愿的

voluntary marketing application withdrawal 自愿撤销上市申请

vortex ［'vɔ:teks］(*pl.* vortexes, vortices ［'vɔ:tisi:z］)*n.* 涡流,旋涡

vortex mixer 旋涡混合器

vulneraria *n.* 创伤药

vycor ［'vaikɔ:］ *n.* 石英玻璃

wad [wɔd] *n.* 填料,填装器,(一)叠(束,卷) *v.* 填,塞

wafer [ˈweifə] *n.* 薄片,晶片,糯米纸 *v.* 压成薄片

wafer method 压片法

wag [wæg] *n. v.* 摆动

wagging [ˈwægiŋ] *n.* 摆动

walk [wɔ:k] *n. v.* 步行,移动

walking [ˈwɔ:kiŋ] *n.* 步行,移动 *a.* 移动式的,可移动的

walking leg 步足

wall [wɔ:l] *n.* (细胞)壁·inner wall 内壁 / lateral wall 侧壁 /primary wall 初生壁 / secondary wall 次生壁 / N with a wall of 2mm in thickness N 壁厚 2mm

walnut [ˈwɔ(:)lnət, ˈwɔ:lnʌt] *n.* 胡(核)桃,核桃树

warm [wɔ:m] *n.* 温暖 *a.* 温的 *v.* 使热,升温

warm in a water bath 在水浴中加热

warm on a water bath 在水浴上加热 *Warm on a water bath while shaking well until the odor of chloroform is no longer perceptible. 在水浴上加热,并充分振摇,直至不再有氯仿味为止。

warm up temperature control 升温控制

warm up time 升温(预热)时间

warm water 温水

warn [wɔ:n] *v.* (发出)警告,预先通知

warning [ˈwɔ:niŋ] *n.* 警告,前兆,预先通知 *a.* 警(预)告的

warning sticker (仪器和张贴的)警告标签

warp [wɔ:p] *n. v.* 反卷,弯翘

warranty [ˈwɔrənti] *n.* 保证(书),授权,批准 ·to give sb. a warranty of quality for

sth. 向某人保证某物的质量

warranty period 保用期,保证期

wart [wɔ:t] *n.* 疣,树疣,木节

wart-like 疣状的

warty *a.* 疣状的

wash [wɔʃ] *v. n.* 洗 *Wash the container with 30ml of water in portions. 用水 30ml 分次洗涤容器。/Wash the container with a small quantity of solvent for several times. 用少量溶剂洗涤容器数次。/Wash the flask wall with ethanol. 用乙醇冲洗瓶壁。

wash bottle 洗瓶

wash briefly 略洗

wash clean 洗净

washer [ˈwɔʃə] *n.* 洗涤器,垫圈

washing [ˈwɔʃiŋ] *n.* 洗液,洗涤·combine washings 合并洗液 /discard the washing 弃去洗液

washing agent 洗涤剂

washing flow line (HPLC) 冲洗流路

washing loss 洗涤损失

washing off 洗去,冲出

washing operation 冲洗操作

washing pump 清洗泵

washing quickly (炮制中水流较高的冲洗)抢水洗

washing tube assembly 冲洗管组件

wasp [wɔsp] *n.* 胡蜂,黄蜂

waste [we(i)st] *v. n.* 浪费,消耗 *a.* 无用的

waste container 废液瓶

waste disposal 废液处理

waste fluid/liquid 废液

waste gas 废气

waste liquid container 废液瓶,废液容器

waste treatment 废物处理

waste water 废水

wasteful ['we(i)stful] a. 废弃的，浪费的，不经济的

watch [wɔtʃ] n. 钟，表 v. 观测，注意

watch glass 表玻璃，表皿·covered wth a watch glass 盖上表玻璃

water ['wɔ(:)tə] n. 水 v. 加水，给水·drinking water 饮用水 /natural water 天然水 /purified water 纯(化)水 /sterile water for injection 灭菌注射用水 /water for injection 注射用水

water absorbing capacity 吸水量

water absorption （日）(琼脂等)吸水量

water and volatile matter 水分与挥发物

water bath 水浴

water bath with regulator 调温水浴

water content 含水率(量)

water extract 水浸膏

water for injection 注射用水

water for pharmaceutical purposes 制药用水

water hardness 水的硬度

water-honeyed 水蜜制的

water-honeyed pills 水蜜丸

water-in oil creams 油包水的乳膏

water insoluble matter 水(中)不溶物，水不溶物质

water layer 水层

water of constitution 化合水，结构水

water of crystallization 结晶水·losses water of crystallization 失去结晶水

water of hygroscopicity 吸湿水

water quality analysis 水质分析

water purification 水净化

water quality criteria 水质标准

water-rich product 含水多的产品

water softening 水(质)软化

water saturated with butanol 正丁醇饱和水

water-soluble bases 水溶性基质

water-soluble extractive 水溶性浸出物

water(-) soluble phenol 水溶性酚类

water soluble pigment 水溶性色素

water solubility of solvent 溶剂的水溶性

water soluble gels 水性凝胶

water spray rotation method （水丸的）泛制法

watered ['wɔ(:)təd] a. 水制的，供以水的

watered pills 水丸

watt [wɔt] n. 瓦特(电功率单位)·at 500 watt 在 500 瓦

watt consumption 功率消耗

watt loss 功率损耗

wattage ['wɔtidʒ] n. 瓦特数

wave [weiv] n. 波

wave filter 滤波器

wave form 波形

wave height 波高

wave-number 波数

wavelength ['weivleŋθ] n. 波长·the cut–off wavelength 截止波长 *The wavelength of detector is 250nm. 检测波长是 250 nm。

wavelength interval 波长间隔

wavelength region 波长范围

wavy ['weivi] a. 波状的，起伏的，摇摆的，不稳定的

wax [wæks] n. 蜡 v. 涂蜡

wax pills 蜡丸

waxy ['wæksi] a. 蜡状的

way [wei] n. 路(线，径，途，程)，通路，方式，立法·light way 光路

way of sample applying 点样方法

weak [wi:k] a. 弱的，淡薄的

weak acid 弱酸

weak acid type ion exchange resin 弱酸型离子交换树脂

weak base 弱碱

weak base type ion exchange resin 弱碱型离子交换树脂

weak electrolyte 弱电解质

weak machine 小功率机器

weakly ['wi:kli] ad. 弱地

weakly acidic cation exchange resin 弱酸性阳离子交换树脂

weakly basic anion exchange resin 弱碱性

阴离子交换树脂

wear [wɛə] *n. v.* 穿,戴,磨损·wear anti-static clothing and shoes 穿抗静电的衣服和鞋子

weave [wi:v] *v. n.* 编,织,摆动

weaving ['wi:viŋ] *n.* 编织·non-weaving cloth 无纺布

web [web] *n.* 网膜,网状物 *v.*(使)成网状

wedelolactone *n.* 蟛蜞菊内酯

wedge [wedʒ] *n.* 楔形(物,体)

wedged [wedʒid] *a.* 楔形的 *v.* 楔入,挤进

wedged chromatography 楔形色谱法

weed [wi:d] *n.* 野(杂)草 *v.* 除草

weeping ['wi:piŋ] *n.* 分泌,渗出 *a.* 垂下的,垂枝的,滴水的

Weeping Forsythia Capsule 连翘

Weeping Forsythia Extract 连翘提取物

weigh [wei] *v.n.* 称定,称量 *Weigh indicates that an accuracy of measurement being made to 1%. 称定是指称取重量应准确至所取重量的百分之一。/Weigh separately 10 portions, each of 10 pills. 称取样品 10 份,每份 10 丸。

weigh accurately 精密称定 *Weigh accurately indicates that the precision of measurement should be made to an accuracy of 0.1%. 精密称定系指称取应准确至所取重量的千分之一。/Weigh accurately 20 tablets, with coating removed. 取本品 20 片,除去糖衣,精密称定。/Weigh accurately to nearest 0.005g. 精密称定,准确至 0.005g。

weigh out 称取

weighing ['weiiŋ] *n.* 称量

weighing bottle 称瓶

weighing capacity (天平的)最大称量

weighing scoop 称量勺

weight [weit] *n.* 重量,砝码·a weight of specified mass 规定质量的砝码

weight in wet base 湿重

weight loss on drying 干燥失重

weight mole concentration 重量摩尔浓度

weight variation 重量差异

weight variation limit 重量差异限度 *The weight variation limit should be within ±10%. 重量差异限度应在 10% 之内。

weights [weits] *n.* 砝码

weights and measures 度量衡

well [wel] *n.* 凹下部分,孔,井 *a.ad.* 完全的(地),充分的(地)

well-characterized procedure(ICH) 具有良好特性的方法,成熟的方法

well closed 密闭

well-defined 定义明确的,轮廓分明的

well-defined testing program 确定的试验项目

well-founded 基础牢固的,有充分根据的

well-marked (标记)明显的

well-ventilated 通风良好的

Wenyujin Concise Rhizome 片姜黄

Wenyujin Rhizoma Concisum (拉)片姜黄

Western Fruit 西青果

Westphal ['westfa:l] *n.* 韦斯特法尔

Westphal balance 韦斯特法尔比重秤,韦氏比重秤

wet [wet] *a.* 湿(式)的 *v.* 弄湿,湿润·in wet way(柱色谱)以湿法

wet and dry bulb hygrometer 干湿球湿度计

wet and dry bulb thermometer 干湿球温度计

wet and dry bulb thermomctry 干湿球温度测定法

wet bulb temperature 湿球温度

wet column packing 湿法柱填充

wet filling 湿法填装

wet filling packing technique 湿法填装技术

wet grinding 湿法研磨

wet packing method 湿装柱法

wettability [wetə'biliti] *n.* 可湿性

wettable ['wetəbl] *a.* 可湿的

wetted ['wetid] *a.* 弄湿的 ·wetted with... 用…弄湿的

wetted uniformly 均匀湿润

wetting ['wetiŋ] *n.* 湿润,浸润 *a.* 湿润的

wetting agent 湿润剂

wetting weight 湿重

wheat [(h)wi:t] *n.* 小麦

wheat ear 麦穗（夏枯草的形状）

wheat starch（ICH）小麦淀粉

whenever [hwen'evə] *conj.* 不论何时，每逢 *Ignite gently and keep 10 minutes whenever the temperature is raised for 100℃。缓慢炽灼，温度每上升 100℃时，保持 10 分钟。

whichever [(h)witʃ'evə] *conj.* 无论哪个 *100ml or 4 containers，whichever is the greater. 无论哪个，在 100ml 或 4 瓶中（取）其中容量大的那份。

whip [(h)wip] *v.* 抽（打），搅起泡沫 *n.* 鞭·whip-shaped 抽皱形的

whirl [(h)wə:l] *v.* 快速旋转 *n.* 旋转物

whirlpool ['(h)wə:lpu:l] *n.* 旋涡，涡流 *Whirlpool calms down. 旋涡平静，旋涡平复。

white [(h)wait] *a.* 白色的

White Arsenic 砒霜

White Hyacinth Bean 白扁豆

white light 白光

White Mulberry Root-bark 桑白皮

white neck （地龙的）白颈（即生殖带）

White Peony Root 白芍

White Pepper 白胡椒

white phosphorus 白磷

white plasters 白膏药

white porcelain plate 白瓷板

whitish ['(h)waitiʃ] *a.* 稍白的，略有白色的

whole [həul] *a.* 全部的，整个的，完整的·the whole field of view 全视野

whole blood 全血

whole contract 整体收缩

whorl [wə:l] *n.* （植物学）轮生体，排列成环·arranged one whorl 排成一轮

whorled [(h)wə:ld] *a.* （叶）轮生的·leaves whorled 叶轮生

wick [wik] *n.* 芯子

wicking ['wikiŋ] *n.* 毛细作用

wicking action 毛细作用

wicking height 毛细升高值

wide [waid] *a.* 宽的，广的

wide mouth bottle 广口瓶

wide mouth bottle with ground stopper 带磨塞广口瓶

wide-neck bottle 广口瓶

width [widθ] *n.* 宽（广，幅）度

wild [waild] *a.* 野生的

Wild Buckwheat Rhizome （药材学）金荞麦

Wild Carrot Fruit 南鹤虱

Wild Chrysanthemum Flower 野菊花

Wild Ginseng 野山参

wild musk deer （产麝香的）野麝

Wild Papaya 野木瓜

willow ['wiləu] *n.* 柳树

Willowleaf Swallowwort Rhizome 白前

Wilson Buckeye Seed ['wilsn] （药材学）娑罗子

wind [waind] *v.* 缠绕·wind up into masses 缠绕成团

wind [wind] *n.* 风 *v.* （使）通风，（使）吹干

wind current 气流

wind speed 风速

windage ['windidʒ] *n.* 空气阻力

Windflower ['windflauə] （新）*n.* （五叶）银莲花

wing [wiŋ] *n.* 翅膀

winged [wiŋd] *a.* 有翼的

Winged Yam Rhizome （药材学）山药

wingless ['wiŋlis] *a.* 无翅的

Wingedtooth Laggera Leaf 臭灵丹草

winnow ['winəu] *v.* 扬（煽）去米糠，簸（谷）；鉴别

winnow the false from the true 鉴别真伪，去伪存真

wintergreen ['wintə,gri:n] *n.* 冬青树

wintergreen oil 冬青油

wipe [waip] *v. n.* 擦，拭·wipe away 擦掉，擦干净 /wipe N clean 把 N 擦干净 /wipe N dry 把 N 擦干 /wipe M off N 把 M 从 N 上擦去 /wipe out 把…从内部擦洗，去除 /wipe up 擦干净，擦掉 *Wipe plunger clean with a lint-free tissue. 用无毛绒纸擦净（注射器）柱塞。/Wipe the exterior of container dry. 将容器外面擦干。

wiping ['waipiŋ] *n.* 擦,拭

wire ['waiə] *n.* 金属线,电线 *v.* 给…接线

wire gauze (测崩解时限的)筛网

wire gauze with asbestos 铁丝石棉网

wire weight 线状砝码,丝码

wireless ['waiəlis] *a.* 无线的

wiring ['waiəriŋ] *n.* 线路,电路,导线,给…布线

wiring diagram 线路图

wiry ['waiəri] *a.* 金属线丝的,坚硬的

with [wið, wiθ] *prep.* 用,带有,在…情况下·with ammonia odor smelled 带有氨臭 *Macerate the powder with 70% ethanol for 2 hours. 取粉末,用 70% 乙醇浸渍 2 小时。/Press "Enter" button with the pump stopped. 在泵停止的情况下按"Enter"按钮。

withdraw [wið'drɔː] *v.* 取消,停止服药,取出,分开·withdraw stirrer 取出搅拌器

withdrawl [wið'drɔːəl] *n.* 取消,停止服药,取出,分开 *Withdrawal of the drug when there is skin allergy. 皮肤过敏时,停止服药。

wither ['wiðə] *v.* 枯萎,干枯,凋谢(up)

withered ['wiðəd] *a.* 枯萎的,干枯的,凋谢的

withered stem 老茎

wltherlng ['wiðəriŋ] *a.* (使)枯萎(凋谢)的

withhold [wið'həuld] *v.* 不给,拒绝给予

withhold food 禁止(停止)供给食物

within [wi'ðin] *prep.* 不超过,在…范围内

within assay variation 测定内的变异

within laboratory error 实验室内误差

without [wi'ðaut] *prep.* 没有

withstand [wið'stænd] *v.* 抵抗,经得起,耐得住 *The preparations should be hard enough to withstand handling or packing without deformation. 制剂应足以坚硬以抵抗运输或包装时变形。

withstand heat and pressure 耐热耐压

withstand test 耐受性试验

woad [wəud] *n.* 菘蓝,菘(靛)蓝染料

wogonin ['wəgonin] *n.* 汉黄芩素,次黄芩素

wolframium [wul'fre(i)miəm] *n.* 钨(W)

wood [wud] *n.* 木质,木材 ·whitish in wood 木部类白色 /yellowish in wood 木部黄色

wood fibres 木纤维

wood gum 树胶

wood oil 桐油

wood ray cell 木射线细胞

wood tar 木焦油

woody ['wudi] *a.* 木化的,木质的

woody fibre 木纤维

woody stem 木质茎

woody tissue 木化组织

wool [wul] *n.* 羊毛,纤维·cotton wool 脱脂棉

wool fat 羊毛脂

wool(1)y ['wuli] *a.* 羊毛状的,软的,绵状的

work [wəːk] *v.* 工作,劳动,操作 *The machine works smoothly. 机器运转正常。

work hours 工时

working ['wəːkiŋ] *n.* 操作,作业,处理·off line working 离线工作(站)/on line working 在线工作(站)

working bench 工作台

working capacity of column 柱工作容量

working cell bank 工作细胞库,生产细胞库

working curve 工作曲线

working instruction 操作规程,工作细则

worklng shlft 劳动班次

workload [wəːkləud] *n.* 工作负荷(量)

world health organization [wəːld] (WHO) 世界卫生组织

worm [wəːm] *n.* 蠕虫,蚯蚓,螺纹 *v.* 蠕动 *a.* 蛇形的·condensing worm 冷凝蛇管

wormkiller ['wəːmkilə] *n.* 杀虫剂

wormwood ['wəːmwud] *n.* 蒿,苦艾,茵陈

wort [wəːt] *n.* 野草,草本植物

wound [wuːnd] *n.* 创伤,伤口·open wound 开放性伤口

wrap [ræp] *v.* 包,裹 *n.* 外壳,(包裹物的)一层

wrap in a sheet of filter paper 包于滤纸中,用滤纸包裹

wrap in β-cyclodextrin β-环糊精包合

wrench [rentʃ, rɛntʃ] *n.* 扳手, *v.* 拧紧, 猛扭·tight the nut by wrench 用扳手握紧螺帽

wring [riŋ] *v.n.* 拧出(干), 榨取·wring M from(out of) N 把 M 从 N 中拧掉(干)

wring-wet 湿得可以拧出水的

wrinkle ['riŋkl] *n.* 皱褶(缩,纹), 褶皱 *v.* 折叠

wrinkled ['riŋkld] *a.* 皱缩的

wrinkled herbs (指药材的)皱缩的全草

wrinkleless ['riŋkllis] *a.* 无皱缩的, 光滑的

wrist [rist] *n.* 腕(关节)

wrist straps 腕带

write-up 书面记录

wrong [rɔŋ] *a.* 错误的

WSE (the working standard for endotoxin) 内毒素工作标准品

X

X-axis [ˈeksˌæksis] X-轴

Xanthii Fructus (拉)苍耳子

Xanthium [ˈzænθiəm] (拉) n. 苍耳属

xanthine [ˈzænθi:n] n. 黄嘌呤

xanthinin [ˈzænθinin] n. 苍耳素

xanth- (词头)黄色

xanthocarpous [ˌzænθəuˈka:pəs] a. 结黄色果实的

xanthophyl(l) [ˈzænθəfil] n.(秋天枯叶的)黄色素,叶黄素

X-coordinate X-坐标,横坐标

xenogamy [ziˈnɔɡəmi] n. 异花(异株)受粉

xenon [ˈzenɔn] n. 氙(Xe)

xenon lamp 氙灯

xenon-mercury lamp 汞氙灯

xenol [ˈzenɔl] n. 联苯酚

xerocopy [ˈziərəˌkɔpi] n.(静电)复印件

xeroform [ˈziərəfɔ:m] n. 干仿,塞罗仿,三溴酚铋

xerogel [ˈziərədʒel] n. 干凝胶

xerogram [ˈziərəɡræm] n. 静电复印副本

xerographic [ˈziərəuˈɡræfik] a. 静电复印的

xerography [ziˈrɔɡrəfi] n. 静电复印

xerophilous [ziˈrəfələs] a.(动植物)适于干热气候的

xerophily [ziˈrəfaili] n.(动植物)适于干热的气候,适旱性

xerophyte [ˈziərəfait] n. 干燥地带的植物

X-ray X 射线

X-ray diffraction X 射线衍射

X-ray diffraction analysis X 射线衍射分析

X-ray diffraction intensity X 射线衍射强度

X-ray diffraction method X 射线衍射法

X-ray diffraction pattern X 射线衍射图

X-ray diffractometer X 射线衍射仪

X-ray diffractometry X 射线衍射学

X-ray filter X 射线滤光片

X-ray generator X 射线发生器

X-ray intensity X 射线强度

X-ray region X 射线区

X-ray spectrogram X 射线谱图

X-ray spectrum X 射线光谱

X-ray structure (晶状体)X 射线结构

X-ray structure analysis X 射线结构分析

X-ray structure diagram X 射线结构图

xylan [ˈzailæn] n. 木聚糖,多缩木糖

Xylaria (拉) n. 炭角菌属

xylary [ˈzailəri] a. 木的,木质(部)的

xylary fibres 木纤维

xylary rays 木射线

xylary tissues 木部组织

xylem [ˈzailem] n. 木质部

xylem fiber 木纤维

xylem strand 木质束

xylene [ˈzaili:n] n. 二甲苯

xylene cyanol blue FF 二甲苯蓝 FF

xylenol [ˈzailinɔl] n. 二甲苯酚

xylenol blue 二甲苯酚蓝

xylenol cyanol blue FF 二甲酚苯胺蓝 FF

xylenol orange 二甲酚橙

xylic [ˈzailik] a. 木质部的,二甲苯甲酸的

xylic acid 二甲苯甲酸

xylidin(e) [ˈzailidin] n. 二甲苯胺

xylidyl blue Ⅱ 二甲苯胺蓝 Ⅱ

xylitol [ˈzailitɔl] n. 木糖醇

xylobalsamum [ˌzailəuˈbɔl:səməm] n. 香树脂

xylogen [ˈzailəudʒən] n. 木纤维

xyloketose [ˌzailəuˈketəus] n. 木酮糖

xylol［ˈzailəul］*n.*（三种）二甲苯混合物

xylon［ˈzailən］*n.* 木纤维，木质

xylose［ˈzailəus］*n.* 木糖

xylopyranose［ˌzailəuˈpairənəuz］*n.* 吡喃木糖

xyloside［ˈzailəsaid］*n.* 木糖苷

xylulose［ˈxailələus］*n.* 木酮糖

xylyl［ˈzailil］*n.* 二甲苯基

xylylenediamine［ˌzaililiːnˈdaiəmiːn］*n.* 二甲苯二胺

Y

Yam [jæm] *n.* 薯蓣

Yanhusuo *n.* 延胡索

Y-axis [ˈwaiˌæksis] Y 轴

Y-bend Y 形管，三通管

Y-coordinate Y 坐标，纵坐标

Y-direction Y 轴方向，沿纵轴方向

yard [jɑːd] *n.* 码(=3 英尺 =91.44cm)

yeast [jiːst] *n.* 酵母·brewers's yeast 啤酒酵母 /dried yeast 干酵母

yeast extract 酵母浸膏粉

yeast extracts peptone glucose agar medium (YPD) 酵母浸膏粉胨葡萄糖琼脂培养基

yeasty [ˈjiːsti] *a.* (含)酵母的

yellow [ˈjeləu] *a.* 黄色的

Yellow Azalea Flower 闹羊花

yellow arsenic 硫化砷

Yellow Bark 金鸡纳皮

yellow filter 黄色滤光片

yellow maize flour 黄色玉米粉

yellow phosphorus 黄磷

yellow prussiate [prʌˈʃiit] 黄血盐，亚铁氰化钾

yellow rice wine 黄酒

yellow ultramarine [ʌltrəməˈriːn] 柠檬黄

Yellow Wax 黄蜡

Yellow Yam Rhizome 黄山药

yellowish [ˈjeləuiʃ] *a.* 带(淡)黄色的

yerba [jəːbə] (新) *n.* 草，草本，草药

Yerbadetajo Herb 墨旱莲

yield [jiːld] *v.* 生成，生产 *n.* 产品

yield no reaction of... 不显…反应

yield percentage 收率(百分数)

yield per pass 每次收率

yield reaction 显…鉴别反应

yield the reaction characteristic of... 显…反应

yielded [ˈjiːldid] *a.* 产生的，形成的·first yield crystal 初析结晶

yielding [ˈjiːldiŋ] *n.* 形成

yielding of crystal 形成晶状体

Y-intercept Y'(轴)截距

yolk [jəuk] *n.* 蛋黄，卵黄

young [jʌŋ] *a.* 未成熟的，嫩的

young branch 嫩枝

young bud 嫩芽

young fruit 幼果

young stem 幼茎

yperite [ˈiːpərait] *n.* 芥子气

ypsiliform [ipˈsiləˌfɔːm] *a.* V 字形的，倒人字形的

ypsiloid [ˈipsiləid] *a.* V 字形的，倒人字形的

ytterbium [iˈtəːbjəm] *n.* 镱(Yb)

yttrium [ˈitriəm] *n.* 钇(Y 或 Yt)

Y-tube Y 形管

yuanhuacin A *n.* 芫花酯甲

yuanhuacin B *n.* 芫花酯乙

Z

Zala [ˈzælə] (新) n. 硼砂

Zanthoxyli Pericarpium (拉) 花椒

Zanthoxyli Radix (拉) 两面针

Zanthoxylum [zæˈθəksiləm] (拉) n. 花椒属

Zaocys n. 乌梢蛇

Z-axis [ˈziːˌæksis] Z- 轴

Zedoary Rhizome [ˈzedəuri] 莪术

Zedoary Turmeric Oil [ˈtəːmərik] 莪术油

zein [ˈziːin] n. 玉米朊

zeolite [ˈziːəlait] n. 沸石

zeolitize [ziˈɔlitaiz] v. 用沸石处理

zephirol [ˈˈzefirɔl] n. 烷基二甲基苄基铵盐

zero [ˈziərəu] (pl. zero(e)s) n. 零,零点,原点,坐标原点

zero adjuster 零点调节器

zero adjustment 零点调节

zero adjustment of pressure sensor (ZERO ADJ)(HPLC) 压力传感器调零

zero deflection 无偏差,零偏差

zero drift 零点漂移

zero graduation 零刻度

zero line 基线

zero mark 零点标记

zero point 零点

zero point adjustment screw (天平) 零点调节螺丝

zero point shifting 零点漂移

zero position 零位,起始位置

zero potential 零电位

zero reading 零点读数

zero setting 调至零点

zero signal 零位信号

zero stability 零点稳定性

zero suppression 消零

zero-axial [ˈziərəuˈæksiəl] a. 通过坐标原点的

zeroed a. 经过调零的,已归零的

zeroth [ˈˈziərəuθ] a. 第零(个)的

zeroth level 零能级

ziega [ziˈeigə, ˈziːgə] n. 凝乳

zigzag [ˈzigzæg] n.a. 曲折(的),之字形(的),锯齿(的)

zigzag sampling 不规则取样

zigzag scanning 锯齿状扫描

zinc [ziŋk] n. 锌(Zn)

zinc acetate 醋酸锌

zinc chloride 氯化锌

zinc chloride-iodine TS 氯化锌碘试液

zinc iodide starch paper 碘化锌淀粉试纸

zinc oxide 二氧化锌

zinc soap 锌皂

zinc sulfate anhydrous 无水硫酸锌

zinc undecylenate 十一碳烯酸锌

zinc uranyl acetate 醋酸氧铀锌,乙酸铀酰锌

zincative [ˈziŋkətiv] a. 负电的

zincon n. 锌试剂

zingerone [ˈzindʒərəun] n. 姜油酮

Zingiber [ˈzindʒibə] (新) n. 生姜

zingiberene [ˈzindʒəˌbəriːn] n. 姜烯

Zingiberis Extractum Liquidum (拉) 姜流浸膏

Zingiberis Rhizoma (拉) 干姜

Zingiberis Rhizoma Praeparatum (拉) 炮姜

Zingiberis Rhizoma Recens (拉) 生姜

zingiberol [ˈzindʒəbəˌrəl] n. 姜醇

zirconia [zəːˈkəuniə, zəːˈkəunjə] n. 氧化锆

zirconin [ˈzəːkənin] n. 锆试剂

zirconium [zəˈkəunjəm] *n.* 锆(Zr)

zirconium crucible 锆坩埚

zirconyl [ˈzəːkənil] *n.* 氧锆基

Ziziphi Spinosae Semen (拉)酸枣仁

Ziziphus (拉)*n.* 枣属

zone [zəun] *n.* 色带,谱带,区带,范围·a red color developed at the zone of contact 在接触面处显红色

zoography [zəuˈɔgrəfi] *n.* 动物志

zoologic(al) [ˌzəuəˈlɔdʒik(əl)] *a.* 动物学的

zoology [zəuˈɔlədʒi] *n.* 动物学

zootic [zəuˈɔtik] *a.* 低等动物的

Z-value Z 值(灭菌时间减少到原来的 1/10 所需升高的温度数)

zwitter [ˈzwitə] *n.* 两性离子,两性花,雌雄同体的动物

zwitter(-)ion [ˈtsvitəˌraiən] 两性离子

zwittergent [ˈzwitədʒənt] *n.* 两性洗涤剂

zwitterionic *a.* 两性离子的

zyme [zaim] *n.* 酶

zymic [ˈzaimik] *a.* 酶的

zymochemistry [ˌzaiməuˈkemistri] *n.* 酶化学

zymome [ˈzaiməum] *n.* 微胶粒

zymose [ˈzaiməus] *n.* 转化酶

zytase [ˈzaiteis] *n.* 木聚糖酶

主要参考书

1. 国家药典委员会.中华人民共和国药典.2005 年版一部.北京：化学工业出版社,2005.

2. 国家药典委员会.中华人民共和国药典.2010 年版一部.北京：中国医药科技出版社,
   2010.

3. 国家药典委员会.中华人民共和国药典.2015 年版一部、四部.北京：中国医药科技出版社,
   2015.

4. Chinese Pharmacopoeia Commission,Pharmacopoeia of The People's Republic of China.
   Volume I.Beijing: China Medical Publishing House,2005.

5. Chinese Pharmacopoeia Commission.Pharmacopoeia of The People's Republic of China.
   Volume I. Beijing: China Medical Science Press,2010.

6. 徐国钧,徐珞珊,何宏贤,等.中国药材学.北京：中国医药科技出版社,1996.

7. ICH 指导委员会.药品注册的国际技术要求(质量部分).周海钧主译.北京：人民卫生出
   版社,2002.

8. 孙复初.新英汉科学技术词典.北京：国防工业出版社,2009.

9. 陈维益.英汉医学辞典.上海：上海科学技术出版社,1995.

10. 梁实秋.远东英汉大词典.台北：远东图书公司,1977.

11. 周同惠.英汉·汉英分析化学词汇.北京：化学工业出版社,2004.

12. 常文保.英汉分析化学词汇.北京：科学出版社,2005.

13. 谈献和,姚振生.药用植物学.上海：上海科学技术出版社,2009.

14. 王同亿.英汉科技词汇大全.北京：科学普及出版社,1984.

15. 简清国,林茂竹.英汉多功能词典.北京：外语教学与研究出版社·建宏出版社(台湾),
    1997.

16. 科学出版社名词室.新汉英数学词典.北京：科学出版社,2006.

17. 高玉华,李慎廉.英语姓名词典.北京：外语教学与研究出版社,2009.

18. 孙文基,谢世昌.天然药物成分定量分析.北京：中国医药科技出版社,2003.

19. 常新全,丁丽霞.中药活性成分分析手册.北京：学苑出版社,2002.

20. 中国医药公司上海化学试剂采购供应站.试剂手册.上海：上海科学技术出版社,1984.